芳香中药系列丛书

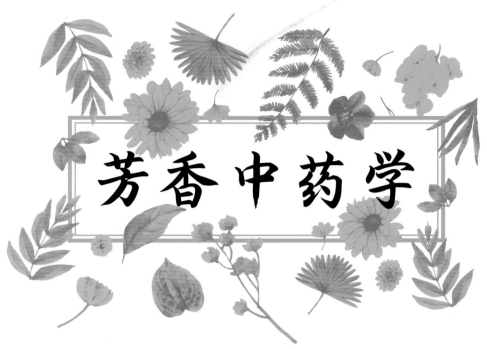

芳香中药学

主　编　熊　磊　赵　毅　解宇环

副主编　孙兆杰　马云淑　左爱学　陈柏君
　　　　邱　斌　柯　瑾　郭沛鑫

编　委（按姓氏笔画排序）
　　　　马　婧　王　纳　王　璟　王进进　车彦云
　　　　毛泽伟　卢丽君　刘　丹　刘　蓉　许　峻
　　　　孙　赟　孙艳红　李　梦　李　涵　李红芳
　　　　李宝晶　杨　航　余柳燕　沈　婕　张凯玲
　　　　张晓燕　邵立东　周盈青　赵　仁　聂　坚
　　　　黄宇程　曹　磊　彭啟洁　董　博　董发武
　　　　蔡　涛　戴　鬠

U0308013

全国百佳图书出版单位
中国中医药出版社
·北京·

图书在版编目（CIP）数据

芳香中药学 / 熊磊，赵毅，解宇环主编 . —北京：中国中医药出版社，2022.4（2024.5重印）

（芳香中药系列丛书）

ISBN 978 – 7 – 5132 – 7165 – 3

Ⅰ.①芳… Ⅱ.①熊… Ⅲ.①中药学—研究 Ⅳ.① R28

中国版本图书馆 CIP 数据核字（2021）第 181831 号

中国中医药出版社出版

北京经济技术开发区科创十三街 31 号院二区 8 号楼

邮政编码 100176

传真 010 – 64405721

保定市中画美凯印刷有限公司印刷

各地新华书店经销

开本 787 × 1092 1/16 印张 30.25 字数 540 千字

2022 年 4 月第 1 版 2024 年 5 月第 3 次印刷

书号 ISBN 978 – 7 – 5132 – 7165 – 3

定价 220.00 元

网址 www.cptcm.com

服 务 热 线 010-64405510

购 书 热 线 010-89535836

维 权 打 假 010-64405753

微信服务号 zgzyycbs

微商城网址 https://kdt.im/LIdUGr

官 方 微 博 http://e.weibo.com/cptcm

淘宝天猫网址 http://zgzyycbs.tmall.com

如有印装质量问题请与本社出版部联系（010 – 64405510）

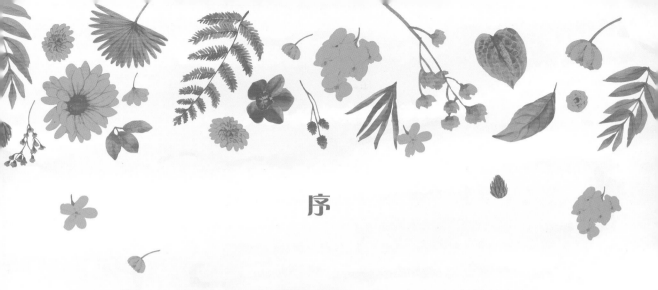

序

　　中医药是中华民族和世界文化的宝贵遗产，是中国天然药物研发的"根"，是新药创制的源头活水。中国现有 1 万余种药用植物资源，10 万种以上临床有效的中药方剂。虽然用现代科学方法对许多有特色的、临床和民间广为应用的药用植物开展了相关研究，但由于条件所限，目前仅仅对不到 1/10 的药用植物进行了初步研究，故应倍加重视其研究应用，切实把中医药这一祖先留给我们的宝贵财富继承好、发展好、利用好。

　　云南地处北回归线，属青藏高原南延部分，其地形地貌复杂，海拔相差达 3000 米以上，兼具亚热带季风气候、热带季风气候、高原山地气候的特征。复杂而迥异的自然地理条件，使得云南拥有全国最丰富多元的天然植被类型及植物区系资源，拥有"植物王国""药材之乡"及"香料王国"之美誉。云南中药材资源占全国总数的 51%，其中香料植物在云南省内发现或引种的就超过了 400 种。坐拥资源优势，云南香料和芳香药材产业发展迅速，然而却处于原材料供应地和初级原料加工的位置，如何将资源优势转化为经济优势和产业优势，是一个需要不断探索的系统工程，更是云南医药人肩负的重要使命！

　　云南中医药大学熊磊教授团队多年来致力于芳香中药现代研究开发和中医芳香疗法的实践运用，建成了芳香中药研究和芳香疗法应用平台，汇聚了由中医临床、文献学、中药学、药理学、药剂学、化学、生药学等多学科领域的学者组成的多学科交叉的研究团队，搜集整理芳香中药的理论和应用成果，编纂"中医药芳香系列"《芳香中药学》等三部系列著作，即将付梓出版。综观《芳香中药学》一书，可用全面、系统、科学、实用、新颖来概括。书中首次明确提出了芳香中药学的学科概念和基于中医脏腑学说的芳香治法理论，并从常用 124 种芳香中药的性能功效、地理分布、植物分类、种植栽培、药理毒理、化学成分、制剂等方面全方位总结和阐述了芳香中药的特性和规律，是国内第一部全面系统论述芳香中药学理论和应用的专著，对芳香中药研究有重要的学术参考价值，对我国芳香中药材资源研究开发和利用有现实指导意义。

　　一株小草改变世界，一缕药香跨越古今。中医药为中华民族的繁衍作出了巨大贡献。在广大民众对传统文化和中医药疗效普遍认同、国家对中医药事业发展高度重视、中医药事业进入高速发展期的今天，中医药理论的创新显得尤为重要和珍贵，该书作出了有益尝试，故乐为之序。

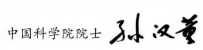

中国科学院院士　孙汉董

2020 年 5 月

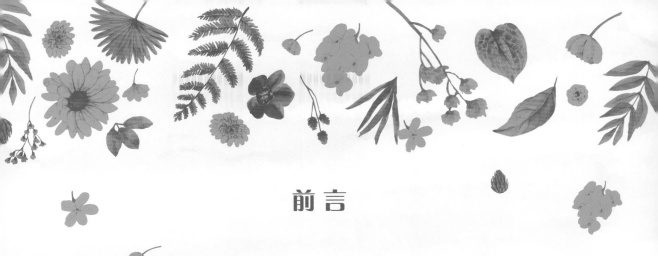

前　言

中国医学源远流长，芳香中药的发现和芳香疗法的应用在中国有着悠久的历史，是人们日常保健、养生康复的常用方法和手段，与中华民族的繁衍生息和生活实践密切相关。

芳香中药是指以挥发性物质为主要成分，具有芳香气味的中药材。据统计，此类中药材有 200 余种，可用单方也可配伍组方用于防治各种常见多发病及疑难杂病，如感染性疾病、心脑血管疾病、骨伤疾病、皮肤疾病、消化系统疾病及神经精神等方面的疾病。《中医方剂大辞典》载方 10 万首，其中含 2 味以上芳香中药的方剂就有近 2 万首，占 20%。尤其重要的是，《中国药典》2020 版 I 部收载"成方制剂和单味制剂"共计 1610 首，其中含芳香中药的制剂 1288 首，约占 80%。

因此，芳香中药的研究和应用理应成为中药研究的主要内容，其研究的思路、方法和结果的诠释都将对中医药学的现代发展起着关键性作用。然中药典籍虽汗牛充栋，有关芳香中药的记载却散佚于书籍中，未曾见专论和专著。

鉴此，本书通过搜集整理中医古籍及近代有关文献，结合编写者 16 年来的研究成果和心得，首次明确提出了芳香中药学的学科概念，认为其属于中药学的分支学科，并从常用芳香中药的性能功效、种植栽培、药理毒理、化学成分、制剂、药性、临证应用等不同角度全面总结了芳香中药的特性和规律，初步构建了芳香中药学的理论体系。

全书共分为总论，常用芳香中药，芳香中药药理学，芳香中药化学，芳香中药制剂，芳香中药材的产地、采收与栽培六章。第一章总论，系统梳理芳香中药的发展历史，凝练归纳了芳香中药的性能、功效。第二章常用芳香中药，参考《中国药典》《实用中药大辞典》的编撰方法，分别对 124 种芳香中药的异名、释名、拉丁学名、基原、性味归经、功效主治、用法用量、使用注意、所含挥发油化学成分和药理研究进展及药食同源类属等进行了系统梳理，且每种中药均附有植物原图、饮片原图及主要成分的化学结构式图。第三章芳香中药药理学，根据芳香中药的治法和功效特点，总结各类芳香中药的药理研究思路和方法，同时介绍了芳香中药药性理论的现代认识和毒理学研究进展。第四章芳香中药化学，介绍了中药挥发油的化学成分（萜类成分、芳香族成分、脂肪族类成分）、理化性质、提取方法、分离方法、鉴定等方面，从化学成分角度剖析并阐述了芳香中药治疗疾病的物质基础。第五章芳香中药剂型，总结了可用于芳香中药制备的十余种剂型，既有以原药材制备的传统剂型如香囊剂、熏洗剂等；也有以挥发性成分制备的常见剂型如滴丸剂、气雾剂；更融入了增加芳香物质稳定性与生物利用度的现代制剂新技术，如包合物、微囊化与脂质体等，对每种剂型梳理其特点、辅料、制法、质量评价与实例，说明对芳香物质的适用性，同时归纳了部分有保健功能的日化产品，如燃香、香皂、香水。第六章芳香中药材的产地、采收与栽培，介绍了常用19种芳香中药材产地、采收规律、贮藏方法及栽培技术，对于保证和提高药材品质和资源保护利用具有十分重要的意义。

本书是国内第一部全面系统论述芳香中药学的学术专著，可供中医药研究工作者、健康产业从业人员、芳香疗法推广者和爱好者参考借鉴。

本书著述时间达六年之久，参与人员众多，其间反复讨论商榷、增减删补，力求出新作、成力作。然因可资借鉴不多，学识有限，错漏谬误难免，敬请广大读者予以指正，以便再版时修订提高。

《芳香中药学》编委会

2021 年 6 月

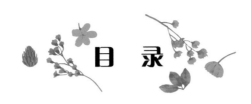

目 录

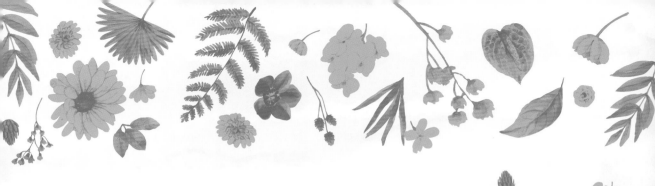

第一章 总论

芳香中药学是研究芳香中药的基本理论和常用芳香中药的来源、产地、采集、炮制、性能、功效和临床应用规律的一门学科。芳香中药是指以挥发性物质为主要成分，具有芳香气味的中药。主要包括芳香类中药材、中药饮片和中成药等。芳香中药的发现和使用在中国有悠久的历史。它不仅是人们治疗疾病的重要工具，也是人们日常保健、养生康复的常用手段，几千年来为中华民族的繁衍生息发挥了重要作用。

具有芳香气味的中药材大概有 200 余种，可用单方、也可配伍组方治疗各种常见病、多发病及疑难疾病，如感染性疾病、心脑血管疾病、骨伤疾病、皮肤疾病、消化系统疾病、神经精神方面的疾病等。据统计，《中医方剂大辞典》载方 10 万首，其中含 2 味及以上芳香中药的方剂就有近 2 万首，占 20%。尤其重要的是《中国药典》2015 版Ⅰ部收载"成方制剂和单味制剂"共计 1370 首，其中含芳香中药的制剂 1098 首，占总量的 80%。因此，芳香中药的研究理应成为中药研究的主要内容，其研究的目标、思路、方法和对结果的诠释都将对中医药学的现代发展起到关键性作用。

芳香中药因其疏散走窜之性，而具芳香解表、芳香辟秽、芳香行气、芳香化湿、芳香解郁、芳香开窍等功效。其研究与应用历史可谓源远流长，具有丰富的文献史料，如《诗经》《博物志》《新修本草》《备急千金要方》《本草纲目》等多有论述。而现代诸多有关中药专著多无论及，或稍有提示，但对其源流、药性、临床应用等仍未见详细记载。

本章将从芳香中药的起源与芳香中药学的发展、芳香中药的性能与临床应用、芳香中药与脏腑的关系等方面系统阐释芳香中药的基本理论知识。

第一节　芳香中药的起源与芳香中药学发展

一、芳香中药的发现（远古时期）

芳香中药的发现和应用以及芳香中药学的产生和发展伴随着人类漫长的生产实践活动的过程。

早在远古时代，人类没有学会使用火以前，食物的主要来源是猎取的野兽、鱼、鸟、蚌蛤，以及植物瓜果等。茹毛饮血、腥臊恶臭常常会导致呕吐、腹泻等胃肠疾病。直至火被使用后，人们才逐渐认识到火不仅有御寒、防御野兽等作用，还能使生食去掉恶臭，易于消化，减少胃肠疾病。其后人们对腥臊恶臭引起疾病的认识则更为深刻，如《论语·乡党》中就有"色恶不食，臭恶不食，失饪不食"的记载。与此同时，人类在长期生活实践中发现，某些具有令人愉悦气味的"香味"植物在某些时候可以用来防治疾病，从而形成了早期的芳香药物治疗法。这就是早期芳香药物发现的艰辛过程。

随着生产力的发展，人们对于芳香药物的认识也逐步深入，芳香药物的使用经验日益丰富。这一时期芳香中药学的知识传承主要是"口耳相传""师学相承"。

二、芳香中药学的萌芽时期（夏商周时期）

最早出现的芳香药可能是酒。酒起源于原始社会的旧石器时代，在新石器时代得以进展，至奴隶社会，酒已被广泛应用，并出现了治病的药酒和祭酒。罗振玉在《殷墟书契前编》里说甲骨文上有"鬯其酒"的记载。汉·班固《白虎通义·考黜》："鬯者，以百草之香郁金合而酿之，成为鬯。"可见，"鬯其酒"是指以百草之香而酿，具有芳香气味的药酒。这说明在三千多年以前的商代，我国已开始应用芳香药酒。后世有"酒为百药之长"之说，涌现了许多内服、外用酒剂。酒剂的使用，有助于提高药物的疗效，一定程度上推动了医药的发展。

随着文字的发明和使用，芳香药物知识也由口耳相传发展为文字记载。《诗经》是西周时代的文学作品，也是我国现存文献中最早记载具体药物的书籍。如今天常用的中药"艾"在《诗经》中早有记载,《诗经·采葛》:"彼采艾兮,一日不见,如三岁兮。"《传》曰:"艾所以疗疾。"早在春秋中叶以前(公元前6世纪),艾已被用来食用、治病或者祭祀。较《诗经》出现稍晚的《山海经》记载了百余种药物,其中芳香药有薰草、杜衡、川芎、蘼芜等,该书更为具体地记述了芳香药的应用,如认为薰草"佩之可以已疠",杜衡"食之已瘿"等。战国时期屈原《离骚》中记载了44种香草,大多可供药用。春秋战国时期,思想空前活跃,出现百家争鸣的局面。当时医家以朴素的、唯物的阴阳五行学说为指导思想,总结前人的医学成就。基于香使人愉悦,腥臊恶臭导致疾病的基本认识,人们认为芳香药物在阴阳属性上属于阳,日常佩戴蕙、兰等香味植物可辅助自身正气;或借助火之阳,焚烧香物,抵抗时疫。然这一时期虽有芳香药物之用,而无芳香药物之名。芳香药物之名是随着中外文化交流增多而逐渐形成的。

三、芳香中药学的形成时期(秦汉时期)

1972年,马王堆三号汉墓出土的《五十二病方》记载了数种芳香药物,如兰、青蒿、艾叶、桂、菌桂、辛夷、蜀椒、厚朴等。马王堆一号汉墓出土的文物中发现两个薰囊,内装药物。在椁箱中发现四个薰囊、六个绢袋、一个绣花枕和两个熏炉,也装有药物。据鉴定,这些药物为辛夷、桂、花椒、茅香、佩兰、高良姜、藁本、酸枣核等,其中绝大多数为芳香药,这些香药千年不腐,从另一个侧面说明其本身就是最好的防腐剂。

我国现存最早的本草专著《神农本草经》,全书载药365味,芳香药占10%左右。其中有不少迄今最为常用的药物,如木香、麝香、川芎、菖蒲、兰草、桂、厚朴、山茱萸、当归等。该书第一次较详细叙述了这些药物的四气五味、有毒无毒、配伍法度、辨证用药原则、服药方法,并简要介绍了其产地、采集、加工、贮存、真伪鉴别等。反映了这一时期芳香中药由零星记录向专门化记录过渡。

四、芳香中药学的发展时期(三国两晋南北朝时期)

西汉时期,由于临床应用广泛以及中外通商和文化交流,使用的芳香中药品种更加丰富。据晋代张华《博物志》记载,汉武帝时,西域月氏国进贡三枚"返魂香""值长安大疫,西使请烧一枚辟之,宫中病者闻之即起,香闻百里,数日不歇。疫死未三日者,熏之皆活"。此描述对芳香药的功效难免有所夸大,但说明当时用芳香药防治疫病已为人们熟知。

"返魂香"属于后世所说的"香药",但香药之名,在秦汉未打通两广以前尚无。宋代《香品举要》指出:"香最多品类出交广、崖州及海南诸国,然秦汉以前未闻,惟称惠、兰、椒、桂而已。至汉武奢广,尚书郎奏事者,始含鸡舌香,其他皆未闻;适晋武帝时,外国贡异香始此;隋,除夜火山烧沉香甲煎不计数,海南诸品毕至矣;唐明皇君臣多有沉檀脑麝为亭阁,何多也。"可见,晋代开始出现外来香药的批量输入。

至南北朝时期,由于民族融合以及南朝与海上交通和海外贸易的发展,中外文化交流日趋频繁,西域和南海诸国的香药如檀香、迷迭香、苏合香、龙脑香、乳香、沉香等涌进中土。起初外来香药并非主要用于防病治病,而是为上层统治阶级用作享乐的消耗品,多用来薰香、佩香、浴香等。

这一时期,芳香中药学的发展体现在医药学家将外来香药应用于临床,发现发展其药用价值,吸收其精华纳入中药学宝库。代表著作为南朝梁代陶弘景的《本草经集注》。陶氏认为《神农本草经》自"魏晋以来,吴普、李当之等,更复损益。或五百九十五,或四百四十一,或三百一十九。或三品混糅,冷热舛错,草石不分,虫兽无辨。且所主治,互有得失,医家不能备见"等问题,于是给予整理、作注。又从《名医别录》中选取365种药与《神农本草经》合编,用红、黑二色分别写《神农本草经》与《名医别录》的内容,名之为《本草经集注》。本书原书已佚,现仅存有敦煌石室所藏的残本。但原书中的主要内容,还可从《证类本草》和《本草纲目》之中查见。该书共7卷,载药730种,分玉石、草木、虫兽、果、菜、米食、有名未用7类。陶氏在《本草经集注》补充了香薷、薰草、艾叶、高良姜、藿香、詹糖香、枫香等芳香药物,还收载了豆蔻、沉香、薰陆香、鸡舌香、苏合香等外来香药,对芳香中药的发展具有重要影响。

五、芳香中药学的兴盛时期(隋唐五代时期)

我国南北统一,经济、文化日渐繁荣,交通发达,贸易增加,使医药学术得以迅速发展。同时,应用药品的范围逐渐扩大,芳香药的品种也不断增多。由于南北朝时期用药习惯和见解存在偏颇,唐朝政府决定重修本草。公元659年,颁布了我国第一部药典《新修本草》(又称《唐本草》),全书54卷,由本草、药图和图经三部分组成,本草部分是在《本草经集注》的基础上进行修订补充而成。收载药物844

种，其中新增药物114种，分玉石、草、木、禽兽、虫鱼、果、菜、米食及有名未用九类。在编写体例上基本保持了《本草经集注》的风格，在编写内容上更科学严谨，做到"《神农本草经》虽阙，有验必书;《名医别录》虽存，无稽必正"。药图是在"普颁天下，营求药物"，进行全国大规模药物普查的基础上，根据实物标本绘制而成的图谱;图经是对药图的文字说明。该书不仅新收载了芳香药，而且把苏合香（出西域及昆仑）、阿魏（出西蕃及昆仑）、安息香（出西戎）、龙脑香（出婆律国）、胡椒（出西戎、摩伽陁国）等外来香药正式收入国家药典，并详述其药性、功用。如"安息香，味辛苦，平，无毒。主心腹恶气鬼疰""胡椒，味辛，大温，无毒。主下气，温中，去痰，除脏腑中风冷"等。还纠正了陶弘景把苏合香误以为是狮子屎的错误观点。可见，此时外来香药已和中药药性理论融合，提升了药性认识。

此外，特别值得一提的是李珣《海药本草》一书。李氏祖籍波斯，其家以经营香药为业，故著有《海药本草》一书。《海药本草》全书共六卷，现存佚文中载药124种，其中大多数药物是从海外传入或从海外移植到中国南方，而且香药记载较多，在国外药物知识输入和补遗中国本草方面作出了贡献。本书对药物的气味和主治也有许多新的发现，同时修正了过去本草书中的一些错误。如草犀一药，陈藏器说:"煮者服之，能解诸毒。"而李珣则说:"研烧服之，受毒临死者亦得活。"再如迷迭香，陈藏器说它"性温无毒"，李珣则纠正说"性平不温"。另外，该书对药物的相恶、相使等作用也有新的阐发，如补骨脂恶甘草，延胡索与三棱、大黄为使甚良等。该书为我国第一部海药专著，总结了唐末五代时南方及海外药物，并有许多不见于唐本草的新增药，对于研究本草学甚有价值。

六、芳香成药的广泛应用（宋元时期）

至宋代，指南针、活字印刷术的发明，航海技术和造船业的发展，海上交通和对外贸易更为发达，中外之间的医药交流也出现空前的高潮，其中我国与东南亚和阿拉伯国家的医药交流尤为突出，大批的芳香药输入我国。随着外来香药的大批输入和国内新的芳香药不断发现，芳香药品种日渐增多。经过医药学家们的长期医疗实践，不仅使外来香药与我国药性理论完全融合，而且使芳香药在本草学中的地位变得日益重要。中唐以前，虽然已有不少香药进口，并被著录于本草书籍，但真正用于临床的为数不多。如《备急千金要方》共收载5300个方剂，其中应用外来香药的方剂只有59个，仅占全部方剂的1.1%。自8世纪后，芳香药的应用有了较快的发展，至南宋末年而臻其极，单用外来香药命名的方剂就达上百首之多。宋初所撰的《太平圣惠方》使用外来芳香药治病，虽较《备急千金要方》《外台秘要》来得普遍，但比起宋徽宗时修撰的《圣济总录》已远觉不及。然而到了《太平惠民和剂局方》（又名《和剂局方》）的形成时代，《圣济总录》又瞠乎其后。有人统计《和剂局方》所载788个方剂中，应用外来香药的方剂有275个，约占全部方剂的35%。其以外来香药命名的方剂就达55个，占了全部方剂的7%。诸如乌犀丸、龙脑芎犀丸、苏合香丸、安息香丸、胡椒理中丸、木香槟榔丸等等芳香药的大量应用，丰富了中医学的治疗方法。如《太平惠民和剂局方》创制的苏合香丸、至宝丹、紫雪丹等开窍镇惊方剂多由芳香药组成，使神昏痉厥的危重病人得以有方施治，并为后世医家治疗危重病提供了经验，奠定了基础。又如基于"芳香之气助脾胃"的认识，将豆蔻、木香、沉香、乳香、香附、甘松香、藿香、砂仁、白术等芳香药广泛应用于脾胃虚弱、中焦气滞的病证，取得很好的疗效，在《开宝重订本草》《本草图经》《日华子本草》等本草书中记载尤详。此外，如《集验背疽方》的五香连翘汤；《小儿药证直诀》的木香丸、龙脑散、豆蔻散、豆蔻香连丸；《产育宝庆集》的调经散、济危上丹、沉香桃胶散、当归没药丸；《洪氏集验方》的肉豆蔻散、阿魏良姜丸、神应乳香丸、丁香草果散、沉香荜澄茄汤、木香分气丸；《妇人大全良方》的木香枳实丸、抱龙丸、苏合香丸、阿魏膏、当归没药散等等，皆以芳香药为主组成。

由于芳香药的盛行，有些医家在治病时专用芳香药品，也出现滥用现象，如热病、中风使用芳香温燥之品，药过致病导致病情加重或病人死亡。朱肱在《类证活人书》中提到，有些医生好用香药（如木香）、热药（如附子）、凉药（如大黄）的习惯，并指出这是一时风气所趋。如《圣济总录》和《太平惠民和剂局方》等就是明显偏重于香药以及热药。由于这种泛用香药之风，形成了局方学派，成为后期中医分派的起点。

"儒之门户分于宋，医之门户分于金元"。金元时期，医学学术流派兴起，在易水学派、河间学派各名家的著作中，对于芳香中药的认识进一步加深。易水学派创始人张元素对药物和制方的研究，多以《内经》的理论为旨归，而有不少发明创见。如《素问·阴阳应象大论》云："味厚者为阴，薄为阴之阳；气厚者为阳，薄为阳之阴。"他在这一理论的启发下，深入探讨了各种药物的气味厚薄及升降浮沉的功效，并在《珍珠囊》《医学启源》等书中，做了较详细的记载，如"麻黄苦，为地之阴，阴也，阴当下行，何谓发汗而升上？经曰：味之薄者，阴中之阳，所以麻黄发汗而升上，亦不离乎阴之体，故入手太阴也"。正因其在这方面有精深的认识，因此，在对药物进行分类时，其亦以气味厚薄与升降浮沉为原则，将药物分为风升生、热浮长、湿化成、燥降收、寒沉藏五类，创立了类分药物的新方法。张氏的研究，虽然尚不够完善，但称得上是对药物学的一大贡献，其弟子李东垣、王好古先后对此作过发挥，足见其影响之深。

李东垣重视脾胃，其主要代表作《脾胃论》载方62首，其中运用到芳香中药的占一半多。而在《兰室秘藏》中，涉及内外妇儿各科的疾病治疗中，均有芳香中药的痕迹。河间学派代表刘完素以火热立论，在治疗时注重以芳香药物宣通阳热怫郁。朱丹溪亦善用芳香药物治疗郁证，如通治六郁的越鞠丸。同时还指出滥用香燥药物的危害，如在《局方发挥》中指出香窜药物治病，尚有弊病，如中风一证，若用香药治疗反引风邪入经络，如油入面，不可复出，误人不浅。

上述诸多医家的发挥，推动了芳香中药的临床应用，同时深化了对芳香中药的理论认识。自《神农本草经》归纳"四气"理论后，历代本草学家还无人对"四气"一词提出异议。随着芳香中药品种的增多，北宋寇宗奭在其《本草衍义》中主张将"四气"改为"四性"，认为："药有酸、咸、甘、苦、辛五味，寒、热、温、凉四气。今详之：凡称气者，即是香臭之气；其寒、热、温、凉，则是药之性。且如鹅条中云："白鹅脂性冷，不可言其气冷也，况自有药性。论其四气，则是香、臭、臊、腥，故不可以寒、热、温、凉配之。如蒜、阿魏、鲍鱼、汗袜，则其气臭；鸡、鱼、鸭、蛇，则其气腥；肾、狐狸、白马茎、裩近隐处、人中白，则其气臊；沉、檀、龙、麝，则其气香。如此则方可以气言之。"虽然寇氏所言难以通行，但从侧面反映出，芳香之物引起了人们的关注，并试图以此为基点重构中药药性理论。

元代，朝廷翻译阿拉伯医学家的医著《回回药方》，此书中诸方皆有芳香药应用论述。如杂证门中的麝香膏子，就是由麝香、肉豆蔻、草果、丁香、胡椒、荜茇、沉香、官桂、丁皮、良姜、撒法郎（即藏红花）及砂糖组成，主治心惊、胸膈有冷。可见，当时阿拉伯医学非常重视芳香药的应用。由于中医与阿拉伯医学的交融，促进了我国芳香药的广泛应用。

七、芳香中药学的成熟时期（明清时期）

明代，商品经济迅速发展，医药知识不断丰富，需要系统整理总结。我国伟大的医药学家李时珍对古本草进行了系统全面的整理总结，编成200多万字的巨著《本草纲目》。全书五十二卷，收载药物1892种，附药图1000余幅，阐发药物的性味、主治、用药法则、产地、形态、采集、炮制、方剂配伍等，并载附方 10000 余。书中将植物性芳香药归入草部的芳草类（56 种）和香木类（35 种），首次对芳香药作了较为科学的系统归类。不仅数量上较前增多，而且对芳香药的性能、功效、应用作了详细阐述。其后贾九如的《药品化义》将体、色、气、味、形、性、能、力作为辨药八法，其中之气，即指膻、臊、香、腥、臭、雄、和。论述了五气所入，认为"香气入脾"；又论述了五气所能，认为"香能通气，能主散，能醒脾阴，能透心气，能和合五脏"。贾氏在所论 162 种药物中，每种药物都描述其所属何气。其中具香气的药物有 45 种，占总数的 27.8%。

至清代，由于温病学派的出现，芳香药在临床应用更加广泛，尤其在湿病中运用。如叶天士《临证指南医案》湿病门载有治湿病案 52 例，内有 47 例用到芳香药。而王孟英的《湿热病篇》中，治疗邪在卫表和邪在气分的处方均使用芳香药。此外，芳香药对厥病的应用也较为广泛，吴鞠通在《温病条辨》屡次用紫雪丹、局方至宝丹、安宫牛黄丸治疗神昏痉厥，他认为芳香之品能"化秽浊而利诸窍""使闭固之邪热温毒深在厥阴之分者，一齐从内透出，而邪秽自消，神明可复也"。

清代以及民国初的一些本草书籍，如《神农本草经百种录》《本草求真》《本草述钩元》《本草正义》等对芳香药的药性均有阐发。

综上，芳香中药的历史渊源久远，并与外来药的输入有密切的联系，随着历史发展和时代的变迁，其应用范围日益扩大，现今临床上更是广泛应用，是中药药性理论的一个重要组成部分。基于对芳香中药药性特点及治疗机制认识的不断加深，芳香药性理论逐步形成。

今天我们说起芳香中药时，往往同"香学"混在一起。香学是以香为媒介和载体来进行文化活动，包括香材、香的制作、品香的方法、香的历史、品香心理学等，以及与之相关的物质和精神层面的其他内容。它是紧紧围绕沉香这个核心香材展开的文化活动。本书以芳香中药学为名，重点在阐述中药的芳香药性及其作用机理，并结合现代药理学研究和临床应用进行详细论述，追根溯源，为芳香中药应用提供借鉴。

第二节 芳香中药的性能与应用

一、芳香中药的性能

中药的性能是中药作用的基本性质和特征的高度概括，包括药物的四气、五味、升降浮沉、归经、有毒无毒等。芳香中药"能通气，能主散，能醒脾阴，能透心气，能和合五脏"（贾九如《药品化义》），多味辛或兼甘、苦，性温或凉，多归脾胃经，一般无毒。芳香中药具有芳香之气的特性，其主要性能有以下四点。

（一）芳香中药属阳，其气易散，外达头目肌表

芳香之气清正，可鼓舞人体正气，辟除秽浊邪气，故芳香中药属阳。其气易散，指其多为辛味或含辛的复合味，表现出升发、上行的特性，故《神农本草经百种录》说："凡芳香之物，皆能治头目肌表之疾。"

（二）芳香中药善行气血，内通关窍

芳香中药善行气主要表现在疏调肝气。肝喜条达而恶抑郁，主疏泄。芳香中药多为花、叶、皮、枝等味薄质轻之品，表现出升发、上行的特性，顺应肝喜条达之性，实现疏泄气机之功。"气为血之帅，血为气之母"，芳香中药通过疏泄气机推动血行，通利血脉。关于芳香中药活血的作用，在现代药理研究中也得到证实。如陈可冀对"芳香温通方药在冠心病心绞痛防治中的古今应用"展开研究，正是着眼于芳香中药在行气血，通关窍方面的独特作用。

（三）芳香中药能化湿

芳香中药化湿主要表现在对脾气的调节。"饮入于胃，游溢精气，上输于脾，脾气散精，上归于肺，通调水道，下输膀胱，水精四布，五经并行，合于四时五脏阴阳，揆度以为常也。"（《素问·经脉别论》）。从中可以看出，饮入胃后，脾的散精作用极为重要，影响到整个水液代谢的正常与否。水湿痰饮积聚为病，芳香中药升发、上行的特性可使脾阳得升，脾运得健，浊阴得化，湿邪自除。

（四）无香不成方

无香不成方是对上述外达头目肌表，内通关窍，芳香化湿特性的总括。凡脏腑

经络、四肢百骸、五官九窍之闭阻，气血津液之淤滞，皆可借芳香中药之升发、上行特性，鼓动阳气，促进气血津液流动畅通。

二、芳香中药的功效与应用

芳香中药的功效是芳香中药性能的具体体现，是随着中医临床实践逐渐总结形成的。在外感病中，芳香中药的功效主要为发散驱邪。在内伤杂病中，芳香中药的功效主要体现在调节气血运行。

（一）发散驱邪解表

芳香中药具有升发、上行的特性，能开腠理，发邪气，用于多种外邪入侵机体引起的病证。主要体现为芳香疏风解表、芳香散寒解表、芳香化湿解表。

1. 芳香疏风解表　"风为百病之长"，是多种外邪致病先导，寒、湿等邪多依附风邪为患。外感病初期，病位尚浅，借助芳香中药其气易散，外达头目肌表之性能，可起因势利导、中止病情发展之功。解表药中多具芳香之品，如辛温解表药中的紫苏叶、香薷、羌活、白芷、细辛、辛夷、葱白等，辛凉解表药中如薄荷、菊花等。此类药物味辛气香，宣发卫气，开泄腠理，疏解在表之邪。

2. 芳香散寒解表　寒为阴邪，易伤阳气。寒邪侵犯人体后，机体阳气奋起抵抗。阳气本可制阴驱寒，但若寒邪亢盛，则机体阳气不足以祛除寒邪，反为寒邪所害。寒邪束表，卫阳郁遏，则现恶寒、发热、无汗等症。"芳草之气美……其气急疾坚劲"（《内经·腹中论》），可促使病人汗出，从而达到寒邪得汗而解的目的。

3. 芳香化湿解表　湿邪为病，有外湿、内湿之分。因居住湿地、阴雨湿蒸、冒雾涉水、汗出沾衣，人久处之，则为外湿所侵，伤及肌表、经络，见恶寒发热、头胀身重、肢节酸痛，或面目浮肿。湿为阴邪，其性重浊黏腻，"治法原宜于表散，但不可大汗耳"。芳香中药能发散祛湿，使湿邪由表汗出而解。如藿香正气散为宋代《太平惠民和剂局方》治疗夏季外感风寒，内伤暑湿之良方。方中藿香辛温香燥，《本草正义》谓其："芳香不嫌其猛烈，温煦不偏于燥热，能除阴霾湿邪，而助脾胃正气，为湿困脾阳、倦怠无力、饮食不甘、舌苔浊垢者最捷之药。"

（二）调节气血运行

芳香中药不仅能开腠理，发邪气，还可以调节五脏六腑的气血运行。其功效主要为芳香活血化瘀、芳香理气解郁、芳香醒神开窍、芳香燥湿化痰。

1. 芳香活血化瘀　血是营养人体的重要物质。在正常情况下，周流不息循行于脉中，灌溉五脏六腑，濡养四肢百骸。一旦某种原因致使血行不畅，可造成血瘀之证。芳香中药通过宣畅气机、推动血行而起活跃血行、通利血脉的作用。如麝香，芳香之气浓烈，具有较强的开通走窜之性，可破经络之闭滞，为活血化闭之猛将。通窍活血汤以麝香与桃仁、川芎等配伍，治疗头部瘀血久留所致顽证，效果甚良。

2. 芳香理气解郁　气为一身之主，升降出入，内而脏腑，外而肌腠，周行全身，以维持人体正常的生理活动。情志失调，或劳倦过度，或饮食失节，或寒温不适时，均可引起气机升降失常。概括起来有气虚、气陷、气滞、气逆四类。芳香中药的升发特性，具有舒畅气机的作用。如香附，气香辛散，行气调经止痛，被李时珍誉为"气病之总司，妇科之主帅"，广泛应用于妇科疾患中。

3. 芳香燥湿化痰　痰饮是指体内水液输布，运化失常，停积于某些部位的一类病证。脾主运化水湿。若脾虚不运，津液停聚或水谷精微不能正常输布转化，均可聚湿生痰。如《景岳全书》所说："脾家之痰，则有虚有实，如湿滞太过者，脾之实也；土衰不能制水者，脾之虚也。"芳香中药多为辛香温燥之品，"土爱暖而喜芳香"，能鼓舞中焦之气，气化则湿化。

4. 芳香开窍　窍，"穴也，空也"（《说文解字》），即孔窍、苗窍。窍沟通人体内外，中医学将"窍"定义为体内诸脏腑与外界相联系的通道，认为是五脏气血阴阳盛衰表现于表的外候。古有"五官七窍""九窍""脑窍"之说。窍疾，概分为两类：一是外邪侵袭或五脏病变上传，使诸窍受邪，局限于各窍所在之病；二是诸窍累及脑病所致。"五脏不和，则九窍不通；六腑不和，则留结为痈""内伤脾胃，九窍不利"。窍疾以"通"为先，窍疾喜用芳香。

芳香开五官七窍。《神农本草经百种录》说"凡芳香之物，皆能治头目肌表之疾。"芳香中药对头面诸窍之疾尤为合适。如苍耳子、辛夷为通鼻窍专药。

芳香开前后二窍。中医认为肺位于上焦，为五脏六腑之"华盖"，为"水之上源"，主宣发、肃降，有通调水道之功，肺气宣肃功能正常，则水道通畅；反之，则水道不畅，出现下窍闭塞之症。为此，要开宣肺气而通利水道，应用芳香类药物，如桔梗、前胡等，少量轻投，上下气机通畅，小便自然畅通，即提壶揭盖法。此法还可治疗上焦气机郁滞、壅塞不通而致的便秘症。

芳香醒神开窍。脑为神明之所出，又称"元神之府"，主宰生命活动。脑窍之疾，痰浊瘀血夹风火上蒙清窍，神机失用，清阳不升，浊阴不降，则生病变。常用芳香之品开窍醒神，如冰片、石菖蒲、郁金、麝香。麝香，辛香温通，走窜之性甚烈，开窍通闭之功较猛。"盖麝走窜，能通诸窍之不利，开经络之壅遏，若诸风、诸气、诸血、诸痛，惊痫、癥瘕诸病，经络壅闭，孔窍不利者，安得不用为引导以开之通之耶？非不可用也，但不可过耳"。牛黄，性寒凉，味苦气香，为清热解毒，豁痰开窍之良药。

综上所述，芳香类药物多味辛，芳香透散之效突出。可解除表邪、化湿除秽、温中醒脾、理气行滞、活血通经、开窍醒神，临床应用广泛。但芳香药物其含有挥发油，故煎煮时间不宜过长，或入丸散，或外用。因其发散，中病即止，不可过用，否则耗散正气，以致虚损。

三、芳香中药的外用方法

（一）熏蒸法

芳香中药煎煮后，其芳香之气随蒸气溢散，作用于肌表或局部病灶，口鼻吸入起到治疗作用，一般分全身熏蒸及局部熏蒸两种。前者如唐胤宗用黄芪煮汤，熏气治柳太后中风昏迷、口噤不语、脉沉等；《本草图经》载："以桃叶汤熏身，治疗天行。"《药治通义》载："用红花汤熏蒸全身，治病产后暴死。"后者如《五十二病方》用"秋竹煮蒸气熏痔"；《药治通义》载皂矾汤熏肛肠，治燥屎硬结不下者："用皂矾四两，干净桶中，将滚汤一桶倾入，令病人坐净桶上熏之，使药气直入谷道，良久结粪自化而通矣。"

（二）香枕法

香枕又称为"药枕"，是将芳香中药置于枕芯之内，或浸在枕套之中，令人在睡卧时，达到防治疾病或延年益寿目的的一种自然疗法。药枕的使用最早见于长沙马王堆出土文物中，枕内装有佩兰，具有芳香辟秽、提神醒脑、养鼻的功效。《本草纲目》中亦有"酒拌吴茱萸叶袋盛蒸熟，更互枕，痛止为度"，治大寒犯头脑疼痛的药枕记载。

（三）香佩法、悬佩法

将具有芳香之气且易于逸散的药物，直接或装入袋中，悬吊或佩带于胸前居室等处，借药味挥发达到促进气血运行，辟秽除浊，防治疾病的方法。如《扶寿精方》以"陈艾、菊花作护膝，治方膝风"。《本草纲目拾遗》："以辟瘟草（鹅掌金星草）佩带之可以辟疫气。"此外如马王堆一号汉墓中出土的"香囊"能辟秽浊，除体臭；民间常用艾、菖蒲等于端午节时悬挂门窗，以避疫气，祛蛇虫等。

（四）香浴法

用芳香药物浸泡洗浴，或用芳香药物以药煎煮之热气熏蒸，使芳香药物之气作用于口鼻（醒脑安神）、肌表皮肤（促进肌肤气血流行、杀灭体表寄生虫）产生疗效。香浴法是古老而又能体现中医药特色的强身治病又美容保健的方法。如《五十二病方》载："用雷丸煮水浴治婴儿疼痛。"《金匮要略》用"百合煎汤洗浴治疗百合病"；《小儿药证直诀》用"乌蛇、青黛、白矾、朱砂、麝香、全蝎、桃枝等煎煮洗浴，治肥儿发热"。

（五）香熏法

用一些芳香气味且容易燃烧的药物制成烟熏剂，用时点燃，去其明火，熏其患部或居室防治疾病的方法。如《本草纲目》用"巴豆研烂，绵纸包，压取油，作捻点灯，吹灭，熏鼻中，治中风痰厥，气厥，喉痹，牙关紧闭"；《救生苦海》取"蒜便阴干，以火盆置微火，将梗投入，移火盆于木桶中，令患者坐熏之（肛），四周以衣被塞紧，勿令走烟，以治痔疮"；《太平圣惠方》将"蛇床子烧烟于瓶中，口含瓶嘴吸烟，其痰自出"；崔知悌治久嗽"每旦取款冬花如鸡子许，少蜜拌花使润，纳一升铁铛中……铛下着炭，少时款冬烟自从筒出，则口含筒取烟吸之。胸中少闷，须举头，即将纸头捻筒头勿使漏烟气，吸烟使尽止，如是五日一为之"。

（六）涂抹法

将具有芳香之气的药物制成一定的剂型涂抹于皮肤或头发，使皮肤滑润，头发乌黑。如《文选·宋玉〈神女赋〉》云："沐兰泽，含若芳。"（兰：兰草，若：杜若，芳草名），即以兰浸油涂发，它不仅可使头发润泽，而且芳香扑鼻，具有止痒的作用。《慈禧光绪医方选议》载"香发散"，用零陵草、玫瑰花、辛夷、檀香、苏合油、山柰、白芷等性温气雄香烈之品以温通肌窍，辟秽浊，香发之中又可防头发早白。该书还载"加味香肥皂方"用檀香、木香、丁香、广零陵香、麝香、冰片、白莲蕊、花瓣、皂角等研细面制成香皂，洗沐用之，既涤垢腻又润肌肤。

（七）取嚏法

将具有浓郁芳香之气的药物研极细粉末，吹入病人鼻腔或将药物搓揉后吸闻吸香气，使其香气刺鼻取嚏，通关开窍。如《卫生简易方》以"细辛、牙皂各少许，用芦管吹鼻中，使喷嚏"，治疗中恶卒然昏迷，口噤不语等。《幼幼新书》以"牛黄等吹鼻取嚏治疗小儿急慢惊风"。

（八）泥墙芳屋法

将具芳香之气的药物与泥和合，粉饰墙壁。或用具芳香之气的木材制作栋梁及家具、车具等。如古代高官达贵之人常以花椒与赭壤泥壁，用兰装饰屋内，即椒房兰室，用桂材为栋梁，用降香木制做家具，用辛夷木制造车具，此以其芳香之气怡神悦志，洁净空气。

总之，芳香中药外用治疗疾病，是古人长期实践的总结。由于芳香中药具有作用迅速，能直达病所等特点，故可治疗多种疾病。西医学也认为利用药物之气外用于口、鼻、皮肤后能直接作用于某些病变部位，提高药物的疗效。

第三节　芳香治法理论探析

治法是在辨清证候，审明病因、病机之后，有针对性地采取治疗法则。清代医家程钟龄根据历代医家对治法的归类总结出"八法"（汗、吐、下、和、温、清、消、补）。临证时，八法能根据临床示人以方向，但很难深入具体。以八法为代表的方剂来看，无香不成方，八法中几乎均用到芳香中药，故以芳香赅八法，提出芳香治法，将治法与用药相结合，便于临床掌握。

以临床实践为依据，梳理芳香治法有效病证的治疗规律、疗效机理，提出芳香辟秽、芳香解郁、芳香理脾、芳香开窍四大治法理论。

一、芳香解郁论

肝与郁症关系密切。肝五行属木，性喜条达，而恶抑郁。条达，原为树木条达舒展，顺畅不屈之意，言肝喜条达，指肝性属木，喜舒展顺畅而行疏泄之功。

肝的五行属性，在一定程度上决定或反映了肝的功能、病机以及治疗上的一些特点。肝属木，为气化发生之始，凡脏腑经络之气化，必藉肝胆之气的鼓舞方能生生不息。又肝居中焦，主疏泄，喜条达，善调全身气机之升降出入。如果肝之清阳不升，疏泄无权，则必气机逆乱而诸病由生。治法应谨守肝五行属木，喜条达而恶抑郁的特点，升肝中之郁而调畅诸气，使肝木之气冲和条达。

（一）芳香理气解郁

芳香中药，辛散升浮，顺应肝木调达升发之性，能助肝气之升发与疏泄。朱丹溪指出："气血冲和，万病不生，一有怫郁，诸病生焉。故人身诸病，多生于郁。"认为气血怫郁是致郁的关键，郁病以气郁为先，因此治疗以顺气为要。故法当宣畅气机，以开郁结，用药还需防壅滞气机之品。如华岫云在《临证指南医案》按中"盖郁症全在病者能移情易性，医者构思灵巧，不重在攻补，而在乎用苦泄热，而不损胃，用辛理气而不破气，用滑润濡燥涩而不滋腻气机，用宣通而不揠苗助长，庶几或有幸成。"

（二）芳香活血解郁

芳香中药可以宣畅气机、推动血行，从而起到通利血脉的作用。一般而言，气郁之病初在气，继则病血，发展到一定程度就会形成瘀血阻络。其病机多是因为肝失疏泄，气机郁结，血行不畅，气滞则血瘀。所谓肝郁而成瘀，《灵枢·百病始生》："若内伤于忧怒，则气上逆，气上逆则六输不通，温气不行，凝血蕴里而不散，津液涩渗，著而不去，而积则成矣。"《素问·至真要大论》曰："疏其血气，令其条达，以致和平。"

（三）芳香散寒解郁

芳香中药，多辛香温燥，可振奋全身阳气，温散寒凝，下元得温，寒凝得散，气机通畅，虚寒之郁得解。肝肾不足，寒从内生，寒邪凝滞肝脉，肝脉拘急收引，气血运行不畅，引起肢体懈怠、不耐疲劳、抑郁胆怯、四肢不温等证。如《济生方·五脏门》中："夫肝者……方其虚也，虚则生寒，寒则苦胁下坚胀，时作寒热，胀满不食，悒悒不乐，如人将捕，眼生黑花，视物不明，口苦头痛，关节不利，筋脉挛缩，爪甲干枯，喜怒悲恐，不得太息，诊其脉沉细而滑者，皆虚寒之候。"

（四）芳香泻火解郁

芳香中药有发散之性，最能疏解郁结，使郁火得散。肝气郁结，郁而化火，或情志过急，肝气暴张，化火冲逆，形成肝火上炎证，"为吞酸胁痛，为狂、为痿、为厥、为痞、为呃噎、为失血"（林佩琴《类证治裁·肝气》）。《素问·六元正纪大论》："火郁发之。"提示郁火治宜发散，若径投寒凉，势必冰遏难解。

二、芳香辟秽论

芳香辟秽指利用芳香中药"芳香之气""辛散走窜"之力驱除空气中或人体的有害病邪。具体包括芳香扶正辟秽和芳香驱邪辟秽两方面。

（一）芳香扶正辟秽

中医认为"正气存内，邪不可干"，疾病的发生主要是邪正斗争的结果，人之所以会得病，是因为身体的正气不足，抗病能力低下，邪气乘虚而入发病《神农本草经百种录》言："香者，气之正，正气盛则除邪辟秽也"。

基于香气使人愉悦、腥臊恶臭导致疾病使人精神萎靡不振的基本认识，人们得出"香"在阴阳属性上属于阳的结论，故日常佩戴蕙、兰（佩兰）等香味植物辅助自身正气，防治疾病；借助火之阳，焚烧香物，还可抵抗时疫。明代张介宾在《景岳全书》卷十三《瘟疫》论述避疫法时，附有一方"治天行时气、宅舍怪异，用降真香烧焚，大解邪秽，小儿带之，能解诸邪，最验"。

（二）芳香驱邪辟秽

分为芳香驱表邪辟秽和芳香驱里邪辟秽两方面。

1. 芳香驱表邪辟秽　表邪通常指侵犯人体肌表的六淫之邪。芳香中药多为辛味，"辛入而汗俱出"，芳香中药通过发汗的方式可祛除肌表六淫之邪，以显其发散表邪作用。如荆芥、防风、白芷、香薷等芳香中药，均能祛风散寒解表。薄荷、牛蒡子等均能疏散在表之风热。

2. 芳香驱里邪辟秽　芳香中药性多温热、善入脾经，故其驱散里邪主要为驱散里寒，如干姜、花椒、胡椒、小茴香等能通过温里驱散在里之寒邪，并以其性之温热来温煦中焦之阳气。如此，既能增强机体抗御外寒和消除阴寒的能力，又促使入里之寒邪得以消散，使中焦得安。

芳香中药驱里邪还体现在其芳香走窜，能行气行血，化瘀败毒。六淫邪毒与气血相结，发于肌表为恶疮肿毒，发于脏腑则为癥瘕积聚。芳香中药能行、能散促进气血运行正常，从而起到消散肿结的作用。如缪希雍说："丁香能疗风毒诸肿者，辛温散结，而香气又能走窍除秽浊。"

三、芳香理脾论

早在《素问·奇病论》就提出对湿热脾瘅"治之以兰，除陈气也"，即脾瘅治以芳香。如《素问·灵兰秘典论》言："脾胃者，仓廪之官，五味出焉。"芳香中药与脾胃关系最为密切，脾胃均处于中焦且属中土，为气机升降枢纽。脾升胃降，胃主受纳，脾主运化。脾喜燥恶湿，湿为阴邪，湿气太过则易致使脾困不运，如《素问·五运行大论》："中央生湿，湿生土，土生甘，甘生脾，脾生肉，肉生肺。其在天为湿，在地为土，在体为肉，在气为充，在藏为脾。"其中明确指出了脾与湿的密切相关。

（一）芳香化湿健脾

脾为太阴湿土，喜燥恶湿，外感寒湿，侵袭肠胃，困遏脾气，脾失健运。治脾先祛湿，湿去脾自安。芳香健脾化湿，祛湿除邪。芳香之气善理湿浊痰涎，助行脾气；芳香宣散、分利水道，使湿邪去之有路。湿为阴邪，非温不解，芳香中药辛温而燥，辛可宣、温可散、燥可湿，脾气健运，发散湿邪从皮毛而去。寒湿困脾证，予芳香之品佐以温里散寒药；湿热合邪证，予芳香之品配以清热燥湿药；脾胃虚弱证，水湿内停，予芳香之品伍以益气健脾药；外感湿秽证，予芳香逐秽辟邪。

（二）芳香行气宽中

脾以升则健，胃以降则和。芳香之品善行脾胃，可除郁滞、散结聚，如《本草纲目》曰："中气不运，皆属于脾，故中焦气滞宜芳香，以脾胃喜芳香也。"具有芳香性质的药物，通常性善走窜，其味辛，长于流转气机，当其作用于人体中焦，行脾胃气滞，转人体上、中、下三焦之枢机，动其稽迟，舒展全身之脾气，除中焦脾胃之滞。如李东垣曰"芳香之气助脾胃"，芳香入脾而悦脾，可宽中行气，畅中焦气滞、消脾胃食滞，恢复脾胃受纳运化之功效，如健脾丸、香砂六君子汤方药配伍中均不乏芳香之品，旨在消除甘缓药物壅滞脾胃的弊端，使得方中药物补而不滞。

（三）芳香醒脾开胃

《杂病广要》曰："脾不和则食不化，胃不和则不思食，脾胃不和则不思且不化。"脾胃被困，非香弗醒。脾脏喜香，芳香应其所好，其气香以沁脾，除脾困，化湿浊，复脾气，使脾得醒、胃得悦，二者相合，运纳如常。《神农本草经疏》"脾虚十二证"中善用芳香之品投脾所喜，醒脾健脾，悦脾健胃，消胀除痞，醒脾助运。若脾胃困弱失达，则易使清阳不运，而致饮食不思，当以芳香之品醒中益气，以激发脾胃升降之功。

（四）芳香暖脾温中

芳香中药以其温燥之性，温中行滞，化湿和胃，中焦得温则痛势减退。《药性论》提出砂仁："主治气腹痛，止休息气痢，劳损，消化水谷，温暖脾胃。"温里药中如肉桂、吴茱萸、小茴香、丁香、花椒等芳香之品，此类药物味辛热，气芳香，故其温通之力较强，可治疗阴寒痼结、脘腹疼痛等证。药如肉桂，因其性味辛甘大热又具芳香之气，故其功擅散寒止痛，温通经脉。如《玉楸药解》曰："肉桂，温暖条畅，大补血中温气。香甘入土，辛甘入木，辛香之气，善行滞结，是以最解肝脾之郁。"

芳香药物能够使气机运畅，芳香醒脾、启脾、健脾、悦脾，宣脾胃壅遏而散其所苦，常通过配伍芳香药物用来治疗脾胃疾病。芳香药物行中焦正气，宣壅滞之湿浊，脾胃失常者，均可佐以芳香之品加减运用。凡欲治病，必借胃气以行药。百病皆由脾胃衰而生也，故"脾健胃旺"尤为重要，脾虚胃弱则纳运失常，将影响药物吸收，因此遣方用药应顺应脾胃之势，投脾所好，佐以芳香醒脾之品，使其补中有通，补而不滞，胃气强助药力行。但芳香药物辛温香燥，易伤阴耗气，耗血伤津，暂服无碍，久服亦有伤，临证应用当知其禁忌。

四、芳香开窍论

"窍"为体内诸脏腑与外界沟通联系桥梁，是人体内脏腑气血阴阳盛衰的外在表现。古人将人体中的窍称为"五官""七窍""九窍"。窍沟通人体内外，包含着其中的通路、关口。《灵枢·五阅五使》云："鼻者，肺之官也；目者，肝之官也；口唇者，脾之官也；舌者，心之官也；耳者，肾之官也。"《灵枢·脉度》曰："五脏常内阅于上七窍也，故肺气通于鼻，肺和则鼻能知香臭矣；心气通于舌，心和则舌能知五味矣；肝气通于目，肝和则目能辨五色矣；脾气通于口，脾和则口能知五谷矣，肾气通于耳，肾和则耳能闻五音矣。"七窍的畅通与否反映人体内脏腑的盛衰。平人脏腑健旺、精气冲调，窍道得养，则开合排泄有常。

（一）芳香宣鼻窍、毛窍

六淫侵表，卫气被郁，毛窍开合失司，肺合皮毛，开窍于鼻，多见汗出异常，鼻塞流涕。《类经·疾病类》曰："涕出于鼻，肺之窍也。"治疗时常伍味辛气香之品，因其芳香善走肌表而开毛窍、发腠理，使邪从肌表而走。

（二）芳香通心窍

心主血脉，藏神。《素问·灵兰秘典论》曰："心者，君主之官也，神明出焉。"心血化神，维持人体正常生命、精神活动。若痰迷心窍，闭阻神机，心神不守，临证常见癫、狂、痫等证。药物功擅芳香开窍其性多辛散走窜，通脏腑、开窍道，不但醒神开窍，其芳香之气味还有助于宣化痰浊。《温病条辨》曰："手厥阴暑温，身热不恶寒，清神不了了时时谵语者，安宫牛黄丸主之，紫雪丹亦主之。身热不恶寒，已无手太阴证，神气欲昏，而又时时谵语，谨防内闭，故以芳香开窍、苦寒清热为急。"若体内痰、火、饮、瘀邪入心脉，阻滞传导，致血脉痹阻，阳（心）气不通，出现心悸、胸痹等证，皆可以芳香开窍药物对其进行治疗。

（三）芳香醒脑窍

"脑为髓海"，为"元神之府"，主宰生命活动。脑窍闭塞，清窍不明，神机失用；邪气壅甚，神明失用；脏腑失调，官窍不灵；髓海亏虚，脑窍失充，甚则厥脱。脑窍开阖障碍，形神俱病，引起脑病及全身变疾，临证常见神昏谵语、不省人事、痉厥动风等症。清代医家王清任认为"鼻通于脑，所闻香臭皆归于脑"，芳香之品走窜通脑，开窍醒神。如麝香走窜之性甚烈，开窍通闭之功较猛，均与其性味辛香温通有关。苏合香丸用于中风、痰厥、气厥之突然昏倒，不省人事，牙关紧闭，面色青白，苔白，脉沉迟的寒闭证，亦离不开其中适宜得当的芳香药物配伍。

（四）芳香通下窍

药通下窍多为苦寒泻下、甘淡渗利之品。然下窍之疾，有因下焦湿盛，浊阴不出或湿邪闭塞于下，窍道不利。脾阳下陷，脾湿下流，闭塞下窍，郁遏下焦阳气升发，发癃泄、淋浊、癃闭等症。因湿困下窍者，当祛其湿，可逐加芳香之品，燥湿行气健脾，恢复脾升清之用。以黄芪、升麻、柴胡、石菖蒲、木香等芳香之品补气升提，开其上窍，则小便自下。湿性趋下，湿邪为病，流注于下，病程缠绵难遇，阴味出下窍，阳气出上窍，欲通其下窍，当先开其上窍，上窍开，下窍自开。

第四节　芳香中药的炮制

中药炮制是按照中医药理论，根据中药材性质，以及调剂、制剂和临床应用的需要所采取的一项制药技术。中药必须经过炮制之后才能入药，是中医用药特点之一。芳香中药作为中药的一个组成部分，其炮制原则、目的、方法、辅料等一般应遵循中药炮制的规律，但由于芳香中药主要成分为挥发油，因而有其特殊性。

一、炮制目的

芳香中药炮制目的涉及多方面，主要有降低毒性，增强疗效、改变药性、引药入经、保证质量、便于调剂制剂、利于贮藏等。另外一些特殊气味的药材（如乳香、没药等），其挥发油对胃黏膜具有较强的刺激性，服后有恶心、呕吐等不良反应，需经过麸炒、酒制、醋制等处理后，可以达到矫臭矫味降低副反应的效果。

二、炮制对芳香中药挥发油的影响

芳香中药主成分中挥发油的化学成分复杂，一般具有气味芳香、常温下易挥发、水中溶解度极小、密度比水轻，在加热、阳光照射、接触空气等条件下易发生氧化变质等理化特性。

药材中的挥发油多数以游离状态存在，少数以结合状态存在。含游离状态挥发油的药材（如薄荷、木香等）在自然条件下易挥发损失。含结合状态挥发油的药材（如厚朴等）则需经堆积发酵后香气才会逸出。

（一）防止挥发油损失

芳香中药含有的挥发油是主要有效成分，我国古人很早就发现芳香中药的香气加热易挥发损失的特性，指出芳香药材炮制过程中要尽量少加热或不加热。如《雷公炮炙论》中就对茵陈等注明"勿令犯火"；《本草纲目》在木香条下："凡入理气药，不见火。"所以芳香中药的炮制加工过程中要减少挥发油的损失。

（二）减少或除去挥发油

有些芳香中药材含有挥发油较多且有刺激性，即中医所指的"燥性"。如苍术通过炮制降低挥发油含量，达到去油、缓和燥性的目的；蜜炙麻黄，通过蜜炙加热处理后，麻黄中具发汗作用的挥发油可减少 1/2 以上，而具有平喘作用的麻黄碱含量则基本未受影响，可使炙麻黄更适用于喘咳的治疗。

（三）改变挥发油的成分

某些芳香中药材在炮制后产生了新的挥发油成分，从而改变药效。如荆芥炒炭后，从其所含挥发油中可检出 9 种生荆芥所没有的成分，并且具有止血作用。

三、芳香中药炮制方法

（一）修治及水制

根据芳香中药材所含挥发油的理化特性，一般如荆芥、薄荷、香薷等质地柔软全草类芳香中药材加工应采取淋法、抢水洗，及时切制、低温干燥，低温粉碎方法。质地坚硬的药材，为了便于切制，可将其茎和根部洗净，采用润法，将药材用清水浇淋 2～4 次，至茎和根部软化为度，切忌长时间浸泡、闷润或带水堆放。在干燥过程中，避免久晒、曝晒，宜置通风阴凉处阴干或不超过 50℃进行低温干燥。

（二）火制及水火共制

因治疗需要改变药性、降低毒性、增加药效等，采用用炒、炙、煅、煨等火制及蒸、煮、炖、淬等水火共制方法缓和药性、制其偏者，引药归经，从而选择性发挥治疗作用。"实验证明：炒炭药物可减少挥发油约 80%，炒焦减少约 40%，煅或土炒减少约 20%。"如生姜和干姜中的挥发油与姜辣素等成分的含量测定显示，生姜挥发油含量比干姜高 8 倍。生姜味辛，性温，散寒解表，止呕化饮；炮制后，干姜温中回阴，温肺化饮；炮姜温中散寒、温经止血。姜炭其辛味消失，长于止血温经，温经作用弱于炮姜，固涩止血作用强于炮姜。

（三）其他制法

芳香中药材常用的其他炮制方法主要有发酵法、发汗法、煨法、提净法、制霜法等。发酵系借助于酶和微生物的作用，使药物通过发酵与发芽过程，改变其原有性能，增强或产生新的功效。六神曲采用发酵法，用鲜青蒿、鲜辣蓼、鲜苍耳作为原料，成品六神曲产生特殊的香气，有健脾开胃，并有发散作用，用于治感冒食滞。煨法是除去药物中部分挥发性及刺激性成分的一种方法。肉豆蔻辛温气香，长于暖胃消食，下气止呕，煨制后可除去部分油质，免于滑肠，刺激性减小，增强了固肠止泻的功能。用于心腹胀痛，虚弱冷痢，呕吐，宿食不消。

第五节 芳香中药的配伍

配伍，就是按照病情需要和药物性能，有选择地将两种以上的药物合在一起应用。

从中草药的发展来看，在医药萌芽时期，治疗疾病一般都是采用单味药的。之后，由于药物的发现日益增多，对疾病的认识也逐渐深化，因此对于病情较重或者比较复杂的病症，用药也由简到繁，出现了多种药物配合应用的方法。在由单味药发展到多种药配合应用，以及进一步将药物组成方剂的漫长的过程中，人们通过大量的实践，掌握了丰富的配伍经验。古人将之总结归纳为七种情况，即药性"七情"：单行、相须、相使、相畏、相杀、相恶、相反。

芳香中药作为中药的一大类，在配伍中亦遵循"七情"，并主要体现在单行、相须、相使、相畏上。

一、单行

就是单用一味药来治疗疾病。例如用一味佩兰治疗脾瘅，《素问·奇病论》："帝曰：有病口甘者，病名为何？何以得之？岐伯曰：此五气之溢也，名曰脾瘅。夫五味入口，藏于胃，脾为之行其精气，津液在脾，故令人口甘也。治之以兰，除陈气也。"

二、相须

就是功用相类似的药物，配合应用后可以起到协同作用，加强药物的疗效，如白芷芳香通窍，善祛风止痛。川芎辛温香燥，走而不守，既能行散，上行可达颠顶；又入血分，下行可达血海。二者合为都梁丸，祛风散寒，活血通络。用于风寒之邪引起的鼻塞不通，偏正头痛，或伴寒热。

三、相使

就是用一种药物作为主药，配合其他药物来提高主药的功效。如葛根芩连汤中葛根，以治疗里热兼有表证。地黄饮子中起宣窍作用的石菖蒲、远志。

四、相畏

就是一种药物的毒性或其他有害作用能被另一种药抑制或消除。如补中益气汤中配伍能行、能散的陈皮，小柴胡汤中之生姜、半夏以防止味甘之品壅中碍胃之嫌。

此外，芳香中药在配伍中还可起到引药直达病所的作用。如普济消毒饮中味辛之升麻、柴胡、桔梗，引诸药上达头面以发散壅于头面的风热。

从应用单味药，到多种药物配伍，这是医药史上的发展，可以对表里同病、寒热夹杂、虚中夹实等病情复杂的病症给予全面照顾；对毒性药物可以使毒性消除或减弱，从而保证用药的安全。在用药时，有的固然需要多种药物配伍治疗，有的单味药也能起到良好疗效。为了减轻患者负担，同时节约药材，如用单味药能够治疗的，就不一定要用许多药物来治。例如清金散单用一味黄芩治轻度的肺热咳血，马齿苋治疗痢疾、苦楝子根皮驱除蛔虫、仙鹤草芽驱除绦虫、天胡荽治疗红眼病，这些都是行之有效的单方，符合简便廉验的要求，很值得推广应用。

第六节 芳香中药的使用剂量和禁忌

为确保药物的疗效和用药安全性，避免产生毒副作用，必须注意使用剂量和禁忌。

一、芳香中药剂量使用

中药剂量是指临床应用的分量。本书每味药物所表明用量是指每味药物成人1日的用量。除特别注明以外，都是指干燥后生药在汤剂中成人1日内用量。

虽然中药绝大多数来源于生药，安全剂量幅度较大，用量不如化学药品那样严格，但用量得当与否，直接影响药效的发挥、临床效果好坏。药量过小，起不到治疗作用而贻误病情；药量过大，戕伤正气，也可引起不良后果，或造成不必要的浪费。同时中药多是复方应用，其中主要药物的剂量变化，可以影响到整个处方的功效和主治病证的改变。应在《中国药典》规定的剂量下使用，对于超剂量使用的应采取科学、谨慎的态度来对待。中药剂量的使用，应考虑如下几方面的因素：

（一）药物性质与剂量的关系

剧毒药或作用峻烈的药物，应严格控制剂量，开始时用量宜轻，逐渐加量，一旦病情好转后，应当立即减量或停服，中病即止，防止过量或蓄积中毒。此外，花叶皮枝等量轻质松及性味浓厚、作用较强的药物用量宜小；矿物介壳质重沉坠及性味淡薄，作用温和的药物用量宜大；鲜品药材含水分较多用量宜大（一般为干品的4倍）；干品药材用量应小；过于苦寒的药物也不要久服过量，免伤脾胃；再如麝香、牛黄等贵重药材，在保证药效的前提下，应尽量减少用量。

（二）剂型、配伍与剂量的关系

在一般情况下，同样的药物入汤剂比入丸散剂的用量要大些，单味药使用比复方中应用剂量要大些；在复方配伍使用时，主要药物比辅助药物用量要大些。

二、配伍禁忌

配伍禁忌是指某些药物合用会产生剧烈的毒副作用或降低、破坏药效，应避免配伍使用。《神农本草经》云："恶用相恶、相反者。"

"十八反歌"最早见于张子和《儒门事亲》："本草明言十八反,半蒌贝蔹及攻乌,藻戟遂芫具战草,诸参辛芍叛藜芦。"共载相反中药18种,即:乌头反半(半夏)、蒌(瓜蒌)、贝(贝母)、蔹(白蔹)、及(白及);甘草反藻(海藻)、戟(大戟)、遂(甘遂)、芫(芫花);藜芦反(人参、西洋参、丹参、沙参、玄参等所有的参)、辛(细辛)、芍(赤芍白芍)。芳香中药中白及不能与半夏同用,细辛不能与藜芦同用。

"十九畏"歌诀最早见于明·刘纯《医经小学》："硫黄原是火中精,朴硝一见便相争。水银莫与砒霜见,狼毒最怕密陀僧。巴豆性烈最为上,偏与牵牛不顺情。丁香莫与郁金见,牙硝难合京三棱。川乌草乌不顺犀,人参最怕五灵脂。官桂善能调冷气,若逢石脂便相欺。大凡修合看顺逆,炮爁炙煿莫相依。"指出19味相畏(反)的药物:硫黄畏朴硝,水银畏砒霜,狼毒畏密陀僧,巴豆畏牵牛,丁香畏郁金,川乌、草乌畏犀角,牙硝畏三棱,官桂畏赤石脂,人参畏五灵脂。芳香中药中丁香不能与郁金同用,官桂(肉桂)不能与赤石脂同用。

三、用药禁忌

(一)芳香用药禁忌

1. 香气燥烈,阴不足忌用 香气燥烈动气,易伤津耗液,故阴血不足者忌用芳香药物,热胜液伤者用之则助其燥热。如叶天士认为:"凡血液枯槁,大忌香燥。"素体偏于阴血虚不足者,需察其体质,如瘦人脉数弦,易怒而气火逆行,勿投香燥;老人脂液日枯,血枯则便艰,如用辛香温燥,愈进必凶。而对于用药治疗后导致阴血不足者,需要转方,如周行脉痹,而脉转劲,舌干赤者,不可再用辛香燥药;数年久病,而兼形瘦液枯者,不可再用香燥劫夺;久病已入血络,兼有神怯瘦损者,辛香刚燥,决不可用。凡辛香取气皆刚燥,而肝性刚,肝阴血不足而肝气横逆者,忌用辛香。如木火皆令燥液而致肝胃不和,若进辛香刚燥,则病愈剧;两关脉弦长,五火燔燎,而肝阳胃阳尤甚者,食辛香浓味即病至。有故病未已而夹有肝气横逆者,不可因故病而仍用芳香,如疟邪夹怫郁嗔怒,致厥阴肝气横逆者,禁用香燥破血;若仅谓痰火,用辛香燥剂,劫痰利气宣窍,厥阳不宁。总之,无论素体,或因久病,或因药误导致阴血不足者,以及肝气横逆妄动者,均禁辛香配伍之法,忌用芳香药物。

2.辛香泄气，劳损虚证勿投　辛香走窜，运用芳香、辛香治病正是依靠其辛香流动气机之性，有却病之能，但辛温香窜，破泄真气，无补虚之益，正气稍有不足者慎用，劳损虚证忌用。叶天士谓"香燥泄气""虚质不可专以辛香"，大凡香气如烟云，先升后降，诸香皆泄气，沉香入少阴肾，疏泄肾气，尤为劳怯忌用。至于络虚而气逆紊乱者，忌进辛香破气；病久中气衰弱，脾胃不胜克伐，禁用辛香气燥。而治疝多用辛香流气，但走泄气胜，可致阳伤，壮年可用，若形脉已衰，当以虚论；如老年下元已亏，固真理阳犹恐不及，不可再用辛香治疝。

（二）服药饮食忌腥膻

一般中药均有芳香气味，特别是芳香化湿、芳香理气药，含有大量的挥发油，这类芳香物质与腥膻气味最不相容。若服用中药时不避腥膻，往往影响药效。如鱼、虾、海鲜腥气，牛羊膻味。对那些过敏性哮喘、过敏性鼻炎、疮疖、湿疹、荨麻疹等过敏性皮炎患者，在服用中药期间必须忌食腥膻之物。

（三）妊娠用药禁忌

妊娠期间用药的禁忌范围，从药物的性能来说，主要是忌活血破气、滑利攻下、芳香走窜之品。主要的品种有：

活血破气类：乳香、没药、桃红、红花、三棱、莪术、泽兰、苏木、刘寄奴、益母草、牛膝、水蛭等。活血可使血液循环加快，迫血下溢，促胎外出；破气使气行逆乱，"气为血帅，血随气行"，气乱则无力固胎。

芳香走窜类：如麝香、冰片、苏合香、樟脑等，芳香走窜，易伤胎元，孕妇忌用。

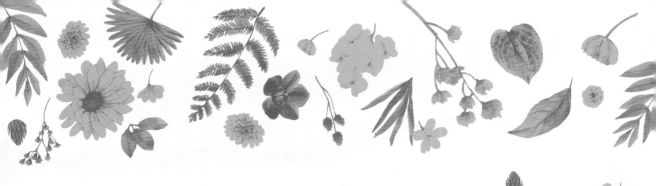

第二章　常用芳香中药

　　本章节的内容从药物名称的来源如异名、释名、基原、挥发油化学成分，以及药物的性味、归经、功效、主治、用法用量、使用注意等方面进行分别描述，以便学者系统查阅。

　　芳香中药根据来源的不同，可分为植物类、动物类、合成类、植物提取类等。

　　植物类：绝大多数芳香中药都是植物类，占总数的90%以上。根据药用部分划分，有花类（菊花、金银花、合欢花、梅花等）、叶类（藿香、青蒿、佩兰、紫苏等）、果实类（胡椒、韭菜子、香橼、枳实等）、全草类（鱼腥草、香茅草、芫荽等）、根茎类（羌活、秦艽、山柰、白薇等）、树脂类（乳香、白胶香、甘松、苏合香等）。

　　动物类：麝香、九香虫等。麝香是鹿科动物雄麝体内香囊中之分泌物，九香虫为蝽科动物九香虫的全体。

　　合成类：龙脑（合成冰片）等。

　　植物提取类：天然冰片、艾片等。

　　植物精油的化学成分类型主要有萜类、芳香族类、脂肪族类及其他类型等。萜类主要包括单萜（烯、酯、醇、醛、酮、醚）、倍半萜（烯、醇、醛、酮、醚）等；芳香族主要是苯丙素的氧化物；脂肪族主要是小分子碳链化合物；其他类型常涉及小分子香豆素、含硫化合物、蒽醌等。

第一节　芳香解表药

　　凡能疏肌解表，以发散表邪、治疗表证为主的芳香药物，称为芳香解表药。芳香解表以其疏散之性，外走肌表，内宣毛窍，解表散邪之力强，即《神农本草经百种录》所谓："凡药香者，皆能疏散风邪。"本类药物多属辛散之品，辛能发散，可使外邪从汗而解，故适用于邪在肌表的病证，如《素问·阴阳应象大论》所言："其在皮者，汗而发之。"适用于感受外邪，表邪郁闭，麻疹透发不畅者，水肿初期或麻疹初期兼有表证者，以及其他需要发汗解表的疾病也可应用。

使用本类药物时，用量不宜过大，以免发汗太过，伤阳耗气，损伤津液；还应依据患者的体质不同、四时气候的变化等条件进行适当配伍；凡自汗、盗汗、热病伤津以及阴虚发热等症，都应慎用；此外，由于本类药物均为芳香辛散之品，入汤剂不宜久煎，以免有效成分挥发而降低药效。根据本类药物的药性及功能主治的差异，可分为发散风寒药和发散风热药两类，分别主治外感风寒证和外感风热证。

一、发散风寒药

本类药物性味多辛温，发汗作用较强，故以发散肌表风寒邪气为主要作用。适用于外感风寒证，症见恶寒发热、无汗或汗出不畅、头身疼痛、鼻塞流涕、舌苔薄白、脉浮等。而对于咳嗽气喘、脚气水肿及风湿痹痛等兼有风寒表证者，也可酌情应用。

麻 黄

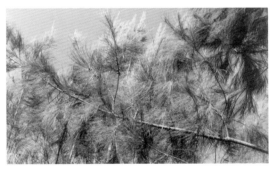

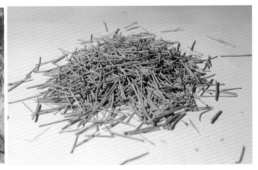

◆　图 2-1　麻黄原植物　　　　　　◆　图 2-2　麻黄饮片

【异名】龙沙（《神农本草经》），卑相、卑盐（《名医别录》），狗骨（《广雅》）。

【释名】《本草经考注》云："其色黄，其味麻，故名。"

【基原】本品为麻黄科植物草麻黄 *Ephedra sinica* Stapf.、中麻黄 *Ephedra intermedia* Schrenk et C.A.Mey. 或木贼麻黄 *Ephedra equisetina* Bge. 的干燥草质茎。

【挥发油化学成分】α–松油醇（17.05%，1）、醋酸–1–(7–甲基–8–十四碳烯醇）酯（5.04%，2）、萜品烯（4.04%，3）、蓝桉醇（3.68%，4）、芳樟醇（3.26%，5）、邻苯二甲酸二乙酯（3.09%，6）、喇叭烯（2.65%，7）、Cholestan–3–ol,2–methylene–[3–beta,5–alpha]（3.06%，8）、萜品醋酸酯（2.40%，9）、萜品油烯（2.07%，10）、2[1H]–Naphthalenone,3,4,4a,5,6,7–hexahydro–1,1,4a–trimethyl（1.92%，11）、沉香螺旋醇（1.91%，12）、十八碳二烯酸（1.90%，13）、邻苯二甲酸丁基环己基酯（1.83%，14）、1–甲基–4–异丙基环己烯醇（1.62%，15）。

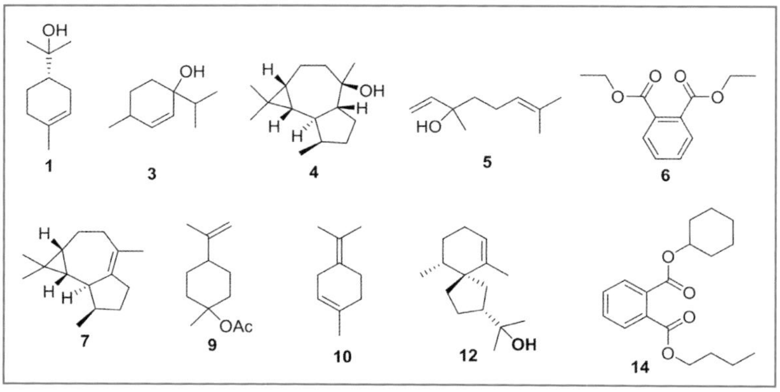

◆ 图 2–3 麻黄挥发油化学成分

【性味】辛、微苦，温。

【归经】归肺、膀胱经。

【功效】发汗解表，宣肺平喘，利水消肿。

【主治】用于外感风寒无汗表实证，咳嗽喘息诸症，风水浮肿，风湿痹痛等证。发汗解表宜生用，止咳平喘宜炙用。

1.《日华子本草》："通九窍，调血脉，御山岚瘴气。"

2.《滇南本草》："治鼻窍闭塞不通、香臭不闻，肺寒咳嗽。"

3.《神农本草经》："主中风、伤寒头痛，温疟。发表出汗，去邪热气，止咳逆上气，除寒热，破癥坚积聚。"

【用法用量】内服：2～10g，煎汤，或入丸、散。外用：适量，研末嗅鼻。

【使用注意】本品发汗宣肺力强，凡表虚自汗、阴虚盗汗及肺肾虚喘者均当慎用。

【现代药理研究】

1. 解热发汗作用　麻黄水煎剂、挥发油、麻黄碱均有不同程度的发汗作用，机制与影响下丘脑的体温调节中枢有关。

2.平喘作用　麻黄所含麻黄碱、伪麻黄碱、麻黄挥发油均有平喘作用，其中麻黄碱作用较强。

3.调节血压及正性肌力作用　麻黄碱能引起血管收缩，使收缩压和舒张压上升。而麻黄所含的麻黄次碱则有降压作用。麻黄及其所含麻黄碱能兴奋肾上腺素能神经β1受体，使心率加快，心肌收缩力增强，心排血量增加，发挥正性肌力作用。

4.抗过敏作用　伪麻黄碱能抑制过敏介质的释放并选择性收缩鼻黏膜血管，发挥抗过敏作用。

【异名】柳桂（《本草别说》），牡桂（《神农本草经》）。

【释名】本品为肉桂嫩枝，故名桂枝。

【基原】本品为樟科植物肉桂 *Cinnamomum cassia* Presl. 的干燥嫩枝。

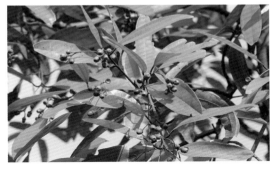

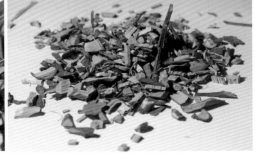

◆　图 2-4　桂枝原植物　　　　　　　◆　图 2-5　桂枝饮片

【挥发油化学成分】反式肉桂醛（81.99%，1）、对甲氧基桂皮醛（4.80%，2）、顺式肉桂醛（1.20%，3）、α-蒎烯（0.99%，4）、δ-杜松烯（0.90%，5）、苯甲醛（0.87%，6）、苯丙醛（0.82%，7）、β-没药烯（0.58%，8）、芳-姜黄烯（0.58%，9）α-芹子烯（0.51%，10）、红没药醇（0.48%，11）、α-衣兰油烯（0.47%，12）、反式石竹烯（0.46%，13）、（Z）-α-红没药烯（0.40%，14）、苯乙酮（0.35%，15）、苯丙醇（0.34%，16）、肉豆蔻醛（0.33%，17）、香豆素（0.24%，18）。

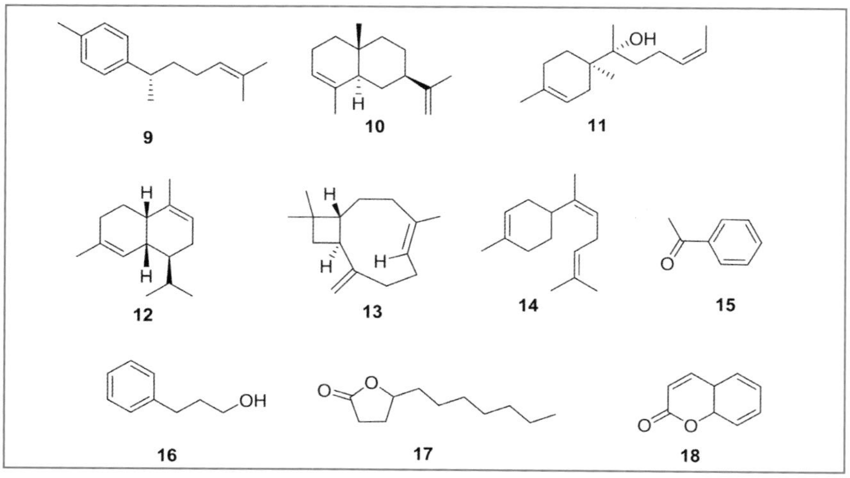

◆ 图 2-6　桂枝挥发油化学成分

【性味】辛、甘，温。

【归经】归膀胱、心、肺经。

【功效】散寒解表，温经通脉，通阳化气。

【主治】用于外感风寒无汗或有汗之表证，寒凝血滞之痹症，中焦虚寒脘腹冷痛，痛经、经闭，胸痹、痰饮、水肿及心动悸脉结代等证。

1.《医学启源》："其用有四：治伤风头痛，一也；开腠理，二也；解表，三也；去皮风湿，四也。"

2.《药品化义》："专行上部肩臂，能领药至痛处，以除肢节间痰凝血滞。"

3.《神农本草经》："主上气咳逆，结气，吼痹吐吸，利关节，补中益气。"

【用法用量】内服：3 ～ 10g（大剂量 15 ～ 30g），煎汤，或入丸、散。

【使用注意】热病高热，阴虚火旺，血热妄行者禁服，孕妇、月经过多者慎用。

【现代药理研究】

1. 抗炎作用　桂枝挥发油的抗炎作用显著，能显著抑制二甲苯所致小鼠耳郭肿胀、醋酸致小鼠腹腔毛细血管通透性亢进及角叉菜胶致大鼠足肿胀，并显著降低脂多糖致急性肺炎模型大鼠外周血白细胞总数、淋巴细胞计数。

2. 抗病毒作用　桂枝挥发油具有抗甲型流感病毒与柯萨奇病毒 B3 的作用。

3. 抗肿瘤作用　桂皮醛体外对人皮肤黑色素瘤（A375）、乳腺瘤（SKBr-2HL）、食管瘤（Eca-109）、宫颈瘤（HeLa）、肾癌（GRC-1）及体内对 S180 实体瘤、肺肿瘤和胃癌细胞移植瘤均有良好的抗肿瘤作用。

4. 抑菌作用　桂枝挥发油对金黄色葡萄球菌、大肠杆菌有较好抑菌作用。

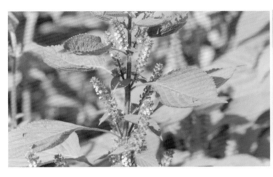

◆ 图 2-7　紫苏叶原植物

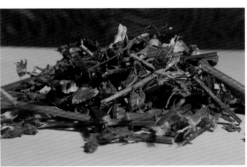

◆ 图 2-8　紫苏叶饮片

【异名】苏叶（《本草经集注》），赤苏（《肘后方》），桂荏（《尔雅》）。

【释名】《尔雅》曰："苏乃荏类，而味更辛如桂，故谓之桂荏。"《本草纲目》曰："苏同稣，舒畅也，故名。"

【基原】本品为唇形科植物紫苏 *Perilla frutescens*（L.）Britt. 的干燥叶（或带嫩枝）。

【挥发油化学成分】洋芹醚（76.3%，1）、2,5- 二甲基 -2,4- 己二烯（11.18%，2）、α- 法尼烯（2.49%，3）、石竹烯（2.34%，4）、叶绿醇（1.15%，5）、草蒿脑（1.13%，6）、（E）-β- 金合欢烯（0.93%，7）、5- 烯丙基 -2,3-（亚甲二氧基）苯甲醚（0.74%，8）、紫苏醛（0.57%，9）、石竹烯氧化物（0.32%，10）、蛇麻烯（0.29%，11）、反式 -

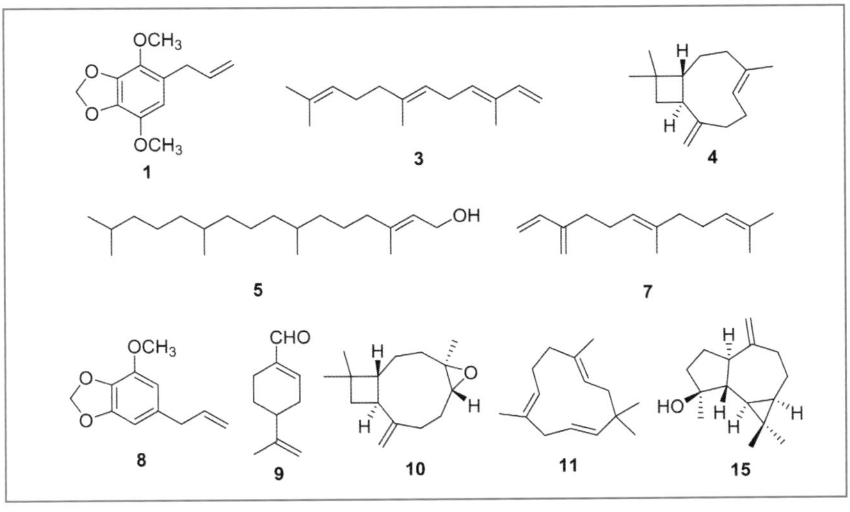

◆ 图 2-9　紫苏叶挥发油化学成分

橙花叔醇（0.26%，12）、2,3,4,5–四甲氧基甲苯（0.24%，13）、β–可巴烯（0.12%，14）、桉油烯醇（0.12%，15）。

【性味】辛，温。

【归经】归肺、脾经。

【功效】解表散寒，行气宽中。

【主治】用于风寒感冒，咳嗽呕恶，妊娠呕吐，鱼蟹中毒。

1.《滇南本草》："发汗，解伤风头痛，消痰，定吼喘。"

2.《本草纲目》："行气宽中，消痰利肺，和血，温中，止痛，定喘，安胎。"

3.《长沙药解》："味辛、入手太阴肺经。降冲逆而驱浊，消凝滞而散结。"

【用法用量】内服：5～10g，煎服，或入丸、散。治鱼蟹中毒，可单用至30～60g，不宜久煎。外用：适量，捣敷、研磨或煎汤外洗。

【使用注意】温病及气弱表虚者忌服。

【现代药理研究】

1. 抗氧化作用　紫苏中含有丰富的多酚类化合物，具有较高的抗氧化活性，能够显著抑制偶氮自由基诱导或内皮细胞介导的低密度脂蛋白氧化，增加内皮细胞中抗氧化酶 mRNA 和蛋白表达水平。

2. 解热作用　紫苏叶挥发油对 2,4–二硝基苯酚所致的大鼠发热有较显著退热作用。

3. 抗炎作用　紫苏挥发油能抑制二甲苯所致小鼠耳郭肿胀和蛋清致大鼠足肿胀；能明显对抗醋酸导致的小鼠腹腔毛细血管通透性亢进、降低角叉菜胶胸膜炎大鼠胸腔渗出液中中性粒细胞的水平。

4. 镇静作用　紫苏水提取物可减少正常小鼠的自发活动，对戊巴比妥钠促进动物睡眠有一定协同作用，对戊四氮致小鼠惊厥潜伏期有延长作用。

5. 抗菌作用　紫苏挥发油是紫苏抗菌活性的主要成分，对金黄色葡萄球菌、大肠杆菌、化脓性链球菌、假结核棒状杆菌有抗菌作用。

6. 抗抑郁作用　紫苏叶中的紫苏醛与迷迭香酸是抗抑郁的主要活性成分。紫苏醛灌胃可改善小鼠的抑郁样行为，迷迭香酸能显著减少实验小鼠强迫游泳的静止持续时间。

附：紫苏梗

紫苏梗为唇形科植物紫苏的茎。味辛，性温。归脾、胃、肺经。功可理气宽中，止痛，安胎。主治胸膈痞闷，脾胃气滞，脘腹胀痛，食少呕恶，咳嗽痰喘，水肿脚气，吐衄咯血，胎动不安。内服：5～10g，煎服，或入丸、散。不宜久煎。温病及气弱表虚者忌服。

香 薷

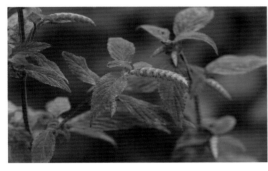

◆ 图 2-10 香薷原植物

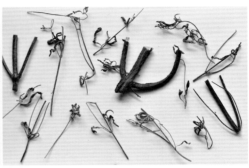

◆ 图 2-11 香薷饮片

【异名】香菜（《备急千金要方》《本草经集注》），香菜、香戎（《食疗本草》），石香菜（《四声本草》），石香薷、香茸（《本草图经》），紫花香菜（《履巉岩本草》），蜜蜂草（《本草纲目》）。

【释名】《本草纲目》云："薷，本作菜。《玉篇》云'菜，菜苏之类'是也。其气香，其叶柔，故以名之。俗呼蜜蜂草，像其花房也。"

【基原】本品为唇形科植物石香薷 *Mosla chinensis* Maxim. 或江香薷 *Mosla chinensis* 'Jiangxiangru' 的干燥地上部分。

【挥发油化学成分】麝香草酚（39.99%，1）、香荆芥酚（36.88%，2）、对聚伞花

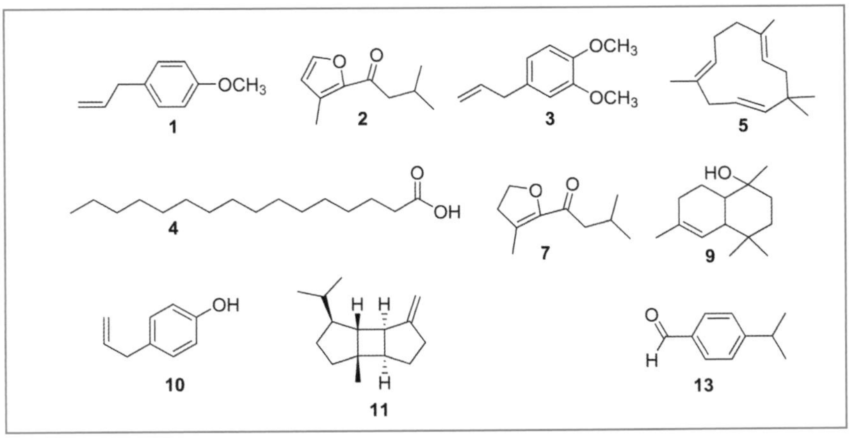

◆ 图 2-12 香薷挥发油化学成分

素（6.05%，3）、α－石竹烯（5.63%，4）、γ－萜品烯（4.05%，5）、（Z,E）－α－法尼烯（1.05%，6）、葎草烯环氧化物（0.97%，7）、β－石竹烯（0.71%，8）、萜品油烯（0.62%，9）、β－蒎烯 11（0.40%，10）、n－棕榈酸（0.334%，12）、γ－荜澄茄烯（0.33%，13）、顺式 β－萜品醇（0.33%，14）、黏蒿三烯（0.31%，15）等。

【性味】辛，微温。

【归经】归肺、脾、胃经。

【功效】发汗解暑，和中化湿，利水消肿。

【主治】用于夏季外感风寒，内伤暑湿，恶寒发热，头痛无汗，脘腹疼痛，呕吐腹泻，小便不利，水肿。

1.《滇南本草》："解表除邪，治中暑头疼，暑泻肚肠疼痛，暑热咳嗽，发汗，温胃和中。"

2.《食物本草》："夏月煮饮代茶，可无热病，调中温胃。含汁漱口，去臭气。"

3.《本草经集注》："主治霍乱腹痛吐下，散水肿。"

【用法用量】内服：5～10g，煎汤，或入丸、散，不宜久煎。

【使用注意】表虚自汗、阴虚有热者禁服。

【现代药理研究】

1. 抗菌作用　香薷挥发油对伤寒沙门菌、志贺菌、致病性大肠杆菌及金黄色葡萄球菌等都有较强的体外抗菌活性。

2. 抗病毒作用　香薷挥发油有抗流感病毒 A3 的作用。

3. 免疫增强作用　香薷挥发油具有增强特异性和非特异性免疫应答的作用，可促进 T 淋巴细胞和 B 淋巴细胞的增殖，增强小鼠脾脏抗体形成细胞合成和分泌抗体的活力。

4. 镇痛的作用　香薷挥发油可减少扭体实验小鼠的扭体次数。

荆　芥

【异名】假苏、鼠蓂（《神农本草经》），姜芥（《名医别录》《本草经集注》）。

【释名】荆芥本名假苏，《本草图经》云："假苏叶锐圆，多野生，以香气似苏，故名之。"《新修本草》云："姜、荆，声讹耳。"《本草纲目》云："曰苏、曰姜、曰芥，皆因气味辛香，如苏、如姜、如芥也。"

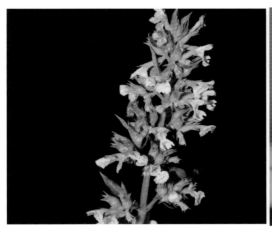

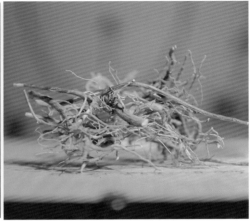

◆ 图 2-13 荆芥原植物　　　　　　◆ 图 2-14 荆芥饮片

【基原】本品为唇形科植物荆芥 *Schizonepeta tenuifolia* Briq. 的干燥地上部分。

【挥发油化学成分】薄荷酮（38.72%，1）、胡薄荷酮（30.97%，2）、柠檬烯（4.98%，3）、棕榈酸（2.85%，4）、异薄荷酮（2.76%，5）、丁香烯（1.45%，6）、1-辛烯-3-醇（1.39%，7）、亚麻酸（1.33%，8）、D-吉玛烯（0.94%，9）、β-月桂烯（0.82%，10）、5-甲基-2,3-二氢呋喃（0.76%，11）、薄荷醇（0.60%，12）、石竹烯氧化物（0.46%，13）、1-辛烯-3-醇乙酸酯（0.25%，14）、1,5,9,9-四甲基-1,4,7-环十一碳三烯（0.22%，15）、安息香醛（0.20%，16）、4-异丙烯基甲苯（0.19%，17）、δ-杜松油烯（0.15%，18）。

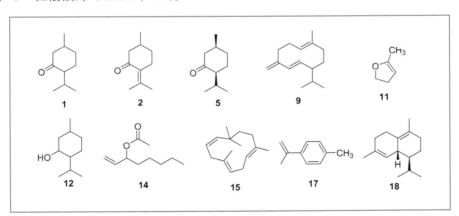

◆ 图 2-15 荆芥挥发油化学成分

【性味】辛、微苦，微温。

【归经】归肺、肝经。

【功效】祛风解表，透疹，止痒，止血。

【主治】用于外感表证，无论寒热，麻疹透发不畅，风疹或湿疹瘙痒，痈疮初起兼有表证，吐血，衄血，便血，崩漏，产后血晕。煎汤外洗可用于治疗足癣。祛风解表宜生用，止血宜炒炭用，透疹消疮宜荆芥穗。

1.《滇南本草》："上清头目诸风，止头痛，明目。解肺肝咽喉热痛，消肿，除诸毒，发散疮痛。治便血，止女子暴崩，清风热，通肺气鼻窍塞闭。"

2.《本草纲目》："荆芥，入足厥阴经气分，其功长于祛风邪，散瘀血，破结气，消疮毒。盖厥阴乃风木也，主血而相火寄之，故风病、血病、疮病为要药。"

3.《本草汇言》："荆芥，轻扬之剂，散风清血之药也……凡一切风毒之证，已出未出，欲散不散之际，以荆芥之生用，可以清之……凡一切失血之证，已止未止，欲行不行之势，以荆芥之炒黑，可以止之。大抵辛香可以散风，苦温可以清血，为血之风药也。"

【用法用量】内服：5 ～ 10g，煎汤，或入丸，散，不宜久煎。外用：适量，煎水熏洗，捣敷或研末调敷。

【使用注意】表虚自汗、阴虚火旺者禁服。

【现代药理研究】

1. 抗炎作用 荆芥挥发油对多种急性及慢性炎症动物模型均有较好抑制作用，抗炎作用机制主要与影响花生四烯酸（AA）代谢途径、Toll 样受体介导的信号通路转导及氧化应激反应相关。

2. 抗流感病毒作用 荆芥挥发油对流感病毒具有抑制或直接杀灭作用，该作用与抑制 TLR7/IFN 表达相关。

3. 抗过敏作用 荆芥挥发油能显著降低 P 物质诱导的人永生化表皮细胞和真皮成纤维细胞单核细胞趋化蛋白 -1 的分泌，且表现出一定量效关系，提示其可能是荆芥挥发油抗皮肤过敏作用的靶点。

4. 抗肿瘤作用 荆芥挥发油具有诱导肿瘤细胞凋亡的作用，对人肺癌 A549 细胞株的增殖有抑制作用。

5. 祛痰作用 荆芥挥发油小鼠灌胃给药能提高气道酚红的排泌量，表现出祛痰作用。

防 风

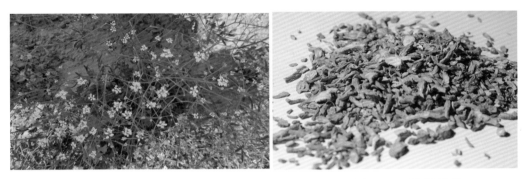

◆ 图 2-16　防风原植物　　　　　　　　◆ 图 2-17　防风饮片

【异名】铜芸（《神农本草经》），回云、茴草、百枝、蕳根、百韭、百种（《吴普本草》），屏风（《名医别录》），风肉（《药材资料汇编》）。

【释名】《本草纲目》云："防者，御也。其功效风最要，故名。屏风者，防风隐语也……曰芸、曰茴、曰蕳者，其花如茴香，其气如芸蒿，蕳兰也。"

【基原】本品为伞形科植物防风 *Saposhnikovia divaricata*（Turcz.）Schischk. 的干燥根。

【挥发油化学成分】人参炔醇（27.91%，1）、石竹烯氧化物（6.33%，2）、辛醛（5.83%，3）、芹菜脑（4.92%，4）、十六酸（3.80%，5）、花侧柏烯（3.33%，6）、丁子香烯（2.11%，7）、β-蒎烯（1.99%，8）、姜黄烯（1.61%，9）、α-蒎烯（1.51%，

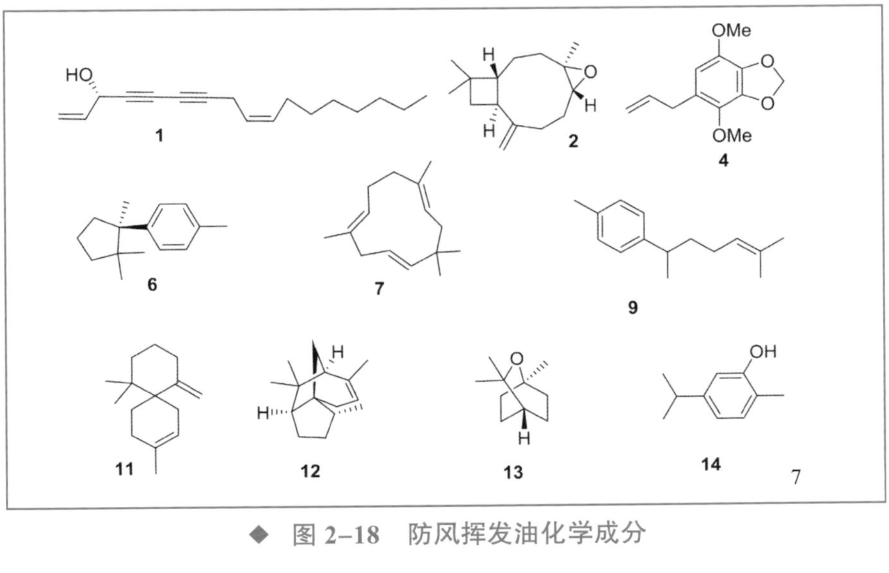

◆ 图 2-18　防风挥发油化学成分

10）、没药烯（1.58%，11）、雪松烯（1.14%，12）、桉油脑（1.09%，13）、香芹酚（0.99%，14）、花柏烯（0.90%，15）。

【性味】辛、甘、微温。

【归经】归肺、脾、肝、膀胱经。

【功效】祛风解表，胜湿止痛，祛风解痉，解毒止痒。

【主治】用于外感风寒、风热表证，头痛，风寒湿痹，骨节酸痛，脾胃不和之腹痛泄泻，肠风下血，破伤惊风，麻疹难透，风疹瘙痒，疮疡初起。祛风宜生用，止泻宜炒用，止血宜炒炭用。

1.《医学启源》："疗风通用，泻肺实，散头目中滞气，除上焦风邪之仙药也。"

2.《本草求原》："治破伤风，偏正头风，为补脾胃之引药。解乌头、芫花、野菌诸热药毒。"

3.《本草经解》："主大风，头眩痛，恶风，风邪，目盲无所见，风行周身，骨节疼痹，烦满。"

【用法用量】内服：5～10g，煎汤，或入丸、散。外用：适量，煎水熏洗。

【使用注意】凡燥热、阴虚血亏、热病动风者慎用或忌用。

【现代药理研究】

1. 解热镇痛作用　对伤寒、副伤寒菌苗和破伤风毒素的混合制剂引起的发热有明显解热作用。皮下注射防风醇浸剂、防风煎剂，均可明显抑制醋酸引起小鼠的扭体反应。

2. 抗菌作用　新鲜关防风榨出液体外试验，对铜绿假单胞菌及金黄色葡萄球菌有一定抗菌作用。

3. 抗炎作用　防风 CO_2 超临界萃取物对二甲苯所致鼠耳肿胀有抑制作用。

羌　活

【异名】羌青、护羌使者（《神农本草经》），胡王使者（《吴普本草》），羌滑（《本草蒙筌》），退风使者（《国药的药理学》），黑药（《青海药材》）。

【释名】《本草纲目》云："独活中以羌中来者为良，故有羌活、胡王使者诸名。乃一物二种也。"羌活与独活相似，古多不分，其产于羌地者，因名羌活。

【基原】本品为伞形科植物羌活 *Notopterygium incisum* Ting ex H.T.Chang 或宽叶羌活 *Notopterygium franchetii* H.de Boiss. 的干燥根茎和根。

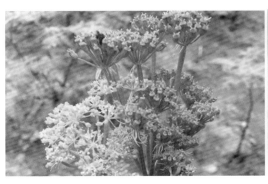

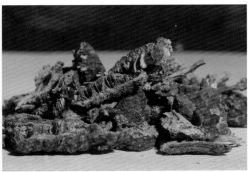

◆ 图 2-19 羌活原植物　　　　　◆ 图 2-20 羌活饮片

【挥发油化学成分】蒎烯（24.88%，1）、β-蒎烯（17.36%，2）、桉叶油素（9.50%，3）、1-（2-羟基-4-甲氧基苯基）-乙烯酮（9.05%，4）、柠檬烯（4.27%，5）、1-乙烯基-1-甲基-2,4-双（1-甲基乙烯基）-环己烷（2.02%，6）、1,7,7-三甲基-二环[2,2,1]庚-2-乙酸酯（2.79%，7）、3-蒈烯（2.98%，8）、莰烯（1.11%，9）、4-甲基-1-（1-甲基乙基）-3-环己烯-1-醇（0.86%，10）、2-甲基-5-（1-甲基乙基）-双环（3.1.0）己-2-烯（0.41%，11）、4,6,6-三甲基-二环（3.1.1）庚-3-烯-2-醇（0.43%，12）、1S-1,7,7-三甲基-二环（2,2,1）庚-2-酮（0.69%，13）、6,6-二甲基-二环[3.1.1]庚-2-烯-2-甲醇（0.54%，14）。

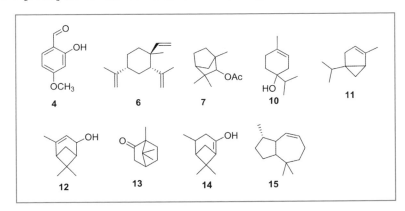

◆ 图 2-21 羌活挥发油化学成分

【性味】辛、苦，温。

【归经】归膀胱、肝、肾经。

【功效】散寒解表，祛风胜湿，除痹止痛。

【主治】用于外感风寒表证或风寒夹湿之表证，恶寒发热无汗，头重、肢体沉重，偏正头痛，眉棱骨痛，骨节酸痛，风寒湿痹，游走性、腰以上风湿痹痛。

1.《药性论》:"治贼风、失音不语,多痒血癫,手足不遂,口面㖞斜,遍身顽痹。"

2.《医学启源》:"其用有五:手足太阳引经,一也;风湿相兼,二也;去肢节疼痛,三也;除痈疽败血,四也;风湿头痛,五也。"

3.《本草经集注》:"主治风寒所击,金疮止痛,奔豚,痫痉,女子疝瘕。治诸贼风,百节痛风无久新者。"

【用法用量】内服:3 ～ 10g,煎汤,或入丸、散。

【使用注意】阴虚血亏、燥热证忌用。脾胃虚弱者,用量过大易致呕吐。

【现代药理研究】

1.镇痛作用 羌活水提物、乙酸乙酯提取部分及正丁醇提取部分都有明显镇痛作用,其中紫花前胡苷为中药羌活镇痛作用的有效单体化合物。

2.抗炎作用 羌活水提醇沉液能抑制大鼠蛋清性足肿胀、小鼠二甲苯所致耳肿胀、纸片所致小鼠炎性增生和小鼠腹腔毛细血管通透性的增加。

3.对免疫系统的作用 羌活水提醇沉溶液能显著增强佐剂性关节炎模型大鼠白细胞的吞噬功能和提高全血淋巴细胞的转化率。

4.抗心肌缺血作用 羌活挥发油能对抗垂体后叶素所致的大鼠急性心肌缺血,该作用可能与扩张冠脉、增加冠脉血流量有关。

白 芷

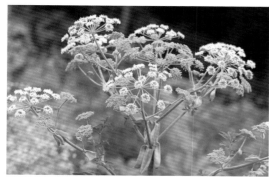
◆ 图 2-22 白芷原植物

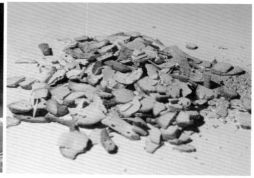
◆ 图 2-23 白芷饮片

【异名】芳香(《神农本草经》),苻蓠、泽芬(《吴普本草》),白茝(《名医别录》），香白芷（《夷坚志》）。

【释名】芷本作茝。《说文解字》段注：“茝，《本草经》谓之白芷。茝、芷同字，茝声、止声同在一部也。”《本草纲目》云：“初生根干为芷，则白芷之义取乎此也。”以其“芬芳与兰同德”，故有芳香、泽芬、香白芷等称。

【基原】本品为伞形科植物白芷 *Angelica dahurica*（Fisch.ex Hoffm.）Benth.et Hook.f. 或杭白芷 *Angelica dahurica*（Fisch.ex Hoffm.）Benth.et Hook.f.var. *formosana*（Boiss.）Shan et Yuan 的干燥根。

【挥发油化学成分】伞花烃（16.55%，1）、樟脑（12.75%，2）、β－水芹烯（10.11%，3）、柠檬烯（9.87%，4）、α－蒎烯（6.99%，5）、5－（2－丙烯基）－1,3－苯并二氧戊环（4.54%，6）、松油烯（3.89%，7）、莰烯（2.57%，8）、α－4－甲基－3－环己烯－1－甲醇（1.89%，9）、1－甲基－4－（1－甲基乙基）苯（1.70%，10）、α－荜草烯（1.14%，11）、α－水芹烯（1.06%，12）、芳樟醇（0.88%，13）、（Z）－3,7－二甲基－1,3,6－辛三烯（0.45%，14）、（＋）－4－蒈烯（0.43%，15）。

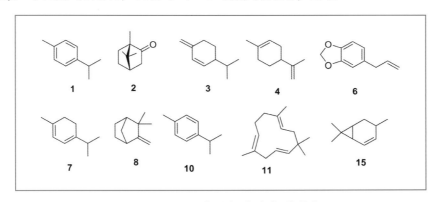

◆ 图 2-24　白芷挥发油化学成分

【性味】辛，温。

【归经】归肺、胃经。

【功效】祛风解表，散寒止痛，燥湿止带。

【主治】用于风寒感冒，阳明头痛，头风痛，眉棱骨痛，外感风寒湿邪，发热恶寒，头痛身重，齿痛，目痒泪出，鼻塞，鼻渊，湿盛久泻，肠风痔漏，赤白带下，疮痈肿毒，瘙痒疥癣，毒蛇咬伤。

1.《神农本草经》：“主女人漏下赤白，血闭阴肿，寒热，风头侵目泪出，长肌肤，润泽，可作面脂。”

2.《本草纲目》：“治鼻渊、鼻衄，齿痛，眉棱骨痛，大肠风秘，小便出血，妇人血风眩晕，翻胃吐食，解砒毒，蛇伤，刀箭金疮。"

3.《雷公炮制药性解》："去头面皮肤之风，除肌肉燥痒之痹，止阳明头痛之邪，为肺部引经之剂。主排脓托疮，生肌长肉，通经利窍，除漏止崩，明目散风，驱寒燥湿。"

【用法用量】内服：3 ~ 10g，煎汤，或入丸、散。外用：适量，研末调敷。

【使用注意】气虚血热、阴虚阳亢忌用。

【现代药理研究】

1.抗菌作用　川白芷水煎剂对大肠杆菌、痢疾（宋氏）杆菌、伤寒杆菌、副伤寒杆菌、铜绿假单胞菌、变形杆菌、霍乱弧菌、人型结核杆菌、金黄色葡萄球菌等均有抑制作用。

2.解热、镇痛、抗炎作用　对川白芷的乙醚提液、醇提液、水提液均有镇痛、抗炎和解热作用，其抗炎镇痛的有效部位是脂溶性部位。

3.对血管的调节作用　白芷和杭白芷的醚溶性成分对离体兔耳血管有显著扩张作用，而白芷的水溶性成分有收缩血管作用。

4.解痉作用　白芷及其多种有效成分对东莨菪碱、雌激素或氯化钡所致在体或离体大鼠子宫痉挛有解痉作用。

5.光敏作用　白芷中富含香豆素等成分，其中线型呋喃香豆素有光敏作用。

细　辛

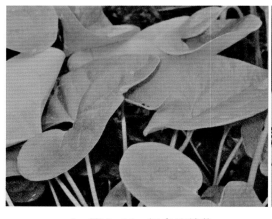

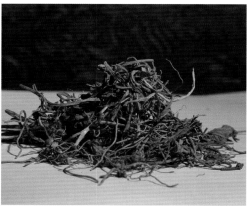

◆ 图 2-25　细辛原植物　　　　◆ 图 2-26　细辛饮片

【异名】少辛（《山海经》《本草纲目》），小辛（《神农本草经》），细草（《吴普本草》），绿须姜（《药谱》），独叶草、金盆草（《中药材手册》），万病草（《中国药用植物图鉴》）。

【释名】《本草图经》云："其根细而其味极辛，故名之曰细辛。"《本草纲目》云："小辛、少辛，皆此义也。"本品根细小而味辛，故名细辛。

【基原】本品为马兜铃科植物北细辛 *Asarum heterotropoides* Fr. Schmidt var. *mandshuricum*（Maxim.）Kitag.、汉城细辛 *Asarum sieboldii* Miq.var.*seoulense* Nakai 或华细辛 *Asarum sieboldii* Miq. 的干燥根和根茎。

【挥发油化学成分】甲基丁香酚（44.62%，1）、1,3,5- 三甲氧基 -2- 甲基苯（11.46%，2）、黄樟油素（4.96%，3）、4- 甲氧基 -6-（2- 丙烯基）-1,3- 苯并间二氧杂环戊烯（4.15%，4）、3,5- 二甲氧基甲苯（3.76%，5）、3,4- 亚甲二氧基苯丙酮（1.93%，6）、1,2,3- 三甲氧基 -5-（2- 丙烯基）苯（1.82%，7）、1- 甲氧基 -4-（2- 丙烯基）苯（1.22%，8）、（1S-cis）-1,2,3,4,5,6,7,8- 八氢 -1,4- 二甲基 -7-（1- 甲基亚乙基）薁 [Azulene，1,2,3,4,5,6,7,8-octahydro-1,4-dimethyl-7-（1-methylethylidene）]（1.06%，9）、3,4- 亚甲二氧基苯丙酮（0.99%，10）、Benzene,1,2,3-trimethoxy-5-（2-propenyl）（0.53%，11）、Azulene，1,2,3,3a,4,5,6,7-octahydro-1,4-dimethyl-7-（1-methylethenyl）-[1R-（1α,3αβ,4α,7β）]（0.51%，12）、Himachala-2,4-diene（0.43%，13）、1,6,10-dodecatrien-3-ol,3,7,11-trimethyl-（E）（0.35%，14）、patchouli alcohol（0.24%，15）。

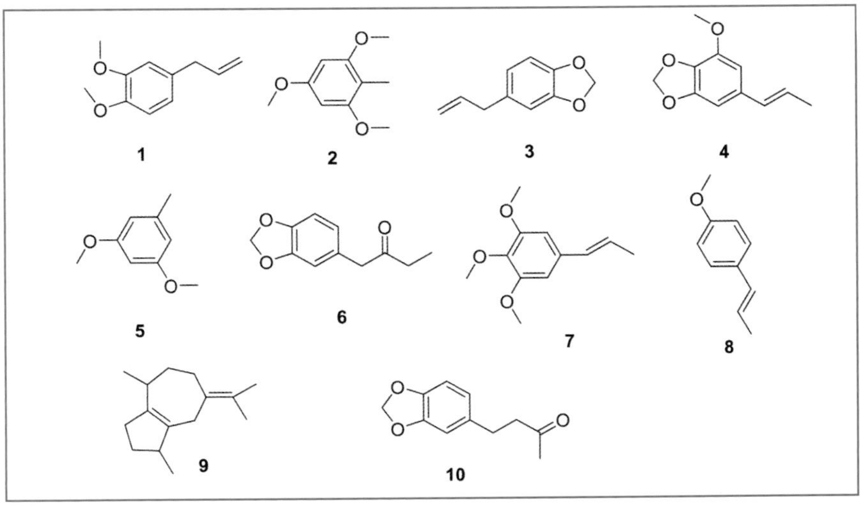

◆ 图 2-27　细辛挥发油化学成分

【性味】辛，温。有小毒。

【归经】归肺、肾、心经。

【功效】祛风散寒，温肺化饮，通窍，止痛。

【主治】用于外感风寒，阳虚感冒，头痛，牙痛，风寒湿痹，肺寒之痰饮咳喘，鼻塞鼻渊，风眼目翳，耳闭咽痛，口疮口臭。

1.《神农本草经》："主咳逆，头痛脑动，百节拘挛，风湿痹痛，死肌。久服明目，利九窍，轻身长年。"

2.《本草经集注》："患口臭者含之多效，最能除痰明目也。"

3.《雷公炮制药性解》："止少阴合病之首痛，散三阳数变之风邪，主肢节拘挛，风寒湿痹，温中气，散死肌，破结气，消痰嗽，止泪目，疗牙疼，治口臭，利水道，除喉痹，通血闭。"

【用法用量】内服：1～3g，煎汤，散剂每次服0.5～1g。外用：适量，研末吹鼻、敷脐，或煎水含漱。

【使用注意】气虚多汗者慎用，热病及阴虚、血虚内热、干咳无痰者禁服。反藜芦。用量过大，可致面色潮红，头晕，多汗，甚则胸闷，心悸，恶心，呕吐，严重者可致死亡。

【现代药理研究】

1. 解热镇静作用　细辛挥发油口服或灌肠对正常和实验性发热动物模型均有解热作用；细辛挥发油与巴比妥有相似的中枢抑制作用，且剂量增加，中枢抑制作用相应增强；

2. 镇痛抗炎作用　细辛及其提取物单用或与其他中药制剂配伍使用，对于牙痛、神经性疼痛、头痛、跌打损伤痛等多种疼痛均有效，其镇痛作用与吗啡比较有起效慢，但作用时间长，对周围性疼痛作用较佳的特点；细辛对多种实验性炎症动物模型的炎症反应有抑制作用。

3. 对心血管系统的作用　细辛醇提取物可使心源性休克狗心脏左心室泵血功能和心肌收缩力增强，对离体兔和豚鼠心脏均有明显兴奋作用；细辛挥发油可显著扩张蟾蜍内脏血管，静注于麻醉猫有降压作用。

4. 解痉平喘及祛痰镇咳作用　细辛挥发油中的 β - 细辛醚能松弛组胺、乙酰胆碱所致豚鼠离体气管平滑肌的痉挛，且呈现量效关系；能明显延长豚鼠哮喘发作的潜伏时间和发作后跌倒潜伏时间，减轻症状发作的严重程度。

藁　本

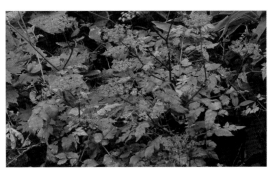

◆ 图 2-28　藁本原植物 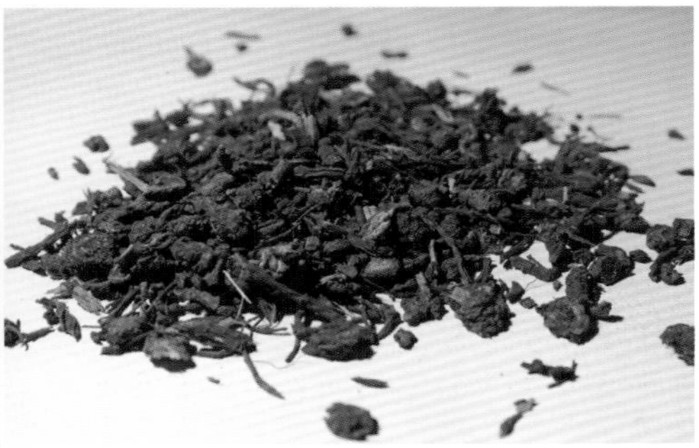　　　　　　　　　◆ 图 2-29　藁本饮片

【异名】藁茇（《山海经》），鬼卿、地新（《神农本草经》），山茝、蔚香（《广雅》），微茎（《名医别录》），藁板（《山东中药》）。

【释名】《新修本草》云："根上苗下似禾藁，故名藁本。"

【基原】本品为伞形科植物藁本 *Ligusticum sinense* Oliv. 或辽藁本 *Ligusticum jeholense* Nakai et Kitag. 的干燥根茎和根。

【挥发油化学成分】β－水芹烯（27.77%，1）、3－丁基－1（3H）－异苯并呋喃酮（23.03%，2）、α－蒎烯（9.47%，3）、反式－β－罗勒烯（6.74%，4）、萜品油烯（4.13%，5）、4-n-庚基苯酚（3.30%，6）、Z-3-亚丁基－1（3H）－异苯并呋喃酮（2.77%，7）、间甲氧基苯乙酮（1.63%，8）、（±）–dictyopterene A（1.63%，9）、桉油烯醇（1.19%，10）、α－水芹烯（1.11%，11）、月桂烯（1.04%，12）、6-丁基－1,4-环庚二烯（0.99%，13）、γ－松油烯（0.75%，14）、别罗勒烯（0.64%，15）。

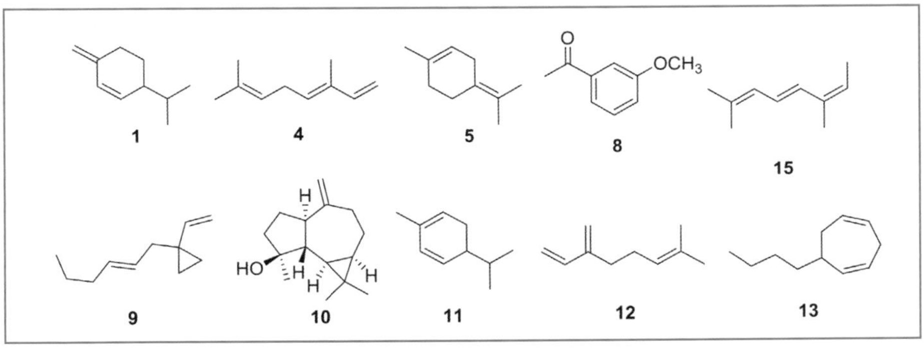

◆ 图 2-30　藁本挥发油化学成分

【性味】辛，温。

【归经】归膀胱经。

【功效】祛风散寒，胜湿止痛。

【主治】用于风寒感冒，头痛，偏头痛，巅顶头痛，鼻渊，牙痛，口疮，风湿痹痛，寒湿腹痛泄泻。

1.《本草经疏》："温病头痛，发热口渴或骨疼，及伤寒发于春夏，阳证头痛，产后血虚火炎头痛，皆不宜服。"

2.《神农本草经》："主妇人疝瘕，阴中寒肿痛，腹中急，除风头痛，长肌肤，悦颜色。"

3.《雷公炮制药性解》："主寒气客于巨阳之经，若头痛流于颠顶之上，又主妇人疝瘕，除中寒肿痛，腹中急疼。"

【用法用量】内服：3～10g，煎汤，或入丸、散。外用：适量，煎水洗或研末调涂。

【使用注意】血虚头痛忌服。

【现代药理研究】

1. 解热镇静及抗炎镇痛作用　丁基苯酞是藁本抗炎的主要活性成分之一，可抑制炎症组织花生四烯酸释放和中性粒细胞浸润而发挥抗炎作用；藁本内酯是解热镇痛的活性成分之一，其解热机制可能与氯丙嗪相似。

2. 中枢抑制作用　藁本挥发油能对抗苯丙胺引起的小鼠运动兴奋，抑制自发活动，加强戊巴比妥钠催眠作用。

辛　夷

【异名】木笔花（《蜀本草》），辛矧、侯桃、房木（《神农本草经》），新雉（《甘泉赋》），迎春（《本草拾遗》），毛辛夷、辛夷桃（《山西中药志》），姜朴花（《四川中药志》）。

【释名】《楚辞》释："辛夷也指玉兰花香木，木兰露申辛夷。"《本草纲目》云："夷者，荑也。草之嫩芽也，其苞初生如荑而味辛也。"《本草拾遗》云："辛夷花未发时，苞如小桃子，有毛，故名侯桃。初发如笔状，北人呼为木笔。其花最早，南人呼为迎春。"

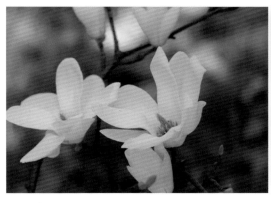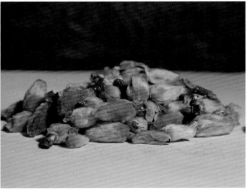

◆ 图 2-31　辛夷原植物　　　　　　　◆ 图 2-32　辛夷饮片

【基原】本品为木兰科植物望春花 *Magnolia biondii* Pamp.、玉兰 *Magnolia denudata* Desr. 或武当玉兰 *Magnolia sprengeri* Pamp. 的干燥花蕾。

【挥发油化学成分】γ – 衣兰油烯（9.46%，1）、（－）– δ – 杜松醇（5.19%，2）、杜松 –1（10）–4– 二烯（5.16%，3）、α – 松油醇（4.79%，4）、β – 芹子醇（4.57%，5）、杜松醇（4.44%，6）、桉叶油素（4.43%，7）、α – 金合欢烯（4.12%，8）、二十一烷（3.39%，9）、芹子 –6– 烯 –4– 醇（2.97%，10）、库贝醇（2.88%，11）、榄香醇（2.73%，12）、十五烷（2.55%，13）、丁香烯（2.44%，14）、石竹烯氧化物（2.19%，15）、十四烷（2.13%，16）、橙花叔醇（1.87%，17）、雪松 –9– 烯（1.58%，18）、γ – 桉叶（油）醇（1.54%，19）、大根香叶烯 D–4– 醇（1.44%，20）、Veridiflorol（1.04%，21）、（－）– 匙叶桉油醇（0.89%，22）、十七烷（0.84%，23）、β – 榄香烯（0.81%，24）、4（10）– 侧柏烯（0.78%，25）、衣兰烯（0.76%，26）、大根香叶烯 D（0.74%，27）、月桂烯（0.72%，28）、十九烷（0.56%，29）。

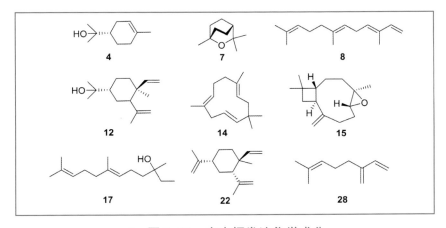

◆ 图 2-33　辛夷挥发油化学成分

【性味】辛,温。

【归经】归肺、胃经。

【功效】祛风寒,通鼻窍。

【主治】用于风寒感冒,头痛,鼻塞,鼻渊,鼻流浊涕,为治疗鼻渊之专药。

1.《滇南本草》:"治脑漏鼻渊,祛风,新瓦焙为末。治面寒痛,胃气痛,热酒服。"

2.《本草纲目》:"鼻渊、鼻鼽、鼻窒、鼻疮及痘后鼻疮,并用研末,入麝香少许,葱白蘸入数次。"

3.《雷公炮制药性解》:"主身体寒热,头风脑痛,面肿齿痛,眩冒如在车船,温中气,利九窍,解肌表,通鼻塞,除浊涕,生须发,杀白虫,去面点。"

【用法用量】内服:3～10g,煎汤,或入丸、散。外用:研末塞鼻或水浸蒸馏滴鼻。

【使用注意】阴虚火旺者忌服。

【现代药理研究】

1. 抗炎作用　辛夷对白细胞介素 1、肿瘤坏死因子 – α、磷脂酶 A2 以及前列腺素 E2、组胺等炎症因子和介质均有抑制作用,而对机体糖皮质激素的合成与分泌没有明显影响。

2. 抗变态反应作用　辛夷中含有多种有效成分具有抗过敏作用,能减少肥大细胞释放组胺,并能调节嗜酸性粒细胞活性减轻哮喘大鼠模型的气道损害,上调 Th1/Th2 细胞的比值,并且影响其下游细胞因子白细胞介素 4、γ 干扰素的表达。

3. 抗组胺和乙酰胆碱作用　辛夷二氯甲烷提取物对组胺和乙酰胆碱收缩豚鼠离体回肠有拮抗作用,对乙酰胆碱引起小鼠腹腔毛细血管通透性增高有抑制作用。

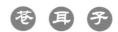

苍 耳 子

【异名】葈耳实(《神农本草经》),菜耳子、苍浪子、老苍子、只刺(《备急千金要方》),道人头(《本草图经》),羊负来(《本草经集注》),牛虱子(《贵州民间方药集》),胡寝子(《药材资料汇编》),苍郎种、棉螳螂(《江苏植药志》),苍子、胡苍子(《东北药植志》),饿虱子(《广西中药志》),苍棵子、苍耳蒺藜(《陕西中草药》)。

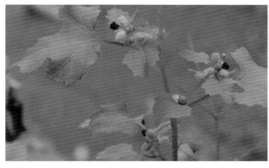 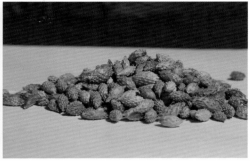

◆ 图2-34 苍耳子原植物　　　　◆ 图2-35 苍耳子饮片

【释名】《本草图经》云："此物生蜀中，其实多刺，因羊过之毛中粘缀，遂至中国，故名羊负来。"本品原植物叶形如巢麻，有菜耳之称，即《尔雅》所谓之苍耳，入药用其果实，故名苍耳子。

【基原】本品为菊科植物苍耳 *Xanthium sibiricum* Patr. 的干燥成熟带总苞的果实。

【挥发油化学成分】正十六烷酸（10.73%，1）、十八碳烷（7.34%，2）、1,2-苯二甲酸双（2-甲基）丙基酯（2.66%，3）、正二十三碳烷（2.65%，4）、正二十七碳烷（2.52%，5）、1-环氧化双云杉二烯（2.15%，6）、二丁基化羟基甲苯（2.11%，7）、二十五碳烷（2.09%，8）、三甲基-2-十五烷酮（2.05%，9）、正二十一碳烷（2.01%，10）、十氢-4a-甲基-1-甲基萘烯（1.88%，11）、十六烷（1.57%，12）、2,6,10,15,19,23-六甲基-2,6,10,14,18-二十四碳五烯（1.60%，13）、3,4,5,6,7,8-六氢-1H-2-酮（1.24%，14）、十四烷（0.93%，15）、三十二烷（0.84%，16）。

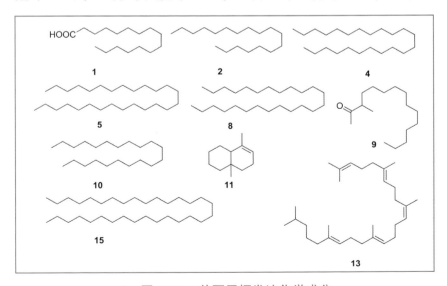

◆ 图2-36 苍耳子挥发油化学成分

【性味】辛、苦，温。有小毒。

【归经】归肺经。

【功效】散寒通窍，除湿止痛，祛风止痒。

【主治】用于风寒感冒，头痛，鼻塞流涕，鼻衄，鼻渊，牙痛，风湿痹痛，风疹瘙痒，湿疮，疥癣。

1.《本草蒙筌》："止头痛善通顶门，追风毒任在骨髓，杀疳虫湿匿。"

2.《本草备要》："善发汗，散风湿，上通脑顶，下行足膝，外达皮肤。治头痛，目暗，齿痛，鼻渊。"

3.《神农本草经》："主风头寒痛，风湿周痹，四肢拘挛痛，恶肉死肌。久服益气，耳目聪明，强志轻身。"

【用法用量】内服：3～10g，煎服，或入丸、散。外用适量。

【使用注意】血虚头痛不宜服用，过量服用易致中毒。

【现代药理研究】

1.降血糖作用　苍耳子可通过抑制核转录因子 κB 活化，减轻细胞因子诱导的胰岛 β 细胞损伤，修复胰岛 β 细胞功能，促进胰岛 β 细胞再生，发挥降低血糖作用。

2.抗过敏作用　苍耳子 70% 醇提物能抑制小鼠过敏性休克和卵白蛋白引起的皮肤过敏。其抗过敏作用机制与稳定肥大细胞膜，抑制细胞内钙离子摄入和增加环磷酸腺苷含量有关。

3.抑菌作用　复方苍耳子散提取物具有显著的抗菌作用，对大肠埃希菌、铜绿假单胞菌、金黄色葡萄球菌等多种细菌均有一定抑制作用。

生　姜

【释名】《本草纲目》云："姜作薑，云御湿之菜也……姜能薑御百邪，故谓之姜。"其新鲜品名生姜。

【基原】本品为姜科植物姜 *Zingiber officinale* Rosc. 的新鲜根茎。

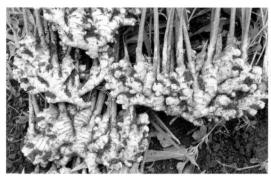

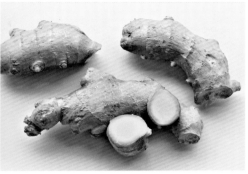

◆ 图 2-37 生姜原植物　　　　　◆ 图 2-38 生姜饮片

【挥发油化学成分】挥发油主要成分有 β-倍半水芹烯（12.25%，1）、β-红没药烯（7.04%，2）、α-法尼烯（7.00%，3）、α-姜黄烯（6.40%，4）、柠檬醛（3.32%，5）、莰烯（2.99%，6）、β-侧柏烯（2.69%，7）、螺[4.5]癸-7-烯（2.54%，8）、右旋大根香叶烯（2.31%，9）、α-松油醇（0.69%，10）、香树烯（0.41%，11）、β-月桂烯（0.38%，12）、γ-榄香烯（0.25%，13）、右旋樟脑（0.08%，14）、α-古芸烯（0.06%，15）。

◆ 图 2-39 生姜挥发油化学成分

【性味】辛，温。

【归经】归肺、胃、脾经。

【功效】散寒解表，降逆止呕，化痰止咳，解毒。

【主治】用于风寒感冒，恶寒发热，头痛鼻塞，呕吐泄泻，痰饮喘咳，药物及鱼蟹中毒。散寒解表宜生用，温中止呕可煨用。

1.《神农本草经》:"久服去臭气，通神明。"

2.《本草经集注》:"杀半夏、莨菪毒。去痰下气，止呕吐，祛风邪寒热。"

3.《日用本草》:"治伤寒伤风头痛，九窍不利，去腹中寒气，解臭秽，解菌蕈诸物毒。"

【用法用量】内服：3～10g，煎汤，或捣汁冲。外用：适量，捣敷或炒热熨，或绞汁调搽。

【使用注意】阴虚内热及实热证禁服。

【现代药理研究】

1. 抗氧化作用　生姜可以调节大鼠脂质过氧化，降低体内过氧化物水平。

2. 降低血脂作用　生姜能降低高脂血症模型大鼠血清胆固醇、甘油三酯水平和升高高密度脂蛋白水平。

3. 抗动脉粥样硬化作用　生姜提取物对动脉粥样硬化有抑制作用。

葱　白

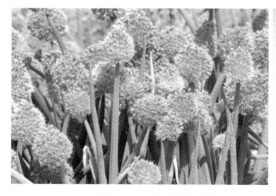

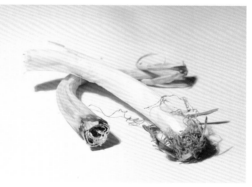

◆　图 2-40　葱白原植物　　　　　　◆　图 2-41　葱白饮片

【异名】葱茎白(《本草纲目》)，葱白头(《药品化义》)。

【释名】《本草纲目》云:"葱从囱，外直中空，有囱通之象也。芤者，草中有孔也，故字从孔，芤脉象之。葱初生曰葱针，叶曰葱青，衣曰葱袍，茎曰葱白，叶中涕曰葱苒。诸物皆宜，故云菜伯、和事。"

【基原】本品为百合科植物分葱 *Allium fistulosum* L.var.*caespitosum* Makino. 或葱 *Allium fistulosum* L. 的干燥鳞茎。

【挥发油化学成分】1- 甲乙基丙基二硫醚（51.67%，1）、二丙基三硫醚（10.03%，2）、2,2- 二甲基 -1,3- 二噻烷（6.21%，3）、甲基丙基二硫醚（4.59%，4）、2- 甲基 -2- 丙烯酸 -2- 羟基丙酯（3.74%，5）、二（1- 甲乙基）二硫醚（2.97%，6）、甲基异丙基二硫醚（2.59%，7）、3-[硫代 -1-（甲乙基）]-1- 丙烯（2.55%，8）、1,3- 二硫基丙烷（1.67%，9）、2- 甲基十二烷（1.30%，10）、异丁基异硫氰酸酯（1.25%，11）、2,5- 二甲基 -3- 己醇（1.12%，12）、甲基硫杂丙环（1.05%，13）、3,5- 二乙基 -1,2,4- 三噻吩（0.99%，14）、1,2- 二噻吩（0.94%，15）。

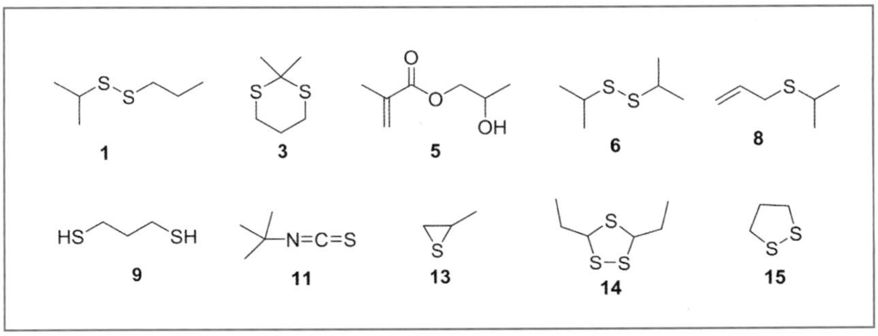

◆ 图 2-42　葱白挥发油化学成分

【性味】辛，温。

【归经】归肺、胃、肝经。

【功效】发表散寒，通阳宣窍，解毒杀虫。

【主治】用于风寒感冒，头痛发热，身痛麻痹，阴寒腹痛，二便不通，喉痹，痢疾，乳痈，疮疖肿痛。

1.《食疗本草》："通气，主伤寒头痛，开骨节，止血衄，利小便。"

2.《本草纲目》："除风湿，身痛麻痹，去积心痛，止大人阳脱，阴毒腹痛，小儿盘肠内钓，妇人妊娠溺血，通奶汁，散乳痈，利耳鸣，涂狴犬伤，制蚯蚓毒。"

3.《本草经解》："作汤，治伤寒寒热，中风面目浮肿，能出汗。"

【用法用量】内服：9 ～ 15g，煎汤，或酒煎。煮粥食，鲜品 15 ～ 30g。外用：适量，捣敷，炒熨，煎水洗，或蜜、醋调敷。

【使用注意】表虚多汗者慎用。

【现代药理研究】

1. 抗病原微生物作用　葱白中的硫化物具有潜在的杀线虫活性及抗菌活性。

2. 抗肿瘤作用　葱白中的甾体皂苷成分对肿瘤有明显抑制作用，主要表现为抑制肿瘤生长和细胞毒作用。

3. 抗氧化作用 葱白黄酮类成分是较好的抗氧化剂，能提高小鼠机体总超氧化物歧化酶、谷胱甘肽过氧化酶、过氧化氢酶的含量，降低机体丙二醛的含量。

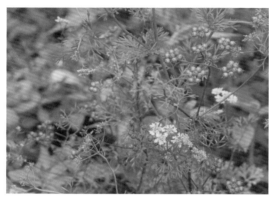 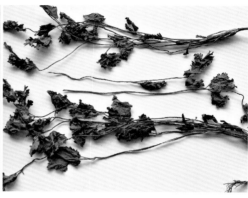

◆ 图 2-43 芫荽原植物　　　　　◆ 图 2-44 芫荽饮片

【异名】香菜（《韵略》），胡荽（《食疗本草》），香荽（《本草拾遗》），胡菜（《外台秘要》），莚荽（《普济方》）。

【释名】《本草纲目》曰："其茎柔叶细而根多须，绥绥然也。张使西域始得种归，故名胡荽。今俗呼为蒝荽，蒝乃茎叶布散之貌。"芫荽、园荽、莚荽者，均为"蒝荽"近音借字。因其有浓郁香气，故有香菜、香荽之名。

【基原】本品为伞形科植物芫荽 *Coriandrum sativum* L. 的带根全草。

【挥发油化学成分】月桂醛（14.69%，1）、9- 烯 – 十四醛（13.49%，2）、癸醛（13.04%，3）、2- 烯 – 十二醛（9.46%，4）、1,2,3- 三甲基环戊烷（6.80%，5）、2- 烯 – 十二醇（6.64%，6）、十四醛（4.62%，7）、反 -2- 烯 – 十四醇（4.38%，8）、壬烷（3.28%，9）、2- 烯 – 十五醛（3.17%，10）、十一醛（2.51%，11）、十三醛（2.30%，12）、2- 烯 – 十三醛（1.58%，13）、2- 烯 – 十八醛（1.32%，14）、2- 环己烯醇（1.26%，15）。

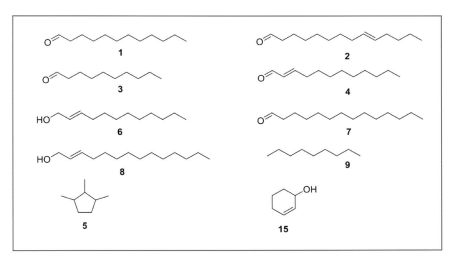

◆ 图2-45 芫荽挥发油化学成分

【性味】温，辛。

【归经】归肺、胃经。

【功效】发表透疹，开胃消食。

【主治】用于风寒束表，疹发不畅，或疹出复隐者之麻疹；食欲不振，消化不良。

1.《食疗本草》："利五脏，补筋脉，主消谷能食。"

2.《本草便读》："可宣肺胃之寒凝，香窜难闻，能起痘疹之滞遏。"

【用法用量】内服：9～15g，煎汤，鲜品加倍。外用：适量，煎水洗。

【使用注意】麻疹已透，或虽未出透而热毒壅滞者禁服。

【现代药理研究】

1. 抗菌作用 芫荽挥发油可抑制大肠杆菌和巨大芽孢杆菌的生长，对革兰阴性菌如假单胞菌、欧文菌、黄单胞菌和农杆菌，革兰阳性菌如棒形杆菌、短小杆菌和红球菌等有抑制作用。

2. 抗炎作用 芫荽挥发油脂质体在体内紫外红斑试验中表现出抗炎作用，可用于炎性皮肤病的辅助治疗。

3. 促进消化作用 芫荽嫩茎叶中含有的挥发油，具有刺激食欲、增进消化等功能。

二、发散风热药

本类药物性多辛凉，发汗作用较为缓和，主要适用于外感风热初起及温病初起邪在卫分者，症见发热为微恶寒、咽干咽痛、有汗或无汗、舌边尖红、苔薄黄、脉浮数等。又可用治外感风热所致的咳嗽、麻疹不透、疮疡初起等症。

柴 胡

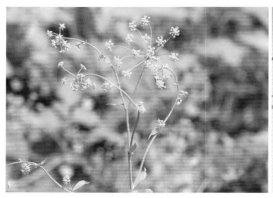

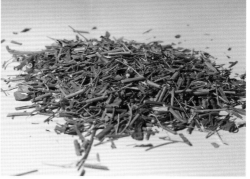

◆ 图 2–46　柴胡原植物　　　　◆ 图 2–47　柴胡饮片

【异名】地薰、茈胡（《神农本草经》），山菜、茹草（《吴普本草》），柴草（《品汇精要》）。

【释名】柴，古作"茈"，后从木则为"柴"。《本草纲目》云："茈胡生山中，嫩则可茹，老则采而为柴，故苗有芸蒿、山菜、茹草之名。"

【基原】本品为伞形科植物柴胡 *Bupleurum chinense* DC. 或狭叶柴胡 *Bupleurum scorzonerifolium* Willd. 的干燥根。

【挥发油化学成分】棕榈酸（15.44%，1）、3- 亚丁基 –1（3H）– 异苯并呋喃酮（10.58%，2）、3,7- 二甲基 –3- 辛醇（9.89%，3）、甲基麝香草醚（9.76%，4）、1- 苯 -戊酮 –1（8.33%，5）、α – 愈创烯（4.32%，6）、硬脂酸（3.87%，7）、藁本内酯（3.60%，8）、亚油酸（3.14%，9）、油酸（2.03%，10）、4- 萜品醇（1.89%，11）、α – 松油醇（1.68%，12）、十五烷（1.56%，13）、2,4- 二烯十二醛（1.21%，14）、1,3- 异苯呋喃二酮（1.02%，15）。

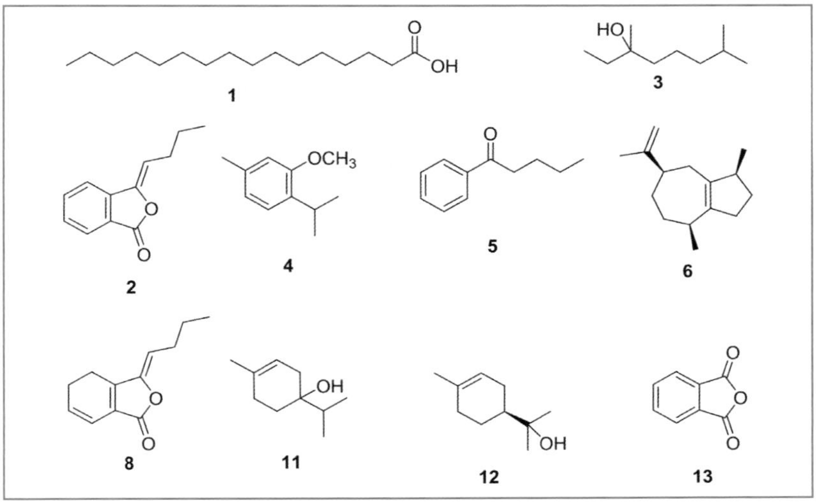

◆ 图 2-48 柴胡挥发油化学成分

【性味】苦、辛，微寒。

【归经】归肝、胆经。

【功效】解表清热，疏肝解郁，升阳举陷。

【主治】用于外感发热，寒热往来，疟疾，黄疸，胸胁胀痛，头痛目赤，耳聋口苦，月经不调，脏器下垂，脱肛阴挺。解热生用量宜大，升阳生用量宜小；疏肝解郁宜醋炒，阴虚骨蒸宜鳖血炒。

1.《滇南本草》："伤寒发汗解表要药，退六经邪热往来，痹痿；除肝家邪热，痨热，行肝经逆结之气，止左胁肝气疼痛；治妇人血热烧经，能调月经。"

2.《神农本草经》："主心腹肠胃结气，饮食积聚，寒热邪气，推陈致新。"

3.《医学启源》："柴胡，少阳、厥阴引经药也。妇人产前产后必用之药也。善除本经头痛，非此药不能止。治心下痞、胸膈中痛……引胃气上升，以发散表热。"

4.《药品化义》："柴胡，性轻清，主升散，味微苦，主疏肝。若多用二三钱，能祛散肌表。属足少阳胆经药，治寒热往来，疗疟疾，除潮热。若少用三四分，能升提下陷，佐补中益气汤，提元气而左旋，升达参芪以补中气。凡三焦胆热，或偏头风，或耳内生疮，或潮热胆痹，或两胁刺痛，用柴胡清肝散以疏肝胆之气，诸症悉愈。"

【用法用量】内服：3～10g，煎汤，或入丸、散。外用：适量，煎水洗。

【使用注意】真阴亏损、肝阳上亢及阴虚火旺者禁服。

【现代药理研究】

1. 解热、镇痛、抗炎作用 柴胡能显著降低干酵母致热大鼠的体温，柴胡皂苷及柴胡水煎液的解热作用机制与下丘脑环磷酸腺苷和其依赖的蛋白激酶含量的降低有关，还与脑内精氨酸加压素水平降低及血浆中精氨酸加压素水平升高有关，并能够抑制外周血中白细胞介素 -1β 的增加。

2. 保肝作用 柴胡皂苷能通过对核转录因子 $-\kappa B$ 和转录因子 STAT3 信号通路的调控，减轻乙酰氨基酚造模的肝损伤小鼠肝损伤程度。

  薄 荷

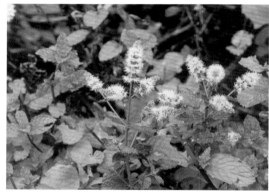 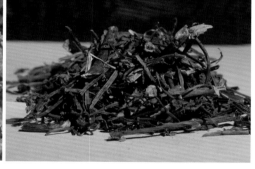

◆　图 2-49　薄荷原植物　　　　　　　◆　图 2-50　薄荷饮片

【异名】蕃荷菜（《备急千金要方》），菝蔺、吴菝蔺（《食性本草》），南薄荷（《本草衍义》），猫儿薄荷（《履巉岩本草》），升阳菜（《滇南本草》），薄苛（《品汇精要》），菝荷（《本草蒙筌》）。

【释名】《本草纲目》云："薄荷，俗称也。"《食性本草》作菝蔺。《甘泉赋》作茇葀。《字林》作茇苦，则薄荷之为讹称可知矣。《备急千金要方》作蕃荷，或系外来语之音译。

【基原】本品为唇形科植物薄荷 *Mentha haplocalyx* Briq. 的干燥地上部分。

【挥发油化学成分】薄荷醇（65.34%，1）、薄荷酮（10.63%，2）、2- 甲基 -5-（1-甲基乙烯基）环己酮（7.77%，3）、乙酸薄荷酯（6.23%，4）、3-（三氟甲基）-1H-吲哚（2.58%，5）、环己烯酮（1.15%，6）、环己酮（0.94%，7）、石竹烯（0.69%，8）、乙酰乙酸异丙酯（0.50%，9）、γ - 环糊精（0.42%，10）、植醋酸（0.38%，11）、左

薄荷脑（0.30%，12）、β–榄香烯（0.25%，13）、苯乙酸叶醇酯（0.23%，14）、5–溴甲基–a,a,a',a'–四甲基–1,3–二乙氰基苯（0.23%，15）。

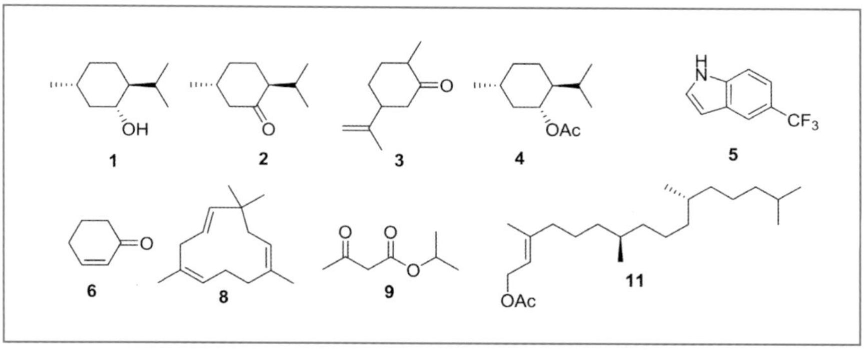

◆　图 2-51　薄荷挥发油化学成分

【性味】辛，凉。

【归经】归肺、肝经。

【功效】疏散风热，清利头目，利咽透疹，疏肝行气。

【主治】用于风热感冒，温病初起，头痛目赤，咽痛声哑，鼻渊，牙痛，麻疹不透，风疹瘙痒，肝郁胸闷胁胀痛，瘰疬痰核。

1.《药性论》："能去愤气，发毒汗，破血，止痢，通利关节。"

2.《滇南本草》："上清头目诸风，止头痛、眩晕，发热，祛风痰。治伤风咳嗽，脑漏鼻流臭涕，退男女虚劳发热。"

3.《本草纲目》："利咽喉、口齿诸病。治瘰疬，疮疥，风瘙瘾疹。捣汁含漱，去舌苔语涩；挼叶塞鼻，止衄血；除蜂蜇蛇伤。"

4.《雷公炮制药性解》："主中风失音，下胀气，去头风，通利关节，破血止痢，清风消肿，引诸药入营卫，能发毒解汗，清利六阳之会首，祛除诸热之风邪。"

【用法用量】内服：3～6g，煎汤宜后下，或入丸、散。外用：适量，煎水洗或捣汁外涂敷。

【使用注意】阴虚发热、血虚眩晕者慎用；表虚自汗者禁服。

【现代药理研究】

1.抗炎作用　薄荷挥发油对二甲苯致小鼠耳肿胀和鸡蛋清致大鼠急性足肿胀有不同程度的抑制作用。

2.抗病毒作用　薄荷对单纯疱疹病毒、呼吸道合胞病毒、牛痘病毒、孤儿病毒和流行性腮腺病毒均有抑制作用。

3. 抗菌作用 薄荷挥发油对大肠杆菌、铜绿假单胞菌、表皮葡萄球菌及肺炎克雷伯杆菌的生长有明显抑制作用。

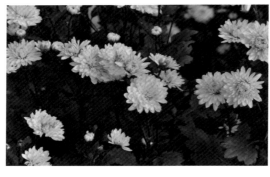

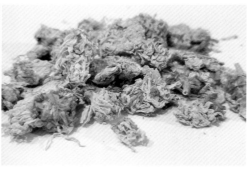

◆ 图 2-52 菊花原植物　　　　◆ 图 2-53 菊花饮片

【异名】节华（《神农本草经》），阴成（《名医别录》），甘菊、真菊（《抱朴子》），金精（《金匮玉函方》），金蕊（《本草纲目》），馒头菊、簪头菊（《医林纂要》），甜菊花（《随息居饮食谱》）。

【释名】菊，古作"蘜"。《说文解字》云："蘜，日精也，以秋华。"《本草纲目》曰："按陆佃《埤雅》云：菊本作蘜，从蘜。蘜，穷也。崔寔《月令》云：女节、女华，菊华之名也。治蔷、日精，菊根之名也。"《抱朴子》云："仙方所谓日精、更生、周盈，皆一菊而根茎花实之异名也。"

【基原】本品为菊科植物菊 *Chrysanthemum morifolium* Ramat. 的干燥头状花序。

【挥发油化学成分】4（14），11-桉叶二烯（23.12%，1）、喇叭醇（8.10%，2）、樟脑（7.86%，3）、十氢-4a-甲基-1-亚甲基-7-（1-甲基亚乙基）-萘（6.89%，4）、反式-7,11-二甲基-3-亚甲基-1,6,10-十二碳三烯（6.17%，5）、桉油精（5.00%，6）、α-环氧柏木烷（3.88%，7）、醋酸冰片酯（3.49%，8）、顺-Z-α-环氧红没药烯（3.18%，9）、龙脑（3.16%，10）、石竹烯（2.78%，11）、8,14-环氧柏木烷（2.65%，12）、α-杜松醇（2.38%，13）、（1S-顺）-1,2,3,5,6,8a-六氢-4,7-二甲基-1-（1-甲基乙基）-萘（1.63%，14）、（R）-4-甲基-1（1-（甲基乙基）-3-环己烯-1-醇（3.16%，15）。

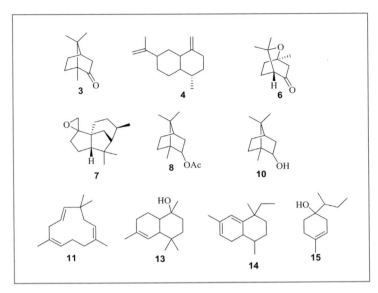

◆　图 2-54　菊花挥发油化学成分

【性味】甘、微苦，微寒。

【归经】归肺、肝经。

【功效】疏风散热，清肝明目，清热解毒。

【主治】用于外感风热或温病初起，发热，头痛，偏头痛，肝阳上亢之头痛，眩晕，风热、肝热之目赤肿痛，疮痈肿毒。疏散风热用黄菊花，清肝明目用白菊花。

1.《神农本草经》："主诸风头眩肿痛，目欲脱，泪出，皮肤死肌，恶风，湿痹，久服利血气，轻身，耐老延年。"

2.《药性论》："治热头风旋倒地，脑骨疼痛，身上诸风令消散。"

3.《本草纲目拾遗》："专入阳分。治诸风头眩，解酒毒疔肿。""黄茶菊：明目祛风，搜肝气，治头晕目眩，益血润容，入血分；白茶菊：通肺气，止咳逆，清三焦郁火，疗肌热，入气分。"

【用法用量】内服：5 ～ 10g，煎汤，入丸、散，或泡茶饮。外用：适量，煎水或捣烂外敷。

【使用注意】气虚胃寒、食少泄泻者慎用。

【现代药理研究】

1. 抗氧化作用　菊花的抗氧化活性跟其所含的黄酮类和有机酸类成分有关，菊花80% 乙醇提取物的总还原能力和清除自由基的作用较强。

2. 抗肿瘤作用　菊花对皮肤癌、鼻咽癌、肝癌、结肠癌和胰腺癌细胞有一定的抑制作用，其抗肿瘤作用与其所含的三萜、挥发油、黄酮和多糖类等成分直接相关。

3.抗病毒作用　菊花所含的黄酮类化合物有抗HIV病毒活性。

4.抗菌作用　菊花挥发油对大肠杆菌、金黄色葡萄球菌、伤寒沙门菌、铜绿假单胞菌和枯草芽孢杆菌均有显著抗菌活性。

5.对心血管系统的作用　菊花有舒张血管、改善心肌缺血、抗心律失常和降血压、降血脂等作用。

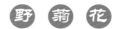

野 菊 花

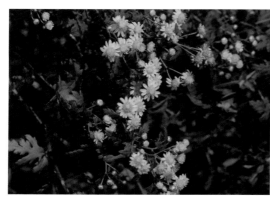
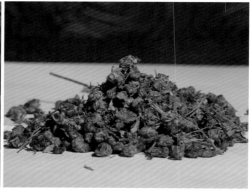

◆　图2-55　野菊花原植物　　　　　◆　图2-56　野菊花饮片

【异名】山菊花（《东北中草药》），黄菊花（《安徽中草药》）。

【释名】《本草拾遗》谓："苦薏，花如菊，茎似马兰，生泽畔，似菊，菊甘而薏苦，语曰苦如薏是也。"

【基原】本品为菊科植物野菊 Chrysanthemum indicum L. 的干燥头状花序。

【挥发油化学成分】（Z,Z）-9,12-十八碳二烯酸（16.01%，1）、二十三碳烷（5.32%，2）、十六烷酸（5.23%，3）、二十四碳烷（3.06%，4）、3-Keto-urs-12-ene（2.02%，5）、γ-谷甾醇（1.98%，6）、姜黄烯（1.60%，7）、谷甾酮（1.43%，8）、α-香树素（1.14%，9）、石竹烯氧化物（1.23%，10）、石竹烯（0.49%，11）、十四碳酸（0.49%，12）、龙脑（0.44%，13）、樟脑（0.39%，14）、反-β-金合欢烯（0.38%，15）。

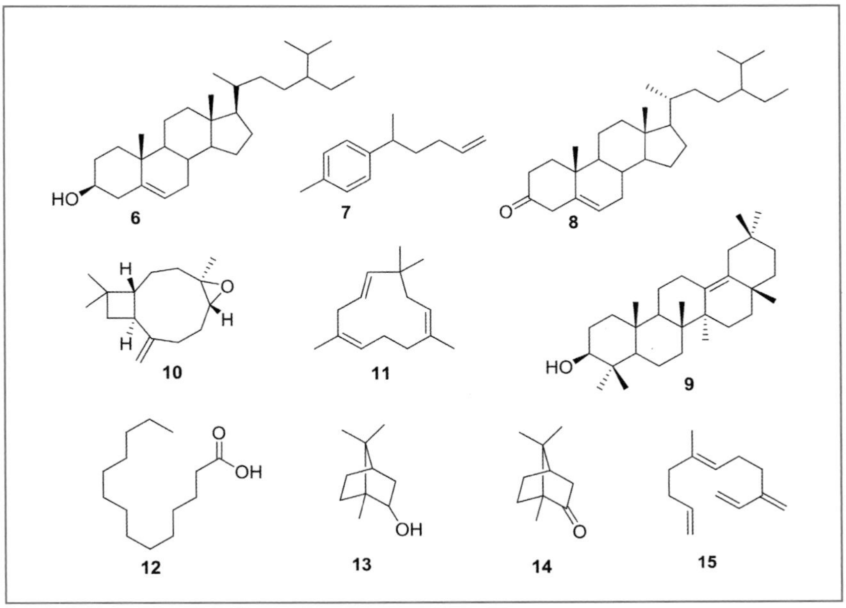

◆ 图 2-57　野菊花挥发油化学成分

【性味】苦、辛，凉。

【归经】归肺、肝经。

【功效】清热解毒，疏风平肝。

【主治】用于疔疮，痈疽，丹毒，湿疹，皮炎，风热感冒，咽喉肿痛，风痰湿上扰，头痛目眩，目赤昏花，翳膜内障，睑眩赤烂，油风脱发。

1.《本草纲目》："治痈肿，疔毒，瘰疬，眼息。"

2.《本草汇言》："破血疏肝，解疔毒之药也。"

3.《本草正要》："散火散气，消痈毒、疔肿，瘰疬，眼目热痛，亦破妇人瘀血。"

【用法用量】内服：9 ～ 15g，煎汤，鲜品可用至 30 ～ 60g。外用：适量，捣敷，煎水漱口或沐浴熏洗。

【使用注意】脾胃虚寒者慎用。

【现代药理研究】

1. 抗菌、抗病毒作用　野菊花提取物能抑制金黄色葡萄球菌、大肠埃希菌、铜绿假单胞菌、志贺菌及肺炎链球菌等多种细菌的生长，还能明显抑制流感病毒、呼吸道合胞病毒。

2. 抗肿瘤作用　野菊花提取物能明显抑制小鼠淋巴白细胞 L1210 细胞系、人胃癌 803 细胞系、人宫颈癌 HeLa 细胞系的细胞增殖。

3.保护心血管系统作用 野菊花提取物注射能明显增加犬心脏的冠状动脉血流量、降低冠状动脉阻力、增加左心室的排血量，同时降低血压及外周阻力。

蔓 荆 子

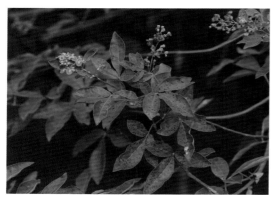 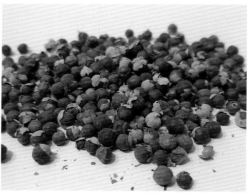

◆ 图 2–58　蔓荆子原植物　　　　　◆ 图 2–59　蔓荆子饮片

【异名】蔓荆实（《神农本草经》），荆子（《本草经集注》），蔓字（《中药材手册》），万荆子（《浙江中药手册》）。

【释名】《本草纲目》云"其枝小弱如蔓"，又与牧荆相似，故名。药用其子，名蔓荆子。

【基原】本品为马鞭草科植物单叶蔓荆 *Vitex trifolia* L.var. *simplicifolia* Cham. 或蔓荆 *Vitex trifolia* L. 的干燥成熟果实。

【挥发油化学成分】7–异丙基–1, 1, 4 a–三甲基–1,2,3,4,4a,9,10,10a–八氢菲（18.41%，1）、松油醇（17.56%，2）、4a–反式–7–甲基 1,1,4a–三甲基 1,2,3,4,4a,9,10,10a–八氢菲（4.78%,3）、杜松烯（0.77%,4）、螺［4.5］–1 癸烯（0.76%,5）、4,7–二甲基–1–（1–异丙基）六氢萘（0.74%，6）、2–异丙基–5–甲基–9–亚甲基–二环［4.4.0］–1–十烯（0.64%,7）、β–丁香三环烯（0.40%,8）、［1AR–（1Aα,4α,4Aβ,7Bα）］–1A,2,3,4,4A,5,6,7B–八氢化–1,1,4,7–四甲基–1H–环丙烯并［E］奥（0.22%，9）、Aristolene（0.22%，10）。

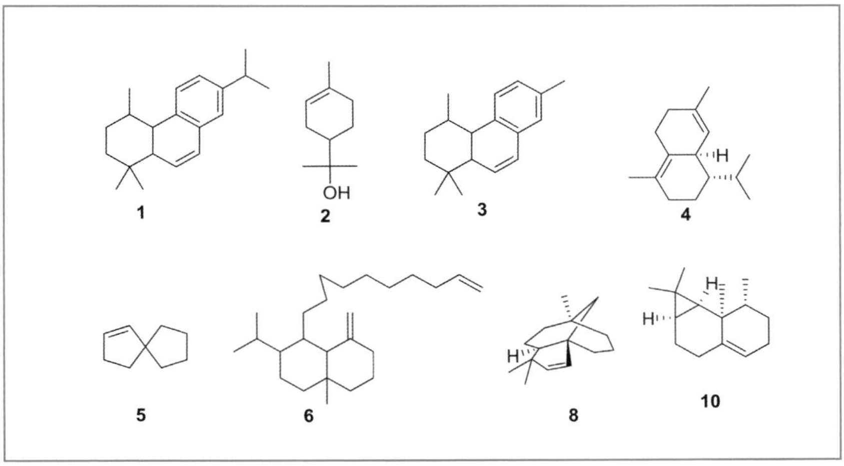

◆ 图 2-60　蔓荆子挥发油化学成分

【性味】辛、苦，微寒。

【归经】归肺、肝、膀胱经。

【功效】疏散风热，清利头目，除湿利关节。

【主治】用于风热和肝热之头痛，偏正头风，昏晕目暗，眼赤多泪，目内晴痛，齿龈肿痛，风湿痹痛。

1.《神农本草经》："主筋骨间寒热，湿痹拘挛，明目，坚齿，利九窍，去白虫。久服轻身耐老。"

2.《本草纲目》："蔓荆实，气轻味辛，体轻而浮，上行而散，故所主者皆头面风虚之症。"

3.《药品化义》："蔓荆子，能疏风、凉血、利窍，凡太阳头痛，及偏头风，脑鸣、目泪、目昏，皆血热风淫所致，以此凉之，取其气薄主升，佐神效黄芪汤，疏消障翳，使目复光，为肝经胜药。"

【用法用量】内服：5～10g，煎汤，或浸酒，或入丸、散。外用：适量煎汤外洗。

【使用注意】胃虚体衰者慎用。

【现代药理研究】

1. 抗炎解热镇痛作用　蔓荆子挥发油和黄酮对实验性炎症和疼痛模型有抑制作用；蔓荆子生品及炮制品对 2,4- 二硝基酚皮下注射造成大鼠发热模型均有明显解热作用。

2. 抗氧化作用　体外化学模拟抗氧化实验研究发现，蔓荆子挥发油和黄酮可有效清除羟自由基和氧自由基。

第二节　芳香解热药

凡性味寒凉，能清解里热，治疗里热证为主的芳香中药，称为芳香解热药。

本节药物能清热解毒，主要用于热病高热、痢疾、痈肿疮毒，以及目赤肿痛、咽喉肿痛等呈现各种里热证候，即《素问·至真要大论》所言"热者寒之"。由于里热证的病因、疾病表现的阶段、脏腑及部位等的不同，在治疗时应针对不同的证型做适当的配伍。

本类药物性多寒凉，多服久服易损伤阳气，故对于阳气不足，或脾胃虚弱者须慎用，如遇真寒假热的证候，当忌用。同时应注意中病即止，以免克伐太过而损伤正气。

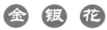

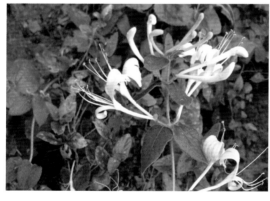

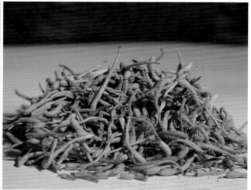

◆ 图 2-61　金银花原植物　　　　◆ 图 2-62　金银花饮片

【异名】忍冬花（《新修本草》），银花（《温病条例》），双花（《中药材手册》），二花（《陕西中药志》），金花（《江苏省植物药材志》）。

【释名】《救荒本草》云："花初开白色，经一二日则色黄，故名金银花。"此花初开色白，二三天后变为金黄，新旧相参，黄白相兼，犹金银相合，故名金银花。

【基原】本品为忍冬科植物忍冬 *Lonicera japonica* Thunb. 的干燥花蕾或带初开的花。

【挥发油化学成分】芳樟醇（19.95%，1）、棕榈酸乙酯（10.43%，2）、1,1′－联二环己烷（7.70%，3）、亚油酸甲酯（5.42%，4）、3－甲基－2－（2－戊烯基）－2－环戊烯－1－酮（4.28%，5）、反－反－金合欢醇（3.50%，6）、β－库毕烯（3.51%，7）、亚麻酸乙酯（3.45%，8）、α－松油醇（1.76%，9）、香叶醇（1.67%，10）、苯甲酸苄酯（1.34%，11）。

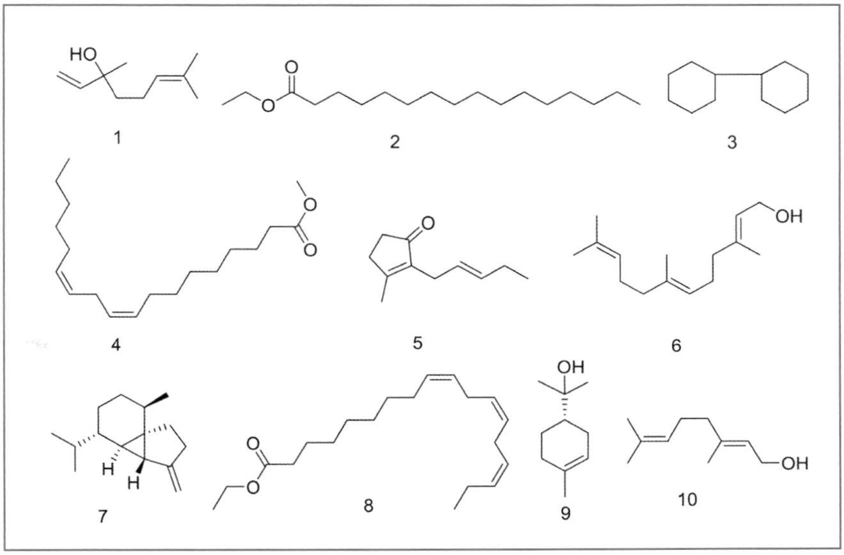

◆ **图 2-63　金银花挥发油化学成分**

【性味】甘、微苦，寒。

【归经】归肺、心、胃经。

【功效】清热透表，解毒利咽，凉血止痢。

【主治】用于外感风热，温病初期，发热烦渴，痈肿疔疮，喉痹咽痛，热毒血痢，为治疮痈要药。本品经蒸馏制成金银花露，能清热解暑，用于暑热烦渴，小儿热疖、痱子等证。

1.《滇南本草》："清热，解诸疮、痈疽发背、无名肿毒、丹瘤、瘰疬。"

2.《本经逢原》："芳香而甘，入脾通肺。"

3.《玉楸药解》："凉肝消肺，消肿败毒。"

【用法用量】内服：6～15g，煎汤，或入丸、散。外用：适量，捣敷。

【使用注意】脾胃虚寒及气虚疮疡脓稀者慎用。

【现代药理研究】

1. 抗炎与解热作用　金银花对二甲苯所致的小鼠耳肿胀有抑制作用，同时可降低

小鼠血清中肿瘤坏死因子－α 和白细胞介素 6 的含量。

2. 抗病毒作用 金银花具有广谱抗病毒作用，包括禽流感病毒、甲型流感病毒、狂犬病毒、流感病毒、巨细胞病毒、单纯疱疹病毒、合胞疱疹病毒、孤儿病毒、柯萨奇病毒等。临床分析结果显示，金银花水提液、金银花醇提液、水超声提取液均可显著提高细胞抗病毒能力，其中金银花醇提液抗病毒作用最佳。

3. 抗菌作用 对金黄色葡萄球菌，溶血性链球菌，肺炎球菌，革兰阴性菌如痢疾杆菌、大肠杆菌、百日咳杆菌、铜绿假单胞菌、脑膜炎双球菌等有不同程度的抑制作用。

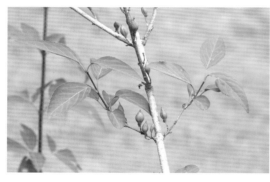 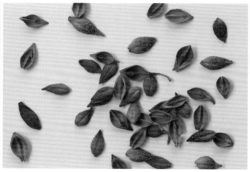

◆ 图 2-64 连翘原植物　　　　　　　◆ 图 2-65 连翘饮片

【异名】大翘子（《新修本草》），旱连子（《药性论》），空翘、空壳（《中药志》）。

【释名】《本草图经》云："秋结实似莲作房，翘出众草，以此得名。"本品果实在枝条上节节相连，成熟时多自先端开裂向外反翘，故名连翘。

【基原】本品为木犀科植物连翘 *Forsythia suspensa*（Thunb.）Vahl 的干燥果实。

【挥发油化学成分】β－蒎烯（29.52%，1）、香桧烯（19.5%，2）、α－蒎烯（11.85%，3）、松油烯 -4- 醇（6.47%，4）、γ－松油烯（2.56%，5）、樟脑（2.14%，6）、β－水芹烯（2.0%，7）、乙酸龙脑酯（1.91%，8）、茴香脑（1.91%，9）、桃金娘醛（1.52%，10）、桃金娘醇（1.52%，11）、α－松油烯（1.42%，12）、α－侧柏烯（1.38%，13）、月桂烯（1.32%，14）、α－松油醇（1.18%，15）、反式—松香芹醇（1.09%，16）。

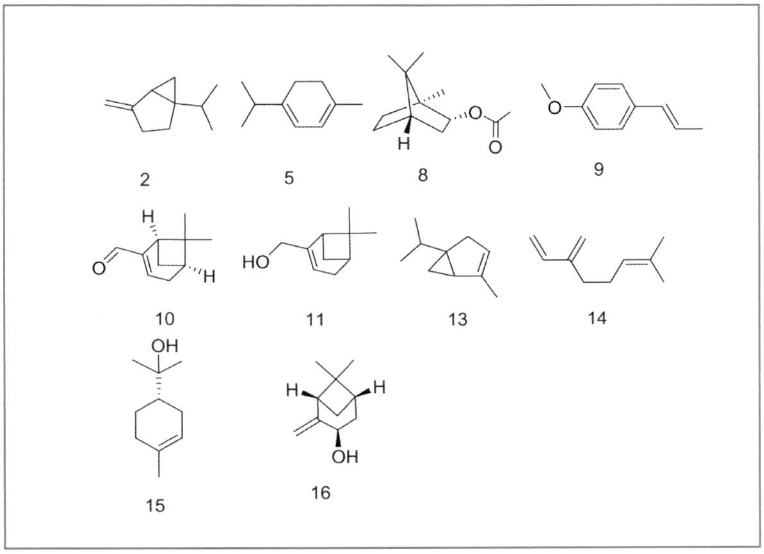

◆ 图 2-66　连翘挥发油化学成分

【药性】苦，微寒。

【归经】归肺、心、小肠经。

【功效】清热解毒，消肿散结，疏散风热。

【主治】用于痈肿疮毒，瘰疬痰核，如痄腮、丹毒、乳痈等，外感风热，温病初起，热入营血，高热烦渴，神昏发斑，热淋涩痛。

1.《珍珠囊》："连翘之用有三：泄心经客热，一也；去上焦诸热，二也；为疮家圣药，三也。"

2.《药品化义》："连翘，总治三焦诸经之火，心肺居上，脾居中州，肝胆居下，一切血结气聚，无不调达而通畅也。但连翘治血分功多，柴胡治气分功多。同牛蒡子善疗疮疡，解痘毒尤不可缺。"

3.《本草正义》："近人有专用连翘心者，即其房中之实也，细而质轻，故性浮而专清上焦心肺之热，较之其壳在外，亦能通行经络，其用固自有别。然虽是心，而亦不坚实，若是竟谓能清心家实火，亦殊未必。"

【用法用量】内服：6～15g，煎汤。或入丸、散剂，外用适量，研磨调敷。

【使用注意】气虚、阴虚发热及脾胃虚弱者慎服，痈疽已溃脓色稀淡者禁服。

【现代药理研究】

1. 抑菌作用　连翘挥发油对葡萄球菌、芽孢杆菌、大肠杆菌、铜绿假单胞菌、白色念珠菌、黑曲霉菌均有抑制作用。

2.抗病毒作用　连翘挥发油对甲型流感病毒和Ⅰ型副流感病毒有显著抑制作用。

3.解热、抗炎作用　连翘挥发油可显著降低酵母致热大鼠的体温，机制与降低下丘脑中环磷酸腺苷含量有关。

4.抗肿瘤作用　连翘与莪术、白术三者合用有抗肿瘤作用，其作用机制可能与环磷酰胺相似。

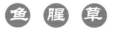

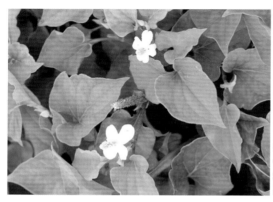
◆　图2-67　鱼腥草原植物

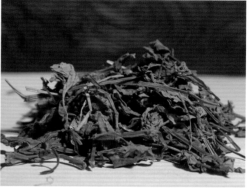
◆　图2-68　鱼腥草饮片

【异名】蕺（《名医别录》），菹菜（《新修本草》），紫背鱼腥草（《履巉岩本草》），紫蕺（《救急易方》），菹子（《本草纲目》），臭猪巢（《医林纂要》），猪鼻孔（《天宝本草》），九节莲（《岭南采药录》），岑草（《吴越春秋》）。

【释名】《本草纲目》云："蕺字，段公路《北户录》作蕊，音蕺。秦人谓之菹子。菹、蕺音相近也。其叶腥气，故俗呼为鱼腥草。"本品因具有鱼腥之气，故名鱼腥草。

【基原】本品为三白草科植物蕺菜 *Houttuynia cordata* Thunb. 的新鲜全草或干燥地上部分。

【挥发油化学成分】2-十二烷酮（13.10%，1）、乙酸香叶酯（7.80%，2）、左旋乙酸冰片酯（7.05%，3）、棕榈酸（4.3%，4）、石竹素（4.12%，5）、2-十三烷酮（4.03%，6）、月桂酸（3.08%，7）、异壬醛（2.88%，8）、植酮（2.22%，9）、植物醇（2.21%，10）、4-萜烯醇（1.90%，11）、2-莰醇（1.73%，12）、癸醛（1.51%，13）、（-）-斯巴醇（1.34%，14）、α-芹子烯（1.09%，15）。

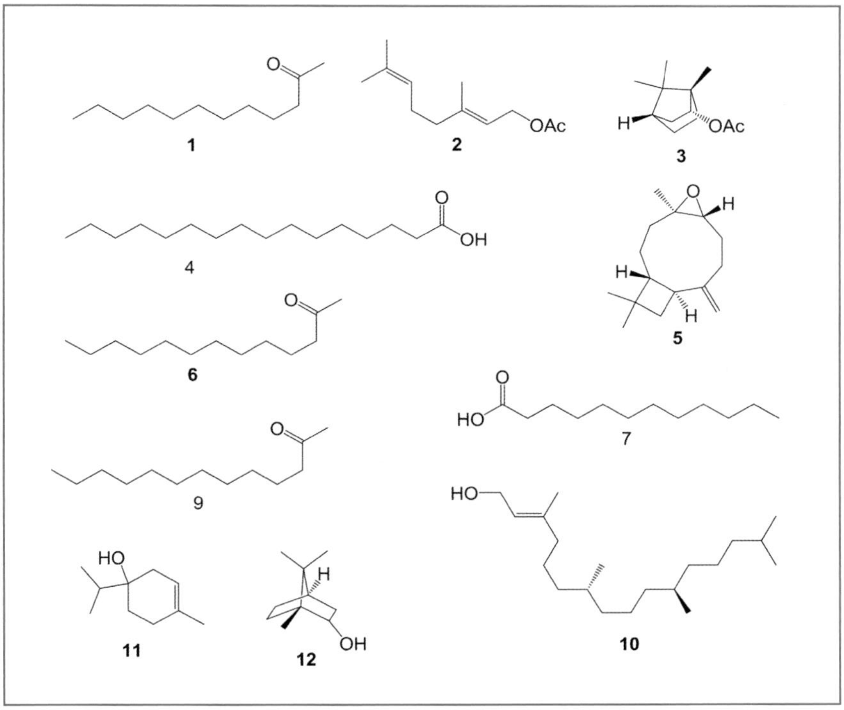

◆ 图 2-69　鱼腥草挥发油化学成分

【药性】辛，微寒。

【归经】归肺、膀胱、大肠经。

【功效】清热解毒，消痈排脓，利尿通淋。

【主治】用于肺痈咯吐脓血，肺热咳嗽，乳蛾，热痢，痈肿疮毒，热淋，湿热下注，白带黄浊。

1.《滇南本草》："治肺痈咳嗽带脓血者，痰有腥臭。亦治大肠热毒，疗痔疮。"

2.《本草纲目》："散热毒痈肿，痔疮脱肛，断痁疾，解硇毒。"

3.《本草经疏》："治痰热壅肺，发为肺痈吐脓血之要药。"

4.《分类草药性》："治五淋，消水肿，去食积，补虚弱，消膨胀。"

【用法用量】内服：15 ～ 25g，煎汤，不宜久煎。外用：适量，捣敷；或煎汤熏洗。

【使用注意】虚寒证慎用。

【现代药理研究】

1. 抗菌作用　鱼腥草素对金黄色葡萄球菌、流感杆菌、卡他球菌、大肠杆菌、痢疾杆菌、青霉菌、酵母菌、伤寒杆菌均有明显抑制作用。

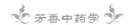

2.抗肿瘤作用　鱼腥草素能调节机体的非特异性免疫，对胃癌、肺癌、贲门癌等均有防治作用。

菥　蓂

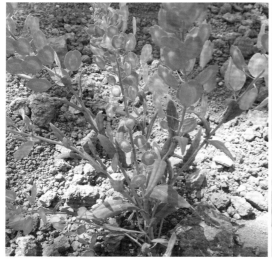

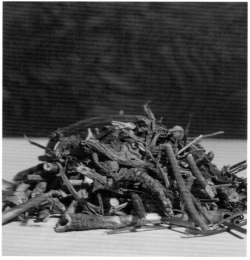

◆　图 2-70　菥蓂原植物　　　　　◆　图 2-71　菥蓂饮片

【异名】泽摆、鹿首、马草（《名医别录》），败酱、鹿肠（《神农本草经》）。

【释名】《吴普本草》曰："败酱，似桔梗，其臭如败豆酱。"此草有陈腐气，故名败酱草。

【基原】本品为十字花科植物菥蓂 *Thlaspi arvense* L. 的干燥地上部分。

【挥发油化学成分】烯丙基异硫氰酸酯（79.65%，1）、烯丙基硫氰酸酯（10.57%，2）、油酸（1.71%，3）、甲基丁基醚（0.25%，5）、5- 甲基噻唑（0.21%，6）、醋酸丁酯（0.18%，7）、棕榈油酸（0.16%，8）、芥酸（0.16%，9）、硬脂酸（0.15%，10）、α- 荜澄茄烯（0.13%，11）、3- 丁烯基异硫氰酸酯（0.11%，12）、二烯丙基三硫化合物（0.11%，13）、2,4,6- 三甲基癸烷（0.10%，14）、月桂烯（0.08%，15）。

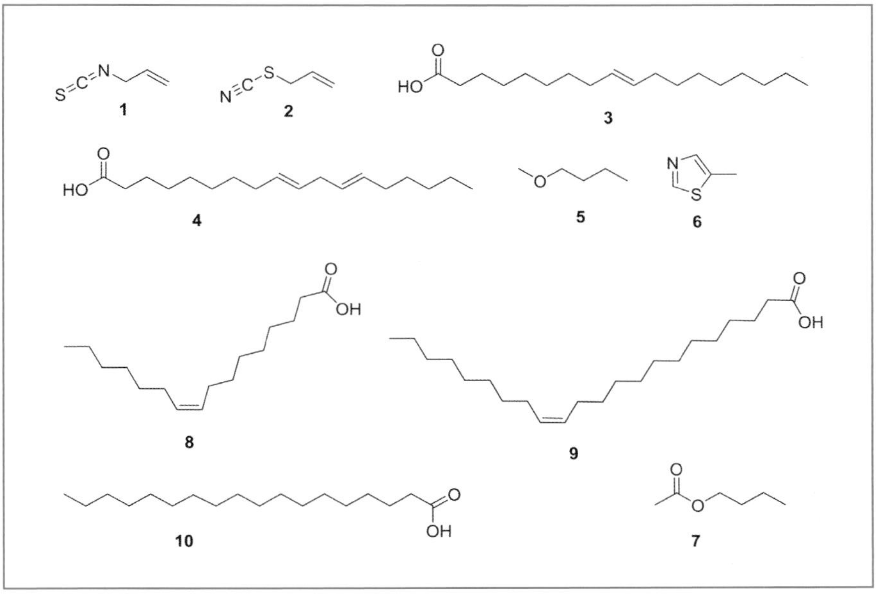

◆ 图 2–72　菥蓂挥发油化学成分

【性味】辛、苦，微寒。

【归经】归胃、大肠、肝经。

【功效】用于清热解毒，消痈排脓，祛瘀止痛。

【主治】肠痈、肺痈等瘀阻疼痛，热毒疮疔，产后瘀血腹痛。

1.《滇南本草》:“凉血热，寒胃，发肚腹中诸积，利小便。”

2.《本草会编》:“明目，主诸痢。”

3.《唐本草》:“败酱，不出近道，多生岗岭间，叶似水莨及薇衔，丛生，花黄，根紫作陈酱色；其叶殊不似豨莶也。”

【用法用量】内服：9 ～ 15g（鲜者 60 ～ 120g），煎汤，外用捣敷适量。

【使用注意】脾胃虚弱者慎用。

【现代药理研究】

1. 抗炎作用　菥蓂水提和醇提浸膏均对二甲苯致小鼠耳肿胀有明显抑制作用，且水提浸膏抑制耳肿胀的效果优于醇提浸膏；菥蓂水提浸膏对角叉菜胶致小鼠足肿胀也有一定抑制作用。

2. 降尿酸作用　菥蓂黄酮类成分可通过影响肠道菌群如乳酸杆菌、拟杆菌和厚壁菌进而改善机体血尿酸水平和黄嘌呤氧化酶活性，发挥降尿酸作用。

3. 抗氧化作用　菥蓂提取物有体外抗氧化活性。

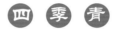

四 季 青

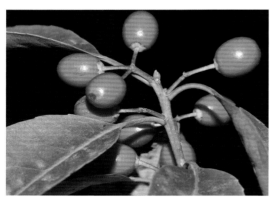

◆ 图 2-73 四季青原植物

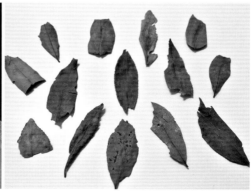

◆ 图 2-74 四季青饮片

【异名】冬青叶（《本草拾遗》）。

【释名】《本草拾遗》云："冬青，其叶堪染绯，子浸酒去风血，补益。木肌白有文，作象齿勿。冬月青翠，故名冬青。"本品临冬不凋，四季常青，故名四季青。

【基原】本品为冬青科植物冬青 *Ilex chinensis* Sims 的干燥叶。

【挥发油化学成分】2- 甲基 -1- 戊烯 -3- 醇（28.55%，1）、十六碳酸（23.91%，2）、苯甲醇（4.87%，3）、3- 羰基 -α- 紫罗兰酮（3.68%，4）、二氢猕猴桃内酯（2.25%，5）、4-（5- 羟基 -2,6,6- 三甲基 - 环己烯基）-3- 丁烯 -2- 酮（1.48%，6）、十四碳酸（1.41%，7）、1- 羟基 -3- 甲基 -2- 丁酮（1.15%，8）、苯乙醇（1.15%%，9）、

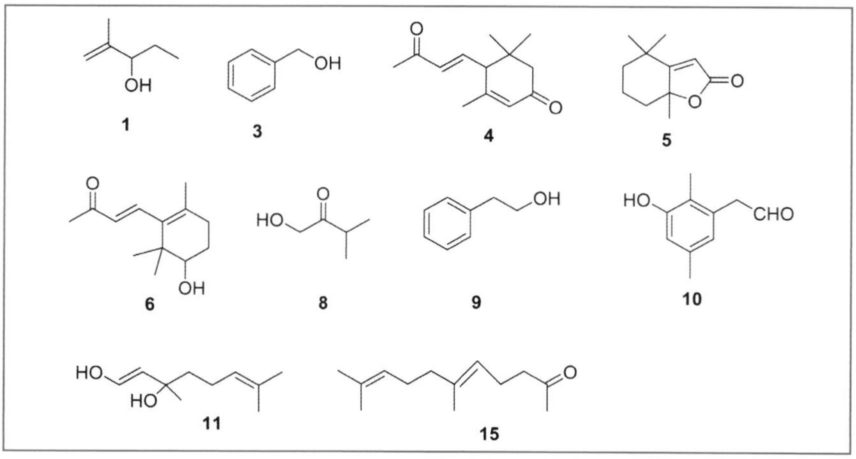

◆ 图 2-75 四季青挥发油化学成分

74

4- 羟基 -3,5- 二甲基苯甲醛（1.15%%，10）、1- 羟基 - 芳樟醇（1.12%，11）、6,10,14- 三甲基 -2- 十五碳酮（1.05%，12）、己酸（1.03%，13）、苯甲酸（0.81%，14）、香叶基丙酮（0.81%，15）。

【性味】苦、涩，寒。

【归经】归肺、大肠、膀胱经。

【功效】清热解毒，凉血止血，敛疮。

【主治】用于肺热咳嗽，咽喉肿痛，痢疾，热淋涩痛；外治烧烫伤，皮肤溃疡，湿疹，外伤出血。

1.《本草图经》："烧灰，面膏涂之、治皯瘔殊效、兼灭瘢疵。"

2.《本草纲目》："浸酒，去风虚，补益肌肤。皮之功同。"

3.《江西草药》："凉血止血。治外伤出血，鲜叶捣敷。"

【用法用量】内服：15 ～ 60g，煎服。外用适量，水煎或研末外涂，或干粉撒敷。

【使用注意】四季青煎剂内服可引起轻度恶心和食欲减退，四季青涂布于早期烧伤创面也可有持续 5 ～ 10 分钟的一过性疼痛。

【现代药理研究】

1. 抗菌、抗炎作用　四季青对革兰阳性球菌及阴性杆菌，如金黄色葡萄球菌、链球菌、肺炎双球菌、痢疾杆菌、大肠杆菌、铜绿假单胞菌、变形杆菌等均有明显抑制作用。

2. 对心血管系统的作用　四季青原儿茶醛能明显增加猫冠状窦流量和缓解垂体后叶素引起的家兔急性心肌缺血。此外，口服四季青浸膏片可降低高血脂病人血清总胆固醇及甘油三酯的水平。

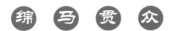

绵　马　贯　众

【异名】百头、贯节、贯渠、扁苻（《神农本草经》），贯来、贯中、渠母、贯钟、药渠、黄钟（《吴普本草》），伯萍、乐藻、草鸱头（《名医别录》），凤尾草（《本草图经》）。

【释名】《本草经集注》云"叶如大蕨，其根形色毛芒，全似老鸱头，故呼为草鸱头。"《本草纲目》云："此草叶茎如凤尾，其根本而众枝贯之，故草名凤尾，根名贯众、贯节、贯果。果者，魁也。"

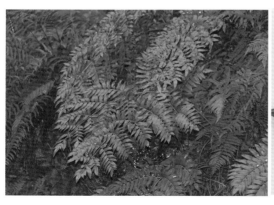 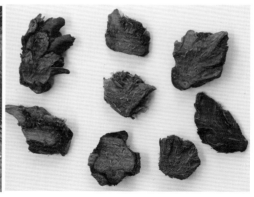

◆ 图 2-76 绵马贯众原植物　　　　　◆ 图 2-77 绵马贯众饮片

【基原】本品为鳞毛蕨科植物粗茎鳞毛蕨 *Dryopteris crassirhizoma* Nakai 的干燥根茎和叶柄残基。

【挥发油成分】丁基环己烷（1）、顺式十氢萘（2）、1-甲基乙基-环己烷（3）、9-（1-甲基亚乙基）-二环 [6.1.0] 壬烷（4）、环己烷基环己烷（5）、（-）-3,7,7-三甲基 -11-亚甲基-螺 [5.5] 十一-2-烯（6）、[1S-（1,3a,4,8a）]-十氢 -4,8,8-三甲基 -9-亚甲基 -9-1,4-亚甲基奥（7）、3,7,11-三甲基 -2,6,10-三烯十二烷 -1-醇（8）、石竹烯（9）、2,3,4,4a,5,6-六氢 -1,4a-二甲基 -7-（1-甲基乙基）-萘（10）、[1aR-（1a,7,7a,7b）]-1a,2,3,5,6,7,7a,7b-八氢 -1,1,7,7a-四甲基 -1H-环丙烷 [a]-萘（11）、姜黄烯（12）。

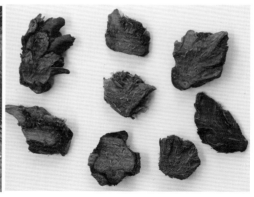

◆ 图 2-78 绵马贯众挥发油化学成分

【性味】苦，微寒，有小毒。

【归经】归肝、胃经。

【功效】清热解毒，驱虫。

【主治】用于虫积腹痛，疮疡肿毒，风热感冒温热病发斑疹，疟腮，血热吐血、吐血、衄血、便血。

1.《神农本草经》："主腹中邪热气，诸毒，杀三虫。"

2.《本草纲目》："治下血，崩中，带下，产后血气胀痛，斑疹，漆毒，骨鲠。"

【用法用量】内服：4.5 ～ 9g 煎汤，或入丸、散剂，外用适量，研磨调敷。解毒杀虫宜生用，止血宜炒炭用。

【使用注意】脾胃虚寒，阴虚内热者慎服；孕妇禁用。

【现代药理研究】

1.抗菌作用　绵马贯众的甲醇提取物对耐甲氧西林的金黄色葡萄球菌有较强抗菌作用；其两个间苯三酚类化合物对革兰阳性菌有抑制作用；其活性成分对部分皮肤真菌也有一定抑制作用。

2.抗病毒作用　对禽流感 H5N1 亚型病毒、乙肝病毒、艾滋病毒有一定抑制作用。

3.抗肿瘤作用　绵马贯众的间苯三酚类化合物对多种移植性肿瘤有较强抑制作用。

4.抗氧化作用　绵马贯众水提及醇提物含有多酚及黄酮，均有明显抗氧化活性。

青　蒿

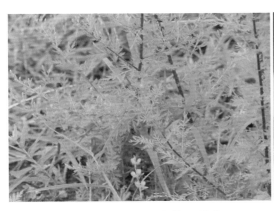

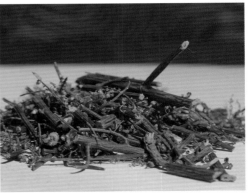

◆　图 2-79　青蒿原植物　　　　◆　图 2-80　青蒿饮片

【异名】草蒿（《神农本草经》），香蒿（《本草衍义》），三庚草（《履巉岩本草》），草青蒿、蒿子、草蒿子（《全国中草药汇编》），白染艮（《闽东本草》）。

【释名】《本草纲目》引《晏子》云："蒿，草之高者也。"本品茎叶似常蒿，惟色深青，故名青蒿。《本草衍义》云："草蒿，今青蒿也……茎叶与常蒿一同，但常蒿色淡青，此蒿色深青。"

【基原】本品为菊科植物黄花蒿 *Artemisia annua* L. 的干燥地上部分。

【挥发油化学成分】蒿酮（5.11%，1）、天然樟脑（4.63%，2）、异石竹烯（3.86%，3）、绿叶烷（3.34%，4）、桉叶 –4（14），11– 二烯（3.71%，5）、桉树脑（2.99%，6）、大根香叶烯（2.89%，7）、1,3– 二异丙基 –6– 甲基环己烯（2.87%，8）、α- 红没药烯环氧化物（2.81%，9）、2,5– 二甲基 –4– 己烯 –3– 醇（2.39%，10）、4,4– 二甲基四环 [6，3，2，0（2，5），0（1，8）] 十三 –9– 醇（2.31%，11）、1,4– 二苯基 –2– 丁酮（2.12%，12）、8,9– 环氧新异长叶烯（2.05%，13）、α- 愈创木烯（2.04%，14）、β- 法呢烯（2.02%，15）、1– 松油 –4– 醇（1.93%，16）、异长叶薄荷醇乙酸酯（1.98%，17）、反式 – 澄花叔醇（1.91%，18）、β- 蒎烯氧化物（1.84%，19）、苯甲基异丁基酮（1.57%，20）。

【性味】苦、微辛，寒。

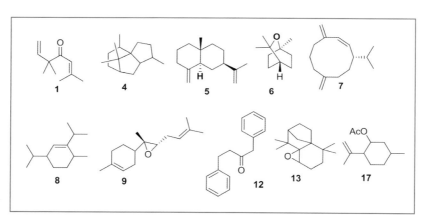

◆ 图 2-81　青蒿挥发油化学成分

【归经】归肝、胆经。

【功效】清虚热，除骨蒸，解暑热，截疟，退黄。

【主治】用于阴虚潮热，骨蒸劳热，外感暑热，头痛发热，热痛伤阴，夜热早凉，疟疾，寒热往来。

1.《品汇精要》："味厚于气，阴也，臭香。"

2.《滇南本草》："去湿热，消痰。治痰火嘈杂眩晕。利小便，凉血，止大肠风热下血，退五种劳热，发烧怕冷。"

3.《本草纲目》："青蒿，治疟疾寒热。""黄花蒿治小儿风寒惊热。"

【用法用量】内服：6 ～ 12g（治疟疾 20 ～ 40g，鲜品加倍），煎汤，不宜久煎，或水浸绞汁饮，或入丸、散。外用适量，研末调敷，或鲜品捣敷，或煎水洗。

【使用注意】脾胃虚寒者忌服。

【现代药理研究】

1. 抗疟作用　疟原虫体内的 Fe^{2+} 催化青蒿素裂解成自由基，后者识别并结合特别的疟原虫蛋白而使其烷基化，从而发挥抗疟作用；青蒿素对红内期疟原虫有直接杀灭作用。

2. 抗肿瘤作用　青蒿素及其衍生物在体外对多种肿瘤细胞有明显选择性杀伤作用，其作用机制主要包括：促使肿瘤细胞凋亡（部分由线粒体介导）；Fe^{2+} 介导产生自由基，选择杀伤细胞；抗血管生成作用；抑制肿瘤细胞增殖等。

茵　陈

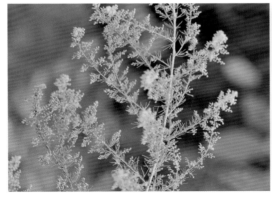

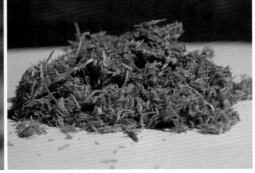

◆　图 2-82　茵陈原植物　　　　　　◆　图 2-83　茵陈饮片

【异名】因尘（《吴普本草》），因陈蒿（《本草拾遗》），茵陈蒿（《雷公炮炙论》），石茵陈（《日华子本草》），茵陈（《本草经集注》），绵茵陈（《本经逢原》）。

【释名】《本草拾遗》云："虽蒿类，苗细，经冬不死，更因旧苗而生，故称因陈，后加蒿字也。"本草经冬不死，春因陈根而生，故名因陈或茵陈。至夏其苗则变为蒿，故亦称茵陈蒿。

【基原】本品为菊科植物滨蒿 *Artemisia scoparia* Waldst.et Kit. 或茵陈蒿 *Artemisia capillaris* Thunb. 的干燥地上部分。

【挥发油化学成分】匙叶桉油烯醇（16.92%，1）、棕榈酸（6.22%，2）、1- 十五碳烯（4.26%，3）、石竹萜烯（4.23%，4）、4- 四氢化 –1, 6- 二甲基 –4–（1– 甲基乙基）–cis – 萘（3.44%，5）、紫罗兰酮（2.15%，6）、橙花叔醇（1.25%，7）、α- 石竹萜烯（1.09%，8），植醇（1.02%，9）、牛儿醇（0.48%，10）、亚油酸（0.12%，11）。

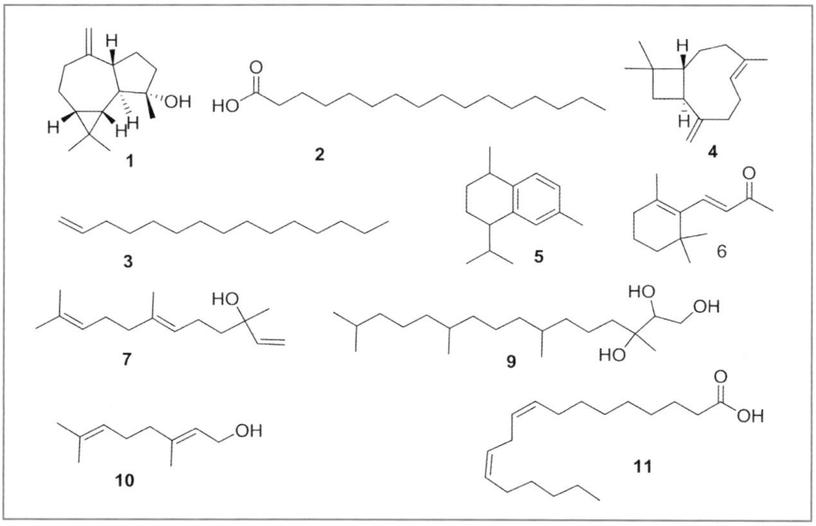

◆ 图 2–84　茵陈挥发油化学成分

【性味】苦、辛，微寒。

【归经】归肝、胆、脾、胃经。

【功效】清热利湿，利胆退黄，解毒疗疮。

【主治】用于湿热黄疸，口苦胁痛，湿温、湿疮，湿疹瘙痒，为治疗黄疸之要药。

1.《神农本草经》："主风湿寒热邪气，热结黄疸。久服轻身益气耐老。"

2.《医学启源》："治烦热，主风湿、风热。"

3.《本草再新》："泻火，平肝，化痰止咳，发汗，利湿消肿，疗疮火诸毒。"

【用法用量】内服：6 ～ 15g，煎汤，或入丸、散。外用：适量，煎水洗。

【使用注意】脾虚血亏而致的虚黄、萎黄禁服。

【现代药理研究】

1. 利胆作用　茵陈及其有效成分通过增强胆囊收缩、促进胆汁分泌、增加胆红素和胆汁酸外排发挥利胆作用。另外，茵陈可诱导肝药酶系统，增强肝脏对胆红素的摄取、结合、排泄能力，促进胆红素的清除，从而治疗黄疸。

2. 保肝作用　茵陈的保肝机制包括保护肝细胞膜完整性、防止肝细胞坏死、促进肝细胞再生及改善肝脏微循环、增强肝脏解毒功能等。

3. 镇痛作用　茵陈色原酮可通过抑制核转录因子 κB 介导的环氧化酶 –2、诱导型一氧化氮合酶的表达，抑制各种炎症因子而发挥抗痛觉过敏作用。

第三节　芳香祛风湿药

凡功能祛除风湿，治疗风湿痹症为主的芳香中药，称为芳香祛风湿药。

主要适用于风湿痹痛，肢节不利，酸楚麻木以及腰膝痿弱等症，根据祛风湿药作用的不同，性寒温不一，有的偏于祛除风湿，有的偏于通利经络，有的具有补肝肾强筋骨作用，可将其分为祛风湿散寒药、祛风湿清热药和祛风湿强筋骨药。

对于风寒湿邪偏胜之症，应适当配合其他药物。如风胜者，可选解表药中具祛风作用者；寒胜者可选配祛寒药；湿胜者可选配利水胜湿药。由于风湿痹痛，每多夹有热邪、痰湿、瘀滞以及肝肾不足、气血亏损，故往往又需分别与清热药、活血祛瘀药、化痰药以及补益药配伍同用。风湿痹痛有偏于上半身者，有偏于下半身者，可选用相适应的药物。

风湿痹痛多为慢性疾病，需长期用药治疗。为服药方便，可制成酒浸剂或丸剂服用。且酒剂又可增强本类药物的功效。

本类部分药物气香燥，易耗伤阴血，故阴虚血之者当慎用。

一、祛风寒湿药

本类药物性多温热，具有祛风散寒止痛之功，主治风寒湿痹，关节疼痛剧烈，遇热则缓解，遇寒则加剧等症。

独　活

【异名】独摇草（《名医别录》），独滑（《本草蒙筌》），长生草（《本草纲目》），川独活、肉独活、资邱独活、巴东独活（《中药志》）。

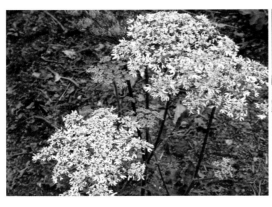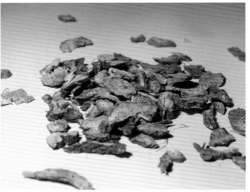

◆ 图 2-85 独活原植物　　　　　　　　◆ 图 2-86 独活饮片

【释名】《名医别录》云："此草得风不摇，无风自动。"故名独活、独摇草。

【基原】本品为伞形科植物重齿毛当归 *Angelica pubescens* Maxim. f. *biserrata* Shan et Yuan 的干燥根。

【挥发油化学成分】3- 蒈烯（8.89%，1）、间 - 伞花烃（4.99%，2）、β - 水芹烯（8.35%，3）、桉叶烷 - 4（14）,11- 二烯（4.36%，4）、α - 甜没药萜醇（6.03%，5）、1,8- 二甲基 -4- 异丙基 - 螺环 [4.5] 十碳 -8- 烯 -7- 酮（4.37%，6）、壬烷（3.03%，7）、8- 甲基 -1- 癸烯（2.83%，8）、4- 羟基 -3- 甲基苯乙酮（2.41%，9）、Z-9- 十四碳烯酸（2.03%，10）、4-（异丙基）-2- 环己烯 -1- 酮（1.67%，11）、β - 榄香烯（1.64%，12）、正十四碳烯（1.61%，13）、α - 芹子烯（1.36%，14）、蛇床子素（1.30%，15）。

◆ 图 2-87 独活挥发油化学成分

【性味】辛、苦，微温。

【归经】归肝、肾、膀胱经。

【功效】祛风胜湿，散寒止痛，解表。

【主治】用于风湿表证，风寒湿痹，尤以要一下腰膝疼痛用之为宜。头风头痛，风寒表证及表证夹湿之头痛、头重、身重、身痛等。

1.《神农本草经》："主风寒所击，金疮止痛，奔豚，痫痉，女子疝瘕。"

2.《名医别录》："治诸风，百节痛风无久新者。"

3.《药性论》："能治中诸风湿冷，奔喘逆气，皮肤苦痒，手足挛痛，劳损。主风毒齿痛。"

【用法用量】内服：3 ～ 10g，煎汤，浸酒或入丸、散。外用：适量，煎汤泡洗。

【使用注意】阴虚血燥者慎用。

【现代药理研究】

1. 抗肿瘤作用　独活的有效成分蛇床子素、补骨脂素、花椒毒素、伞形花内酯等均有抗肿瘤作用。

2. 抗炎、镇痛作用　独活对环氧化酶 –1 和环氧化酶 –2 都有不同程度的抑制作用，在相同剂量时，独活对环氧化酶 –2 的抑制率大于环氧化酶 –1，祛风湿作用可能通过抑制环氧化酶介导。此外，高剂量的独活挥发油还有镇痛作用。

3. 抗老年痴呆作用　独活可以通过抑制 p38 丝裂原活化蛋白激酶在痴呆模型大鼠脑中的表达改善痴呆模型大鼠的学习记忆能力；还可以通过提高血清超氧化物歧化酶活性，降低脑组织胆碱酯酶活性等延缓老年痴呆的发生。

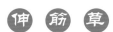

伸 筋 草

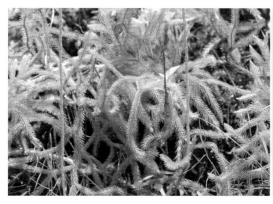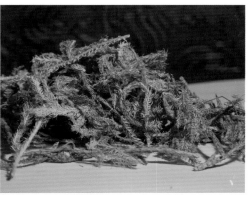

◆ 图 2-88　伸筋草原植物　　　　◆ 图 2-89　伸筋草饮片

【异名】石松（《本草拾遗》），过山龙（《滇南本草》），牛尾菜（《救荒本草》），大顺筋藤（《植物名实图考》），金毛狮子草、金腰带、狮子草（《中药志》），龙须草、宽筋藤（《生草药性备要》），火炭葛（《本草求原》）。

【释名】本品具有舒筋活血之功，故名伸筋草。因其生于山石之上，形似松，故名石松。

【基原】本品为石松科植物石松 *Lycopodium japonicum* Thunb. 的干燥全草。

【挥发油化学成分】挥发油成分：白菖烯（23.77%，1）、雪松醇（15.50%，2）、癸酸（10.63%，3）、反式石竹烯（7.29%，4）、β–马榄烯（6.60%，5）、α–古芸烯（3.38%，6）、2–乙酰基–4,4–二甲基–环戊–2–烯酮（2.48%，7）、α–雪松烯（2.26%，8）、δ–杜松烯（2.16%，9）、β–雪松烯（1.69%，10）、α–蛇床烯（1.67%，11）、α–姜黄烯（1.38%，12）、3,7–愈木创二烯（1.22%，13）、别罗勒烯（1.19%，14）、γ–姜黄烯（1.16%，15）。

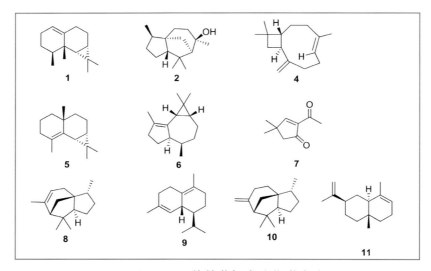

◆ 图 2–90　伸筋草挥发油化学成分

【性味】辛，微苦，温。

【归经】归肝经。

【功效】祛风散寒，除湿消肿，舒筋活血。

【主治】用于风湿痹痛，关节酸痛，肌肤麻木，四肢痿弱，筋脉拘挛疼痛，跌打损伤肿痛。

1.《本草拾遗》："主人久患风痹，脚膝疼冷，皮肤不仁，气力衰弱。"

2.《滇南本草》："石松，其性走而不守，其用沉而不浮，得槟榔良。"

3.《生草药性备要》："消肿，除风湿。浸酒饮，舒筋活络。其根治气结疼痛，损伤，金疮内伤，去痰止咳。"

【用法用量】内服：3 ～ 12g，煎汤；浸酒或入丸、散。外用：适量，煎汤熏洗。

【使用注意】孕妇及月经过多者慎用。

【现代药理研究】

1. 抗炎、镇痛作用　伸筋草乙醇提取物可通过调节炎症因子水平抑制炎症反应，从而治疗或减轻类风湿关节炎。

2. 抑制乙酰胆碱酯酶作用　从伸筋草中分离得到 3 个新的三萜类化合物和 4 种已知化合物，并对其进行活性筛选，发现其中两个成分有抑制乙酰胆碱酯酶的活性。

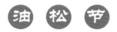

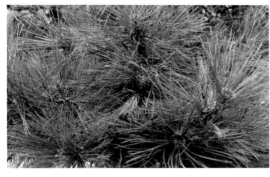 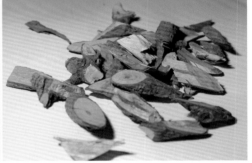

◆　图 2-91　油松节原植物　　　　◆　图 2-92　油松节饮片

【异名】黄松木节（《太平圣惠方》），松榔头（《药材学》），油松节（《药材资料汇编》）。

【释名】《本草纲目》："松节，松之骨也，质坚气劲，久亦不朽。"油松、马尾松、赤松枝干的结节，故名松节。

【基原】本品为松科植物油松 *Pinus tabulieformis* Carr. 或马尾松 *Pinus massoniana* Lamb . 的干燥瘤状节或分枝节。

【挥发油化学成分】长叶烯（22.17%，1）、油酸（8.11%，2）、庚烷（6.36%，3）、油酸乙酯（4.49%，4）、1- 甲基 - 环己烷（3.64%，5）、n- 十六酸（3.35%，6）、樟脑（3.32%，7）、丁香烯（2.25%，8）、11,16- 二癸基二十六烷（2.04%，9）、α - 萜品醇（0.84%，10）、α - 蒎烯（0.83%，11）。

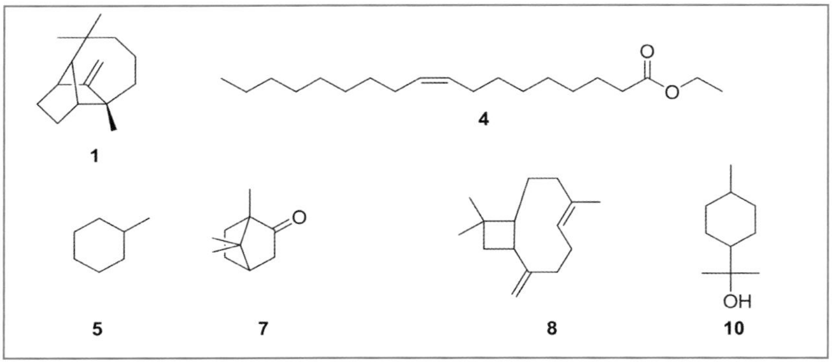

◆ 图2-93 油松节挥发油化学成分

【性味】苦、辛，温。

【归经】归肝、肾经。

【功效】祛风燥湿，舒筋通络，活血止痛。

【主治】风湿痹痛，关节风痛，脚痹痿软，跌打伤痛，尤善祛筋骨间风寒湿邪而止痹痛。

1.《本草汇言》："松节，气温性燥，如足膝筋骨，有风有湿，作痛作酸，痿弱无力者，用此立瘥。倘阴虚髓乏，血燥有火者，宜斟酌用之。"

2.《本草衍义补遗》："炒焦治骨间病，能燥血中之湿。"

3.《滇南本草》："行经络，治痰火，筋骨疼痛，湿痹痿软，强筋骨。"

【用法用量】内服：9～15g，煎汤，或浸酒、醋等。外用：适量，浸酒涂擦。

【使用注意】阴虚血燥者忌用。

二、祛风湿热药

本类药物性多寒凉，具有祛风除湿之功，主治风湿热痹、关节局部红肿热痛，或伴有口渴、小便黄、舌苔黄，脉数等症。

秦 艽

【异名】秦胶（《本草经集注》），秦纠（《唐本草》），麻花艽、秦糺、小秦艽（《新修本草》），秦爪（《四声本草》），西大艽、左扭、曲双（《中药志》），左拧、西秦艽、左秦艽（《张聿青医案》），萝卜艽、辫子艽（《全国中草药汇编》）。

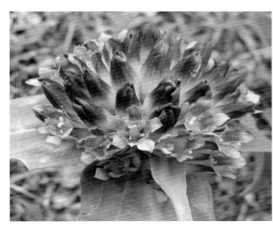
◆ 图 2-94 秦艽原植物

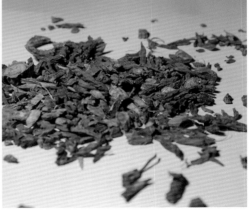
◆ 图 2-95 秦艽饮片

【释名】《说文解字》曰："蕌草之相丩者，'玉篇'作芄，居包切，云秦艽，药芄同。丩，相纠缭也。"《本草纲目》云："秦艽出秦中，以根作罗纹交纠者佳，故名秦艽、秦糺。"

【基原】本品为龙胆科植物秦艽 *Gentiana macrophylla* Pall.、麻花秦艽 *Gentiana straminea* Maxim.、粗茎秦艽 *Gentiana crassicaulis* Duthie ex Burk. 或小秦艽 *Gentiana dahurica* Fisch. 的干燥根。

【挥发油化学成分】反式 -2,4- 癸二烯醛（14.02%，1）、1- 甲基 -4-（1- 甲基乙烯基）苯（12.69%，2）、1,4- 苯二酚（3.98%，3）、樟脑（3.39%，4）、（1S,3R）- 顺式 -4- 蒈烯（3.16%，5）、苯甲醛（2.81%，6）、邻苯二甲醚（2.65%，7）、顺 -2- 甲基 -2- 丁醛（2.41%，8）、百里酚（2.31%，9）、五氟丙酸 -2- 乙基己基酯（2.21%，10）、正己醛（1.73%，11）、（E,E）-2,4- 庚二烯醛（1.63%，12）、3,7,7- 三甲基（1S）-

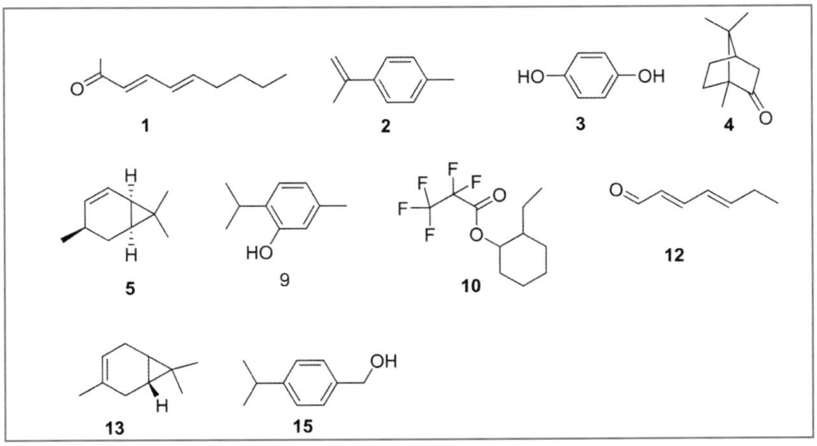

◆ 图 2-96 秦艽挥发油化学成分

二环 [4.1.0]– 环己烷 –3– 酮（1.62%，13）、1– 辛烯 –3– 醇 14（1.58%）、4– 异丙基苯甲醇 15（1.54%）。

【性味】辛、苦，平。

【归经】归胃、肝、胆经。

【功效】祛风湿，舒筋络，退虚热，清湿热，止痹痛。

【主治】用于风湿痹痛，筋脉拘挛，中风半身不遂，筋脉拘挛，骨节酸痛，骨蒸潮热，小儿疳积发热，湿热黄疸。

1.《神农本草经》："主寒热邪气，寒湿风痹，肢节痛，下水，利小便。"

2.《名医别录》："疗风，无问久新；通身挛急。"

3.《本草纲目》："治胃热，虚劳发热。"

【用法用量】内服：3 ～ 10g，煎服。外用：适量，煎水泡洗。

【使用注意】久痛虚赢，溲多、便滑者忌服。

【现代药理研究】

1. 抗炎、镇痛作用　龙胆苦苷和獐牙菜苦苷是秦艽抗炎的主要活性成分，应用于抗炎、镇痛时多采用乙醇提取。龙胆苦苷显著改善关节炎症状，其作用机制可能与减少炎症因子的生成，促进抗炎因子释放及调节炎症信号通路蛋白表达水平有关。

2. 保肝作用　秦艽有保肝作用，其作用机制可能与显著升高血清、肝脏、肾脏中过氧化氢酶、超氧化物歧化酶和谷胱甘肽的活性有关。

3. 降压作用　秦艽水煎醇沉液可以显著降低肾上腺素（0.1mL/kg）引起的家兔血压升高，且对家兔心率无影响。

防　己

【异名】解离（《神农本草经》），载君行（《本草蒙筌》），石解（《本草纲目》），汉防己（《儒门事亲》），瓜防己（《本草原始》）。

【释名】《本草纲目》云："防己如险健之人幸灾乐祸，能首为乱阶，若善用之，亦可御敌。其名或取此义。"《本草正义》云："名曰防己者，以脾为己图，喜燥恶湿，湿淫于内，则己土受邪为病，而此能防堤之，是古人命名之真义。"

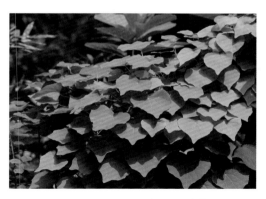

◆　图 2-97　防己原植物

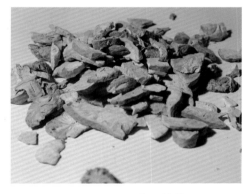

◆　图 2-98　防己饮片

【基原】本品为防己科植物粉防己 *Stephania tetrandra* S. Moore 的干燥根。

【挥发油化学成分】2- 甲氧基 -4- 乙基 - 苯酚（19.58%，1）、环己酮（13.07%，2）、3,7,11- 三甲基 -1,6,10- 十二碳三烯 -3- 醇（10.01%，3）、2,2- 二羟基 - 苯并呋喃（3.96%，4）、二十烷（3.35%，5）、正二十一烷（2.43%，6）、顺 -3- 己稀 -1- 醇（2.29%，7）、壬醛（1.83%，8）、葵酸（1.71%，9）、正十九烷（1.64%，10）、麝子油烷（1.33%，11）、9- 亚甲基 - 呋喃（1.31%，12）。

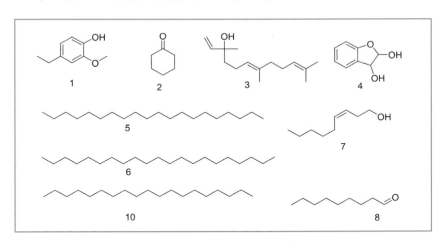

◆　图 2-99　防己挥发油化学成分

【性味】苦、辛，寒。

【归经】归膀胱、肺经。

【功效】祛风湿，止痛，利水消肿。

【主治】用于风湿痹痛，水肿，小便不利，脚气肿痛，治痹症，无论寒热均宜。

1.《神农本草经》："味辛，平。主治风寒，温疟热气，诸痫，除邪利大小便。"

2.《名医别录》："味苦，温，无毒。疗水肿，风肿，去膀胱热，伤寒，寒热邪气，中风，手脚挛急，止泄，散痈肿，恶结，诸蜗疥癣，虫疮，通腠理，利九窍。"

3.《药性论》："汉防己：治湿风口面歪斜，手足疼，散留瘀，主肺气嗽喘。木方己：治男子肢节中风毒风不语，主散节气痈肿，温疟，风水肿，治膀胱。"

【用法用量】内服：5～10g煎服。外用：适量，煎水泡洗。

【使用注意】本品大苦大寒易伤胃气，胃纳不佳及阴虚体弱者慎用。

【现代药理研究】

1. 抗炎作用　防己中的粉防己碱具有抗炎作用，对急、慢性炎症均有抑制作用。粉防己碱通过抑制磷脂酶 A2，从而抑制花生四烯酸代谢的环氧化酶和脂氧化酶 2 条途径，阻止单核细胞和中性粒细胞中前列腺素和白三烯的产生；粉防己碱能降低 β－葡聚糖在巨噬细胞介导的炎症反应。

2. 抗病原微生物作用　防己中的粉防己碱和防己诺林碱具有较强的抗金黄色葡萄球菌、白色念珠菌活性。

3. 对心血管系统的作用　粉防己碱能够通过降低自由基损伤、细胞凋亡以及抑制炎症反应来降低心肌损伤，保护心肌细胞；粉防己碱能抑制心室细胞 T 和 L 型钙通道，具有抗心律失常作用。

三、祛风湿强筋骨药

本类药物长于补肝肾，强筋骨，祛风湿，扶正祛邪，具标本兼顾的特点。主治风湿日久，肝肾亏虚，腰膝疼痛，步履乏力，或有肾虚，骨痿等症。

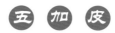

【异名】南五加皮（《科学的民间药草》）。

【释名】《本草纲目》云："此药以五叶交加者良，故名五加，又名五花。"因药用其根皮，故名五加皮。

【基原】本品为五加科植物细柱五加 *Acanthopanax gracilistylus* W. W. Smith 的干燥根皮。

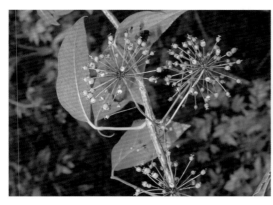 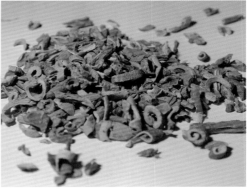

◆ 图 2-100 五加皮原植物　　　　　◆ 图 2-101 五加皮饮片

【挥发油化学成分】柏木脑（41.53%，1）、软脂酸甲酯（20.31%，2）、β-雪松烯（10.93%，3）、亚油酸甲酯（9.17%，4）、α-雪松烯（4.58%，5）、异丁基邻苯二甲酸酯（1.80%，6）、10-十八碳烯酸甲酯（1.43%，7）、4-甲氧基水杨醛（1.42%，8）、樟脑（1.31%，9）、16-十八烯酸甲酯（1.29%，10）、（Z）-9-十六烯酸甲酯（0.73%，11）、地奥酚（0.67%，12）、肉豆蔻酸甲酯（0.58%，13）、黄葵内酯（0.53%，14）、丙烯酸甲酯（0.48%，15）。

◆ 图 2-102 五加皮挥发油化学成分

【性味】辛、苦，温。

【归经】归肝、肾经。

【功效】祛风除湿，强筋壮骨，补肾益肝，利水消肿。

【主治】用于风寒湿痹，寒湿腰痛，筋骨痿软，小儿行迟，阳痿虚羸，血劳闭经，跌打损伤，水肿，脚气浮肿，小便不利。

1.《神农本草经》："主心腹疝气，腹痛，益气，疗躄，小儿不能行，疽疮阴蚀。"

2.《名医别录》："疗男子阴痿，囊下湿，小便余沥，女人阴痒及腰脊痛，两脚疼痹风弱，五缓，虚羸，补中益精，坚筋骨，强志意。"

3.《日华子本草》："明目，下气，治中风骨节挛急，补五劳七伤。"

【用法用量】内服：5～10g，煎汤，或酒浸，或入丸、散。外用：适量，煎水泡洗。

【使用注意】阴虚火旺者忌用。

【现代药理研究】

1.抗衰老作用　五加皮水提液能显著抑制老龄鼠体内过氧化脂质的生成，起到抗衰老作用。

2.保肝作用　五加皮水煎剂能使小鼠血浆丙氨酸氨基转移酶、丙二醛含量及肝指数降低，肝糖原合成增加，肝脏组织病理损伤明显改善。

3.抗炎镇痛作用　腹腔注射五加皮正丁醇提取物可以抑制大鼠角叉菜胶足肿胀，提高小鼠热板镇痛实验的动物痛阈值。

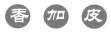

香　加　皮

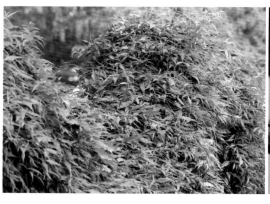
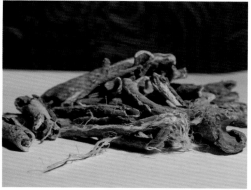

◆　图 2-103　香加皮原植物　　　　　◆　图 2-104　香加皮饮片

【异名】北五加皮、杠柳皮（《科学的民间草药》），香五加皮（《四川中药志》），臭五加（《山东中药》），山五加皮（《山西中药志》）。

【释名】本品功用与五加皮相类，常作为五加皮使用，且其香气奇异，故名香加皮。

【基原】本品为萝藦科植物杠柳 *Periploca sepium* Bge. 的干燥根皮。

【挥发油化学成分】4- 甲氧基水杨醛（86.96%，1）、乙酸丁酯（2.23%，2）、2- 甲基 -1, 3- 二氧环戊基乙酸乙酯（1.90%，3）、乙羟硫代羧酸 -8- 二乙氧基磷酰正辛酯（0.80%，4）、1, 1, 3, 3- 四丁氧基 -2- 丙酮（0.72%，5）、4- 甲基 -2- 戊酮（0.56%，6）、甲酸丁酯（0.52%，7）、1-（1- 乙氧基）丁烷（0.46%，8）、2- 正丁氧基四氢吡喃（0.45%，9）及丁醚（0.31%，10）。

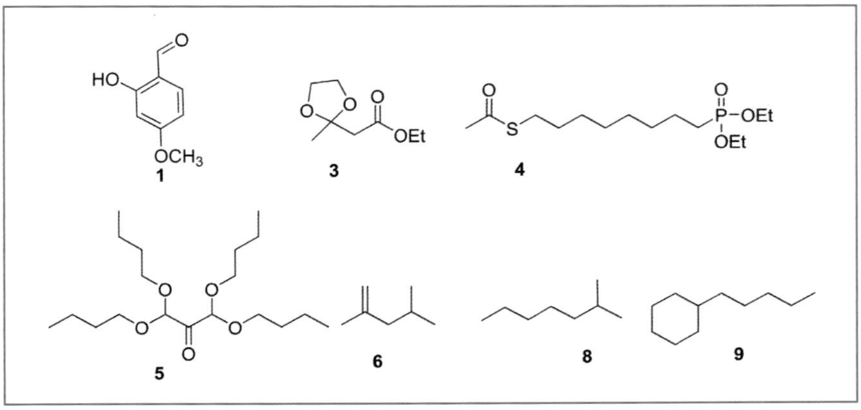

◆　图 2-105　香加皮挥发油化学成分

【性味】苦、辛，温，有毒。

【归经】归肝、肾、心经。

【功效】祛风湿，壮筋骨，强心利水。

【主治】用于风湿痹痛，关节拘挛，腰膝酸重，筋骨痿软，心悸水肿，小便不利，水肿脚气。

1.《四川中药志》"强心镇痛，除风湿。治风寒湿痹，脚膝拘挛及筋骨疼痛。"

2.《中国药用植物图鉴》："浸酒作为强心剂。"

3.《陕西宁青中草选》："祛风湿，壮筋骨，强腰膝。"

【用法用量】内服：3～6g，煎汤，浸酒或入丸、散；外用：适量，煎水泡洗。

【使用注意】本品有毒，不宜过量或持续长期服用。阴虚火旺者慎用。

【现代药理研究】

1. 强心作用　香加皮中分离并鉴定了 4 种强心苷类化合物，分别为杠柳苷元（periplogenin）、杠柳毒苷（periplocin）、杠柳次苷（peripocymarin）和 xysmalogenin。

杠柳毒苷易代谢降解成杠柳次苷和杠柳苷元，这 3 种物质均有一定毒性，同时也有强心作用。

2. 抗肿瘤作用　香加皮水、醇提取物对多种肿瘤细胞增殖均有一定程度的抑制作用，且醇提物的作用强于水提物，其抗肿瘤机制包括抑制细胞增殖和诱导细胞凋亡。

3. 抗炎及免疫调节作用　香加皮中的萜类成分 α-香树脂醇醋酸酯、α-香树脂醇、β-香树脂醇醋酸酯以及强心苷类成分杠柳苷元具有抗炎作用，宝藿苷Ⅰ和羽扇豆烷乙酸酯具有免疫调节活性。

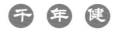

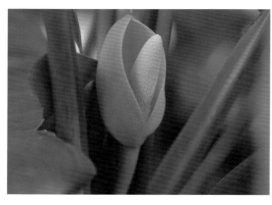 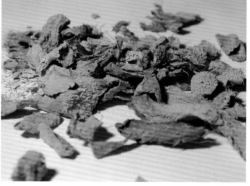

◆ 图 2-106　千年健原植物　　　　　◆ 图 2-107　千年健饮片

【异名】千年见（《药材资料汇编》），一包针（《中药志》），千颗针、丝棱线（《全国中草药汇编》）。

【释名】本品功能宣通经络，健壮筋骨，故名千年健。

【基原】本品为天南星科植物千年健 *Homalomena occulta*（Lour.）Schott 的干燥根茎。

【挥发油化学成分】芳樟醇（30.18%，1）、榧叶醇（12.92%，2）、4-异丙基-1-甲基-3-环己烯-1-醇（11.84%，3）、α-松油醇（6.37%，4）、反式-香叶醇（5.11%，5）、匙叶桉油烯醇（4.64%，6）、黑松醇（3.99%，7）、1-异丙烯基-4-甲基-1,3-环己二烯（3.24%，8）、δ-杜松烯（2.27%，9）、喇叭茶萜醇（2.19%，10）、顺式-香叶醇（1.57%，11）、6-异丙烯基-4,8a-二甲基-1,2,3,5,6,7,8,8a-氢化萘-2-醇

（1.53%，12）、2- 丙烯酸 3-（4- 甲氧基苯基）- 乙酯（0.86%，13）、1,6- 辛二烯 -3-醇 -3,7- 二甲基 -2- 氨基苯甲酸酯（0.80%，14）、柏木烯醇（0.66%，15）。

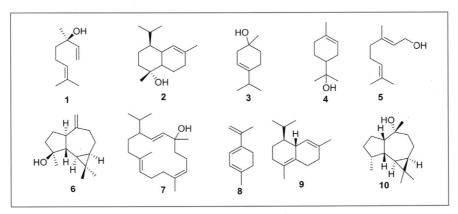

◆　图 2-108　千年健挥发油化学成分

【性味】苦，辛，温。有小毒。

【归经】归肝、肾经。

【功效】祛风湿，强筋骨，活络止痛。

【主治】用于风湿痹痛，肢节酸痛，手足麻木拘挛，筋骨痿软无力，最宜风湿痹痛兼肝肾亏虚者，跌打瘀肿，胃脘痛，痈疽疮肿。

　　1.《本草纲目拾遗》：“壮筋骨，止胃痛。”

　　2.《本草再新》：“治痈瘘疮疽，杀虫败毒，消肿排脓。”

　　3.《广西本草选编》：“活血止痛。主治风湿骨痛，四肢麻木，筋络拘挛，跌打瘀肿，胃寒痛。”

【用法用量】内服：5 ～ 10g，煎服，或浸酒。外用：适量，煎水泡洗。

【使用注意】阴虚内热者慎用。

【现代药理研究】

　　1. 抗炎作用　千年健中分离得到倍半萜类化合物，能有效抑制细菌脂多糖诱导巨噬细胞中一氧化氮的释放，具有较好的抗炎活性。

　　2. 抗老年痴呆作用　千年健中分离得到 4 个酚酸类化合物对 β - 分泌酶均有一定的抑制作用。

　　3. 抗骨质疏松作用　千年健既能抑制骨吸收，同时又能抑制骨形成。不仅可以增加成骨细胞和骨髓基质细胞护骨素蛋白及其基因表达，还能抑制细胞核因子 -kB 受体活化因子配基蛋白及其基因的表达从而达到治疗骨质疏松症的作用。

刺 五 加

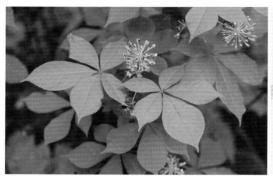

◆ 图 2-109　刺五加原植物

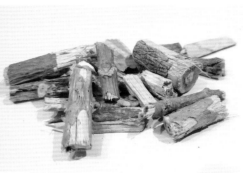

◆ 图 2-110　刺五加饮片

【异名】刺拐棒、坎拐棒子、一百针、老虎镣子（《长白山植物志》）。

【释名】本品茎有细长倒刺，叶有小叶五片，故名。

【基原】本品为五加科植物刺五加 *Acanthopanax seuticosus*（Rupr.et Maxim.）Harms 的干燥根和根茎或茎。

【挥发油化学成分】β–石竹烯（15.47%，1）、3,3,7,9–四甲基三环（5,4,0.0$^{2.8}$）十一烯 –9（14.95%，2）、（Z）–β–法呢烯（7.57%，3）、十二醛（7.15%，4）、乙酸

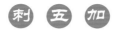

◆ 图 2-111　刺五加挥发油化学成分

乙酯（7.00%，5）、7-十六炔（6.69%，6）、十五烷（5.22%，7）、十四烷（5.07%，8）、十三烷（3.97%，9）、十六烷（3.41%，10）、α-法呢烯（3.36%，11）、十一醛（2.75%，12）、3-十四炔（2.67%，13）、已醛（2.66%，14）、4-甲基-3-庚酮（2.27%，15）。

【性味】甘、微苦，温。

【归经】归脾、肾、心经。

【功效】益气健脾，补肾安神。

【主治】用于肺脾气虚，体虚乏力，食欲不振，肺肾两虚，久咳久喘，心脾不足，失眠健忘，肾虚腰膝酸痛。

1.《中国药典》：“益气健脾，补肾安神。”

2.《药性论》：“能破逐恶风血，四肢不遂，贼风伤人，软脚，臀腰，主多年瘀血在皮肌，治痹湿内不足，主虚羸，小儿三岁不能行。”

3.《云南中草药》：“治跌打损伤，骨折，疮毒，疟疾。”

【用法用量】内服：9～27g，煎汤，鲜品加倍、浸酒或入丸、散。外用：适量，煎水泡洗。

【使用注意】阴虚火旺者慎用。

【现代药理研究】

1. 对心脑血管系统作用　刺五加苷类化合物能改善心肌缺血及其所造成的局部损伤，还能增强微循环，改善脑组织供血，减轻脑缺血所带来的临床症状。

2. 对中枢神经系统作用　刺五加能调节中枢神经系统兴奋和抑制，改善大脑供血，促进脑细胞代谢和修复。

3. 降血糖作用　刺五加能提高机体葡萄糖转运能力，降低血糖。

4. 抗疲劳作用　刺五加总苷具有改善机体疲劳状态、调节应激反应的作用。

第四节　芳香化湿药

凡气味芳香，性偏温燥，以化湿运脾为主要作用的药物，称为化湿药。

本类药物主要适用于湿困脾胃、身体倦怠、脘腹胀闷、胃纳不馨、口甘多涎、大便溏薄、舌苔白腻等症。此外，对湿温、暑温诸症亦有治疗作用。

本类药物多为气温香燥之品，易耗气伤阴，故阴虚血燥和气虚者当慎用。又因其气芳香，多含挥发油为有效成分，故入汤剂不宜久煎或先煎，以免影响药效。

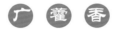

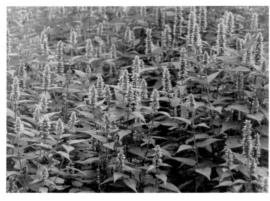 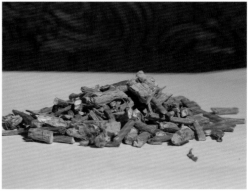

◆ 图 2-112　广藿香原植物　　　　　◆ 图 2-113　广藿香饮片

【异名】土藿香（《滇南本草》），枝香（《中药大辞典》），川藿香、火香、正香、南藿香、海南香（《和汉药考》）。

【释名】《本草纲目》云："豆叶曰藿，其叶似之，而草味芳香，故曰藿香。"

【基原】本品为唇形科植物广藿香 *Pogostemon cablin*（Blanco）Benth. 的干燥地上部分。

【挥发油化学成分】广藿香醇（38.78%，1）、广藿香酮（28.47%，2）、δ- 愈创木烯（4.41%，3）、3,4- 二甲苯环丁烷甲酸酯（2.88%，4）、α- 愈创木烯（2.80%，5）、β- 绿叶烯（2.10%，6）、α- 绿叶烯（1.39%，7）、环苜蓿烯（0.85%，8）、雪松烯 -V6（0.75%，9）、5- 氨基 -1- 乙基吡唑（0.65%，10）、蓝桉醇（0.59%，11）、1- 石竹烯（0.51%，12）、N, N, -2, 4- 四甲基苯胺（0.35%，13）、α- 石竹烯（0.32%，14）、1,5,7- 十二碳三烯（0.15%，15）、3- 苯基 -2- 丁酮（0.14%，16）。

◆ 图 2-114　广藿香挥发油化学成分

【性味】辛，微温。

【归经】归脾、胃、肺经。

【功效】祛暑解表，化湿醒脾，理气和胃，止呕。

【主治】用于外感暑湿、寒湿、湿温及湿阻中焦所致恶寒发热，头痛、胸膈痞闷、食少身困、呕吐泄泻，妊娠恶阻，胎动不安，口臭，鼻渊，手足癣。祛暑解表宜用藿香叶，理气和中宜用藿香梗。鲜藿香解暑之功教强，夏季泡汤代茶饮，可作清暑饮料。

1.《药性切用》："力能醒脾，祛暑快胃，辟秽，为吐泻腹痛专药。梗主和胃化气，而少温散之力。"

2.《四川中药志》："止呕和胃，除湿辟秽。治肠胃型感冒，湿滞脾阳，寒热头痛，呕吐不欲食，胸脘满闷，痧胀，口臭等证。"

3.《吉林中草药》："祛湿解暑，温胃止呕，行气止痛。治伤暑感冒，脾胃不和，胃腹冷痛。"

【用法用量】内服：3～10g（鲜者加倍）煎汤，不宜久煎，可入丸、散。外用：适量，煎水含漱、浸洗。

【使用注意】阴虚火旺、邪实便秘者禁用。

【现代药理研究】

1.抗菌作用 广藿香有较强抗菌活性，广藿香酮和广藿香醇对金黄色葡萄球菌、幽门螺旋杆菌、大肠埃希菌、痢疾杆菌、枯草杆菌、铜绿假单胞菌、四联球菌、沙门氏菌等都有不同程度的抑制作用。

2.调节肠道运动和消化液分泌作用 广藿香对肠道自发收缩和痉挛收缩都有明显抑制作用，同时可不同程度增加胃酸分泌，显著提高胃蛋白酶活性，促进胰腺分泌淀粉酶。

3.抗病毒作用 广藿香酮和广藿香醇对腺病毒、甲型流感病毒、柯萨奇病毒等具有明显抑制作用。此外，广藿香挥发油对季节性流感病毒，A型流感病毒等均有抑制作用。

佩　兰

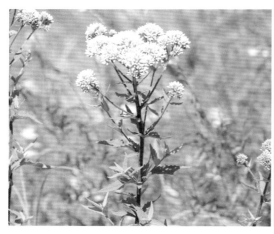

◆　图 2-115　佩兰原植物

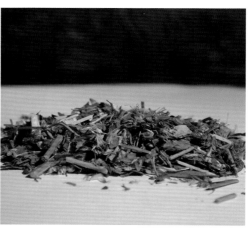

◆　图 2-116　佩兰饮片

【异名】兰草、水香（《神农本草经》），都梁香（李当之《药录》），大泽兰（《雷公炮炙论》），兰泽（《本草拾遗》），燕尾香、香水兰（《开宝本草》），省头草（《唐瑶经验方》），女兰、香草（《本草纲目》），醒头草（《得配本草》）。

【释名】《本草拾遗》曰："妇人和油泽头，故云泽兰。"《本草纲目》云："兰须女子种之，女兰之名，或因乎此。"本品茎叶似兰泽，气味芳香，夏月佩之有辟秽之功，故名佩兰。

【基原】本品为菊科植物佩兰 *Eupatorium fortunei* Turcz. 的干燥地上部分。

【挥发油化学成分】丙烯酸 - 3 -（4 - 甲氧苯基）乙酯（40.50%，1）、香豆素（4.93%，2）、胜红蓟色烯（4.58%，3）、肉桂酸乙酯（4.13%，4）、十五烷（3.13%，5）、麝香草酚（2.22%，6）、邻 - 苯二甲酸二辛酯（1.90%，7）、十六酸（1.18%，8）、吉马酮（1.11%，9）、萘酮（0.87%，10）、角鲨烯（0.81%，11）、α - 榄香烯（0.77%，12）、β - 愈创木烯（0.66%，13）、别香橙烯（0.57%，14）、凡伦橘烯（0.51%，15）等。

【性味】辛，平。

【归经】归脾、胃经。

【功效】解暑化湿，辟秽和中。

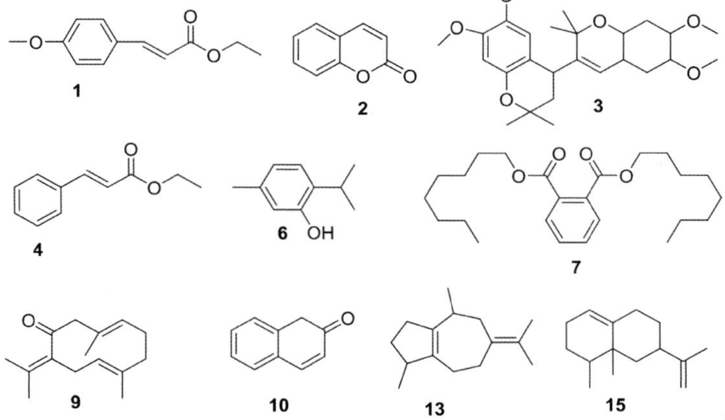

◆ 图 2-117 佩兰挥发油化学成分

【主治】用于外感暑湿或湿温初起，或产后血虚气弱引起的寒热头痛，湿阻中焦，脘痞呕恶，口中甜腻，消渴，水肿。

1.《神农本草经》："主利水道，杀蛊毒，辟不祥；久服益气，轻身不老，通神明。"

2.《本草拾遗》："外主恶气，香泽可作膏涂发。"

3.《本草纲目》："消痈肿，调月经，解中牛马毒。"

【用法用量】内服：3 ～ 10g（鲜品 15 ～ 30g），煎汤。外用：适量煎汤泡洗，或干品适量装香包佩戴。

【使用注意】阴虚血燥，气虚腹胀者慎用。

【现代药理研究】

1. 抗菌作用　佩兰挥发油成分的分子结构与生物膜分子结构相似，容易进入菌体内而抑制其生长，从而发挥抑菌作用。

2. 祛痰作用　佩兰挥发油及对伞花烃灌胃有明显祛痰作用。

3. 兴奋胃平滑肌作用　佩兰可增强离体胃平滑肌的张力，该作用由特异性受体介导，其中增强胃底肌条张力的作用分别由胆碱能 M、N 受体介导，增高胃体肌条张力作用由胆碱能 N 受体介导。

苍术

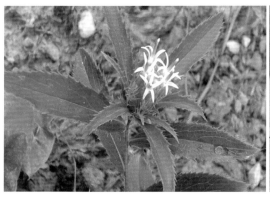

◆ 图 2-118　苍术原植物

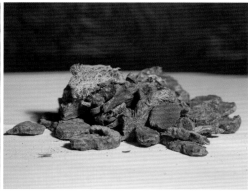

◆ 图 2-119　苍术饮片

【异名】山精（《神农草经》），马蓟（《说文系传》），青术（《水南翰记》），赤术（《本草经集注》），仙术（《本草纲目》）。

【释名】《本草纲目》云："按六书本义，术字篆文，像其根干枝叶之形。"又《异术》言"术者，山之精也，服之令人长生辟谷，致神仙，故有山精、仙术之号。"本品与白术秦汉时期统称术，陶弘景始分为二，因本品根"色苍黑"，故名苍术。

【基原】本品为菊科植物茅苍术 *Atractylodes lancea*（Thunb.）DC. 或北苍术 *Atractylodes chinensis*（DC.）Koidz. 的干燥根茎。

【挥发油化学成分】（2R,4AR,5R,8AS）- 十氢 -5- 羟基 -α,α,4A- 三甲基 -8- 亚甲基 -2- 萘甲醇（23.22%，1）、α - 蒎烯（15.14%，2）、[3S-（3α,5α,8α）]-1,2,3,4,5,6,7,8-

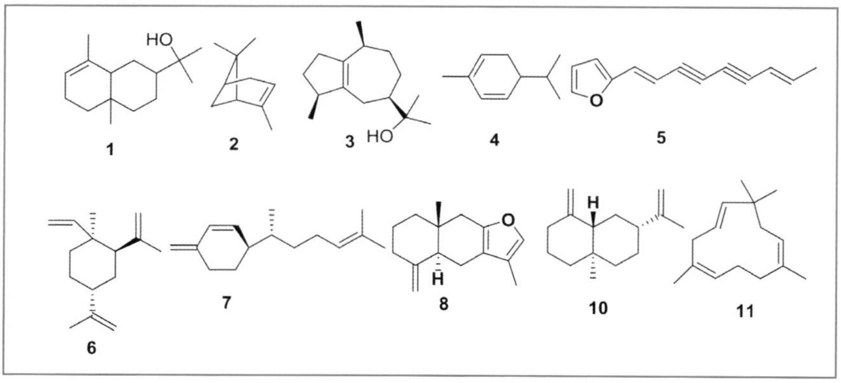

◆ 图 2-120　苍术挥发油化学成分

八氢化 – α, α –3,8– 四甲基 –5– 奥甲醇（14.97%，3）、水芹烯（8.58%，4）、苍术素
（6.77%，5）、β – 榄香烯（2.31%，6）、β – 倍半水芹烯（2.30%，7）、苍术酮（1.85%，
8）、4– 异丙基甲苯（1.38%，9）、β – 瑟林烯（1.17%，10）、葎草烯（0.66%，11）、
伯克拉亚杜伦烯（0.62%，12）。

【**性味**】辛、苦，温。

【**归经**】归脾、胃、肝经。

【**功效**】燥湿健脾，辟秽化浊，祛风散寒。

【**主治**】用于湿困脾胃，脘痞腹胀，呕恶泄泻，水肿，风湿痹痛，带下淋浊，风
湿外感，寒湿着痹，痿证，夜盲症，眼目昏涩。

1.《本草纲目》："治湿痰留饮，或挟淤血成窠囊，及脾湿下流，浊沥带下，滑泻
肠风。"

2.《珍珠囊》："诸肿湿非此不能除，能健胃安脾。"

3.《本草正要》："苍术其性温散，故能发汗宽中，调胃进食，去心腹胀痛、霍乱
吸吐解诸郁结，逐山岚寒疫，散风眩头痛，消痰癖气块、水肿胀满。其性燥湿，故
治冷痢冷泄泻、肠风、寒湿诸疮。"

【**用法用量**】内服：3～9g，煎汤，熬膏或入丸、散。外用：适量，煎水泡洗。

【**使用注意**】阴虚内热、出血者忌用，气虚多汗者慎用。

【**现代药理研究**】

1. 对消化系统的作用　苍术可减轻乙酸对胃黏膜的损伤，机制与减轻胃组织炎性
细胞浸润、胃黏膜充血、水肿等形态学改变有关。还能上调胃组织中表皮生长因子
和三叶因子 –2 的基因表达，提高胃和血清中表皮生长因子、三叶因子 –2、胃泌素和
胃动素水平。

2. 保肝作用　茅苍术提取物及 β – 桉叶醇、茅术醇、苍术酮对四氯化碳所致的
鼠肝细胞损害均有明显改善作用。此外，苍术酮对叔丁基过氧化物诱导的 DNA 损伤
及大鼠肝细胞毒性有改善作用。

3. 抗菌抗病毒作用　苍术对金黄色葡萄球菌、结核杆菌、大肠杆菌、枯叶杆菌
和铜绿假单胞菌均有明显抑制作用。

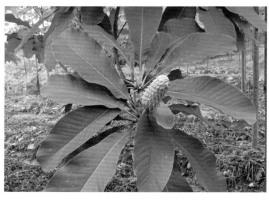

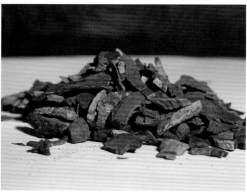

◆ 图 2-121　厚朴原植物　　　　　◆ 图 2-122　厚朴饮片

【异名】厚皮（《吴普本草》），赤朴（《名医别录》），烈朴（《日华子本草》），重皮（《广雅》）。

【释名】《本草纲目》云："其木质朴而皮厚，味辛烈而色紫赤，故有厚朴、烈、赤诸名"。朴之本义曰木皮，本品皮厚，故名厚朴。

【基原】本品为木兰科植物厚朴 *Magnolia officinalis* Rehd. et Wils. 或凹叶厚朴 *Magnolia officinalis* Rehd.et Wils.var.*biloba* Rehd. et Wils. 的干燥干皮、根皮及枝皮。

【挥发油化学成分】β-桉叶醇（23.88%，1）、α-桉叶醇（13.34%，2）、γ-桉叶醇（10.6%，3）、石竹烯氧化物（8.14%，4）、α-蒎烯（6.66%，5）、间异丙基-聚伞花素（5.04%，6）、雪松醇（4.66%，7）、D-柠檬烯（3.77%，8）、β-葎草烯（3.56%，9）、4（14）,11-桉叶二烯（3.14%，10）、石竹烯（2.72%，11）、丹皮酚（2.61%，12）、桉叶油素（2.15%，13）、α-松油醇（1.75%，14）、杜松二烯（1.70%，15）、二萘嵌苯（1.65%，16）、芳樟醇（1.58%，17）、n-棕榈酸（1.39%，18）、莰烯（1.38%，19）、β-蒎烯（1.38%，20）、4-（2-丙烯基）苯酚（1.17%，21）、茅术醇（1.16%,22）、α-古芸烯（1.14%,23）、瓦伦烯（1.14%,24）、胡椒烯（0.99%，25）。

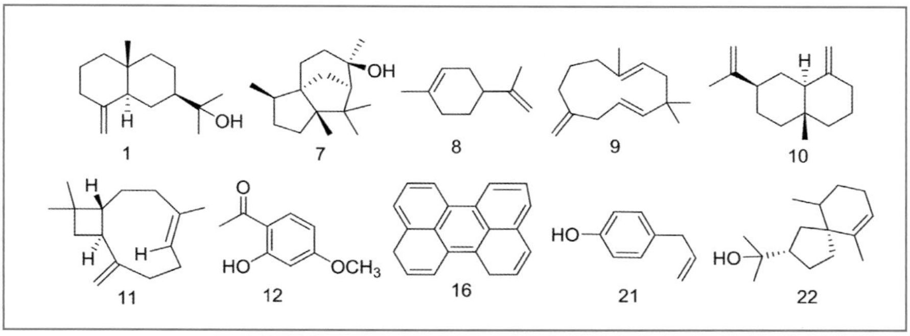

◆　图 2-123　厚朴挥发油化学成分

【性味】苦、辛，温。

【归经】归脾、胃、肺、大肠经。

【功效】温中燥湿，下气除满，化痰平喘。

【主治】用于胃肠积滞，湿阻中焦，腹胀便秘，脘痞吐泻，痰饮咳喘，痰壅气逆，胸满咳喘，咽中梗阻。

1.《神农本草经》："主中风伤寒，头痛寒热，惊悸，气血痹，死肌，去三虫。"

2.《药性论》："主疗积年冷气，腹内雷鸣，虚吼，宿食不消，除痰饮，去结水，破宿血，消化水谷，止痛。大温胃气，呕吐酸水。主心腹胀满，病人虚而尿白。"

3.《本草述录》："温中，散结气，除胀满，湿滞胃中，冷逆呕吐，腹痛泄利，寒湿霍乱，化水谷，解暑，利膈宽胸。"

【用法用量】内服：3 ～ 10g，煎汤，或入丸、散。

【使用注意】体虚及孕妇慎用；气虚、津伤血枯者禁用。

【现代药理研究】

1. 抗肿瘤作用　厚朴酚在体外可抑制人急性髓系白血病 HL-60 细胞的增殖，并诱导 HL-60 细胞的早期凋亡，其机制可能与厚朴酚提高半胱氨酸蛋白酶的表达，下调抗凋亡基因 Bcl-2 蛋白及上调凋亡基因 Bax 蛋白表达水平有关。

2. 对心脑血管的作用　厚朴可提高血液中超氧化物歧化酶的活力，改善心肌细胞的损伤，保护大鼠心肌缺血 / 再灌注造成的损伤；厚朴酚可通过改善大鼠脑缺血时的神经细胞损伤，降低组织坏死程度，对脑缺血发挥保护作用。

3. 抗菌作用　厚朴酚可抑制金黄色葡萄球菌，减少其分泌 α - 溶血素，抑制其所造成的感染。

砂 仁

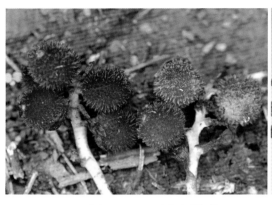 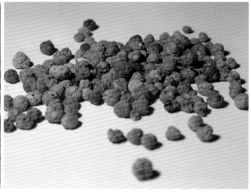

◆ 图 2-124 砂仁原植物　　　　◆ 图 2-125 砂仁饮片

【异名】缩砂蜜（《药性论》），缩砂仁（《医学启源》），缩砂密（《本草纲目》）。

【释名】《本草纲目》云："名义未详。藕下白蒻多密，取其密藏之意。此物实在根下，仁藏壳内，亦或此意欤？"《本草原始》曰："此物实在根下，皮紧后缩皱，仁类砂粒，密藏壳内，故名缩砂密也，俗呼砂仁。"

【基原】本品为姜科植物阳春砂 *Amomum villosum* Lour.、绿壳砂 *Amomum villosum* Lour.var.*xanthioides* T.L.Wu et Senjen 或海南砂 *Amomum longiligulare* T.L.Wu 的干燥成熟果实。

【挥发油化学成分】樟脑（62.85%，1）、龙脑（14.04%，2）、乙酸龙脑酯（9.58%，3）、芳樟醇（2.01%，4）、1,8-桉叶素（1.47%，5）、庚烷（0.96%，6）、柠檬烯（0.75%，7）、香芹酮（0.47%，8）、石竹烯（0.47%，9）、石竹烯氧化物（0.41%，10）、α-萜品醇（0.37%，11）、β-甜没药烯（0.35%，12）、茨烯（0.35%，13）、牻杷烯（0.35%，14）、香芹醇（0.33%，15）、雪松醇（0.33%，16）、甲苯（0.31%，17）、β-香叶烯（0.31%，18）、δ-杜松烯（0.29%，19）、榄香醇（0.29%，20）、4-萜品醇（0.25%，21）、橙花叔醇（0.21%，22）、4-甲氧基苯甲醛（0.16%，23）、葑酮（0.15%，24）、异龙脑（0.14%，25）、橙花醇（0.14%，26）。

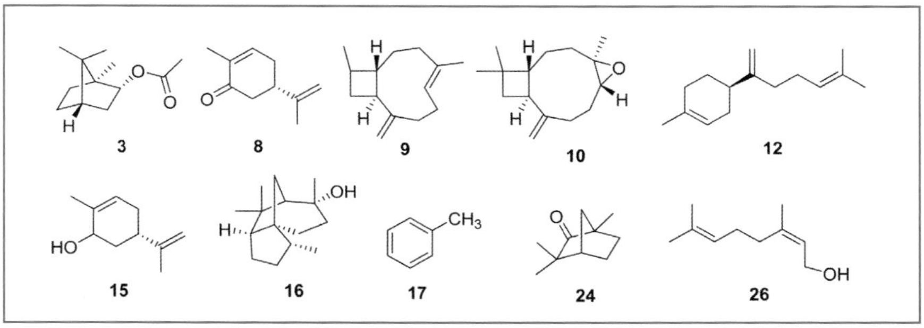

◆ 图 2-126 砂仁挥发油化学成分

【性味】辛，温。

【归经】归脾、胃、肾经。

【功效】化湿开胃，温中止泻，理气安胎。

【主治】用于湿阻中焦，脾胃气滞，脘腹胀痛，不思饮食，恶心呕吐，脾胃虚寒吐泻，妊娠气滞恶阻及胎动不安。

1.《药性论》："主冷气腹痛，止休息气痢，劳损，消化水谷，温暖脾胃。"

2.《本草纲目》："补肺醒脾，养胃益肾，理元气，通滞气，散寒饮胀痞，噎膈呕吐，止女子崩中，除咽喉口齿浮热，化铜铁骨鲠。"

3.《医林纂要》："润肾，补肝，补命门，和脾胃，开郁结。"

【用法用量】内服：3 ～ 6g，煎汤后下，或入丸、散。

【使用注意】阴虚血燥，火热内炽者忌用。

【现代药理研究】

1. 胃肠保护作用 南砂仁对大鼠胃黏膜损伤有保护作用，其机制可能与提高三叶因子蛋白表达有关；砂仁可以促进胃排空和促进胃蠕动，促进 P 物质及胃动素的释放可能是其主要作用机制。

2. 镇痛、抗炎、止泻作用 砂仁提取物可提高热板致痛小鼠的痛阈值，减少醋酸致痛小鼠的扭体次数；能够抑制番泻叶所致小鼠腹泻，抗腹泻机理主要为抑制炎症反应。

3. 抑菌、调节菌群作用 砂仁挥发油对红色毛癣菌、沙门氏菌、金黄色葡萄球菌、粪肠球菌、枯草芽孢杆菌、大肠杆菌、石膏样小孢子癣菌、铜绿假单胞菌、须毛癣菌和肺炎克雷伯菌有抑制作用；并且砂仁水提液口服可改善抗生素所致的肠道菌群失调。

草 豆 蔻

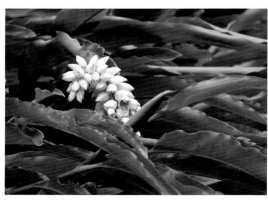

◆ 图 2-127　草豆蔻原植物

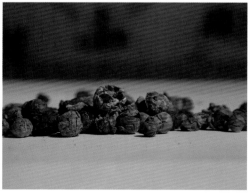

◆ 图 2-128　草豆蔻饮片

【异名】豆蔻（《名医别录》），草蔻（《本草从新》），豆蔻子（《广济方》），大草蔻（《药材资料汇编》），偶子（《中药志》），漏蔻（《南方异物志》）。

【释名】按扬雄《方言》云："凡物盛多曰蔻。豆蔻之名，或取此义。豆，象形也。"《本草衍义》曰："豆蔻，草豆蔻也，气味极辛，微香。此是对肉豆蔻而名。"

【基原】本品为姜科植物草豆蔻 *Alpinia katsumadai* Hayata 的干燥近成熟种子。

【挥发油化学成分】法呢醇（18.02%，1）、1,8- 桉叶油素（13.94%，2）、月桂酸（9.25%，3）、棕榈酸（8.58%，4）、肉豆蔻酸（7.37%，5）、L - 芳樟醇（5.59%，6）、

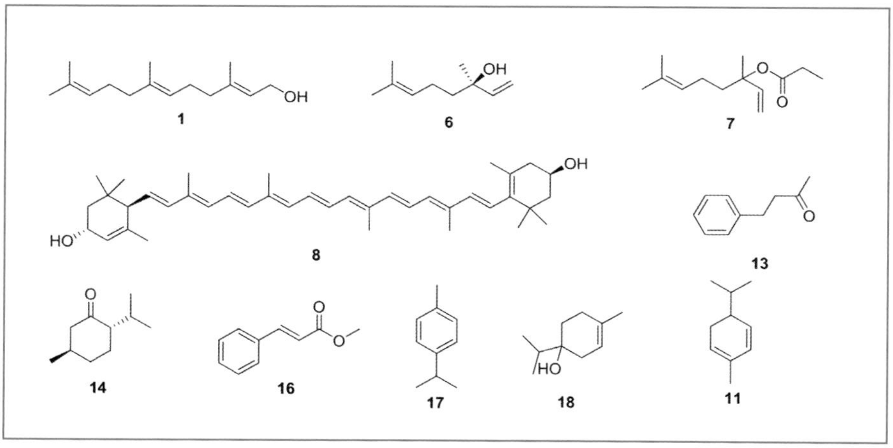

◆ 图 2-129　草豆蔻挥发油化学成分

丙酸芳樟酯（5.50%，7）、胡萝卜醇（4.34%，8）、油酸（3.79%，9）、r-依兰油醇（2.35%，10）、α-水芹烯（2.23%，11）、癸酸（1.49%，12）、苄基丙酮（1.37%，13）、薄荷酮（1.29%，14）、内龙脑（1.03%，15）、肉桂酸甲酯（0.98%，16）、对-聚伞花素（0.90%，17）、松油烯-4-醇（0.72%，18）。

【性味】辛，温。

【归经】归脾、胃经。

【功效】燥湿行气，温中止呕。

【主治】用于寒湿中阻，脘腹冷痛，痞满作胀，呕吐泄泻，食谷不化，口臭，痰饮，瘴疟。

1.《名医别录》："主温中，心腹痛，呕吐，去口臭气。"

2.《本草纲目》："治瘴疠寒疟，伤暑吐下泄痢，噎膈反胃，痞满吐酸，痰饮积聚，妇人恶阻带下，除寒燥湿，开郁破气，杀鱼肉毒。"

3.《本草求原》："主呕吐，健脾消食，冷气胀满，短气，泄泻，虚弱不食，霍乱烦渴，及客寒侵而心胃腹痛、腰痛，著痹，瘈瘲。"

【用法用量】内服：3～6g，煎汤宜后下；或入丸、散。

【使用注意】无寒湿者慎用；阴虚血少、津液不足者禁用。

【现代药理研究】

1. 胃肠保护作用　草豆蔻对大鼠醋酸性胃溃疡有较好治疗作用；草豆蔻提取物有显著的促进胃肠动力作用，可能与增加血液和胃肠道空肠组织胃动素和P物质含量有关。

2. 抗炎作用　草豆蔻抗炎的化学成分及作用机制主要集中在黄酮类成分，黄酮可抑制炎症信号通路的激活，抑制炎性介质的释放。

3. 抗肿瘤作用　草豆蔻通过对免疫系统的调节、影响细胞有丝分裂G0/G1期、下调肿瘤细胞中抗凋亡基因蛋白以及上调促凋亡基因蛋白的表达等，抑制肿瘤细胞的生长和转移，最终导致肿瘤细胞的凋亡。对肺癌、肝癌等肿瘤细胞均有一定抑制作用。

豆 蔻

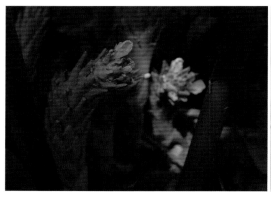

◆ 图 2-130 豆蔻原植物

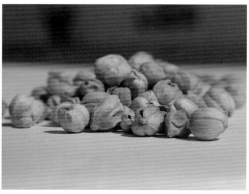

◆ 图 2-131 豆蔻饮片

【异名】白蔻（《本草经解》），多骨（《本草拾遗》），（《开宝本草》），壳蔻（《本经逢原》）。

【释名】本品花果色白，形似草豆蔻，故名白豆蔻。

【基原】本品为姜科植物白豆蔻 *Amomum kravanh* Pierre ex Gagnep. 或爪哇白豆蔻 *Amomum compactum* Soland ex Maton 的干燥成熟果实。

【挥发油化学成分】桉油精（65.81%，1）、对伞花稀（3.57%，2）、柠檬油烯（2.94%，3）、β-蒎烯（2.54%，4）、松油醇（2.23%，5）、α,α,4-三甲基-3-环己稀-1-甲醇乙酸酯（1.37%，6）、α-蒎烯（1.02%，7）、1,3,3-三甲基双环[2.2.1]庚-2-酮（0.83%，8）、松油烯-4-醇（0.74%，9）、α-水芹烯（0.67%，10）、β-月桂烯（0.48%，11）、γ-萜烯（0.46%，12）、3,7-二甲基-1,6-辛二烯-3-醇（0.41%，

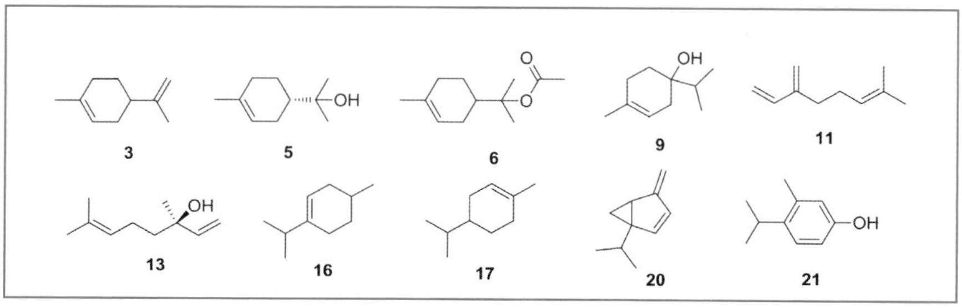

◆ 图 2-132 豆蔻挥发油化学成分

13）、β–水芹烯（0.41%，14）、p–甲基–8–蒽–1–醇（0.34%，15）、4–甲基–1–（1–甲基乙基）–环己烯（0.19%，16）、1–甲基–4–（1–甲基乙基）–环己烯（0.17%，17）、龙脑（0.14%，18）、3–蒈烯（0.12%，19）、4–亚甲基–1–（1–甲基乙基）双环 [3.1.0]–2–己烯（0.10%，20）、3–甲基–4–异丙基苯酚（0.09%，21）。

【性味】辛，温。

【归经】归肺、脾、胃经。

【功效】化湿行气，温中止呕。

【主治】用于湿阻中焦，脾胃气滞，脘腹胀满，饮食不消，湿温初起，胸闷不饥，呕吐呃逆。

1.《开宝本草》："主积冷气，止吐逆，反胃，消谷下气。"

2.《本草经疏》："白豆蔻，主积冷气及伤积吐逆，因寒反胃，暖能消物，故又主消谷，温能通行，故主下气。东垣用以散肺中滞气，宽膈进食，去白晴翳膜，散滞之功也。"

3.《本草纲目》："治噎膈，除疟疾寒热，解酒毒。"

【用法用量】内服：3～6g，煎汤宜后下；或入丸、散。

【使用注意】阴虚血燥者禁用，火热气逆作呕者不宜使用。

【现代药理研究】

1. 对肠道的作用　白豆蔻挥发油对肠道平滑肌运动有抑制作用。

2. 抗氧化作用　白豆蔻精油有体外清除羟自由基和清除超氧阴离子自由基活性。

3. 肾保护作用　白豆蔻挥发油对链脲佐菌素所致的糖尿病肾病和阿霉素所致的肾损伤有保护作用。

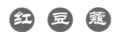

红 豆 蔻

【异名】良姜子（《本草述录》），红蔻（《本草述钩元》），红扣（《中药志》）。

【释名】本品果色红，形似草豆蔻，故名红豆蔻。

【基原】本品为姜科植物大高良姜 *Alpinia galanga* Willd. 的干燥成熟果实。

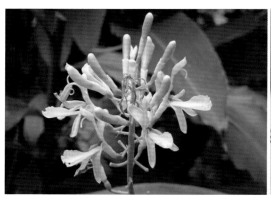 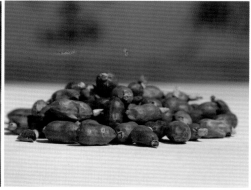

◆ 图2-133 红豆蔻原植物　　　　　◆ 图2-134 红豆蔻饮片

【挥发油化学成分】α-布黎烯（9.75%，1）、顺-γ-杜松烯（9.44%，2）、愈创醇（5.64%，3）、顺-澳白檀醇（4.59%，4）、α-檀香萜（4.46%，5）、α-愈创木烯氧化物（3.88%，6）、菖蒲酮（3.14%，7）、香茅醇乙酸酯（2.78%，8）、罗汉柏二烯（2.65%，9）、α-杜松醇（2.51%，10）、十六酸（2.50%，11）、反-肉桂烯乙酸酯（2.49%，12）、α-菖蒲二烯（2.19%，13）、戊烯基-3,4-二氧苯并呋喃酮（2.09%，14）、α-古芸烯（2.02%，15）。

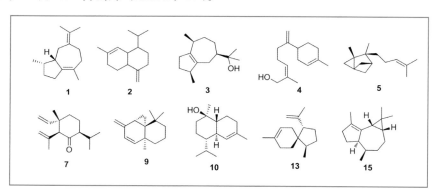

◆ 图2-135 红豆蔻挥发油化学成分

【性味】辛，温。

【归经】归脾、胃经。

【功效】温中散寒，行气止痛，解酒毒。

【主治】用于脘腹冷痛，食积腹胀，呕吐泻痢，噎膈反胃，饮酒过度所致的胃肠不适。

1.《药性论》："治冷气腹痛，消瘴雾气毒，去宿食，温腹肠，吐泻，痢疾。"

2.《本草纲目》："治噎膈反胃，虚疟寒胀，燥湿散寒。"

3.《本经逢原》："止呕进食，大补命门相火。"

【用法用量】内服：3～6g，煎汤。外用：适量研末搐鼻或调搽。

【使用注意】阴虚有热者禁用。

【现代药理研究】

1.胃肠保护作用　红豆蔻有抗溃疡及胃黏膜保护作用，可通过降低胃酸分泌量保护胃黏膜。

2.抗菌作用　通过萃取法及超高效液相等方法进行实验发现红豆蔻中的二萜类化合物对白色念珠菌、季也蒙假丝酵母、热带假丝酵母、产朊假丝酵母都有一定抗菌活性。

3.祛痰作用　红豆蔻根茎石油醚提取物有祛痰作用，其挥发性成分可直接刺激支气管腺体，促进其分泌。

4.降血糖作用　红豆蔻根茎对糖尿病模型家兔无降血糖作用，而对正常大鼠有降血糖作用。红豆蔻根茎中可能含有刺激胰岛分泌胰岛素的成分。

草　果

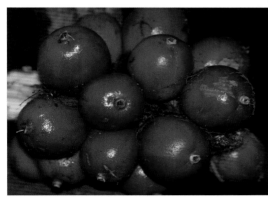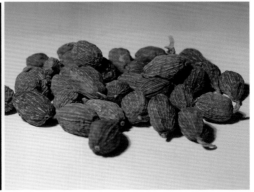

◆　图 2-136　草果原植物　　　　　◆　图 2-137　草果饮片

【异名】草果子（《小儿卫生总微论方》），草果仁（《传信适用方》）。

【释名】《本草纲目》云："今虽不专为果，犹入茶食料用。尚有草果之称焉。"换言之，草果虽被归入草部，"不专为果"，但因其"犹入茶食料用"，故仍与果部沾边。可渭草部与果部两者兼顾，以此而有草果名。

【基原】本品为姜科植物草果 *Amomum tsao-ko* Crevost et Lemaire 的干燥成熟果实。

【挥发油化学成分】桉油精（14.58%，1）、柠檬醛（6.66%，2）、α，α，4–三甲基 –3– 环己烯 1– 甲醇（8.49%，3）、α – 蒎烯（5.65%，4）、4– 松油醇（4.55%，5）、β – 蒎烯（4.54%，6）、3,7– 二甲基 –2,6– 辛二烯醇乙酸酯（4.53%，7）、α – 水芹烯（3.28%，8）、2– 甲基 –3– 苯基 2– 丙烯醛（3.21%，9）、1– 甲基 –4– 异丙基 –1,4– 环己二烯（1.96%，10）、1– 甲基 –3– 异丙基 – 环己烯（1.91%，11）、橙花叔醇（1.79%，12）、1– 甲基 –4– 异丙基 –2– 环己烯 –1– 醇（1.64%，13）、β – 水芹烯（1.53%，14）、2– 十三烯醛（1.19%，15）、2– 甲基丁醛（1.03%，16）、3– 甲基丁醛（1.02%，17）、2– 癸烯醇乙酸酯（0.74%，18）、庚醛（0.44%，19）、戊醛（0.38%，20）、1, 2, 3, 5, 6, 8a– 六氢 –4,7– 二甲基 –1– 异丙基萘（0.30%，21）。

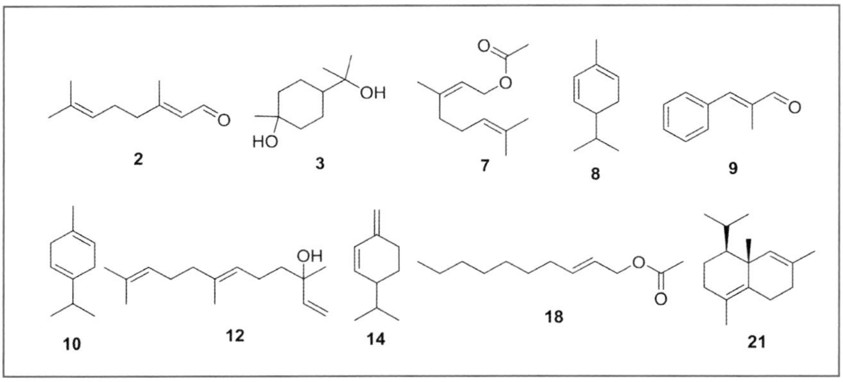

◆ 图 2–138　草果挥发油化学成分

【性味】辛，温。

【归经】归脾、胃经。

【功效】燥湿温中，辟秽截疟。

【主治】用于胸膈痞满，脘腹冷痛，寒湿中阻，恶心呕吐，泄泻下痢，食积不消。

　　1.《本草折衷》："主温中，去恶气，止呕逆，定霍乱，消酒毒，快脾暖胃。"

　　2.《医学入门》："温脾胃而止呕吐，治脾寒湿、寒痰之剂也。益真气，又消一切冷气膨胀，化疟母，消宿食，解酒毒、果积，乃其主也。兼辟瘴解瘟。"

　　3.《品汇精要》："消宿食，导滞逐邪，除胀满，去心腹中冷痛。截诸般疟疾，治山岚瘴气。"

　　4.《本草逢原》："除寒，燥湿，开郁，化食，利隔上痰，解面食、鱼、肉诸毒。"

【用法用量】内服：煎汤 3 ～ 6g；或入丸、散。

【使用注意】阴虚血少者禁用。

【现代药理研究】

1. 调节胃肠功能　草果可以拮抗由乙酰胆碱引起的小鼠腹痛以及拮抗肾上腺素引起的回肠运动抑制和乙酰胆碱引起的回肠痉挛作用。

2. 减肥降脂和降糖作用　草果极性部位含有大量的儿茶素和表儿茶素，可以通过抑制脂肪吸收和促进脂肪氧化发挥减肥降脂作用。

3. 抗氧化作用　草果加热回流提取物具有清除过氧化氢的能力，且与剂量成正相关。

4. 抗肿瘤作用　不同浓度草果挥发油对肝癌 HepG2 细胞系的毒性作用呈明显浓度依赖性，高浓度作用下出现大量凋亡小体，核区染色质浓缩及 DNA 断裂，其抗肿瘤作用机制可能与诱导细胞凋亡有关。

第五节　芳香温里药

凡能温里祛寒，用以治疗里寒证的芳香中药，称为芳香温里药。本类药物药性偏温热，具有温中祛寒及益火扶阳等作用，适用于里寒之证，即《内经》所言"寒者温之"。临床使用温里药时，当外寒内侵，如有表证未解的，应适当配合解表药同用；当夏季天气炎热，或素体火旺，剂量宜酌量减轻。温里药适应病症不同，具有祛寒回阳、温肺化饮、温中散寒以及暖肝止痛等功能，须根据辨证选择相适应的药物进行治疗。

本类药物多辛温燥烈，易于伤津耗液，凡属阴虚患者均应慎用。可用于真寒假热之证；对真热假寒病证不可应用。若是真寒假热，服祛寒药后出现呕吐现象，是为格拒之象，可采用冷服之法。

本类药物药性温燥，容易耗损阴液，故阴虚火旺、阴液亏少者慎用；个别药物孕妇阴虚忌用。祛寒药中肉桂等，在应用时必须注意用量、用法以及注意事项。

干 姜

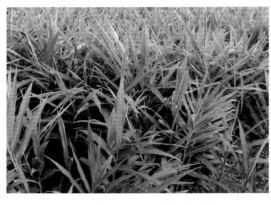 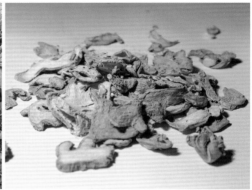

◆ 图 2-139　干姜原植物　　　　◆ 图 2-140　干姜饮片

【异名】均姜（《本草纲目》），白姜（《三因方》）。

【释名】《本草纲目》云："姜作薑，云御湿之菜也……姜能薑御百邪，故谓之姜。"其干燥品称为干姜。

【基原】本品为姜科植物姜 *Zingiber officinale* Rosc. 的干燥根茎。

【挥发油化学成分】4- 甲基 -1-（1- 甲基乙基）- 二环 [3.1.0] 己 -2- 烯（9.93%，1）、桉叶油醇（9.83%，2）、冰片（9.13%，3）、莰烯（8.19%，4），[S-（R*,S*）]- 2- 甲基 -5-（1,5- 二甲基 -4- 己烯基）-1,3- 环己二烯（6.28%，5）、（E）- 柠檬醛（3.69%，6）、α- 松油醇（3.49%，7）、芳樟醇（2.72%，8）、（1R）-（+）-α 蒎烯（2.54%，9）、β- 倍半水芹烯（2.54%，10）、1- 甲基 -4-（1- 亚甲基 -5- 甲基 -4- 己烯基）环己烯（2.50%，11）、右旋柠檬烯（2.43%，12）、α- 姜黄烯（2.21%，13）、β- 桉叶醇（1.61%，14）、香茅油（1.40%，15）、（R）-4- 萜烯醇（1.36%，16）、1- 甲基 -4-（1- 甲基乙基）-1,4- 环己二烯（1.06%，17）、角鲨烯（0.99%，18）、（1α,4aβ,8aα）-1,2,3,4,4a,5,6,8a- 八氢 -7- 甲基 -4- 亚甲基 -1-（1- 甲基乙基）- 萘（0.84%，19）、甲基壬基甲酮（0.84%，20）、（2R）-1,2,3,4,4a,5,6,7- 八氢 -α,α,4a,8- 四甲基萘酚（0.78%，21）、（E,E）-1,5- 二甲基 -8-（1- 甲基亚甲基）-1,5- 环癸二烯（0.67%，22）、牻牛儿醇醋酸酯（0.62%，23）、6- 甲基 -5- 庚烯 -2- 酮（0.61%，24）、2- 莰酮（0.58%，25）、2- 氨基 -7- 甲基 -4（1H）- 蝶啶酮（0.52%，26）。

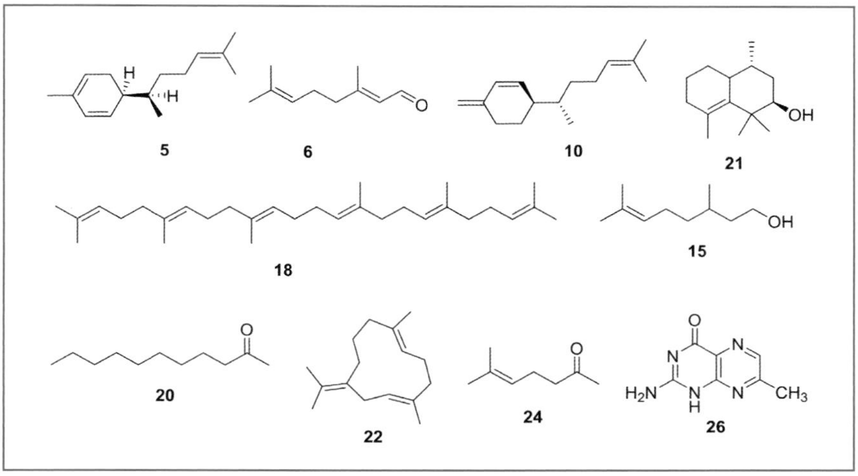

◆ 图 2-141　干姜挥发油化学成分

【性味】辛，热。

【归经】归脾、胃、心、肺经。

【功效】温中散寒，回阳通脉，温肺化饮。

【主治】用于脘腹冷痛，呕吐泄泻，胸痹心痛，亡阳厥逆，寒湿痹痛，寒饮喘咳。

1.《本草经集注》："杀半夏、莨菪毒。"

2.《药性论》："治腰肾中疼冷，冷气，破血，去风，通四肢关节，开五脏六腑，去风毒冷痹，夜多小便。治嗽，温中，用秦艽为使，主霍乱不止，腹痛，消胀满冷痢，治血闭。病人虚而冷，宜加用之。"

3.《长沙药解》："燥湿温中，行郁降浊，下冲逆，平咳嗽，提脱陷，止滑泄。"

【用法用量】内服：3 ～ 10g 煎汤，或入丸、散。外用：适量，煎汤洗或研末调敷。

【使用注意】阴虚内热、血热妄行者禁用。

【现代药理研究】

1. 镇痛、抗炎作用　干姜的镇痛抗炎成分主要是脂溶性姜酚类，另干姜醚提物和水提物也都有显著镇痛抗炎作用。

2. 抗肿瘤作用　6- 姜酚和 6- 非洲豆蔻醇其细胞毒性和抑制肿瘤增殖机制与促进细胞凋亡有关。在淋巴细胞增殖试验中，干姜提取物对促细胞分裂剂刀豆球蛋白 α 诱导的增殖有抑制作用。

3.对消化系统作用　干姜醚提物可以对抗应激性胃溃疡和结扎幽门所致的溃疡以及蓖麻油引起的腹泻。

4.抗缺氧作用　干姜醚提物具有抗缺氧作用，柠檬醛是其中抗缺氧主要有效成分之一。

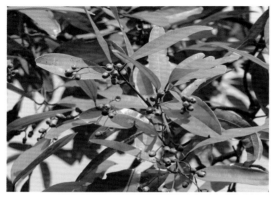
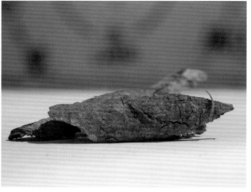

◆　图 2-142　肉桂原植物　　　　　◆　图 2-143　肉桂饮片

【异名】牡桂（《神农本草经》），桂（《名医别录》），大桂（《唐本草》），简桂（《新修本草》），辣桂（《认斋直指方》），玉桂（《本草求原》），紫桂（《药性论》）。

【释名】桂，因其叶脉如圭而得名。《桂海虞衡志》曰："凡木叶心皆一纵理，独桂有两道如圭形，故字从圭。"《埤雅》云："桂尤圭也，宜导白药，为之先聘通史，如执之使也。"入药以皮厚如肉者佳，故名肉桂。

【基原】本品为樟科植物肉桂 *Cinnamomum cassia* Presl 的干燥树皮。

【挥发油化学成分】桂皮醛（83.10%，1）、反式桂皮醛（3.44%，2）、邻甲氧基桂皮醛（2.61%，3）、苯丙醛（1.23%，4）、苯丙烯醇（1.01%，5）、反式醋酸肉桂酯（0.92%，6）、反式莰醇（0.66%，7）、丹皮酚（0.63%，8）、苯甲醛（0.59%，9）、荜澄茄醇（0.50%，10）、1,2,3,4,4a,7-六氢-1,6-二甲基-4-（1-甲基乙基）萘（0.32%，11）、苯并呋喃（0.32%，12）、δ-杜松烯（0.30%，13）、α-衣兰油烯（0.29%，14）、α-松油醇（0.27%，15）、β-没药烯（0.11%，16）。

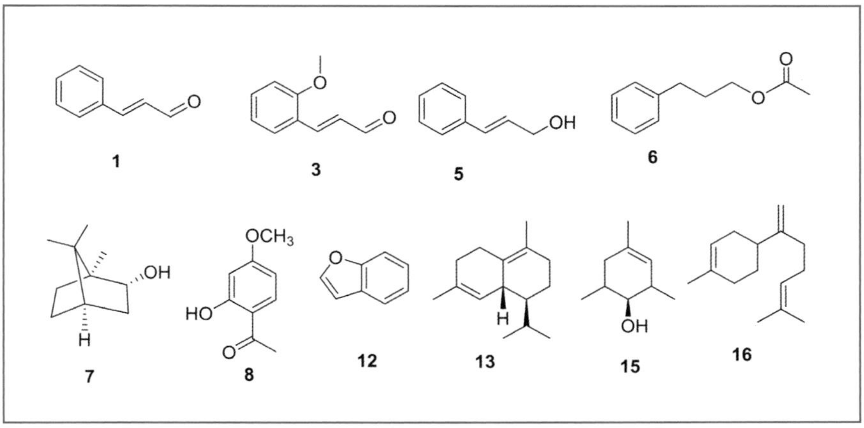

◆　图 2-144　肉桂挥发油化学成分

【性味】辛、甘，大热。

【归经】归肾、心、脾、肝经。

【功效】补火助阳，引火归原，散寒止痛，温经通脉。

【主治】用于肾阳不足，畏寒肢冷，腰膝冷痛，阳痿宫冷，肾气虚引起的气短喘促，浮肿尿少；脾肾阳虚，脘腹冷痛，食少便溏；虚火上炎，火不归原，上热下寒，面赤足冷，头晕耳鸣，口舌糜烂；寒湿痹痛，寒疝，寒凝血滞之痛经闭经，产后瘀滞腹痛，阴疽流注，痈疡脓成不溃，或溃后不敛。

1.《名医别录》："主温中，利肝肺气，心腹寒痛，冷疾，霍乱转筋，头痛，腰痛，出汗，止烦，止唾，咳嗽，鼻衄；能堕胎，坚骨节，通血脉，理疏不足，宣导百药无所畏。久服神仙，不老。"

2.《药性论》："主治九种心痛，杀三虫，主破血，通利月闭，治软脚痹不仁，胞衣不下，除咳逆，结气、拥痹，止腹内冷气，痛不可忍，主下痢，鼻息肉。"

3.《得配本草》："补命门之相火，通上下之阴结，升阳气以交中焦，开诸窍而出浊阴，从少阳纳气归肝，平肝邪扶益脾土，一切虚寒治病并宜治之。"

【用法用量】内服：1～5g，煎汤，不宜久煎，宜后下，研末 0.5～1.5g，或入丸、散。外用：适量，研末调敷或浸酒涂擦。

【使用注意】阴虚火旺，里有实热，血热妄行及孕妇忌用。畏赤石脂。

【现代药理研究】

1. 扩张血管作用　肉桂的主要成分桂皮醛能够扩张外周血管、改善血管末梢血液循环，有一定抗休克作用。此外，肉桂酸能减少心肌缺血再灌注损伤。单体香豆素也可预防静脉或动脉血栓形成，提高离体心脏的冠脉血流量。

2. 抗胃溃疡作用 肉桂提取物能增加胃黏膜血流量、改善循环，预防胃溃疡的发生。肉桂醛还可调节肠道上皮细胞中紧密连接蛋白和氨基酸转运蛋白的表达，改善肠黏膜屏障功能，促进营养物质的吸收。

3. 抑菌作用 肉桂的主要成分反式肉桂醛对阪崎克罗诺肠杆菌有抑制作用，可能是通过增强耐药菌株对抗生素的敏感性而发挥作用。

4. 抗肿瘤作用 肉桂总多酚能调节 p38 丝裂原活化蛋白激酶信号蛋白和细胞周期 B1 信号蛋白，通过破坏处于 G2/M 期推动细胞中关键磷酸化 / 去磷酸化信号事件来抑制白血病细胞系的增殖。肉桂醛可能通过调节 p21 和细胞周期蛋白依赖性激酶 4 的蛋白表达来抑制人肝癌细胞 HepG2 的增殖。此外，肉桂醛也可能通过参与细胞内雷帕霉素靶蛋白信号通路的调节过程发挥对宫颈癌细胞的抗肿瘤生物活性。

5. 抗氧化作用 桂皮醛能通过提高胰腺组织抗氧化酶的活性，抑制活性氧自由基等的产生，起到保护线粒体功能和胰腺细胞的作用。

 吴 茱 萸

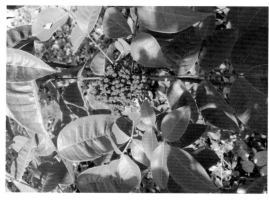

◆ 图 2-145 吴茱萸原植物

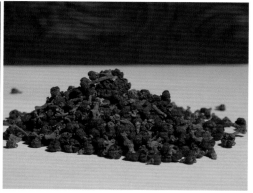

◆ 图 2-146 吴茱萸饮片

【异名】食茱萸（《新修本草》），欓子（《本草拾遗》），吴萸（《草木便方》）。

【释名】《本草纲目》云："茱萸二字义未详。"《本草拾遗》云："茱萸南北总有，入药以吴地者为好，所以有吴之名也。"按茱当从朱，言果实色红也；萸，当从臾，言木形瘦小也。

【基原】本品为芸香科植物吴茱萸 *Euodia rutaecarpa*（Juss.）Benth..、石虎 *Euodia rutaecarpa*（Juss.）Benth. var. *officinalis*（Dode）Huang. 或疏毛吴茱萸 *Euodia rutaecarpa*（Juss.）Benth. var. *bodinieri*（Dode）Huang 的干燥近成熟果实。

【挥发油化学成分】（Z）– 罗勒烯（60.57%，1）、（E）– 罗勒烯（9.11%，2）、月桂烯（5.94%，3）、芳樟醇（2.14%，4）、β – 榄香烯（2.04%，5）、β – 石竹烯（1.78%，6）、β – 松油烯（1.62%，7）、吉玛烯（1.44%，8）、2,4,6– 辛三烯醛（1.03%，9）、（4E,6Z）–2,6– 二甲基 –2,4,6– 辛三烯（0.98%，10）、α – 法尼烯（0.84%，11）、6– 甲基 –3,5– 戊二烯 –2– 酮（0.73%，12）、（–）– α – 芹子烯（0.64%，13）、2– 十五酮（0.52%，14）、氧化石竹烯（0.46%，15）。

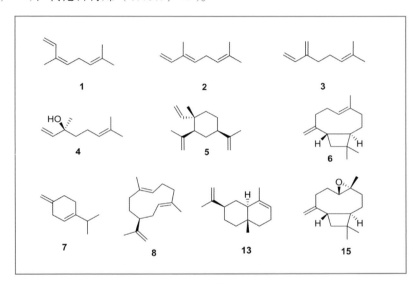

◆　图 2–147　吴茱萸挥发油化学成分

【性味】辛、苦，热。有小毒。

【归经】归肝、脾、胃、肾经。

【功效】散寒止痛，降逆止呕，助阳止泻。

【主治】用于脘腹冷痛，肝火犯胃，肝胃不和之呕吐吞酸；虚寒泄泻，胃寒呕吐，霍乱转筋，厥阴头痛，胁痛，寒疝腹痛，寒湿脚气肿痛，冲任虚寒，瘀血阻滞之痛经，口舌生疮。

1.《神农本草经》："主温中下气，止痛，咳逆寒热，除湿血痹，逐风邪，开腠理。"

2.《药性论》："主心腹疾，积冷，心下结气，疰心痛；治霍乱转筋，胃中冷气，吐泻腹痛不可胜忍者；疗遍身顽痹，冷食不消，利大肠壅气。"

3.《本草纲目》："开郁化滞。治吞酸，厥阴痰涎头痛，阴毒腹痛，疝气，血痢，喉舌口疮。"

【用法用量】内服：2～5g，煎汤，或入丸、散。外用：适量，研末调敷。

【使用注意】不宜多服、久服；阴虚火旺者忌用。

【现代药理研究】

1. 抗炎镇痛作用　吴茱萸碱可以通过抑制疼痛信号传导途径抑制高葡萄糖激发的人脐静脉内皮细胞炎症。普瑞巴林和吴茱萸碱联合用药治疗神经病理性疼痛，可抑制炎症因子表达水平，下调 CD+4、CD+8T 淋巴细胞水平，起到抗炎镇痛的作用。

2. 抑菌作用　吴茱萸碱和吴茱萸次碱可有效抑制福氏痢疾杆菌、伤寒杆菌、甲型副伤寒杆菌和痢疾志贺菌；月桂烯、β-蒎烯及罗勒烯等对大肠杆菌、金黄色葡萄球菌和枯草芽孢杆菌均有抑制作用，但对革兰阴性菌的抑制作用弱于对革兰阳性菌的抑制作用。

3. 降血脂作用　小檗碱和吴茱萸碱配伍可以降低血清胆固醇水平。

小　茴　香

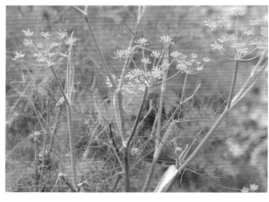
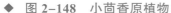

◆　图 2-148　小茴香原植物

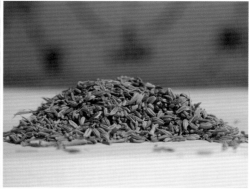

◆　图 2-149　小茴香饮片

【异名】蘹香（《药性论》），茴香子（《开宝本草》），蘹香子（《新修本草》），土茴香（《本草图经》），大茴香（《朱氏集验方》），野茴香（《履巉岩本草》），谷茴香、谷香（《现代实用中药》），香子（《中国药用植物志》）。

【释名】《备急千金要方》云："臭肉和水煮，下少许，即无臭气，故名茴香。"《本草纲目》曰："蘹香，北人呼为茴香，声相近也。俚俗多怀之衿衽咀嚼，恐蘹香之

名，或以此也。"本品可除臭气，使香气回复，故名茴香，因其有大、小之分，其细
小者名小茴香。

【基原】本品为伞形科植物茴香 *Illicium verum* Hook.f. 的干燥成熟果实。

【挥发油化学成分】反式茴香脑（30.37%，1）、D- 柠檬烯（7.56%，2）、L- 葑
酮（5.84%，3）、对丙酮基茴香脑（4.66%，4）、间甲氧基扁桃酸甲酯（4.10%，5）、
N,N- 二乙基碳酰替苯胺（3.70%，6）、间伞花烃（3.55%，7）、己烯雌酚（2.89%，8）、
γ– 松油烯（2.54%，9）、反 –β– 罗勒烯（1.92%，10）、茴香酸乙酯（1.72%，11）、α–
蒎烯（1.71%，12）、肉豆蔻酸（1.67%，13）、1-3–（甲氧基苯基）–1– 丙酮（1.63%，
14）、2- 溴 –2,4– 二甲氧基苯乙酮（1.51%，15）。

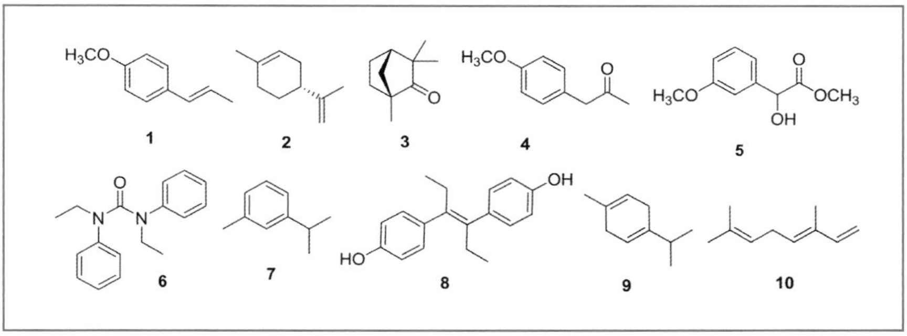

◆　图 2–150　小茴香挥发油化学成分

【性味】辛、温。

【归经】归肝、肾、脾、胃、脾经。

【功效】温肾散寒，行气止痛，暖胃和中。

【主治】用于寒疝腹痛，脘腹冷痛，肾寒腰痛，遗尿，癃闭，冲任虚寒之痛经。

1.《本草经解》："主小儿气胀，霍乱呕逆，腹冷不下食，两肋痞满。"

2.《雷公炮制药性解》："气味稍薄，然治膀胱冷痛疝气尤奇。"

【用法用量】内服：3 ～ 6g，煎汤，或入丸、散。外用：研末调敷或炒热温熨。

【使用注意】热证及阴虚火旺者禁用。

【现代药理研究】

1.抑菌作用　小茴香挥发油有较好的抑菌作用，对真菌、孢子、鸟型结核菌、金
黄色葡萄球菌等有抑制作用。

2.调节胃肠作用　小茴香挥发油能降低胃的张力，可增强肠的收缩作用及促进
肠蠕动。

3.利胆作用 小茴香有利胆作用，其作用表现为伴随着胆汁固体成分增加促进胆汁分泌。

4.保肝作用 小茴香通过拮抗醛固酮受体，抑制大鼠肝星状细胞的活化和增殖，减少胶原纤维的生成，改善肝功能，增强肝脏对血清醛固酮的灭活作用，从而保护肝细胞、促进纤维化肝脏中胶原降解及逆转肝纤维化的作用。

5.利尿作用 小茴香可降低血清一氧化氮水平，减少肾素释放，使醛固酮的生成减少，通过减少肾小管钠重吸收的直接效应和抑制肾素释放的间接效应利尿。

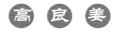

高 良 姜

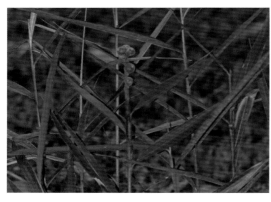

◆ 图 2-151 高良姜原植物

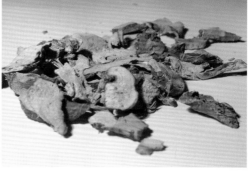

◆ 图 2-152 高良姜饮片

【异名】高凉姜（《岭表录异》），良姜（《太平惠民和剂局方》），蛮姜（《本草纲目》），小良姜（《中药志》）。

【释名】《本草纲目》云："陶隐居言，此姜出自高良郡，故得此名。按高良，即今高州也。汉为高良县，吴改为郡。其山高而稍凉，因以为名，则高良当作高凉也。"

【基原】本品为姜科植物高良姜 *Alpinia officinarum* Hance 的干燥根茎。

【挥发油化学成分】1,8-桉油精（45.71%，1）、β-蒎烯（4.42%，2）、莰烯（3.54%，3）、樟脑（3.51%，4）、（－）-4-萜品醇（3.10%，5）、对异丙基甲苯（1.13%，6）、苄基丙酮（1.07%，7）、1-石竹烯（0.96%，8）、1,3,3-三甲基-二环 [2.2.1] 庚 -2-醇乙酸酯（0.82%，9）、氧化石竹烯（0.72%，10）、棕榈酸（0.69%，11）、萜品油烯（0.54%，12）、α-法尼烯（0.54%，13）、长叶烯（0.48%，14）、（＋）-香

橙烯（0.41%，15）、萜品烯（0.36%，16）、丹皮酚（0.31%，17）、丁香烯（0.30%，18）、左旋乙酸冰片酯（0.21%，19）、3-亚丁基-1（3H）-异苯并呋喃酮（0.16%，20）、丁香酚甲醚（0.15%，21）。

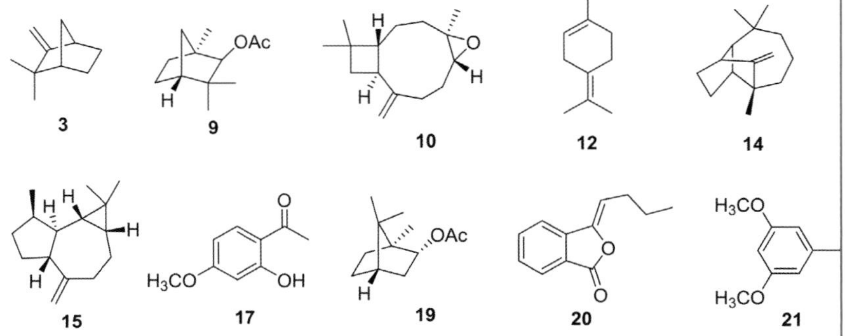

◆ 图 2-153 高良姜挥发油化学成分

【性味】辛，热。

【归经】归脾、胃经。

【功效】温中止呕，散寒止痛。

【主治】用于胃寒脘腹冷痛，呕吐呃逆，泄泻。

1.《药性论》："治腹内久冷，胃气逆，呕吐。治风，破气，腹冷气痛，去风冷痹弱，疗下气冷逆冲心，腹痛吐泻。"

2.《本草拾遗》："下气，益声，好颜色。煮作饮服之，止痢及霍乱。"

3.《滇南本草》："治胃气疼，肚腹疼痛。"

【用法用量】内服：3～6g，煎汤，或入丸、散。

【使用注意】阴虚有热者禁用。

【现代药理研究】

1.抗菌作用 高良姜素对耐药菌产生的青霉素酶和内酰胺酶有显著抑制作用。

2.抗病毒作用 高良姜中的9种二芳基庚烷类化合物具有抗脊髓灰质炎病毒和麻疹病毒的作用，其中7种还同时具有抗呼吸道合胞病毒的作用。

3.抗肿瘤作用 二芳基庚烷类化合物可诱导人神经细胞瘤凋亡，该类化合物通过多种作用机制对肿瘤细胞产生细胞毒作用，主要是诱导肿瘤细胞细胞核的萎缩和破碎，同时作用于细胞凋亡蛋白3和细胞凋亡蛋白9。高良姜对黑素瘤细胞4A5黑素原生成有抑制作用，主要是通过抑制酪氨酸酶mRNA、酪氨酸酶关联蛋白1、酪氨酸

酶关联蛋白 2 和转录因子发挥作用。

4.抗溃疡作用 高良姜中总黄酮成分具有抗胃溃疡和保护胃黏膜作用，其作用机制可能与高良姜中总黄酮成分的多酚羟基结构具有的抗氧化和清除氧自由基活性有关。

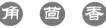

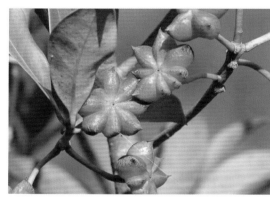
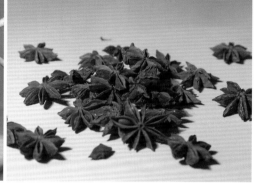

◆ 图 2-154 八角茴香原植物 　　◆ 图 2-155 八角茴香饮片

【异名】舶茴香、八角珠（《本草纲目》），舶上茴香（《脚气治法总要》），八角香、八角大茴（《本草求真》），八角（《本草求原》），大料、五香八角（《全国中草药汇编》）。

【释名】本品味同伞形科茴香，一般由八个十菁葖果放射状排列成八角形，故名八角茴香。古代多由国外进口，故名舶茴香、舶上茴香。

【基原】本品为木兰科植物八角茴香 *Illicium verum* Hook.f. 的干燥成熟果实。

【挥发油化学成分】反式 - 茴香脑（84.71%，1）、邻苯二甲酸二异辛酯（20.43%，2）、对丙烯苯基异戊烯醚（4.52%，3）、2,2- 亚甲基二 [6-（1,1- 二甲基）-4- 甲基]- 苯酚（2.90%，4）、草蒿脑（2.14%,5）、芳樟醇（2.10%，6）、4,4- 亚甲基二 [2,6- 二（1,1- 二甲基乙基）]- 苯酚（1.79%，7）、2,6- 二甲基 -6-（4- 甲基 -3- 异戊烯基）- 双环 [3,1,1] 庚 -2- 烯（1.30%，8）、β - 水芹烯（1.20%，9）、十七烷（0.74%，10）、茴香醛（0.57%，11）、桉油素（0.53%，12）、邻苯二酸异丁基 -4- 辛酯（0.48%，13）、棕榈酸酯（0.44%，14）、1- 甲基 -4-（5- 甲基 -1- 亚甲基 -4- 己烯基）- 环己烯（0.38%，15）。

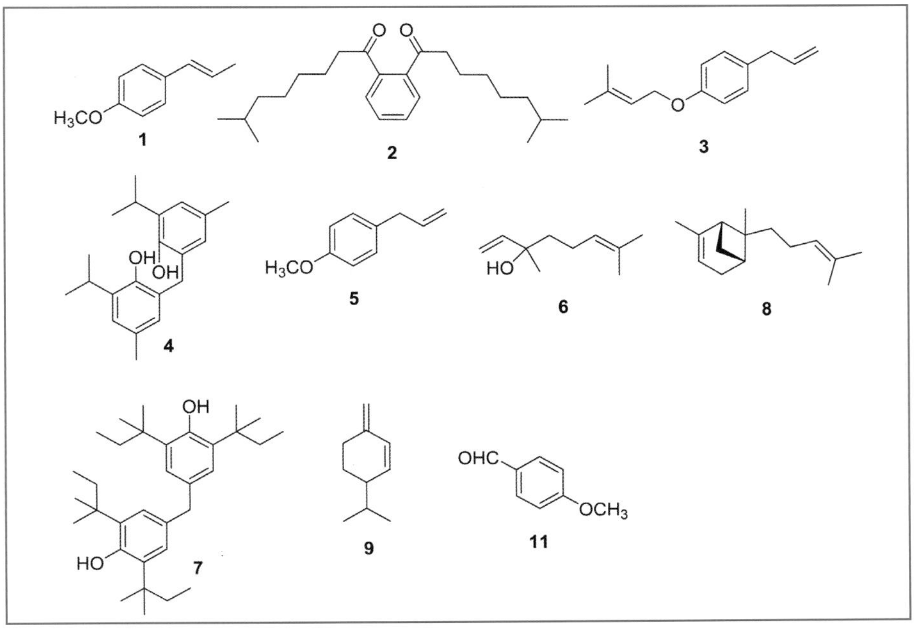

◆　图 2-156　八角茴香挥发油化学成分

【性味】辛、甘，温。

【归经】归肝、肾、脾、胃经。

【功效】温阳散寒，调中和胃，理气止痛。

【主治】用于寒疝腹痛，腰膝冷痛，胃寒呕吐，脘腹疼痛。

1.《本草蒙筌》："主肾劳疝气，小肠吊气挛疼，理干、湿脚气，膀胱冷气肿痛。开胃止呕下食，补命门不足，（治）诸瘘、霍乱。"

2.《本草正要》："能温胃止吐，调中止痛，除齿牙口疾，下气，解毒。"

3.《医林纂要》："润肾补肾，舒肝木，达阴郁，舒筋，下除脚气。"

4.《医学摘粹》："降气止呕，温胃下食，暖腰膝，消疝。"

【用法用量】内服：3 ～ 6g，煎汤，或入丸、散。外用：适量，研末调敷。

【使用注意】阴虚火旺者禁用。

【现代药理研究】

1. 抗菌作用　八角茴香挥发油与反式茴香脑均具有抑菌活性，大多数抗真菌特性源于挥发油中所含的反式茴香脑。

2. 镇痛作用　八角茴香挥发油可以延长疼痛反应的潜伏期，具显著镇痛作用，作用部位在中枢系统且无成瘾性。

3. 抗氧化作用　八角茴香中含有大量具有抗氧化活性的酚类和类黄酮类化合物。

其中黄酮类化合物是有效的抗氧化剂，抗氧化活性源于芳香环中的羟基作用，能作为自由基清除剂和金属螯合剂，抑制脂质过氧化。

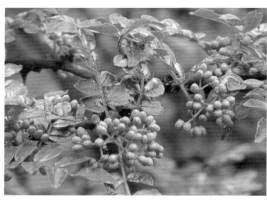 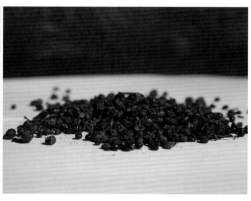

◆ 图 2-157　花椒原植物　　　　　◆ 图 2-158　花椒饮片

【异名】秦椒、蜀椒（《神农本草经》），点椒（《本草纲目》），南椒（《雷公炮炙论》），巴椒、萮荩（《名医别录》），陆拨（《药性论》）。

【释名】《说文解字》云："椒，作'茮'，为豆之总名。"《本草衍义》云："此秦地所产者，故言秦椒。"本植物成熟果实成熟后，其果皮开裂如花，种子则如豆，故名花椒。

【基原】本品为芸香科植物青椒 *Zanthoxylum schinifolium* Sieb.et Zucc. 或花椒 *Zanthoxylum bungeanum* Maxim. 的干燥成熟果皮。

【挥发油化学成分】芳樟醇（23.47%，1）、柠檬烯（20.33%，2）、β–月桂烯（12.52%，3）、1,8–桉叶素（11.43%，4）、α–松油醇（3.68%，5）、α–罗勒烯（2.77%，6）、邻氨基苯甲酸芳樟酯（2.48%，7）、4–萜品醇乙酸酯（2.07%，8）、β–罗勒烯（1.87%，9）、香叶醇乙酸酯（0.96%，10）、乙酸橙花酯（0.94%，11）、香茅醇乙酸酯（0.92%，12）、橙花醇（0.67%，13）、咕吧烯（0.43%，14）、喇叭茶醇（0.43%，15）。

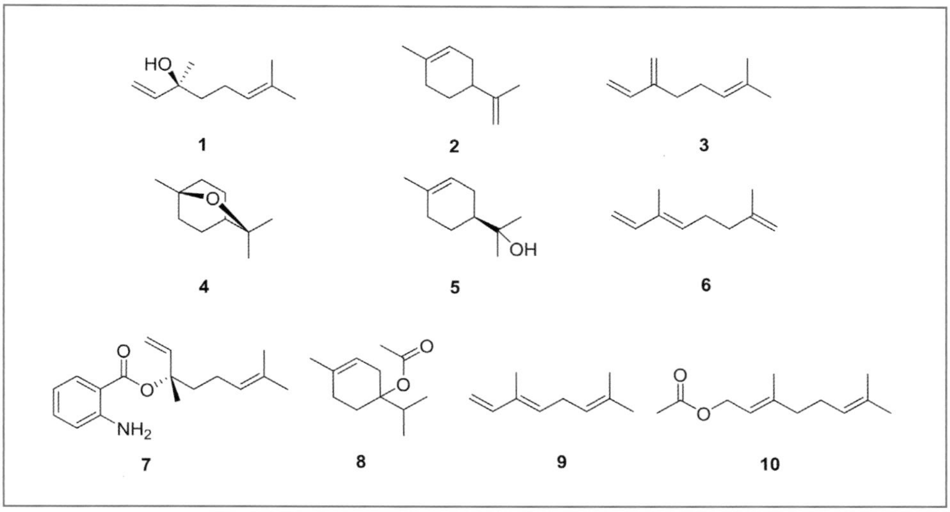

◆　图 2-159　花椒挥发油化学成分

【性味】辛，热。有小毒。

【归经】归脾、胃、肾经。

【功效】温中止痛，杀虫止痒。

【主治】用于脾胃虚寒，脘腹冷痛，呕吐泄泻，蛔虫腹痛，龋齿牙痛，阴痒带下，湿疹瘙痒。

1.《神农本草经》："秦椒，主风邪气，温中，除寒痹，坚齿发，明目。久服轻身，好颜色，耐老，增年通神。""蜀椒，主邪气咳逆，温中，逐骨节皮肤死肌，寒湿痹痛，下气。久服之头不白，轻身增年。"

2.《名医别录》："秦椒，疗喉痹，吐逆，疝瘕；去老血，产后余疾，腹痛；出汗，利五脏。""蜀椒，除六腑寒冷，伤寒，温疟，大风，汗不出，心腹留饮，宿食，肠澼下利，泄精，女子字乳余疾。散风邪，瘕结，水肿，黄疸，鬼疰，蛊毒。杀虫、鱼毒。开腠理，通血脉，坚齿发，调关节，耐寒暑。"

3.《药性论》："秦椒，能治恶风，遍身四肢顽痹，口齿浮肿摇动。主女人月闭不通，治产后恶血痢、多年痢。主生发疗腹中冷痛。""蜀椒，能治冷风、顽头风，下泪，腰脚不遂，虚损留结，破血，下诸石水。能治嗽，除齿痛。"

【用法用量】内服：4.5～9g，煎汤，或入丸、散。外用：适量，煎汤外洗或含漱，或研末调敷。

【使用注意】阴虚火旺者禁用，孕妇慎用。

【现代药理研究】

1. 抗氧化作用　花椒挥发油具有清除羟基自由基的作用，其机制可能与其所含酚类、皂苷类、黄酮类、醛类、生物碱类等物质相关，这些物质能使具有高度氧化性的自由基还原。

2. 抑菌作用　花椒挥发油对革兰阴性菌和革兰阳性菌均有较好抑制作用，且对青霉菌和黑曲霉菌作用较显著。此外，花椒挥发油体内外实验对大肠杆菌均有较强的抑制作用。

3. 抗肿瘤作用　花椒挥发油有体外抗肿瘤活性，对人肺癌 A549 细胞株有杀伤作用，对人宫颈癌 HeLa 细胞、人肺癌 A549 细胞和人红白血病 K562 细胞的生长均有显著的抑制作用。

4. 抗炎镇痛作用　花椒挥发油对于急、慢性炎症和急性疼痛有显著抑制作用，其机制与调节核因子 - κB 和过氧化物酶增殖物激活受体 - γ 信号通路有关。

5. 杀虫作用　花椒挥发油成分在杀虫方面具有良好活性，对蠕形螨、杂拟谷盗成虫、烟甲虫成虫等均有一定杀灭作用。

丁　香

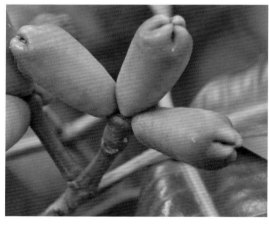

◆　图 2-160　丁香原植物

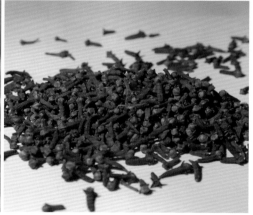

◆　图 2-161　丁香饮片

【异名】支解香、瘦香娇（侯宁极《药谱》），丁子香（《齐民要术》），公丁香（《本草原始》），雄丁香（《本草蒙筌》），宇香、索瞿香、百里馨（《新本草纲目》）。

【释名】《齐民要术》云："鸡舌香俗人以其似钉子，故为丁子香。"丁乃钉之古字，本品形似钉子，其味甚香，故名丁香或丁子香。瘦香娇、百里馨等为赞誉其香味也。

【基原】本品为桃金娘科植物丁香 *Eugenia caryophyllata* Thunb. 的干燥花蕾。

【挥发油化学成分】3- 烯丙基 -2- 甲氧基苯酚（69.77%，1）、3- 苯基 -2- 丙烯醛（14.32%，2）、石竹烯（13.74%，3）、α- 石竹烯（2.17%，4）。

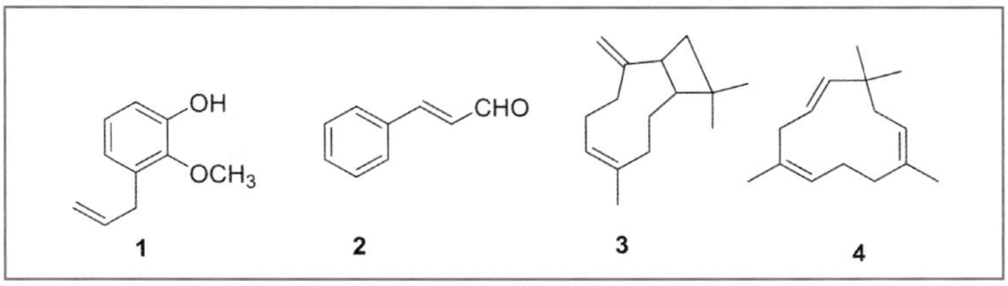

◆ 图 2-162　丁香挥发油化学成分

【性味】辛，温。

【归经】归脾、胃、肾经。

【功效】温中降逆，散寒止痛，温肾助阳。

【主治】用于胃寒呃逆，呕吐，脘腹冷痛，寒湿泄泻，肾虚阳痿，宫寒腹痛，腰膝冷痛。

1.《日华子本草》："治口气，反胃，鬼疰蛊毒，及疗肾气，奔豚气，阴痛，壮阳，暖腰膝，治冷气，杀酒毒，消疰癖，除冷劳。"

2.《本草正要》："温中快气。治上焦呃逆，反胃，霍乱，呕吐，心腹胀满冷痛，暖下焦腰膝寒痛，壮阳道，抑阴邪，除胃寒泻痢，辟口气，坚齿牙。"

3.《随息居饮食谱》："暖胃，去湿，散寒，辟恶，杀虫，消痞，解秽，已冷痢，止冷痛，疗虚哕，补虚阳，制酒肉、鱼蟹、瓜果诸毒。古人噙之奏事，治口臭也。"

【用法用量】内服：1 ～ 3g，煎汤，或入丸、散。外用：适量，研末敷。

【使用注意】热病及阴虚内热者禁用，不宜与郁金同用。

【现代药理研究】

1. 抗氧化作用　丁香抗氧化的主要活性成分为总多酚和总黄酮，其挥发油能较好抑制羟基自由基的氧化，可提高细胞内超氧化物歧化酶、过氧化氢酶和谷胱甘肽过氧化物酶的活性、降低氧化产物的含量，从而达到抗氧化作用。

2. 抗菌作用　丁香抑菌谱广，其抑菌活性成分包括水溶性和脂溶性成分，能改变奇异变形杆菌细胞膜的完整性和影响细胞的生理活性，从而发挥抗菌作用；丁香对多种真菌生长也有抑制作用。

3.驱虫杀螨作用　丁香对赤拟谷盗卵孵化有明显的抑制作用，对赤拟谷盗幼虫有致死作用。丁香的杀螨活性成分主要为丁香酚。

4.对中枢神经系统的作用　丁香具有解热作用，其能通过影响视前区／下丘脑前部温度敏感神经元的放电活动，从而参与体温调节，其机理可能与丁香酚抑制花生四烯酸向前列腺素的转化而降低弓状核及 PO/AH 区脑组织中前列腺素的浓度有关。

附：母丁香

桃金娘科植物丁香将成熟的果实。性辛，温。归脾、胃、肺、肾经。功温中降逆，补肾助阳。主治脾胃虚寒，呃逆呕吐，食少吐泻，心腹冷痛，肾虚阳痿。内服：2 ～ 6g 煎汤，或入丸、散。热病及阴虚内热者禁用，不宜与郁金同用。

荜 茇

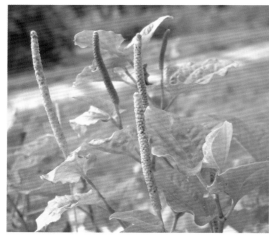

◆　图 2-163　荜茇原植物

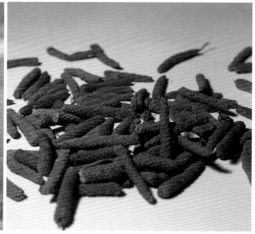

◆　图 2-164　荜茇饮片

【异名】毕勃（《本草拾遗》），荜拨（《新修本草》），鼠尾（《中药志》），椹圣（《药谱》）。

【释名】《本草纲目》云："荜拨当作荜茇，出《南方草木状》，番语也。"荜茇亦称荜拨、毕勃、逼拨等，皆为拉丁语之音译。

【基原】本品为胡椒科植物荜茇 *Piper longum* L. 的干燥近成熟或成熟果穗。

【挥发油化学成分】氧化石竹烯（11.51%，1）、α- 石竹烯（8.5%，2）、1- 氯十八烷（8.04%，3）、3,4- 二甲基 -1- 甲酰基 -3- 环己烯（7.32%，4）、8- 十七烯

（5.10，5）、正十七烷（4.44，6）、S-4-（5-甲基-1-亚甲基-4-己烯基）-环己烯（4.2%，7）、大根香叶烯 D（3.85%，8）、4（14），11-桉叶油二烯（3.71%，9）、（-）-α-Panasinsen（2.91%，10）、（-）蓝桉醇（1.78%，11）、1-十五烯（1.53%，12）、1-甲-4-（1,5-二甲-1,4-己二烯基）环己烯（1.42%，13）、2-甲-5-（1,5-二甲-1,4-己烯基）-1,3-环己二烯（1.24%，14）、（-）-桉油烯醇（1.18%，15）。

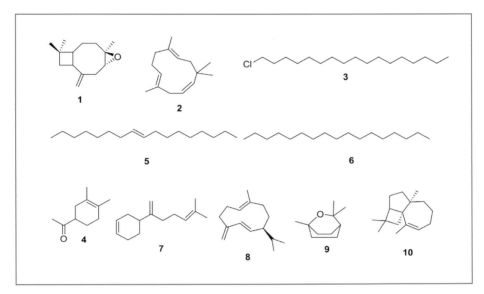

◆ 图 2-165　荜茇挥发油化学成分

【性味】辛，热。

【归经】归胃、大肠经。

【功效】温中散寒，下气止痛。

【主治】用于胃寒之脘腹冷痛、呕吐、泄泻、呃逆，龋齿牙痛。

1.《本草拾遗》："温中下气，补腰脚，杀腥气，消食，除胃冷，阴疝，痃癖。"

2.《海药本草》："主老冷心痛，水泻，虚痢，呕逆醋心，产后泄利，与阿魏和合良。亦滋食味。"

3.《本草纲目》："荜茇，为头痛、鼻渊、牙痛要药，取其辛热能入阳明经散浮热也。"

4.《本草便读》："荜茇，大辛大热，味类胡椒，入胃与大肠，阳明药也。温中散寒，破滞气，开郁结，下气除痰，又能散上焦之浮热，凡一切牙痛、头风、吞酸等症，属于阳明湿火者，皆可用此以治之。"

【用法用量】内服：1～3g，煎汤或入丸、散。外用：适量，研末搐鼻或为丸纳龋齿孔中或浸酒擦。

【使用注意】阴虚火旺者禁用。

【现代药理研究】

1. 调节脂代谢、糖代谢作用　荜茇酰胺类既能降低血清总胆固醇，甘油三脂和低密度脂蛋白含量，又能升高 HDL 含量。

2. 神经保护作用　荜茇酰胺类衍生物够提高细胞内抗氧化剂的水平，对氧化损伤的神经样细胞 PC12 细胞有保护作用。

3. 抗肿瘤作用　荜茇明碱能够降低 Bal-2 原癌基因，增加乳腺癌 MDA-MB-23 细胞放射敏感性。同时，荜茇酰胺在体外能抑制肺腺癌 A549 细胞和胃癌细胞株 MKN45 增殖，诱导细胞凋亡。

4. 抗炎作用　荜茇乙醇提取物能显著降低炎症细胞总数、中性粒细胞、嗜酸性粒细胞、淋巴细胞计数以及炎症因子含量，并增加 γ - 干扰素含量。

5. 保护胃黏膜作用　荜茇活性成分胡椒碱能提高胃泌素含量，保护胃黏膜并修复损伤胃黏膜。

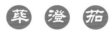

荜　澄　茄

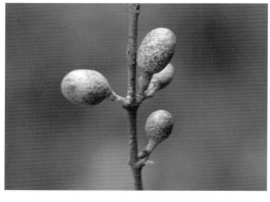

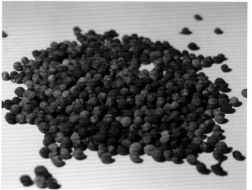

◆ 图 2-166 荜澄茄原植物　　　　◆ 图 2-167 荜澄茄饮片

【异名】毕茄（《本草求真》），毗陵茄子（《开宝本草》）。

【释名】《开宝本草》云："荜澄茄，生佛誓国，似梧桐子及蔓荆子，微大，亦名毗陵茄子。"荜澄茄为外来语之音译。

【基原】本品为胡椒科植物荜澄茄 *Litsea cubeba*（Lour.）Pers. 的干燥成熟果实。

【挥发油化学成分】α - 柠檬醛（38.85%，1）、β - 柠檬醛（28.20%，2）、柠檬烯（11.64%，3）、6甲基 -5庚烯 -2- 酮（3.37%，4）、芳樟醇（2.90%，5）反式 - 石竹烯（2.20%，6）、月桂烯（1.28%，7）、α - 松油醇（1.16%，8）、甲基异丁基醛（1.07%，9）、香茅醛（1.06%，10）、β - 蒎烯（0.85%，11）、1，8- 桉树脑（0.67%，12）、龙脑（0.55%，13）、崁烯（0.43%，14）、6甲基 -5庚烯 -2- 醇（0.31%，15）。

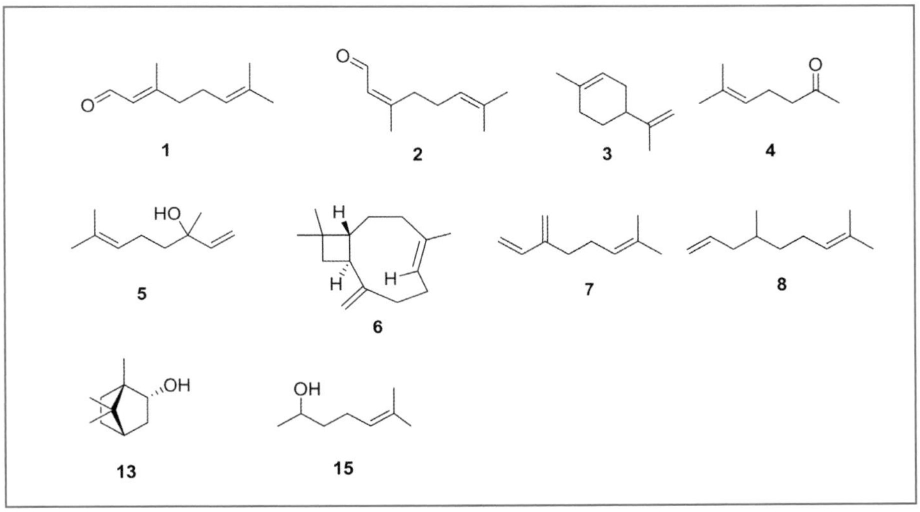

◆ 图 2–168 荜澄茄挥发油化学成分

【性味】辛，温。

【归经】归胃、脾、肾、膀胱经。

【功效】温中散寒，行气止痛，暖肾泄浊。

【主治】用于胃寒呕吐呃逆，脘腹冷痛胀满，寒疝腹痛，肾虚寒之小便不利。

1.《开宝本草》："主下气消食，皮肤风，心腹间气胀，另人能食，能染发及香身。"

2.《本草纲目》："暖脾胃，止呕吐哕逆。"

3.《本草述钩元》："毕澄茄，疗肾气膀胱冷，少类于蜀椒；治阴逆下气寒，少类于吴萸，以温为补，询属外伤于寒及内虚为寒之对药。至于温益脾胃，令人能食，其本在暖补肾与膀胱之气也。"

【用法用量】内服：1 ～ 3g，煎汤，或入丸、散。外用：适量，研末擦牙或搐鼻。

【使用注意】阴虚火旺及实热火盛者禁用。

【现代药理研究】

1. 解热、镇痛、镇静作用 荜澄茄的水提物对内毒素、干酵母和 2，4– 二硝基苯酚所致的发热有良好解热作用。荜澄茄的挥发性物质有镇痛镇静作用。

2. 抗菌杀虫作用 荜澄茄挥发油中柠檬醛有体外抗真菌作用。此外，对淡色库蚊、阴道滴虫、异尖线虫的幼虫有杀灭作用。

3. 抗胃溃疡、利胆作用 荜澄茄有抗胃溃疡作用，且能使胆汁分泌增加。

【异名】昧履支（《酉阳杂俎》），浮椒（《世医得效方》），玉椒（《通雅》）。

【释名】《酉阳杂俎》云："胡椒出摩伽陀国，呼为昧履支。"《本草纲目》云："胡椒，因其辛辣似椒，故得椒名，实非椒也。"本品出自外来，而味辛辣似椒，故名胡椒。

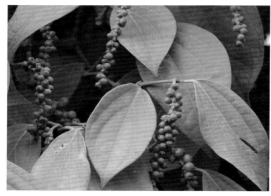

◆ 图 2–169 胡椒原植物

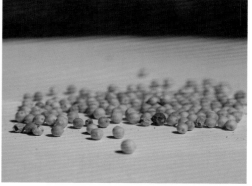

◆ 图 2–170 胡椒饮片

【基原】本品为胡椒科植物胡椒 *Piper nigrum* L. 的干燥近成熟或成熟果实。

【挥发油化学成分】环己烷（50.50%，1）、石竹烯（19.73%，2）、α – 古芸烯（19.46%，3）、β – 榄香烯（19.01%，4）、蒎烯（18.59%，5）、3– 甲基己烷（17.27%，6）、1,2– 二甲基环戊烷（15.66%，7）、高香兰酸乙酯（7.13%，8）、δ – 榄香烯（6.49%，9）、γ – 榄香烯（2.55%，10）、庚烷（1.95%，11）、β –Selinene（1.43%，12）、α –Terpinen（1.21%，13）、石竹烯（1.11%，14）、3,7,11–Trimethyl–2,6,10– dodecatrien–1–ol（1.10%，15）。

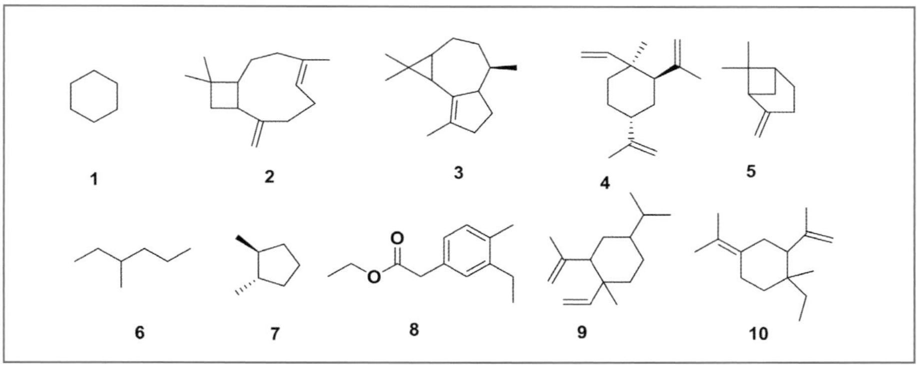

◆ 图 2-171 胡椒挥发油化学成分

【性味】辛，热。

【归经】归胃、脾、大肠经。

【功效】温中散寒，理气止痛，消食祛痰。

【主治】用于胃寒脘腹疼痛、呕吐泄泻，痰饮喘咳，癫痫痰多。

1.《新修本草》："主下气，温中，祛痰，除脏腑中风冷。"

2.《海药本草》："去胃口虚冷，宿食不消，霍乱气逆，心腹卒痛，冷气上冲。和气。"

3.《本草纲目》："暖肠胃，除寒湿反胃，虚胀冷积，阴毒，牙齿浮热作痛。"

【用法用量】内服：0.6～1.5g，煎汤，或入丸、散。外用：适量，研末调敷，或入膏药贴。

【使用注意】不可多食。孕妇慎用，实热实火及阴虚有火者禁用。

【现代药理研究】

1. 对中枢神经系统作用 胡椒中的胡椒碱对中枢神经系统有中等强度抑制作用，能镇静和抗惊厥。

2. 保肝作用 胡椒中的胡椒碱有保肝作用，其机制是提高谷胱甘肽 -S- 转移酶，细胞色素 b5 和细胞色素 P450 水平，从而增加肝脏的解毒功能。

3. 抗肿瘤作用 黑胡椒对于 1,2 二甲基肼所引起的结肠癌有抑制作用。

4. 抑菌作用 胡椒中的 3,4- 二羟基苯乙醇葡萄糖苷及 3,4 二羟基 -6-（N- 乙胺基）苯甲酰胺有抑菌作用。

山　奈

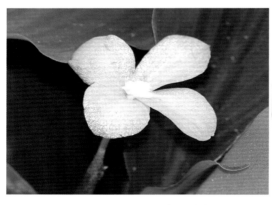

◆ 图 2-172　山奈原植物

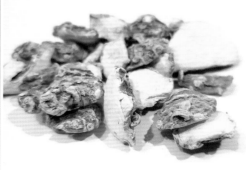

◆ 图 2-173　山奈饮片

【异名】三奈子（《海上方》），三赖（《品汇精要》），山辣（《本草纲目》），沙姜（《岭南采药录》）。

【释名】《本草纲目》云："山奈俗讹为三奈，又讹为三赖，皆土音也。或云本名山辣，南人舌音呼山为三，呼辣如赖，故致谬误，其说甚通。"

【基原】本品为姜科植物山奈 *Kaempferia galanga* L. 的干燥根茎。

【挥发油化学成分】对甲氧基肉桂酸乙酯（59.96%，1）、肉桂酸乙酯（23.68%，

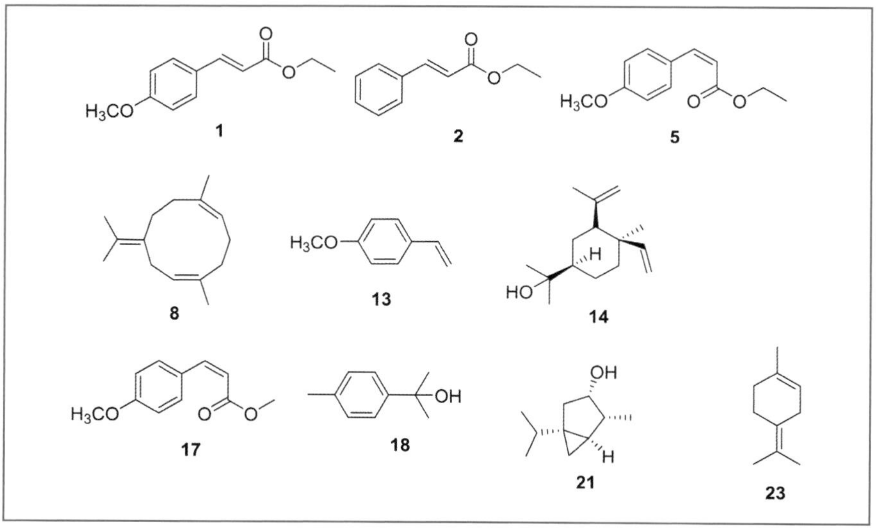

◆ 图 2-174　山奈挥发油化学成分

2）、δ-3-蒈烯（6.61%，3）、冰片（1.39%，4）、3-（4-甲氧苯基）-2-丙烯酸乙酯（1.00%，5）、莰烯（0.90%，6）、对伞花烃（0.65%，7）、大香叶烯B（0.60%，8）、1,8-桉树脑（0.56%，9）、β-荜澄茄油烯（0.53%，10）、α-蒎烯（0.52%，11）、柠檬烯（0.52%，12）、1-乙烯基-4-甲氧基苯（0.46%，13）、榄香醇（0.35%，14）、1-水芹烯（0.31%，15）、δ-蛇床烯（0.29%，16）、顺式对甲氧基肉桂酸甲酯（0.26%，17）、α,α,4-三甲基苯甲醇（0.22%，18）、棕榈酸（0.22%，19）、2-杜松醇（0.18%，20）、崖柏醇（0.17%，21）、4-甲氧基苯甲醛（0.14%，22）、α-异松油烯（0.12%，23）。

【性味】辛，温。

【归经】归胃、脾经。

【功效】温中止痛，健胃消食。

【主治】用于脘腹冷痛，寒湿吐泻，胸膈胀满，食积不化，脘腹胀痛，食少纳呆。

1.《品汇精要》："辟秽气。作面脂，疗风邪，润泽颜色。为末擦牙，祛风止痛及牙宣口臭。"

2.《本草纲目》："暖中，辟瘴疠恶气。治心腹冷气痛，寒湿霍乱，风虫牙痛，入合诸香用。"

3.《医林纂要·药性》："补肝，温中，除寒，去湿，杀虫。"

【用法用量】内服：6～9g，煎汤，或入丸、散。外用：适量，捣敷，研末调敷。

【使用注意】阴虚血亏及胃有郁火者禁用。

【现代药理研究】

1.抗肿瘤作用　山奈挥发油提取物可通过多种分子机制抑制人胃癌细胞增殖、诱导细胞凋亡，并有一定抗肿瘤转移作用；与化疗药物5-Fu联合应用，可协同增效。

2.镇静镇痛作用　山奈正己烷提取物有镇静作用；山奈挥发油对实验动物疼痛模型有抑制作用。

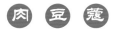

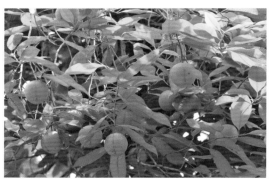

◆ 图 2-175 肉豆蔻原植物

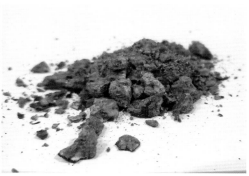

◆ 图 2-176 肉豆蔻饮片

【异名】迦拘勒（《开宝本草》），豆蔻（《续传信方》），肉果（《本草纲目》），顶头肉、玉果（《全国中草药汇编》）。

【释名】《本草纲目》云："凡物盛多曰蔻。豆蔻之名，或取此义。豆，象形也。花实皆似草豆蔻而无核，故名（肉豆蔻）。"《本草衍义》亦云："肉豆蔻对草豆蔻言之，去壳只用肉。"迦拘勒，为阿拉伯语之音译。

【基原】本品为肉豆蔻科植物肉豆蔻 *Myristica fragrans* Houtt. 的干燥种仁。

【挥发油化学成分】皮蝇磷（15.72%，1）、4-萜烯醇（11.19%，2）、甲基丁香

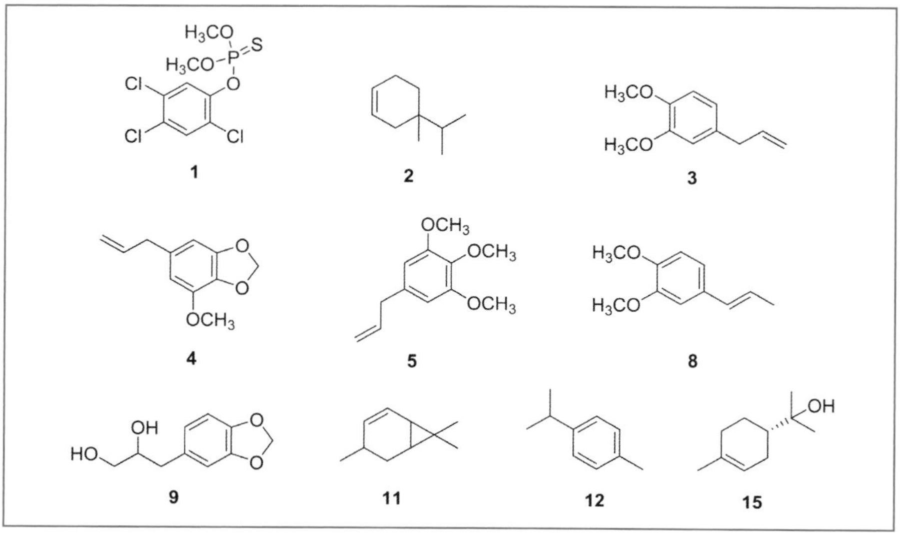

◆ 图 2-177 肉豆蔻挥发油化学成分

酚（10.91%，3）、肉豆蔻醚（9.97%，4）、榄香素（5.51%，5）、2- 蒎烯（5.32%，6）、萜品烯（4.1%，7）、异丁香酚甲醚（3.82%，8）、黄樟素（3.05%，9）、β - 蒎烯（2.82%，10）、（＋）-4- 莰烯（2.70%，11）、4- 异丙基甲苯（1.93%，12）、4- 亚甲基 -1-（1- 甲基乙基）- 双环［3.1.0］己烷（1.84%，13）、双戊烯（1.27%，14）、α - 松油醇（1.22%，15）。

【性味】辛，温。

【归经】归脾、胃、大肠、肾经。

【功效】涩肠止泻，温中行气，开胃消食。

【主治】用于气滞之脘腹冷痛，食少呕吐；脾虚或脾肾两虚之久泻久痢，五更泻。

1.《药性论》："能主小儿呕逆，不下乳，腹痛；治宿食不消，痰饮。"

2.《海药本草》："主心腹虫痛，脾胃虚冷气并，冷热虚泄，赤白虚泄，赤白痢等。凡痢以白粥饮服佳；霍乱气并，以生姜汤服良。"

3.《本草纲目》："暖脾胃，固大肠。"

【用法用量】内服：3 ～ 10g，煎汤，或入丸、散。

【使用注意】湿热泻痢及阴虚火旺者禁服。用量不宜过大。过量可引起中毒，出现神昏，瞳孔散大及惊厥。人服肉豆蔻粉 7.5g，可引起眩晕，甚至谵语、昏睡，大量可致死亡。

【现代药理研究】

1. 止泻作用　肉豆蔻各炮制品都能明显抑制正常小鼠小肠推进，对新斯的明所致的小鼠肠推进功能亢进也有明显抑制作用，其涩肠止泻作用可能与对抗 M 受体兴奋和直接抑制肠蠕动有关。

2. 对心血管系统的作用　肉豆蔻挥发油可明显减慢心率，降低心律失常的发生率，同时降低心肌细胞损伤所释放的谷草转氨酶、肌酸磷酸激酶、乳酸脱氢酶的含量、降低丙二醛和升高超氧化物歧化酶的活性，对大鼠心肌缺血再灌注损伤具有保护作用。

3. 对中枢神经系统的作用　肉豆蔻提取物对 BV2 细胞无毒性，且可抑制谷氨酸的细胞毒性作用和脂多糖所诱导的诱导型一氧化氮合酶的表达，具有抗氧化和细胞保护作用。

4. 抗肿瘤作用　肉豆蔻挥发油对 HepG2、SGC-7901、KB 细胞的体外增殖均具有一定的抑制作用，抑制强度呈一定剂量依赖性。

5. 保肝作用　肉豆蔻木脂素通过激活促细胞分裂剂激活蛋白激酶信号通路，发挥肝保护作用。

第六节　芳香理气药

凡以疏理气机，治疗气滞或气逆证为主的芳香中药，称为芳香理气药，或芳香行气药。

本类药物辛香苦温，归脾、肝、肺经，具有理气健脾、疏肝解郁、理气宽胸、行气止痛等功效。主治气机不畅所致的气滞、气逆等证。此外，部分药物又具有燥湿化痰、破气散结、降逆止呕等作用。

因芳香理气药辛温香燥，易耗气伤阴，故阴亏气虚者慎用。其中行气作用强的破气药孕妇当慎用或禁用。本类药物含挥发油成分，入汤剂不宜久煎，以免影响药效。

陈　皮

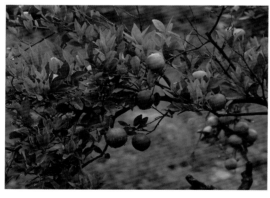

◆　图 2-178　陈皮原植物

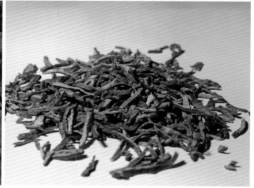

◆　图 2-179　陈皮饮片

【异名】橘皮（《神农本草经》），贵老（侯宁极《药谱》），黄橘皮（《鸡峰普济方》），红皮（《汤药本草》），橘子皮（《滇南本草》），广橘皮（《得宜本草》），新会皮（《本草正义》）。

【释名】王好古云："橘皮以色红日久者为佳，故曰红皮、陈皮。"橘皮入药以陈久者为良，故名陈皮，贵老。

【基原】本品为芸香科植物橘 *Citrus reticulata* Blanco 及其栽培变种的干燥成熟果皮。

【挥发油化学成分】D-柠檬烯（75.29%，1）、γ-松油烯（7.7%，2）、二十烷酸（3.00%，3）、β-月桂烯（2.98%，4）、4α-三甲基-3-环己烯甲醇（0.94%，5）、萜烯醇（0.64%，6）、β-蒎烯（0.63%，7）、α-芹子烯（0.53%，8）、α-法呢烯（0.3%，9）、香芹醇（0.21%，10）、（Z）-3,7,-二甲基-1,3,6-十八烷三烯（0.16%，11）、Z-9-十八烯醛（0.08%，12）、1-甲基乙烯基甲苯（0.07%，13）、植物醇（0.06%，14）、9,12,15-十八碳三烯酸甲酯（0.05%，15）。

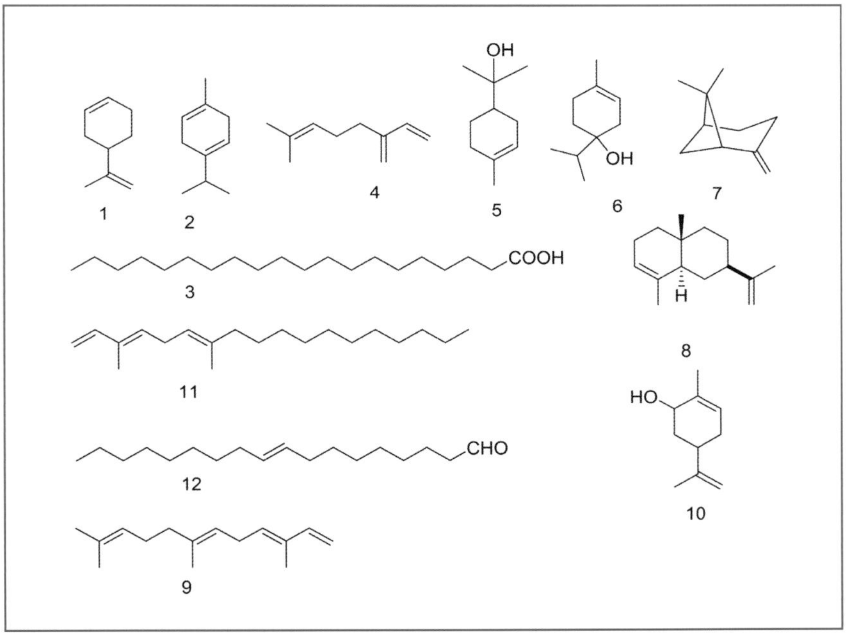

◆　图 2-180　陈皮挥发油化学成分

【性味】辛、苦，温。

【归经】归脾、胃、肺经。

【功效】理气健脾，燥湿化痰。

【主治】用于脾胃气滞，脘腹胀痛，不思饮食，呕吐呃逆，痰湿壅肺，咳嗽痰多，胸膈满闷。

1.《神农本草经》："主胸中瘕热、逆气，利水谷。久服去臭，下气，通神。"

2.《名医别录》："下气，止呕咳，除膀胱留热，停水，五淋，利小便，主脾不能消谷，气冲胸中，吐逆霍乱，止泻，去寸白。"

3.《药性论》:"治胸膈间气,开胃,主气痢,消痰涎,治上气咳嗽。"

【用法用量】内服:3 ～ 10g,煎汤,或入丸、散。

【使用注意】气虚体燥、阴虚燥咳、吐血及内有湿热者慎用。

【现代药理研究】

1. 松弛平滑肌作用 陈皮挥发油能松弛气管和肠道平滑肌,能阻断或解除氯乙酰胆碱或磷酸组胺所致的气管和肠道平滑肌的痉挛收缩。

2. 抗过敏作用 陈皮水提物和挥发油均有抗过敏作用,可能是通过抑制过敏介质释放的某个环节或是直接对抗过敏介质而发挥作用。

3. 抗氧化作用 陈皮含有的黄酮类化合物可清除羟自由基,还能抑制动物脑、心、肝组织的脂质过氧化反应,增强超氧化物歧化酶的相对活性。

4. 降脂作用 陈皮具有降低肝细胞脂质作用,可显著降低胆汁中胆固醇比例以及胆固醇饱和指数。另外陈皮也可通过抑制胰脂酶活性,促进甘油三酯从粪便中排出从而降低血浆甘油三酯水平。

化 橘 红

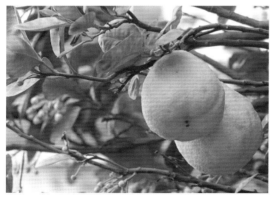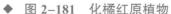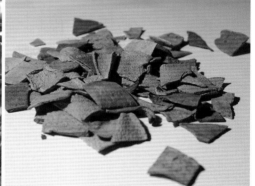

◆ 图 2-181 化橘红原植物　　　◆ 图 2-182 化橘红饮片

【异名】化州橘红(《岭南随笔》),柚皮橘红(《中药志》),尖化红(《药材学》),柚类橘红(《中药材手册》)。

【释名】《百草镜》云:"广东高州府化州出陈皮,去白者名橘红。"本品气味与橘红相似,入药以化州产者为上,故名化橘红。

【基原】本品为芸香科植物化州柚 *Citrus grandis* ‘Tomentosa’ 或柚 *Citrus grandis*

（L.）Osbeck 的未成熟或近成熟果实干燥外层果皮。

【挥发油化学成分】D- 柠檬烯（48.51%，1）、β - 蒎烯（1.92%，2）、β - 月桂烯（1.83，3）、（Z）-3,7,- 二甲基 -1,3,6- 十八烷三烯（0.94%,4）、二十烷酸（0.47%,5）、4α - 三甲基 -3- 环己烯甲醇（0.44%，6）、萜烯醇（0.39%，7）、α - 芹子烯（0.32%，8）、γ - 松油烯（0.28%，9）、1- 甲基乙烯基甲苯（0.22%，10）、9,12,15- 十八碳三烯酸甲酯（0.18%，11）、植物醇（0.15%，12）、Z-9- 十八烯醛（0.06%，13）、α - 法呢烯（0.04%，14）、糠醛（0.01%，15）、莰烯（0.01%，16）。

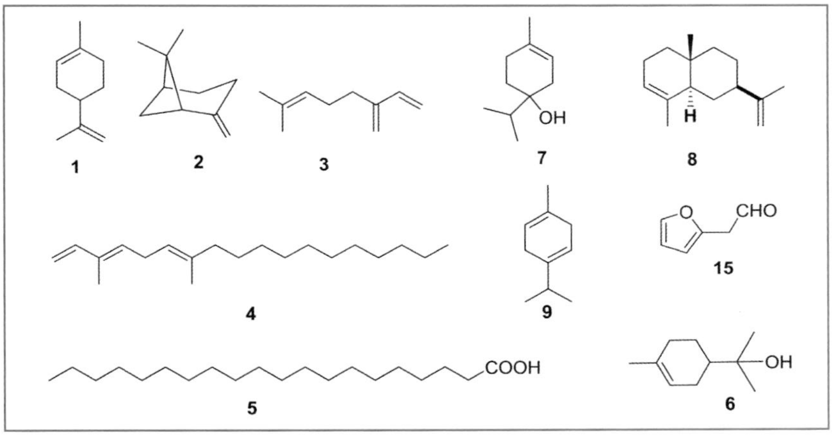

◆　图 2-183　化橘红挥发油化学成分

【性味】苦、辛，温。

【归经】归脾胃、肺经。

【功效】理气宽中，燥湿化痰。

【主治】用于湿痰、寒痰咳嗽，胸膈痞闷，食积呕吐，嗳气呃逆，脘腹胀痛。

1.《本经逢原》:"下气消痰。"

2.《本草纲目拾遗》:"治痰症，消油腻谷食积，醒酒，宽中，解蟹毒。"

3.《中草药学》:"主治风寒咳嗽多痰，胸膈胀闷，食积呕吐，噫气。"

【用法用量】内服：3 ～ 6g，煎汤，或入丸、散。

【使用注意】气虚、阴虚及燥咳痰少者慎用。

【现代药理研究】

1. 化痰止咳作用　化橘红所含柚皮苷的主要代谢产物柚皮素有明显化痰作用，柚皮素对小鼠气道酚红的分泌有促进作用。气管纤毛运动试验结果表明，柚皮素能显著促进家鸽气道纤毛的转运功能。

2. 抗哮喘作用　水合橘皮内酯对豚鼠气管平滑肌细胞增殖有明显抑制作用。

青　皮

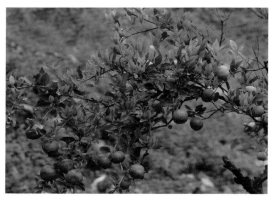

◆ 图 2-184　青皮原植物

◆ 图 2-185　青皮饮片

【异名】青柑皮（《本草求原》），青橘皮（《品汇精要》）。

【释名】《本草纲目》云："青橘皮乃橘之未黄而青色者。"青皮为青橘皮之简称。

【基原】本品为芸香科植物橘 *Citrus reticulata* Blanco 及其栽培变种的干燥幼果或未成熟果实的果皮。

【挥发油化学成分】D- 柠檬烯（80.3%，1）、α- 松油烯（7.5%，2）、β- 月桂烯（3.53%，3）、α- 芹子烯（0.87%，4）、4α- 三甲基 -3- 环己烯甲醇（0.84%，5）、β-

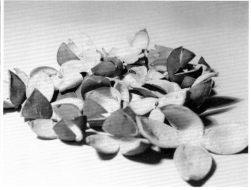

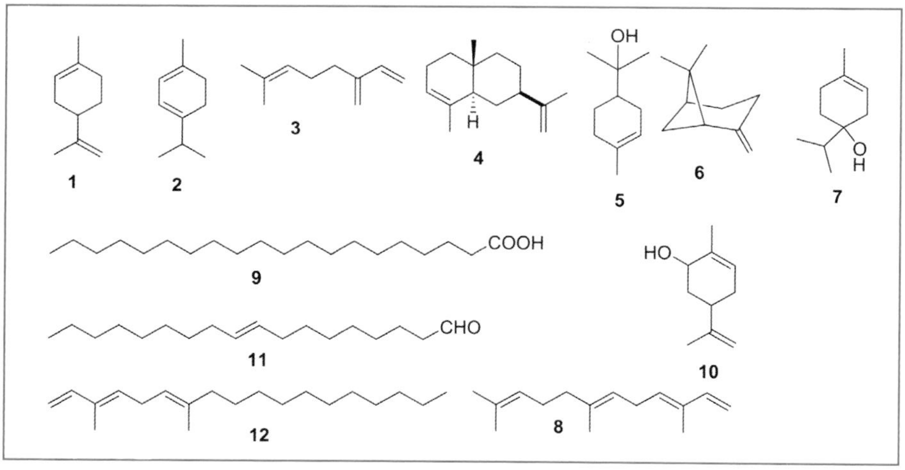

◆ 图 2-186　青皮挥发油化学成分

蒎烯（0.64%，6）、萜烯醇（0.48%，7）、α-法呢烯（0.34%，8）、二十烷酸（0.27%，9）、香芹醇（0.17%，10）、Z-9-十八烯醛（0.09%，11）、（Z）-3,7,-二甲基-1,3,6-十八烷三烯（0.06%，12）、9,12,15-十八碳三烯酸甲酯（0.04%，13）、1-甲基乙烯基甲苯（0.03%，14）、植物醇（0.01%，15）。

【性味】苦、辛，温。

【归经】归肝、胆、胃经。

【功效】疏肝破气，消积化滞。

【主治】用于肝郁气滞之胸胁、乳房胀痛，乳核乳痈，疝气肿痛，食积气滞，胃脘痞闷胀痛，气滞血瘀，癥瘕积聚。

1.《本草图经》：“主气滞，下食，破积结及膈气。”

2.《本草纲目》：“治胸膈气逆，胁痛，小腹疝气，消乳肿，疏肝胆，泻肺气。”

3.《本草备要》：“除痰消痞。治肝气郁结，胁痛多怒，久疟结癖。”

【用法用量】内服：3～10g，煎汤，或入丸、散。

【使用注意】气虚者慎用。

【现代药理研究】

1. 对心血管系统的作用　青皮可缩短窦-室兴奋传导时间，静脉窦动作电位4相去极化时间及心室肌动作电位时程和有效不应期。

2. 抗休克作用　青皮所含新福林对失血性、创伤性、输血性、肌松剂、内毒素及麻醉意外和催眠药中毒等各种休克有强大的抗休克作用。

3. 抗心律失常作用　青皮注射液短时间内可使阵发性室上性心动过速转为窦性心律，其机制是通过升高血压后直接刺激主动脉弓和颈动脉窦压力感受器，反射性兴奋迷走神经。

枳　实

【异名】鹅眼枳实（《本草原始》）。

【释名】《本草纲目》云：“枳乃木名，从只，谐声也。实乃其子，故曰枳实。”枳实、枳壳出自一物，“生则皮厚而实”，曰枳实；“熟则壳薄而虚”，曰枳壳。

【基原】本品为芸香科植物酸橙 *Citrus aurantium* `L 及其栽培变种或甜橙 *Citrus sinensis* Osbeck 的干燥幼果。

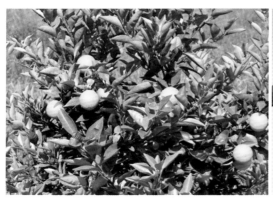

◆ 图 2-187　枳实原植物

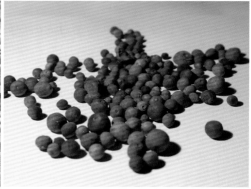

◆ 图 2-188　枳实饮片

【挥发油化学成分】柠檬烯（52.15%，1）、β-芳樟醇（20.08%，2）、4-松油醇（8.43%，3）、（+）-香桧烯（5.47%，4）、β-香叶烯（2.86%，5）、γ-松油二醇（1.52%，6）、（-）-α-松油醇（1.27%，7）、4-莰烯（0.97%，8）、α-蒎烯（0.92%，9）、β-香茅醇（0.62%，10）、β-顺式罗勒烯（0.54%，11）、异松油烯（0.46%，12）、β-蒎烯（0.42%，13）、6-甲基-5-庚烯-2-酮（0.42%，14）、反式香叶醇（0.39%，15）。

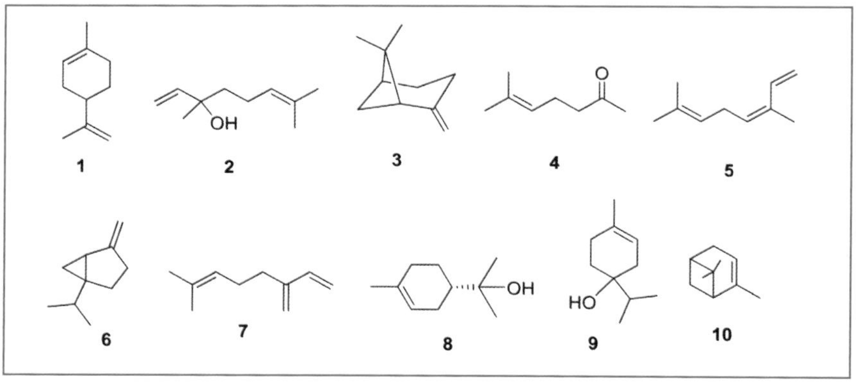

◆ 图 2-189　枳实挥发油化学成分

【性味】苦、辛、微酸，微寒。

【归经】归脾、胃、大肠经。

【功效】破气消积，化痰散痞。

【主治】用于食积气滞，脘腹痞满胀痛，嗳腐气臭，热结便秘，腹痞胀痛，湿热积滞，泄泻之里急后重，气滞胸胁疼痛，痰滞胸脘痞满，胸痹，结胸。

1.《神农本草经》："主大风在皮肤中如麻豆苦痒；除寒热结，止痢，长肌肉，利五脏，益气轻身。"

2.《名医别录》："除胸胁痰癖，逐停水，破结实，消胀满、心下急痞痛、逆气、胁风痛，安胃气，止溏泄，明目。"

3.《药性论》："解伤寒结胸，入陷胸汤用。主上气喘咳。肾内伤冷，阴痿而有气，加而用之。"

【用法用量】内服：3～10g，煎汤，大剂量可用至30g，炒后性较平和，或入丸、散。外用：适量，研末调涂，或炒热熨。

【使用注意】体虚久病及孕妇慎用。

【现代药理研究】

1. 调节胃肠运动作用　枳壳可兴奋胃肠平滑肌，加强胃肠的蠕动，同时还可以降低胃肠平滑肌的张力，对胃肠平滑肌的运动具有双向调节作用。

2. 降血脂作用　枳壳当中的柚皮苷成分可调节血脂紊乱，并且可降低甘油三酯、总胆固醇水平。

3. 抗肿瘤作用　枳壳中的川陈皮素有良好抗肿瘤作用，对人体胃癌细胞在免疫缺陷小鼠腹膜的扩散有显著抑制作用，并且可抗肿瘤细胞转移。

4. 对心血管系统的作用　枳壳当中的 N–甲基酪胺与新福林对 β–肾上腺素分泌有间接促进作用，进而使心排血量和外周阻力增加，血压升高。枳壳中的橙皮苷则是维持正常渗透压、降低血脂与血管脆性的有效物质，可起到防治动脉粥样硬化的作用。

5. 其他作用　枳壳中的挥发油可抑制蠕形螨活性。

附：枳壳

为芸香科植物酸橙及其栽培变种的干燥未成熟的果实。性苦、酸、微辛，微寒。归脾、胃、大肠经。功理气宽胸，消胀除痞。主治胸腹气滞，痞满，胁肋胀痛，食积不化，胸膈痞满，肝郁气滞，胸胁胀痛，湿热积滞，泻痢后重，胃下垂，脱肛等脏器下垂之证。内服：3～10g 煎汤。脾胃虚弱及孕妇慎用。

木　香

【异名】蜜香（《名医别录》），青木香（《本草经集注》），南木香（《世医得效方》），广木香（《普济方》）。

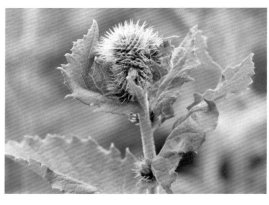 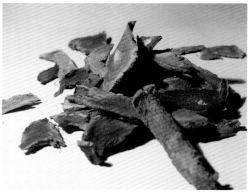

◆ 图 2-190　木香原植物　　　　　◆ 图 2-191　木香饮片

【释名】《本草纲目》云："木香，草类也。本名蜜香，因其香气如蜜也。缘沉香中有蜜香，遂讹此为木香尔。昔人谓之青木香。后人因呼马兜铃根为青木香，乃呼此为南木香、广木香以别之。"

【基原】本品为菊科植物木香 *Aucklandia lappa* Decne. 的干燥根。

【挥发油化学成分】去氢木香内酯（23.93%，1）、长叶龙脑（10.44%，2）、β-广木香醇（9.74%，3）、木香烃内酯（6.33%，4）、顺式法呢醇（6.16%，5）、3-甲氧基-5-[4-甲氧基苯基]-2-环己烯酮（4.08%，6）、γ-广木香醇（3.67%，7）、6,8-二甲氧基-3,7-二甲基异香豆素（3.39%，8）、α-广木香醇（3.34%，9）、γ-姜黄烯（1.98%，10）、α-桉叶醇（1.63%，11）、缬草烯酮（1.08%，12）、α-芹子烯（0.82%，13）、石竹烯氧化物（0.80%，14）、榄香烯醛（0.76%，15）。

◆ 图 2-192　木香挥发油化学成分

【性味】辛、苦，温。

【归经】归脾，胃，胆、大肠经。

【功效】行气止痛，健脾消食导滞。

【主治】用于肝胆气滞证之胸痞胁痛，脘腹胀痛呕逆，寒疝腹痛，脾虚气滞，脘腹胀满，食少便溏，大肠气滞、泄泻之里急后重。行气滞宜生用，止泻痢宜煨用。

1.《神农本草经》："主邪气，辟毒疫，强志，主淋露。久服不痳魇寐。"

2.《名医别录》："疗气劣，肌中偏寒；主气不足，消毒，杀鬼精物，温疟，蛊毒，行药之精，轻身。"

3.《日华子本草》："治心腹一切气，止泻、霍乱、痢疾，安胎，健脾消食，疗羸劣，膀胱冷痛，呕逆反胃。"

【用法用量】内服：3～9g，煎汤，或入丸、散。外用：适量，研末掺，调敷，或熬膏涂。

【使用注意】脏腑燥热，气虚、阴虚者禁服。芳香不宜久煎。

【现代药理研究】

1. 抗炎作用　木香中有效成分对炎性因子—氧化氮、细胞因子诱导中性粒细胞化学趋化因子、肿瘤坏死因子 α 、白细胞介素和 γ－干扰素等有抑制作用。

2. 抗肿瘤作用　木香中有效成分对多种癌细胞具有杀伤作用。其机制是木香烃内酯、川木香内酯通过引起线粒体通透性转换、细胞色素 C 释放或破坏线粒体膜电位而诱导肿瘤细胞凋亡。

3. 对消化系统的作用　木香能促进生长抑素分泌，益于消化性溃疡治疗，木香提取物对胃黏膜急性损伤有明显保护作用。

4. 解痉镇痛作用　木香提取物中的生物碱对肠平滑肌和气管平滑肌具有显著解痉作用，其总内酯、木香烃内酯、二氢木香烃内酯和二氢木香内酯对十二指肠有舒张作用，其机制可能为钙离子通道阻滞作用介导的。

5. 对心血管系统的作用　木香有降血压和抗血液凝聚的作用。

6. 抗幽门螺杆菌作用　木香提取物对幽门螺杆菌有较强抑制作用。

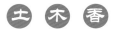

土 木 香

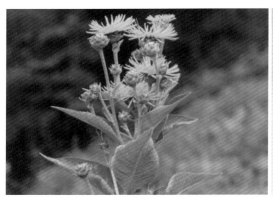

◆ 图 2-193　土木香原植物

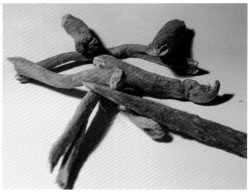

◆ 图 2-194　土木香饮片

【异名】青木香（《本草衍义》），祁木香（《河北药材》），藏木香（《中国药典》）。

【释名】本品为木香形状相近且功用相似，但别为一种，故以土木香为名。

【基原】本品为菊科植物土木香 *Inula helenium* L. 的干燥根。

【挥发油化学成分】土木香内酯（53.27%，1）、异土木香内酯（30.63%，2）、β-榄香烯（2.93%，3）、异丙烯基-4a,8-二甲基-1,2,3,4,4a,5,6,7-八氢萘（1.27%，4）、二氢土木香内酯（1.05%，5）、1,8a-二甲基-7-异丙基-1,2,3,5,6,7,8,8a-八氢萘

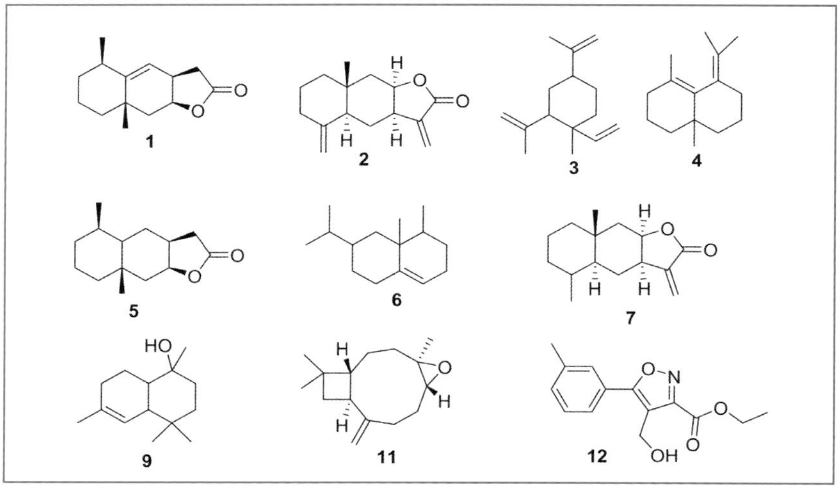

◆ 图 2-195　土木香挥发油化学成分

（1.05%，6）、二氢异土木香内酯（0.87%，7）、吉马烯 D-4- 醇（0.65%，8）、杜松醇（0.47%，9）、（+）匙叶桉油烯醇（0.45%，10）、（-）- 氧化石竹烯（0.37%，11）、α- 芹子烯（0.34%，12）、α，α，4a,8- 四甲基 -1,2,3,4,4a,5,6,7- 八氢萘甲醇（0.34%，13）、反 - 石竹烯（0.25%，14）、（2,6,6- 三甲基 - 1- 环己烯）- 2- 丁酮（0.21%，15）。

【性味】辛、苦，温。

【归经】归脾、胃、肝经。

【功效】行气止痛，健脾和胃，消积驱虫。

【主治】用于肝胃气滞，胸胁脘腹胀痛，呕吐腹泻，痢疾，食积，虫积。

1.《现代实用中药》："为芳香性健胃药。利尿，发汗，祛痰，驱虫，防腐。治霍乱吐泻，疟疾合并胃肠炎。并有收敛作用，治结核性下利，慢性肠炎及支气管炎；清肺热，行三焦气，治痰咳喘促，一切气痛。"

2.《东北常用中草药手册》："健胃，行气，止痛。治胃痛。气滞胸腹胀满疼痛。治胃痛，气滞胸腹胀满疼痛。"

3.《西藏常用中草药》："调气解郁，安胎。主治慢性胃炎，胃肠功能紊乱，肋间神经痛，胸壁挫伤和岔气作痛。"

4.《长白山植物药志》："主治慢性肝炎，胎动不安。"

【用法用量】内服：3 ～ 9g，煎汤，或入丸、散，量宜酌减。

【使用注意】血虚内热者慎用。

【现代药理研究】

1. 抗菌作用　土木香根提取物有较强抗真菌活性。土木香内酯和异土木香内酯有抗角膜真菌的作用，还能显著抑制结核分枝杆菌的增殖，其活性物质为桉烷型的土木香内酯、异土木香内酯以及 11αH，13- 二氢异土木香内酯。

2. 抗肿瘤作用　土木香烯内酯对肿瘤细胞（A2058、HT29 和 HepG2）有细胞毒性，能显著降低 G0/G1 期细胞数量，从而诱导其凋亡。

3. 驱虫作用　可使中华枝睾吸虫的内脏发生退化、萎缩、坏疽、膨胀等形态变化，且有快速抗蛔虫幼虫作用。

沉 香

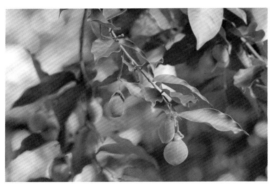

◆ 图 2-196 沉香原植物

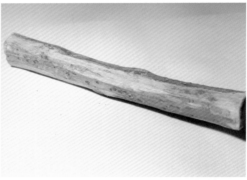

◆ 图 2-197 沉香饮片

【异名】迦香（《本草纲目拾遗》），沉水香（《桂海虞衡志》），栈香（《南方草木状》），奇南香（《本草乘雅半偈》）。

【释名】《本草纲目》云："木之心节置水则沉，故名曰沉水，亦曰水沉。半沉香为栈香，不沉者为黄熟香。"《南越志》言："交州人称为蜜香者，谓其气如蜜脾也。"本品味香，虽为木质，而入水则沉，故名沉香。

【基原】本品为瑞香科植物及白木香 *Aquilaria sinensis*（Lour.）Gilg 含有树脂的木材。

【挥发油化学成分】沉香螺旋醇（3.14%，1）、桉油醇（1.80%，2）、10,10- 二甲基 -2,6- 二亚甲基双环 [7. 2. 0] 十一醛 -5β - 醇（1.50%，3）、十五碳烷酸（1.38%，

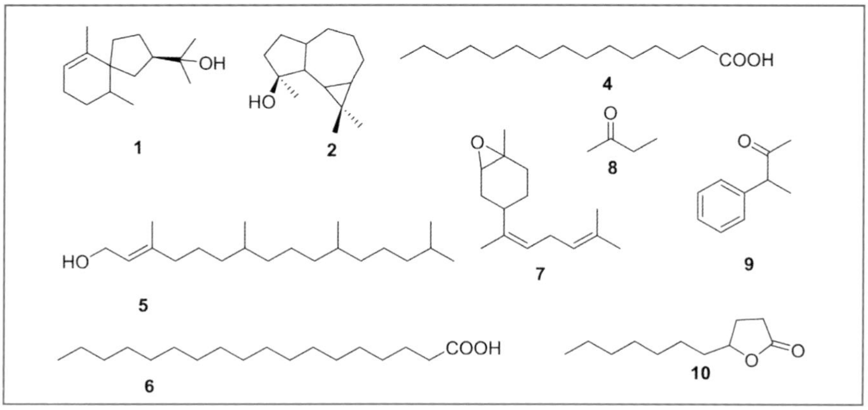

◆ 图 2-198 沉香挥发油化学成分

4）、异叶绿醇（1.25%，5）、十八碳烷酸（1.24%，6）、顺式 –Z–α– 没药烯氧化物（1.21%，7）、2– 丁酮（0.83%，8）、3– 苯基 –2– 丁酮（0.73%，9）、5– 庚基二氢 –2（3H）– 呋喃酮（0.65%，10）、9– 酮基壬酸（0.51%，11）、十六烷碳酸甲酯（0.39%，12）、癸酸（0.37%，13）、辛酸（0.33%，14）、2,6,6,9– 四甲基 – 三环 [5.4.0,2,8] 十一 –9– 烯（0.21%，15）。

【性味】辛、苦，微温。

【归经】归肾、脾、胃经。

【功效】行气止痛，降逆止呕，温肾纳气平喘。

【主治】用于寒凝气滞，脘腹胀闷冷痛，胃寒呕吐呃逆，下元虚冷，肾不纳气之喘息。

1.《名医别录》："疗风水毒肿，去恶气。"

2.《本草纲目》："治上热下寒，气逆喘急，大肠虚闭，小便淋沥，男子精冷。"

3.《药性考》："下气辟恶，风痰闭阻，通窍醒神。"

4.《本草纲目拾遗》："固脾保肾。入汤剂，能闭精固气。"

【用法用量】内服：1 ～ 5g，煎汤后下，0.5 ～ 1g 研末，或磨汁，或入丸、散。

【使用注意】阴虚火旺，气虚下陷，阴虚火旺者忌用。

【现代药理研究】

1. 镇痛和镇静作用　沉香提取物有镇痛和镇静催眠作用。

2. 抗炎作用　沉香能够明显抑制脂多糖诱导的 RAW264.7 巨噬细胞释放一氧化氮。抑制 CD4+T 细胞分化为辅助性 T 细胞 Th1、Th2 和 Th17 细胞来抑制固有免疫，通过抑制 CD8+ T 细胞和 B 细胞的活化、增殖和分化来抑制获得性免疫。

3. 抗氧化作用　沉香可减轻过氧化氮对 PC12 细胞造成的氧化损伤。

4. 抗肿瘤作用　沉香对结肠癌细胞的迁移、侵袭和球体形成具有抑制作用。

5. 抑菌作用　沉香对蜡样芽孢杆菌、枯草芽孢杆菌、金黄色葡萄球菌、大肠杆菌、肺炎克雷伯菌、铜绿假单胞菌、根霉菌和瑞氏木霉有抑制作用。

6. 抗抑郁作用　沉香对 5– 羟色胺再摄取有明显抑制作用。

檀 香

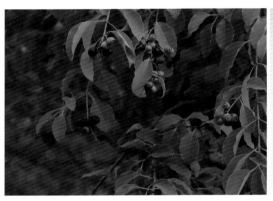

◆ 图 2-199 檀香原植物

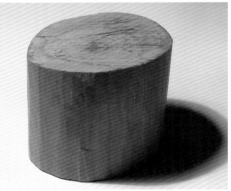

◆ 图 2-200 檀香饮片

【异名】真檀（《本草纲目》），白檀（《本草经集注》），檀香木（《本草图经》）。

【释名】《本草纲目》云："檀，善木也，故字从亶。亶，善也。释氏呼为旃檀，以为汤沐，犹言离垢也。番人讹为真檀。"檀香梵语称旃檀，义为"与乐"。本品有除疾身安之乐，故名。

【基原】本品为檀香科植物檀香 *Santalum album* L. 树干的干燥心材。

【挥发油化学成分】α-檀香醇（51.05%，1）、β-檀香醇（12.68%，2）、β-檀

◆ 图 2-201 檀香挥发油化学成分

香烯（4.12%，3）、α–反式–香柠檬醇（3.64%，4）、（＋）–Epi–β–檀香烯（2.98%，5）、α–檀香烯（2.50%，6）、Epi–β–檀香醇（1.40%，7）、α–姜黄烯（1.28%，8）、香榧醇（1.19%，9）、β–没药醇（0.80%，10）、α–佛手柑油烯（0.56%，11）。

【性味】辛，温。

【归经】归脾、胃、肺经。

【功效】行气调中，散寒止痛。

【主治】用于寒凝气滞，胃脘冷痛，或心腹冷痛呕吐食少等。

1.《本草备要》："调脾肺，利胸膈，为理气要药。"

2.《本草纲目》："（治）噎膈吐食。又面生黑子，每夜以浆水洗拭令赤，磨汁涂之。"

3.《本草正要》："散风热，辟秽恶邪气，消毒肿；煎服之，可散冷气，止心腹疼痛。"

【用法用量】内服：2～5g，煎汤后下，或入丸、散。

【使用注意】阴虚火盛之证禁服。

【现代药理研究】

1. 对消化系统的作用　檀香可以抑制胃肠排空和肠推进。檀香挥发油可以抑制新斯的明导致的肠亢进，还可有效减小胃溃疡面积。

2. 对心血管系统的作用　檀香挥发油可以快速缓解心绞痛的症状，其治疗作用与硝酸甘油相仿。檀香的水提物可以通过降低脂质过氧化水平显著抑制心肌损伤，其机理可能与抗氧化和扩张冠状动脉血管有关。

3. 抗肿瘤作用　α–檀香醇可以降低乳头状瘤、皮肤癌和前列腺癌发生率。

4. 对神经系统的作用　檀香挥发油中的主要化学物质檀香醇具有抑制中枢神经系统的作用，可用于睡眠紊乱患者临床治疗。

5. 抗病原微生物作用　檀香挥发油对幽门螺杆菌，白色念珠菌、金黄色葡萄球菌、大肠杆菌、铜绿假单胞菌、克雷伯杆菌、枯草芽孢杆菌、伤寒沙门菌、结核分枝杆菌、犬小孢子菌、须毛癣菌、红色发癣菌、黑曲霉和烟曲霉等细菌和真菌都有不同程度的抑制作用。

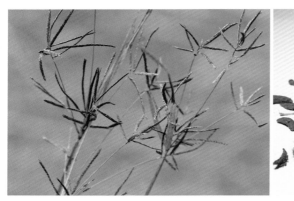

◆ 图 2-202 香附原植物

◆ 图 2-203 香附饮片

【异名】雷公头（《本草纲目》），莎草根（《名医别录》），雀头香（《江表传》），香附子（《新修本草》），三棱草根（《中药志》），香附米（《本草求真》），苦羌头（《中药材手册》）。

【释名】《本草纲目》曰："其根相附连续而生，可以合香，故谓之香附子。上古谓之雀头香。"

【基原】本品为莎草科植物莎草 *Cyperus rotundus* L. 的干燥根茎。

【挥发油化学成分】α- 香附酮（26.15%，1）、β- 蛇床烯（17.99%，2）、香附烯

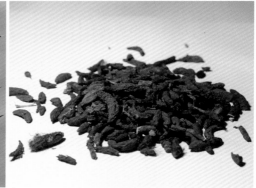

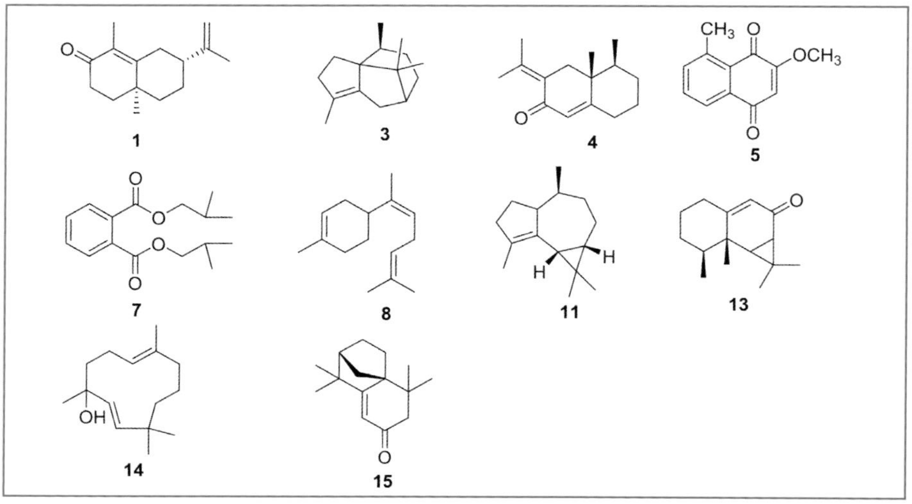

◆ 图 2-204 香附挥发油化学成分

（15.73%，3）、4,4α,5,6,7,8- 六氢 -4α,5- 二甲基 -3-（1- 甲基乙烯基）-2（3H）- 萘酮（8.11%，4）、2- 甲氧基 -8- 甲基 -1,4- 萘二酮（4.01%，5）、氧化 -α- 依兰烯（3.00%，6）、邻苯二甲酸二异丁酯（2.48%，7）、α- 红没药烯（2.14%，8）、α- 可巴烯（1.97%，9）、8,9- 二氢内异长叶烯（1.48%，10）、α- 古芸烯（1.29%，11）、长叶松香芹酮（1.11%，12）、马兜铃酮（1.01%，13）、葎草烷 -1,6- 二烯 -3- 醇（0.90%，14）、异长叶烯酮（0.81%，15）。

【性味】辛、甘、微苦，平。

【归经】归肝、三焦经。

【功效】疏肝理气，调经止痛。

【主治】胸胁痞满，脘腹胀痛，寒疝腹痛，行经腹痛，乳房胀痛，闭经，疏肝解郁，行气止痛的要药。

1.《滇南本草》："调血中之气，开郁气而调诸气，宽中消食，止呕吐，和中养胃，进食。"

2.《本草纲目》："散时气寒疫，利三焦，解六郁，消饮食积聚，痰饮痞满，跗肿，腹胀，脚气，止心腹、肢体、头、目、齿、耳诸痛，痈疽疮疡，吐血，下血，尿血，妇人崩漏带下，月候不调，胎前产后百病。"

3.《本草再新》："开九窍，舒经络，降气舒气，宣阳散邪，除寒凉积滞，开胃化痰，兼利水通经。"

【用法用量】内服：6 ～ 10g 煎汤，或入丸、散；外用：适量，研末调敷或做饼热敷。

【使用注意】气虚无滞者慎用；阴虚、血热者禁用。

【现代药理研究】

1. 对中枢神经系统的作用　香附有效成分通过增强与内源性受体配基结合，调节 γ - 氨基丁酸的神经传递，从而发挥镇静作用。香附挥发油可阻止疼痛信号在脊髓神经内传导而发挥镇痛作用。

2. 保肝降血脂作用　香附根茎提取物可降低血清谷丙转氨酶、谷草转氨酶、血清胆固醇和甘油三酯的水平。

3. 对心血管系统的作用　香附醇提物以及单体化合物圆柚酮能有效抑制胶原蛋白、凝血酶或花生四烯酸诱导的血小板凝聚。其苷类、黄酮类、总生物碱以及酚类化合物的水溶液具有强心，减慢心率和降低血压的作用。

4. 对消化系统的作用　香附挥发油可促胃肠动力，对小肠平滑肌细胞具有较好的促增殖作用，对胃溃疡有保护作用。

5. 抗肿瘤作用　香附不同提取物能显著抑制胃癌细胞增殖，其抗肿瘤机制可能是通过损伤线粒体，诱导内源性肿瘤细胞凋亡来完成。

6. 抑菌作用　香附挥发油对金黄色葡萄球菌、白色葡萄球菌、枯草芽孢杆菌、伤寒沙门菌、大肠杆菌和痢疾杆菌均有抑制作用。

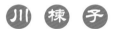

川 楝 子

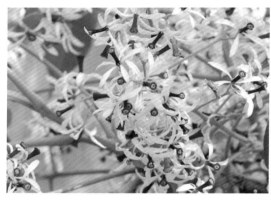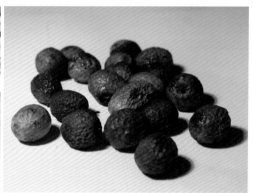

◆ 图 2-205　川楝子原植物　　　　　◆ 图 2-206　川楝子饮片

【异名】楝子（《圣惠方》），楝实（《神农本草经》），练实（《本草经集注》），苦楝子（《本草图经》），金铃子、仁枣（候宁极《药谱》），石茱萸（《本草折衷》），楝树果（《外科正宗》）。

【释名】《本草纲目》云："罗愿《尔雅翼》云：楝叶可以练物故谓之楝。其子如小铃，熟则黄色，名金铃，象行也。"楝同练，练有浣洗之意，本品木灰及子可浣衣，故称"练"，后从"木"作"楝"。因四川产者为佳，故名川楝子。

【基原】本品为楝科植物川楝 *Melia toosendan* Sieb. et Zucc. 的干燥成熟果实。

【挥发油化学成分】己酸（19.63%，1）、亚油酸乙酯（6.45%，2）、棕榈酸（6.44%，3）、棕榈酸乙酯（4.61%，4）、亚油烯酸乙酯（4.28%，5）、亚油酸（2.93%，6）、油酸（2.72%，7）、异龙脑（2.32%，8）、己醇（1.67%，9）、己酸甲酯（1.31%，10）、1,1,–二环己烷（1.26%，11）、β–谷甾醇（1.18%，12）、龙脑（1.16%，13）、肉豆蔻酸（0.87%，14）、9–烯基–棕榈酸乙酯（0.87%，15）。

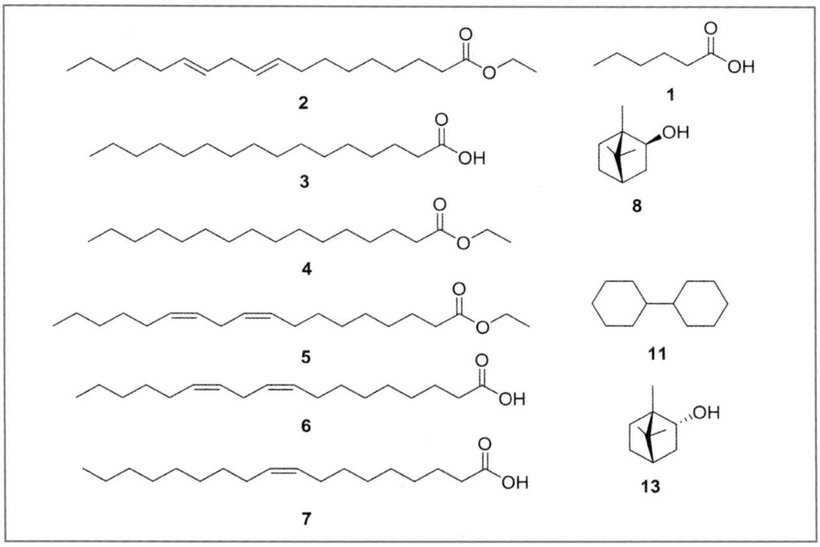

◆ **图 2-207** 川楝子挥发油化学成分

【性味】苦，寒。有小毒。

【归经】归肝、胃、小肠、膀胱经。

【功效】行气止痛，疏肝泄热，杀虫疗癣。

【主治】用于肝郁化火，肝胃不和，胁肋胀痛，脘腹疼痛，疝气疼痛，虫积腹痛。外用治癣。

1.《神农本草经》："味苦，寒。主温疾，伤寒，大热烦狂，杀三虫，疗疡，利小便水道。"

2.《雷公炮制药性解》："味苦，性寒。有小毒，入心、小肠二经。主温疾伤寒，理大热癫狂，利小便，通水道，杀三虫，愈疮疡，善除心痛，宜作浴汤。晒干酒蒸，去皮核用，川蜀者佳。"

3.《玉楸药解》："味苦，性寒，入足厥阴肝经。泻火除狂，利水止痛。苦楝子清肝泄热，利水杀虫，治瘟疫伤寒，烦躁狂乱，止腹痛溺癃，癫病痔瘘，大便下血。"

【用法用量】内服：5～10g，煎汤，或入丸、散。外用：适量，研末调涂。

【使用注意】脾胃虚寒者禁用。

【现代药理研究】

1. 驱蛔杀虫作用 川楝素是川楝子驱蛔的有效成分。川楝素是一种有效的神经肌肉接头阻断剂，其作用部位在突触前，可抑制乙酰胆碱释放。

2. 对消化系统的作用 川楝素对肠道有组胺样或/和组胺释放作用。

3. 抗菌、抗炎作用　川楝子的水提物对堇色毛菌、奥杜益小孢子菌、白色念珠菌、金黄色葡萄球菌有抑制作用。挥发油成分有明显抗关节炎和抗组胺作用。

4. 抗病毒作用　川楝素有抑制丙肝病毒活性作用，能与 α-干扰素协同抑制丙肝病毒的复制。

乌　药

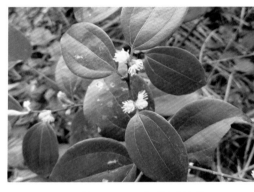

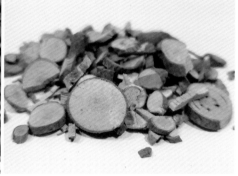

◆　图 2-208　乌药原植物　　　　　◆　图 2-209　乌药饮片

【异名】鳑魮、矮樟（《本草纲目》），旁其（《本草拾遗》），天台乌药（《本草图经》）。

【释名】《本草纲目》曰："乌以色名。其叶状似鳑魮鲫鱼，故俗呼为鳑魮树。"《本草拾遗》作："旁其，方音讹也。"本品根色黑褐，因名乌药。素以天台所产为胜，故亦称天台乌药魮。南人亦呼为矮樟，其气似樟也。

【基原】本品为樟科植物乌药 *Lindera aggregata*（Sims）Kosterm. 的干燥块根。

【挥发油化学成分】长叶烯（19.30%，1）、冰片乙酸酯（14.4%，2）、δ-杜松萜烯（9.18%，3）、β-橄榄烯（4.18%，4）、β-绿叶烯（4.16%，5）、十氢化 -2,2,4a-三甲基 -8- 甲基 -2- 萘甲醇（3.66%，6）、香树烯（2.72%，7）、朱栾倍半萜（2.65%，8）、愈创木（1.65%，9）、4- 特丁基苯酚（1.30%，10）、4,4a,9,10- 四氢 -4a- 甲基 -2（3H）- 菲蒽酮（1.29%，11）、大根香叶烯（1.29%，12）、冰片甲醚（1.06%，13）、1,3,3- 三甲基 -2-（3- 甲基 -2- 亚甲基 -3- 丁基）环己醇（1.06%，14）、白檀油烯醇（1.05%，15）、α- 姜黄烯（0.98%，16）、α- 雪松烯（0.89%，17）、3- 蒈烯（0.80%，18）、α- 紫穗槐烯（0.70%，19）、苯甲酸苄酯（0.69%，20）。

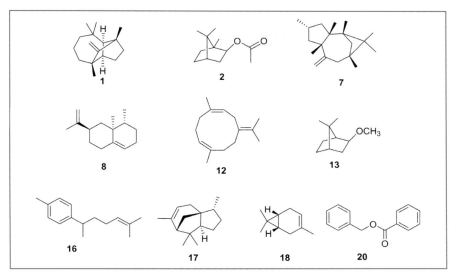

◆ 图2-210　乌药挥发油化学成分

【性味】辛，温。

【归经】归肺、脾、肝、肾、膀胱经。

【功效】行气止痛，温肾散寒。

【主治】用于寒凝气滞之胸腹诸痛，胸闷胁痛，脘腹胀痛，痛经，寒疝腹痛，肾阳不足、膀胱虚冷之尿频，遗尿。

1.《本草纲目》："（治）中气，脚气，疝气，气厥头痛，肿胀喘急，止小便频数及白浊。"

2.《医林纂要》："泄肺逆，燥脾湿，润命火，坚肾水，去内寒。"

3《本草行义》："乌药和来气少，走泄多，但不甚刚猛，与沉香同磨作汤，治胸腹冷气，甚稳当。"

4.《药品化义》："乌药，气雄性温，故快气宣通，疏散凝滞，甚于香附。外解表而理肌，内宽中而顺气。以之散寒气，则客寒冷气自除；驱邪气则天行疫瘴即却；开郁气，中恶腹痛，胸膈胀痛，顿然可减；疏经气，中风四肢不遂，初产血气凝滞，渐次能通，皆藉其气雄之功也。"

【用法用量】内服：6～10g，煎汤，或入丸、散。外用：适量，研末调敷。

【使用注意】孕妇及体虚者慎用。

【现代药理研究】

1. 镇痛作用　乌药有明显镇痛作用，主要成分为生物碱。

2. 抗肿瘤　乌药对人肝癌细胞系（HepG2 细胞系）有显著细胞毒性。乌药根挥发油能够有效抑制 HepG2 细胞的增殖，挥发油成分吉马酮对人食道癌 Eca-109 细胞和人胃癌 SGC-7901 细胞增殖有显著抑制作用。

3. 对消化系统的作用　乌药挥发油、水提液、水煎液、醇提液能显著抑制离体回肠自发活动，且对乙酰胆碱、氯化钡所致的回肠痉挛有拮抗作用，并能使先用肾上腺素而紧张性降低的离体回肠进一步松弛。

4. 对心血管系统的作用　乌药有抗高血压作用，可能与乌药降低血浆中去甲肾上腺素水平有关。乌药水提取物有明显抗实验性心律失常作用，能对抗由三氯甲烷、氯化钙、肾上腺素等诱发的心律失常。

5. 对中枢神经系统的作用　乌药水提取物可清除机体的活性氧，有效抑制脂质过氧化。

6. 保肝降脂作用　乌药提取物对酒精性肝损伤具有保护作用，乌药叶总黄酮有降血脂作用，可改善肝细胞脂肪变性。

佛　手

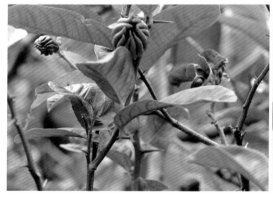

◆　图 2-211　佛手原植物

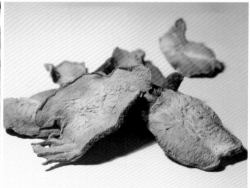

◆　图 2-212　佛手饮片

【异名】佛手柑（《滇南本草》），福寿柑（《民间常用中草药汇编》）。

【释名】《本草纲目》云："其实状如人手，有指，俗呼为佛手柑。果实形态似手，故美其名曰佛手。""佛手"与"福寿"谐音，故亦称福寿柑。

【基原】本品为芸香科植物佛手 *Citrus medica* L. var. *sarcodactylis* Swingle 的干燥果实。

【挥发油化学成分】D- 柠檬烯（53.4%，）、γ- 松油烯（17.94%，）、左旋 - β -

蒎烯（4.22%，3）、（1R）-（+）-α 蒎烯（3.78%，4）、（Z）-3,7- 二甲基 -1,3,6- 十八烷三烯（2.89%，5）、月桂烯（2.65%，6）、（3E）- 罗勒烯（2.25%，7）、3- 崖柏烯（1.7%，8）、2- 莰烯（1.69%，9）、乙缩醛（1.59%，10）、（2R,3R）-（-）-2,3- 丁二醇（1.36%，11）、β- 甜没药烯（0.98%，12）、α- 松油醇（0.72%，13）、α- 柏木烯（0.68%，14）、α- 萜品烯（0.66%，15）。

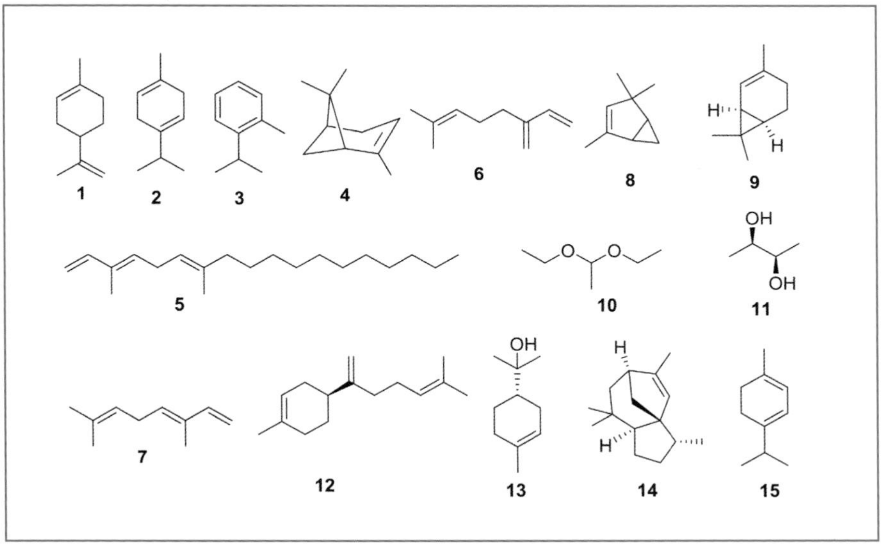

◆ 图 2-213　佛手挥发油化学成分

【性味】辛、苦、甘，温。

【归经】归肝、脾、胃、肺经。

【功效】疏肝解郁，理气和中，燥湿化痰。

【主治】肝郁气滞，胸闷胁痛，肝胃不和，脾胃气滞，脘腹胀痛，呕恶纳呆。

1.《滇南本草》："补肝暖胃，止呕吐，消胃寒痰，治胃气疼痛。止面寒疼，和中行气。"

2.《本草纲目》："煮酒饮，治痰气咳嗽。煎汤，治心下气痛。"

3.《本经逢原》："专破滞气。治痢下后重，取陈年者用之。"

【用法用量】内服：3 ～ 10g，煎汤，或泡茶饮，或入散剂。

【使用注意】阴虚血燥、气无郁滞者慎用。

【现代药理研究】

1. 抗哮喘作用　佛手乙酸乙酯提取液能抑制哮喘模型小鼠嗜酸性粒细胞介导的炎症反应。

2. 抗肿瘤作用　佛手挥发油具有抑制人乳腺癌细胞 MDA-MB-435 增殖的作用。

3. 抗氧化作用　川佛手挥发油具有一定的抗氧化活性，对 DPPH 和 ABTS 自由基清除能力较强。

4. 抑菌作用　佛手挥发油对酵母菌、大肠杆菌、枯草杆菌和金黄色葡萄球菌均有较明显抑制作用，其中对枯草杆菌的抑菌作用最强。

5. 抗抑郁作用　佛手挥发油有较强抗抑郁作用，其机制可能与调节血清皮质酮水平和海马组织脑源性神经营养因子水平有关。

香　橼

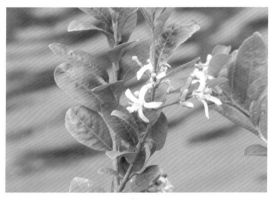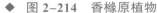

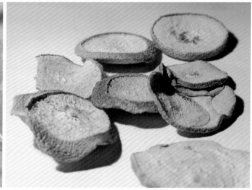

◆　图 2-214　香橼原植物　　　　　◆　图 2-215　香橼饮片

【异名】香圆（《全国中草药汇编》），香圆枳壳、香圆枳实（《中药大辞典》）。

【释名】本品皮厚而具芳香之气，故得香名。橼，义未详，或为"圆"之借字。

【基原】本品为芸香科植物枸橼 *Citrus medica* L. 或香圆 *Citus wilsonii* Tanaka 的干燥成熟果实。

【挥发油化学成分】D- 柠檬烯（31.7%，1）、γ- 松油烯（22.09%，2）、邻伞花烃（11.85%，3）、左旋 -β- 蒎烯（4.55%，4）、（1R）-（+）-α 蒎烯（4.42%，5）、（Z）-3,7- 二甲基 -1,3,6- 十八烷三烯（2.92%，6）、月桂烯（2.44%，7）、（3E）- 罗勒烯（2.26%，8）、2- 蒈烯（2.06%，9）、3- 崖柏烯（2.01%，10）、乙缩醛（1.81%，11）、（E）-3,7- 二甲基 -2,6- 辛二烯醛（1.6%，12）、（2R,3R）-（-）-2,3- 丁二醇（1.44%，13）、（Z）-3,7- 二甲基 -2,6- 辛二烯醛（1.29%，14）、β- 甜没药烯（0.99%，15）。

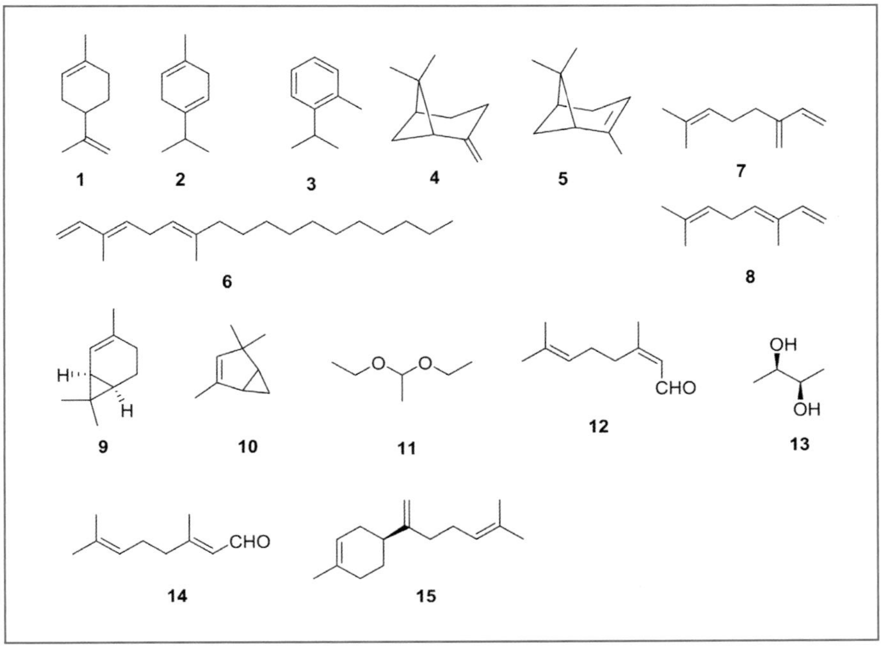

◆ 图 2-216　香橼挥发油化学成分

【性味】辛、微苦、酸，温。

【归经】归肝、肺、脾、胃经。

【功效】疏肝解郁，理气宽中，化痰止咳。

【主治】用于肝气郁结，肝脾气滞证，胸胁胀痛，咳嗽痰多，胸膈不利。

1.《本草拾遗》："去气，除心头痰水。"

2.《饮膳正要》："下气，开胸膈。"

3.《滇南本草图说》："（治）痰气咳嗽。煎汤，治下气痛。"

4.《医林纂要》："治胃脘痛，宽中顺气，开郁。"

【用法用量】内服：6 ～ 10g，煎汤，或入丸、散。

【使用注意】气虚、阴虚者慎用。

【现代药理研究】

1. 防止出血作用　香橼的成分之一橙皮苷可降低毛细血管的通透性，防止出血。

2. 微循环改善作用　橙皮苷对缺乏维生素 C 而致的眼睛球结膜血管内血小板凝聚有改善作用。

薤 白

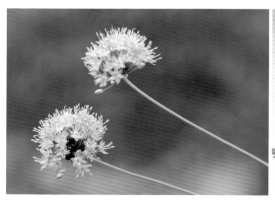

◆ 图2-217 薤白原植物

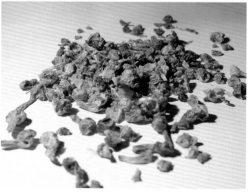

◆ 图2-218 薤白饮片

【异名】蒠子（《本草纲目》），薤根（《肘后方》），野蒜、小独蒜（《中药形性经验鉴别法》），薤白头（《药材学》）。

【释名】《本草纲目》云："薤本韭类，故字从韭。因其根白，呼为蒠子。又以其根似蒜，故名野蒜、小独蒜。"

【基原】本品为百合科植物小根蒜 *Allium macrostemon* Bge. 或薤 *Allium chinense* G. Don 的干燥鳞茎。

【挥发油化学成分】甲基烯丙基三硫醚（24.07%，1）、二甲基三硫醚（22.97%，2）、二甲基四硫醚（14.82%，3）、甲基丙基三硫醚（7.22%，4）、二甲基二硫醚（7.07%，5）、丙基丙烯基二硫醚（3.18%，6）、二烯丙基三硫醚（2.98%，7）、丙基

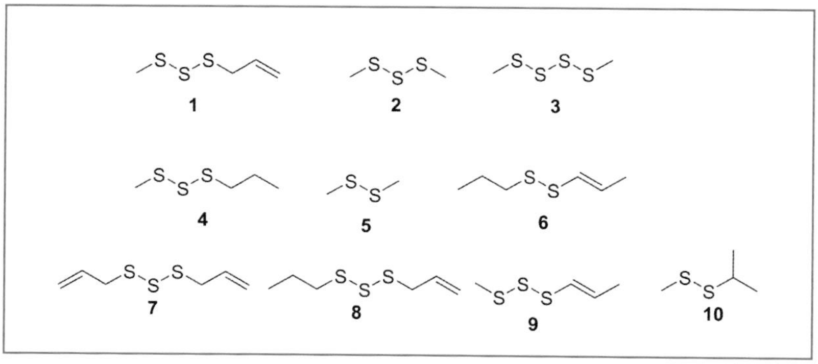

◆ 图2-219 薤白挥发油化学成分

烯丙基三硫醚（2.52%，8）、甲基丙烯基三硫醚（2.09%，9）、甲基异丙基二硫醚（1.65%，10）、2,4- 二甲基噻吩（1.54%，11）、二烯丙基二硫醚（1.45%，12）、甲基丙基二硫醚（1.33%，13）、二丙基三硫醚（1.26%，14）、甲基丙烯基二硫醚（1.03%，15）。

【性味】辛、苦，温。

【归经】归肺、心、胃、大肠经。

【功效】通阳散结，行气导滞。

【主治】用于寒痰阻滞胸痹，肠胃气滞，脘腹痞满胀痛，泻痢里急后重。

1.《名医别录》："除寒热，去水气，温中散结，利病人。诸疮，中风寒水肿，以涂之。"

2.《食疗本草》："通神，安魂魄，益气，续筋力。治妇人赤白带下。"

3.《本草纲目》："治少阴病厥逆泻痢，及胸痹刺痛，下气散血，安胎。"

【用法用量】内服：5 ～ 10g，煎汤，鲜品 30 ～ 60g，或入丸、散，或煮粥食。外用：捣敷，或捣汁涂。

【使用注意】阴虚气虚无滞者及胃弱纳呆者不宜用。

【现代药理研究】

1. 增强免疫作用　薤白能增强巨噬细胞分泌白细胞介素、肿瘤坏死因子等细胞因子的活性和自然杀伤细胞的细胞毒作用。

2. 对心肌损伤的保护作用　薤白提取物能对抗垂体后叶素所致的心肌缺血，并能保护缺血再灌注引起的心肌损伤。

3. 降脂作用　薤白能显著降低高血脂模型小鼠血清总胆固醇、甘油三酯、低密度脂蛋白胆固醇和动脉硬化指数。

4. 抗肿瘤作用　薤白挥发油能明显抑制体外培养的肿瘤细胞生长，对 S180 肉瘤细胞和 H22 瘤细胞有明显细胞毒效应；其对人胃癌细胞的杀伤作用主要是通过诱导细胞凋亡来实现。薤白总皂苷有显著抑制人宫颈癌 HELA 细胞增殖和诱导凋亡作用。

5. 平喘作用　薤白平喘的作用机制可能与抑制炎症反应、缓解支气管平滑肌的痉挛有关。

甘 松

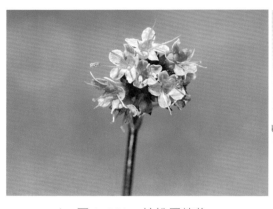

◆ 图 2-220　甘松原植物

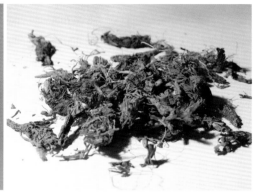

◆ 图 2-221　甘松饮片

【异名】甘松香（《本草拾遗》），香松（《中药志》）。

【释名】《本草纲目》云："产于四川松州，其味甘，故名。"

【基原】本品为败酱科植物甘松 *Nardostachys jatamansi* Dc. 的干燥根及根茎。

【挥发油化学成分】白菖烯（7.46%，1）、β-紫罗兰酮（3.44%，2）、异戊酸（2.19%，3）、β-橄榄烯（1.30%，4）、（—）-α-古芸烯（0.80%，5）、马兜铃烯（0.87%，6）、2-异丙基-1-甲氧基-4-甲基苯（0.82%，7）、桉树脑（0.60%，8）、二氢-β-紫罗兰酮（0.60，9）、（—）-γ-杜松烯（0.26%，10）、1,1,3-三甲基茚（0.33，11）、

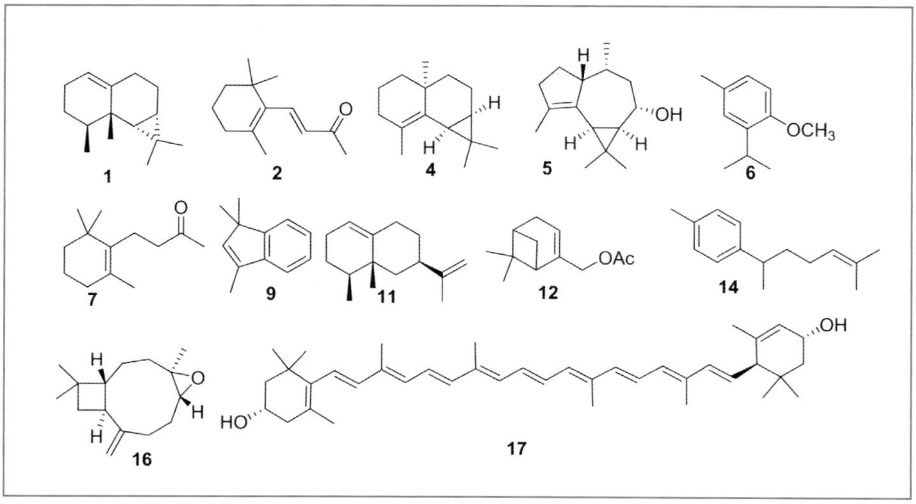

◆ 图 2-222　甘松挥发油化学成分

佛术烯（0.31%，12）、α–松油醇（0.21%，13）、乙酸桃金娘烯酯（0.22%，14）、（＋）–胡萝卜醇（0.19%，15）、α–姜黄烯（0.17%，16）、石竹素（0.14%，17）。

【性味】辛、甘，温。

【归经】归脾，胃经。

【功效】行气止痛，醒脾开郁。

【主治】用于脾胃寒凝气滞脘腹胀痛，不思饮食，思伤脾，气滞之纳呆腹胀，倦怠气短，牙痛。

1.《日华子本草》："治心腹胀，下气。作汤浴，令人身香。"

2.《开宝本草》："主恶气，卒心腹痛满。"

3.《本草纲目》："治脚气膝浮。"

【用法用量】内服：3～6g，煎汤，或入丸、散。外用：适量，研末敷，或泡水含漱，或煎汤外洗。

【使用注意】气虚血热者慎用。

【现代药理研究】

1. 抗焦虑作用　甘松对中枢神经系统有镇静作用，甘松提取物能有效治疗焦虑症。

2. 抗抑郁作用　甘松新酮、甘松根酮、甘松二酮醇有抗抑郁作用。

3. 抗疟、抑菌作用　甘松过氧物和异甘松过氧物有抗疟活性，甘松挥发油对白色念珠菌、金黄色葡萄球菌生长有抑制作用。

4. 抗炎作用　甘松甲醇提取物能抑制脂多糖诱导的巨噬细胞凋亡，抑制炎性细胞因子，从而发挥抗炎作用。

5. 抗氧化作用　甘松内总黄酮、总多酚、多糖等成分有体外抗氧化活性。

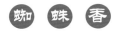

【异名】马蹄香、鬼见愁（《滇南本草图说》）。

【释名】本品根茎色黑粗大，须根布于周围，形似蜘蛛，而气味芳香，故名蜘蛛香。

【基原】本品为败酱科植物蜘蛛香 *Valeriana jatamansi* Jones 的干燥根茎和根。

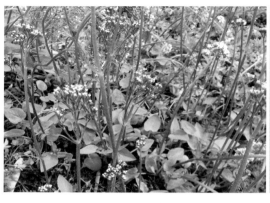

◆ 图 2-223　蜘蛛香原植物

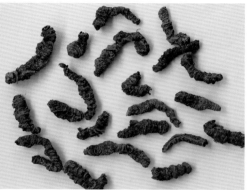

◆ 图 2-224　蜘蛛香饮片

【挥发油化学成分】异戊酸（30.62%，1）、3- 甲基戊酸（6.92%，2）、愈创木醇（5.56%，3）、布藜烯（4.75%，4）、7- 甲基 -4-（1- 甲基亚乙基）- 双环 [5.3.1] 十一碳 -1- 烯 -8- 醇（4.15%，5）、沉香螺醇（3.66%，6）、棕榈酸（3.02%，7）、Tricyclo[6.3.0.0(2,4)]undec-8-ene, 3,3,7,11-tetramethyl（2.66%，8）、β- 绿叶烯（2.59%，9）、愈创木烯（2.58%，10）、9-Acetoxy-3,5,8-trimethyltricyclo[6.3.1.0（1,5）] dodec-3-ene（2.43%，11）、广藿香烯（2.36%，12）、（-）- 古芸烯（2.20%，13）、Eudesma-3,7（11）-diene（2.06，14）、石竹烯（2.01%，15）、2-（4 α,8- 二 甲 基 -1,2,3,4,4a,8a- 六氢 -2- 萘基）-2- 丙醇（1.63%，16）、芹子二烯（1.50%，17），Ledene alcohol（1.15%，18）、人参烯（1.08%，19）、8- 异丙烯基 -1,5- 二甲基 -1,5- 环癸二烯（1.02%，20）、Clionasterol acetate（1.00%，21）。

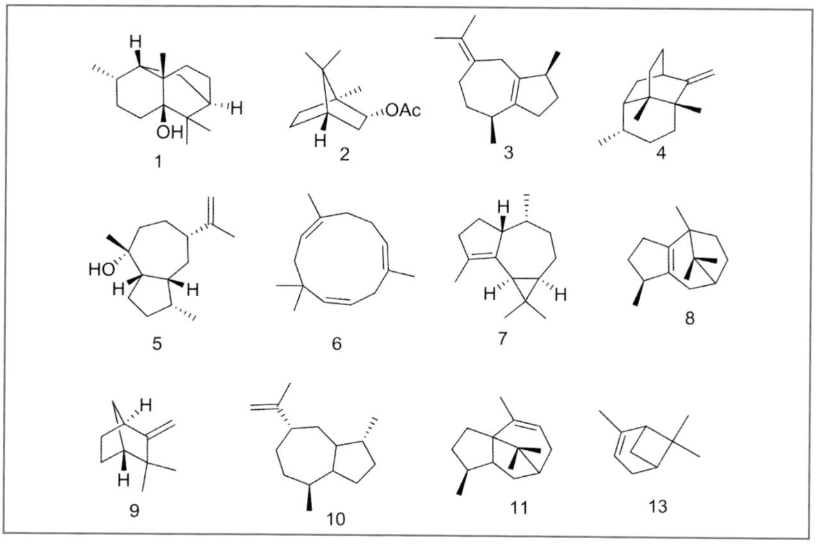

◆ 图 2-225　蜘蛛香挥发油化学成分

【**性味**】微辛，苦，温。

【**归经**】归心、脾、胃经。

【**功效**】理气止痛，消食止泻，祛风除湿，镇惊安神。

【**主治**】脘腹胀痛，食积不化，腹泻痢疾，风湿痹痛，腰膝酸软，失眠。

1.《本草纲目》："辟瘟疫、中恶。"

2.《贵州民间方药集》："镇静，顺气，消食。治腹胀痛，胃气痛。又治惊风。"

3.《云南中草药》："治消化不良，小儿咳嗽，疳积，流感，疟疾。"

【**用法用量**】内服，3～6g，煎汤，或入丸、散。外用：适量，煎水熏洗；或研末外敷。

【**使用注意**】孕妇慎用。

【**现代药理研究**】

1. 抗抑郁作用　蜘蛛香提取物及其有效成分均有显著抗抑郁作用。蜘蛛香二氯甲烷、甲醇、乙醇及水提物均能显著缩短强迫游泳或悬尾实验小鼠的不动时间，环烯醚萜类成分（IEFV）及主要化合物缬草素还能明显提高旷场实验动物的水平和垂直运动得分，增加实验动物横穿敞箱的次数，升高蔗糖的偏嗜度。

2. 抗焦虑作用　蜘蛛香环烯醚萜能降低大鼠血清皮质酮水平，发挥抗焦虑作用，机制可能与调节下丘脑 – 垂体 – 肾上腺轴功能有关。

3. 镇静催眠作用　蜘蛛香环烯醚萜能显著减少小鼠的自主活动次数，明显延长戊巴比妥钠致小鼠睡眠时间，并且能提高阈下剂量戊巴比妥钠致小鼠入睡的个数，加强戊巴比妥钠的催眠作用，

4. 抗肿瘤作用　蜘蛛香提取物对人结肠癌 SW480 细胞有明显增殖抑制和抗转移作用；蜘蛛香环烯醚萜能抑制肝癌、乳腺癌等癌细胞的生长和增殖。

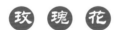

玫　瑰　花

【**异名**】徘徊花（《群芳谱》），笔头花、湖花（《浙江中药手册》，）刺玫瑰（《河北药材》）。

【**释名**】玫瑰本指美艳之珠石，此花色紫鲜艳，又多重瓣状似美珠，故名玫瑰花。

【**基原**】本品为蔷薇科植物玫瑰 *Rosa rugosa* Thunb. 的干燥花蕾。

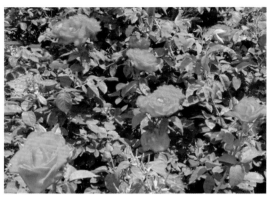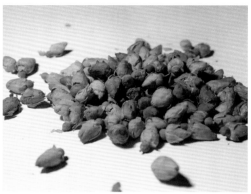

◆ 图 2-226　玫瑰花原植物　　　　　◆ 图 2-227　玫瑰花饮片

【挥发油化学成分】二十三烷（38.55%，1）、二十一烷（21.28%，2）、二十烷（11.03%，3）、十八烷醇乙酸酯（9.73%，4）、十五烷（2.07%，5）、壬酸（1.74%，6）、十八烷（1.68%，7）、3,8- 二甲基二十一烷（0.80%，8）、2- 甲基庚烷（0.68%，9）、二十七烷（0.45%，10）、庚醇（0.44%，11）、2- 十七烷酮（0.40%，12）、庚醛（0.36%，13）、芳樟醇（0.33%，14）、辛醛（0.30%，15）。

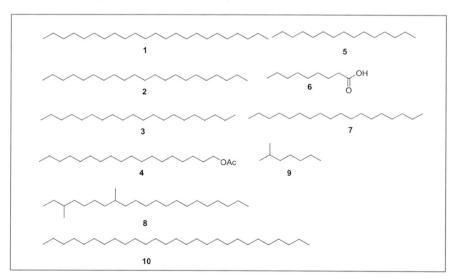

◆ 图 2-228　玫瑰花挥发油化学成分

【性味】甘、微苦，温。

【归经】归肝、胃经。

【功效】行气解郁，活血止痛。

【主治】肝胃不和之证，胸胁脘腹胀痛，不思饮食，嗳气，恶心呕吐，肝郁气滞，经脉不通，乳房胀痛，月经不调。

1.《食物本草》："主利肺脾，益肝胆，辟邪恶之气，食之芳香甘美，令人神爽。"

2.《药性考》："行血破积，损伤瘀痛，浸酒饮。"

3.《纲目拾遗》："和血行血、理气，治风痹。"

【用法用量】内服：3～6g，煎汤，浸酒或泡茶饮。

【使用注意】阴虚有火者忌用。

【现代药理研究】

1. 抗衰老的作用　玫瑰花富含强力抗氧化剂 β－胡萝卜素，可减轻体内自由基损伤，从而达到延缓衰老的作用。

2. 改善微循环　玫瑰花中所含的活性成分能促进血液循环。

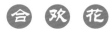

合　欢　花

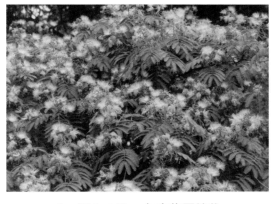

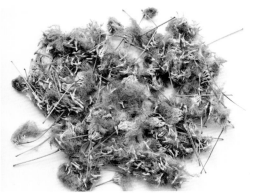

◆　图 2-229　合欢花原植物　　　　　◆　图 2-230　合欢花饮片

【异名】夜合花（《本草衍义》），乌绒（《雷公炮制药性解》）。

【释名】《植物名实图考》云："（合欢树）京师呼为绒树，以其花似绒线，故名。"

【基原】本品为豆科植物合欢 *Albizia julibrissin* Durazz. 的干燥花序或花蕾。

【挥发油化学成分】橙花叔醇（51.69%，1）、十六酸（11.13%，2）、亚油酸（4.54%，3）、γ-Muurolene（4.21%，4）、油酸（2.55%，5）、δ－荜澄茄烯（2.55%，6）、2-α－Trans-bergamool（1.69%，7）、δ－Cadinol（1.58%，8）α－Muurolene（1.06%，9）、反亚油酸甲酯（0.57%，10）、植物醇（0.54%，11）、肉豆蔻醚（0.53%，12）、金合欢醇（0.53%，13）、十六酸甲酯（0.51%，14）、Copaene（0.39%，15）、亚麻酸甲酯

（0.38%，16）、Calamenene（0.33%，17）、异石竹烯（0.33%，18）。

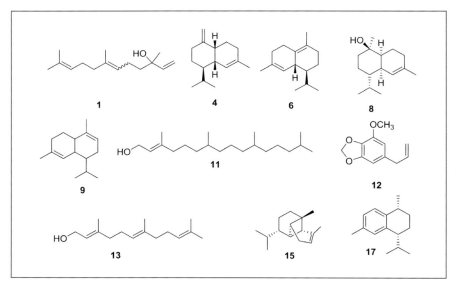

◆ 图 2-231 合欢花挥发油化学成分

【性味】甘，平。

【归经】归心、肝经。

【功效】解郁安神。

【主治】用于心神不安，虚烦不眠，抑郁不舒。

1.《神农本草经》："合欢，安五脏，和心志，令人欢乐无忧。"

2.《分类草药性》："能清心明目、滋肾阴。"

3.《四川中药志》："能合心志，开胃理气，消风明目，解郁安神，治失眠，调肾虚。"

【用法用量】内服：5 ～ 10g，煎汤，或入丸、散。

【使用注意】阴虚津伤者慎用。

【现代药理研究】

1. 抑菌作用 合欢花乙醇提取液对灿烂弧菌、高卢弧菌、巨大芽孢杆菌和哈维氏弧菌有抑制作用。

2. 镇静催眠作用 合欢花水煎剂对小白鼠有镇静、催眠作用。

3. 抗抑郁作用 合欢花水提物和醇提物均能明显对抗强迫游泳和悬尾实验两种行为绝望模型小鼠的绝望行为，缩短不动时间。

4. 抗氧化作用 合欢花中总黄酮提取液对羟自由基有一定清除作用。

梅 花

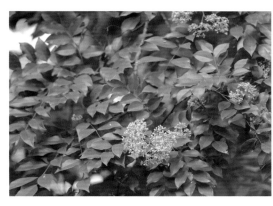

◆ 图 2-232　梅花原植物

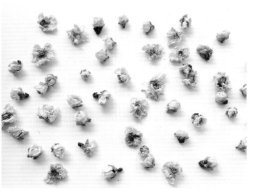

◆ 图 2-233　梅花饮片

【异名】白梅花（《本草纲目》），绿萼梅（《本草纲目拾遗》），绿梅花（《药材学》）。

【释名】《全国中草药汇编》中记载："因萼绿花白、小枝青绿而得名。"

【基原】本品为蔷薇科植物梅 *Prunus mume*（Sieb.）Sieb. et Zucc. 的干燥花蕾。

【挥发油化学成分】苯甲醛（42.93%，1）、苯甲酸苄酯（9.16%，2）、二十一烷

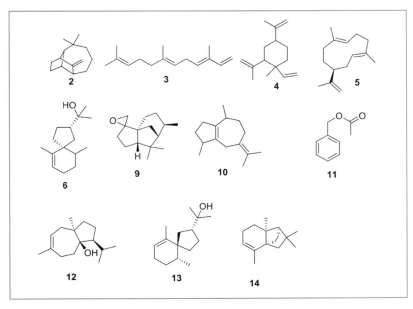

◆ 图 2-234　梅花挥发油化学成分

（7.96%，3）、二十三烷（7.39%，4）、棕榈酸（3.62%，5）、3- 烯丙基 -6- 甲氧基苯酚（2.51%，6）、二十五烷（2.51%，7）、壬醛（1.86%，8），2- 羟基丙腈（1.44%，9）、壬酸（1.12%，10）、（Z,Z,Z）-9,12,15- 十八烷三烯酸（0.70%，11）、叶绿醇（0.57%，12）、十二烷酸（0.55%，13）、（Z,Z）-9,12- 十八烷二烯酸（0.44%，14）、十二醛（0.42%，15）。

【性味】苦、微甘，凉。

【归经】归肝、胃、肺经。

【功效】疏肝和胃，理气化痰。

【主治】用于肝胃气滞之胁肋胀痛，脘腹痞痛，嗳气纳呆。

1.《本草原始》："清头目，利肺气，去痰壅滞上热。"

2.《药性纂要》："助胃中升发之气，清肝经郁结之热。"

3.《本草纲目拾遗》："安神定魂，解一切毒。"

4.《饮片新参》："平肝和胃，止脘痛、头晕，进饮食。"

【用法用量】内服：3 ～ 5g，煎汤，或入丸、散。外用：适量，鲜品敷贴。

【现代药理研究】

1. 抗氧化作用　自由基清除活性试验显示，白梅花甲醇提取物及其乙酸乙酯溶解部分、正丁醇溶解部分、水层部分均显示较强的抗氧化活性。

2. 抗血小板聚焦作用　白梅花主要活性成分对凝血酶诱导的家兔血小板凝集均有不同程度的抑制作用，且呈剂量依赖性。

3. 防止黑色素沉积作用　白梅花甲醇提取物可防止黑色素沉着，从而预防和改善雀斑的发生。

第七节　芳香止血药

凡能制止体内外出血，以治疗各种出血证为主的芳香中药，称为芳香止血药。

本类药物入血分，以归心、肝、脾经为主。分别具有凉血止血、化瘀止血、收敛止血、温经止血之功。使用本类药物时，必须根据病因和病况，作合理配伍。如果出血过多或暴溢出血时，有气随血脱者，应急投大补元气之药以补气固脱、益气摄血，以挽救虚脱。故前人有"有形之血不能速生，无形之气所当急固"之说。

古人曰："血见黑则止。"李时珍曰："烧灰诸黑药，皆能止血。"故认为芳香止血药炒炭后能增强止血作用。但不能一概而论，有些药物炒炭后反而会影响止血效果，故应根据药性而定。

另外出血初期或兼瘀阻者不宜单独或过早使用芳香凉血止血药和芳香收敛止血药，以免止血留瘀。

槐　花

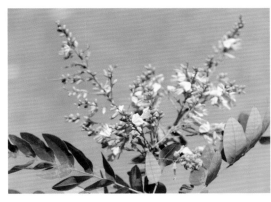

◆　图 2-235　槐花原植物　　　　　◆　图 2-236　槐花饮片

【异名】槐蕊（《本草正要》）。

【释名】槐者，虺也。槐树高大，故从木从鬼。本品为槐树之花蕾，故名槐花或槐蕊。

【基原】本品为豆科植物槐 *Sophora japonica* L. 的干燥花及花蕾。

【挥发油化学成分】正己醇（11.12%，1）、芳樟醇（8.50%，2）、棕榈酸（6.12%，3）、反式 - 橙花叔醇（5.81%，4）、6,10,14- 三甲基 -2- 十五烷酮（5.54%，5）、顺式 -3- 己烯醇（3.42%，6）、二十七烷（3.24%，7）、4,8- 二甲基 - 十一烷（3.21%，8）、1- 辛烯 -3- 醇（2.93%，9）、氨茴酸甲酯（2.46%，10）、己醛（2.16%，11）、香叶醇（2.02%，12）、苯乙醇（1.96%，13）、α - 松油醇（1.90%，14）、2- 己烯醛（1.67%，15）、反式 -2- 己烯 -1 醇（1.52%，15）。

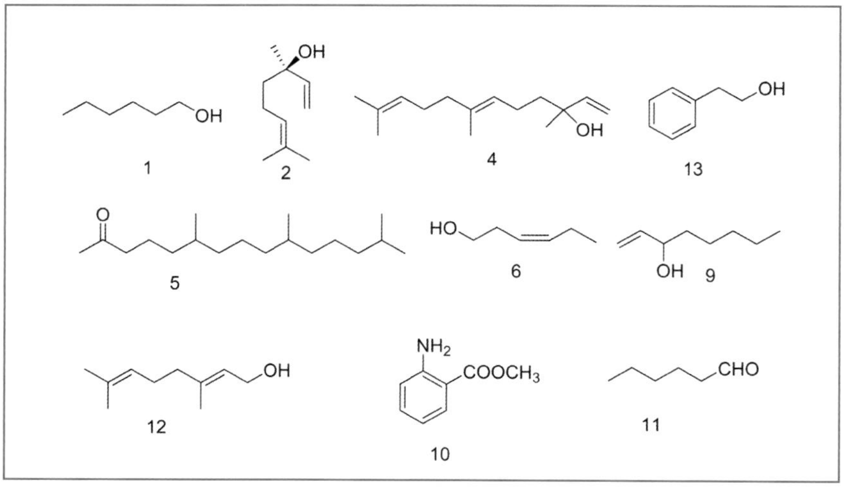

◆ 图 2-237 槐花挥发油化学成分

【性味】苦，微寒。

【归经】归肝、大肠经。

【功效】凉血止血，清肝明目。

【主治】用于血热之吐血，衄血，便血，痔血。肝火上炎，目赤头痛。

1.《珍珠囊》：“凉大肠之热。”

2.《本草纲目》：“炒香频嚼，治失音及喉痹，又疗吐血，衄血，崩中漏下。”

3.《本草正要》：“清心、肺、肝、大肠之火，除五内烦热；心腹热疼，杀疳虫。治痈疽疮毒，阴疮湿痒，痔漏，解杨梅恶疮，下疳伏毒。”

【用法用量】内服：5～10g，煎汤，或入丸、散。外用：适量，煎水熏洗；或研末撒。清热降火易生用，止血宜炒用或炒碳用。

【使用注意】脾胃虚寒及阴虚发热而无实火者慎用。

【现代药理研究】

1. 抗菌作用 槐花挥发油能明显抑制金黄色葡萄球菌；对溶血性链球菌、埃希氏大肠杆菌和伤寒沙门菌也有不同程度抑制作用。

2. 抗氧化作用 槐花挥发油体外实验对自由基有明显清除作用。

3. 对心血管的作用 槐花有降压、扩张冠状动脉等作用。

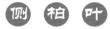

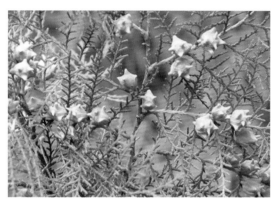

◆　图 2-238　侧柏叶原植物

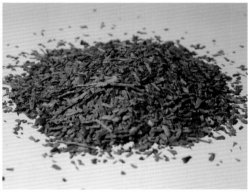

◆　图 2-239　侧柏叶饮片

【异名】柏叶（《金匮要略》）。

【释名】《本草纲目》云："柏有数种，入药唯取叶扁而侧生者，故曰侧柏。"

【基原】本品为柏科植物侧柏 *Platycladus orientalis*（L.）Franco 的干燥枝梢和叶。

【挥发油化学成分】α-蒎烯（11.34%，1）、石竹烯（9.85%，2）、葎草烯（7.86%，3）、α-水芹烯（6.26%，4）、（+）-3-蒈烯（6.15%，5）、雪松醇（5.47%，6）、D-柠檬烯（3.06%，7）、δ-松油烯（2.60%，8）、δ-杜松烯（2.22%，9）、大根香叶烯（2.04%，10）、β-水芹烯（1.73%，11）、β-榄香烯（1.51%，12）、顺式-罗汉柏烯（1.16%，13）、β-柏木烯（1.05%，14）、α-瑟林烯（0.91%，15）。

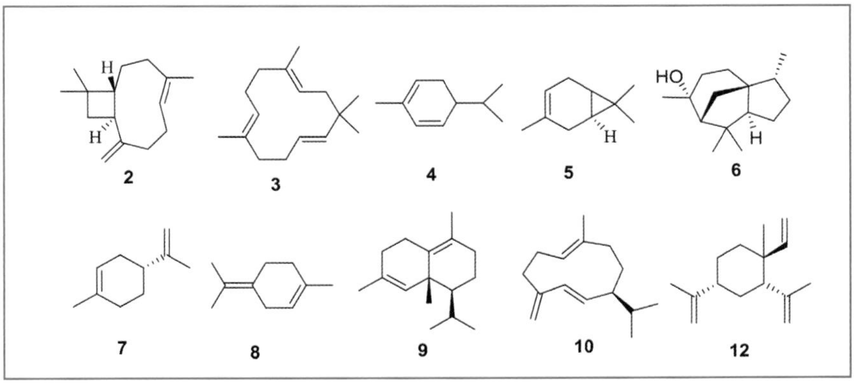

◆　图 2-240　侧柏叶挥发油化学成分

【性味】苦，涩，寒。

【归经】归肺、肝、大肠经。

【功效】凉血止血，祛痰止咳，生发乌发。

【主治】用于各种出血，既能凉血止血，又能收敛止血，有较好的止血之功。血热之咯血，吐血，衄血，尿血，血痢，肠风下血，崩漏，肺热咳嗽痰多。捣烂外敷可治疗丹毒，疖腮，烫伤。制成酊剂外涂治脱发，须发早白。

1.《名医别录》："主吐血，衄血，痢血，崩中赤白。轻身益气，令人耐寒暑，去湿痹，生肌。"

2.《日华子本草》："炙罨冻疮。烧取汁，涂头，黑润鬓发。"

3.《本草正要》："善清血凉血，去湿热湿痹，骨节疼痛。捣烂可敷丹火，散疖腮肿痛热毒。"

【用法用量】内服：6 ～ 12g，煎汤，或入丸、散。外用：适量，煎水洗；捣敷或研末调敷。

【使用注意】多服、久服，易致胃脘不适及食欲减退。

【现代药理研究】

1. 抗肿瘤作用　侧柏叶及其种皮和种子的挥发油对肺癌细胞 NCI–H460 有明显抑制作用。

2. 抗菌作用　侧柏叶挥发油能明显抑制四联球菌生长；对金黄色葡萄球菌、产气杆菌、黑曲霉、青霉菌和大肠杆菌的生长也有抑制作用。

3. 止血作用　侧柏叶通过作用于内源性凝血途径改善凝血功能，且炒炭后止血作用增强。

4. 抗氧化作用　侧柏叶黄酮化合物有抗红细胞氧化损伤的作用。

5. 降脂降糖作用　侧柏叶水煎液有降脂降糖作用，其作用有剂量依赖性。

降　香

【异名】降真香（《证类本草》），紫藤香（《卫济宝书》）。

【释名】《仙传》记载："拌和诸香，烧烟直上，感引鹤降。醮星辰，烧此香为第一，度籙功力极险。降真之名以此。"

【基原】本品为豆科植物降香檀 *Dalbergia odorifera* T.Chen 树干或根的干燥心材。

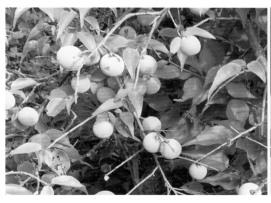

◆ 图 2-241 降香原植物

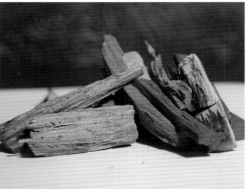

◆ 图 2-242 降香饮片

【挥发油化学成分】橙花叔醇（57.36%，1）、氧化石竹烯（14.63%，2）、蒎烯（5.88%，3）、（Z）-9- 十八烯酸甲酯（3.59%，4）、金合欢醇（3.23%，5）、桉树脑（1.76%，6）、金合欢烯（0.96%，7）、没药烯（0.47%，8）、蒂巴因（0.45%，9）、正丁基苯（0.35%，10）、红樟油（0.33%，11）、香兰素（0.31%，12）、丁香油酚（0.29%，13）。

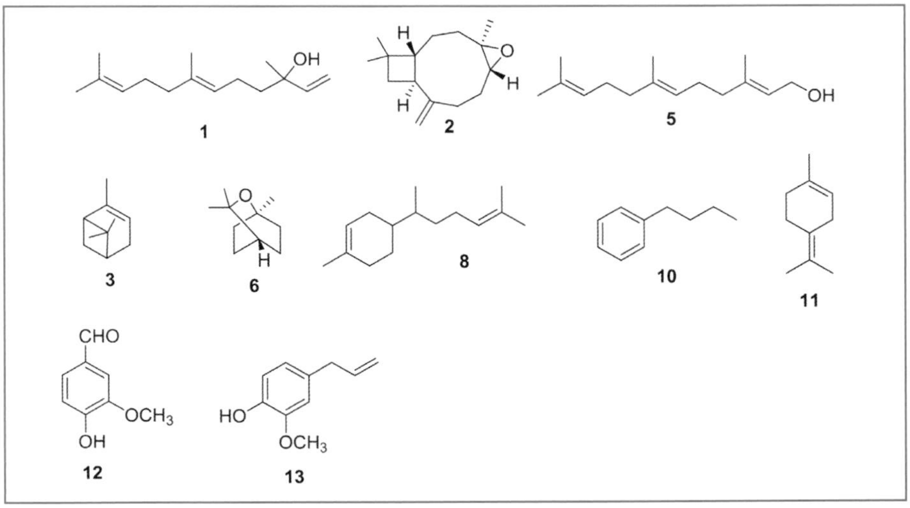

◆ 图 2-243 降香挥发油化学成分

【性味】辛、温。

【归经】归肝、脾经。

【功效】化瘀止血，活血定痛，降气辟秽。

【主治】用于瘀阻出血证，尤多用于跌打损伤之内外伤出血为伤科常用之品。胸胁心腹疼痛，胸痹卒痛，胃脘痛，跌打损伤出血；辟秽化浊，和中止呕，夏月秽浊之气内阻脾胃，吐泻腹痛。

1.《海药本草》："主天行时气。""小儿带之，能辟邪恶之气也。"

2.《本草纲目》："疗折伤、金疮，止血定痛，消肿生肌。"

3.《本草汇言》："治天行疫疬，温瘴灾疾。"

【用法用量】内服：9～15g，煎汤，1～2g研末，或入丸、散。外用：适量，研末敷。

【使用注意】阴虚火盛，血热妄行出血者禁用。

【现代药理研究】

1. 抗心肌缺血作用 降香挥发油能明显改善垂体后叶素引起的心电图改变；可降低异丙肾上腺素所致急性心肌缺血模型大鼠血清中肌酸激酶、乳酸脱氢酶活性和丙二醛含量，升高超氧化物歧化酶活性。

2. 抗凝血作用 降香挥发油有抗血栓、抗血小板聚集作用。

3. 抗病原微生物作用 降香挥发油对金黄色葡萄球菌和耐甲氧西林金黄色葡萄球菌均有抑制作用。

4. 抗氧化作用 降香挥发油有清除氧自由基作用。

5. 杀虫作用 降香挥发油成分中的金合欢醇可用于杀虫剂和昆虫雄性性激素引诱剂等。

6. 镇痛作用 降香超临界提取物和石油醚部位是其止痛的有效部位。

蒲 黄

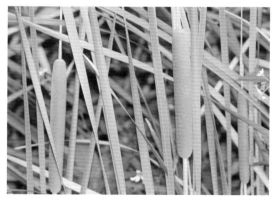

◆ 图2-244 蒲黄原植物

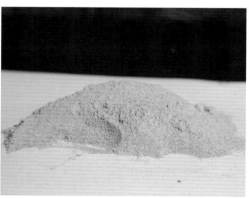

◆ 图2-245 蒲黄饮片

【异名】蒲厘花粉（《本草经集注》），蒲草黄（《药材学》）。

【释名】本品为香蒲之花粉，以其色黄，故名蒲黄。

【基原】本品为香蒲科植物水烛香蒲 *Typha angustifolia* L.、东方香蒲 *Typha orientalis* Presl 或同属植物的干燥花粉。

【挥发油化学成分】2,6,11,14- 四甲基十九烷（9.5%，1）、棕榈酸甲酯（8.4%，2）、11,14- 亚油酸甲酯（8.1%，3）、棕榈酸（7.6%，4）、1- 甲氧基 -4（2- 丙烯基）苯（4.3%，5）、2- 十八烯醇（3.6%，6）、豆蔻酸（3.5%，7）、8,11- 亚油酸甲酯（3.0%，8）、1,2- 二甲氧基苯（2.2%，9）、豆蔻酸甲酯（2.1%，10）、1- 甲基萘（1.8%，11）、十六烷 -1- 碘（1.7%，12）、2,6- 双（1,1- 二甲基乙基）-4- 甲基苯酚（1.6%，13）、6,10- 二甲基 -5,9- 十一双烯 -2- 酮（1.6%，14）、β- 蒎烯（1.6%，15）、2- 戊基呋喃（1.3%，16）、10,13- 亚油酸甲酯（1.3%，17）、1- 甲氧基 -4（1- 丙烯基）苯（1.0%，18）、5- 丙基癸烷（1.0%，19）、2,7- 二甲基萘（1.8%，20）。

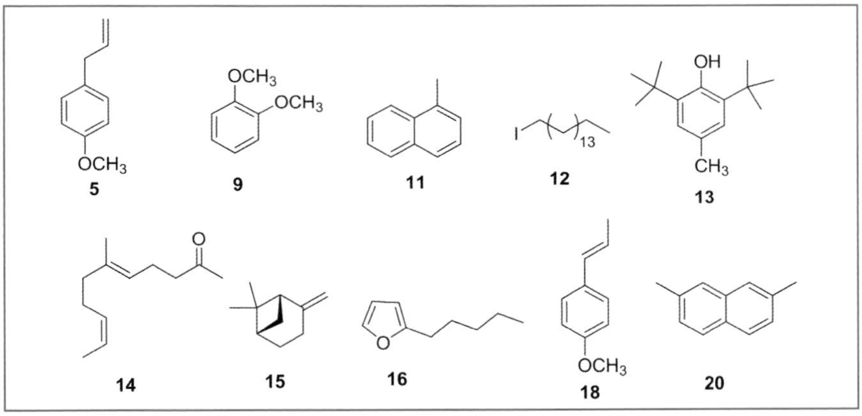

◆ 图 2-246　蒲黄挥发油化学成分

【性味】甘、微辛，性平。

【归经】归肝、心经。

【功效】化瘀止血，利尿通淋。

【主治】用于内外各科出血之证，既能止血又能化瘀，无论属寒属热出血均可用，尤以出血属实夹瘀者尤宜。吐血，衄血，咯血，便血，崩漏，外伤出血，瘀滞心腹疼痛，胸痛，胃脘疼痛，痛经，经闭，产后瘀痛，跌扑肿痛，热结膀胱，小便不利，血淋涩痛，重舌，木舌，口疮。

1.《神农本草经》："主心腹膀胱寒热，利小便，止血，消淤血。"

2.《日华子本草》："治扑损血闷，排脓，疮疖，妇人带下，月候不匀，血气心腹痛，妊孕人下血堕胎。血晕血癥，儿枕急痛，小便不通，肠风泻血，游风肿毒，鼻洪吐血，下乳，止泄精，血痢。"

3.《本草纲目》："凉血，活血，治心腹诸痛。"

【用法用量】内服：5～10g，包煎，或入丸、散。外用：适量外涂。

【使用注意】孕妇慎用。

【现代药理研究】

1. 止血作用　蒲黄有降低血小板聚集，促进纤溶和抗血栓作用。

2. 抗菌作用　蒲黄水溶部分对金黄色葡萄球菌、大肠杆菌、伤寒杆菌、铜绿假单胞菌、痢疾杆菌等均有较强抑制作用。

3. 对心血管作用　蒲黄对心脏有双向调节作用，低浓度时能增加蟾蜍体外心脏收缩力；高浓度时抑制体外心脏收缩力。

4. 调节免疫作用　蒲黄对免疫功能有双向调节作用，小剂量蒲黄对巨噬细胞吞噬功能无明显影响，中剂量蒲黄有抑制作用，而大剂量蒲黄有显著的增强作用；蒲黄还有糖皮质激素样作用。

5. 抗动脉粥样硬化作用　蒲黄通过调节脂质代谢，保护血管内皮细胞，抗血小板聚集和血栓形成 3 个途径发挥抗动脉粥样硬化作用。

 艾　叶

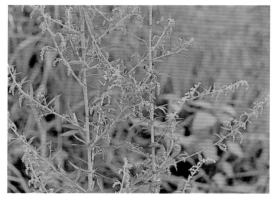 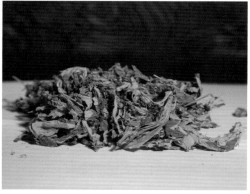

◆ 图 2-247　艾叶原植物　　　　　　◆ 图 2-248　艾叶饮片

【异名】艾（《诗经》），又名冰台（《尔雅》），艾蒿（《尔雅》郭璞注），医草（《名医别录》），灸草（《埤雅》），蕲艾（《蕲艾传》），黄草（《本草纲目》），家艾

（《医林纂要》），甜艾（《本草求原》）。

　　【释名】《释名疏证补》云："艾，又也；又，治也。"《诗》毛传"艾，治也。"艾者，又也。有治理、安定之义。因艾可治病安身，是以得名。药用其叶，故名艾叶。

　　【基原】本品为菊科植物艾 *Artemisia argyi* Lévl. et Vant. 的干燥叶。

　　【挥发油化学成分】1,8- 桉叶油素（25.63%，1）、3- 侧柏酮（14.04%，2）、4a,R- 反式 -7-[1- 异亚丙基]-4a- 甲基 -1- 亚甲基十氢化萘（9.23%，3）、龙脑（冰片）（8.62%，4）、4- 甲基 -1-[1- 甲乙基]-3- 环己烯醇（6.42%，5）、1,1,7- 三甲基 -4- 亚甲基 -1H- 环丙基 [e] 十氢化茂并芳庚烷（6.21%，6）、1,1,5- 三甲基双环 -4- 环己（5.77%，7）、石竹烯氧化物（2.74%，8）、顺式 -5-[1- 甲基乙烯基]-2- 甲基 -2- 环己烯醇（2.33%，8）、石竹烯（2.38%，9）、4-[1- 甲乙基]-1- 甲基苯（2.46%，10）、α-4- 甲基 -3- 环己烯醇（1.71%，11）、（1s）-[1α,4β,5α]-1-[1- 甲乙基]-4- 甲基 - 双环 [3,1,0] 己基 -3- 酮（1.33%，13）、4-[1- 甲乙基]-1- 甲基 -1,4- 环己二烯（1.31%，14）、4a, R-（4aα,7α,8aβ）-7-[1- 甲基乙烯基]-4a- 甲基 -1- 亚甲基十氢化萘（1.09%，15）、1,7,7- 三甲基 - 二环 [2,2,1] 庚 -2- 基醋酸酯（0.96%，15）、2R-（2α,4aα,8aβ）-2-[1- 甲基乙烯基]-4a,8- 二甲基 -1,2,3,4,4a,5,6,8a- 八氢化萘（0.95%，16）、α- 丁香烯（0.79%，17）。

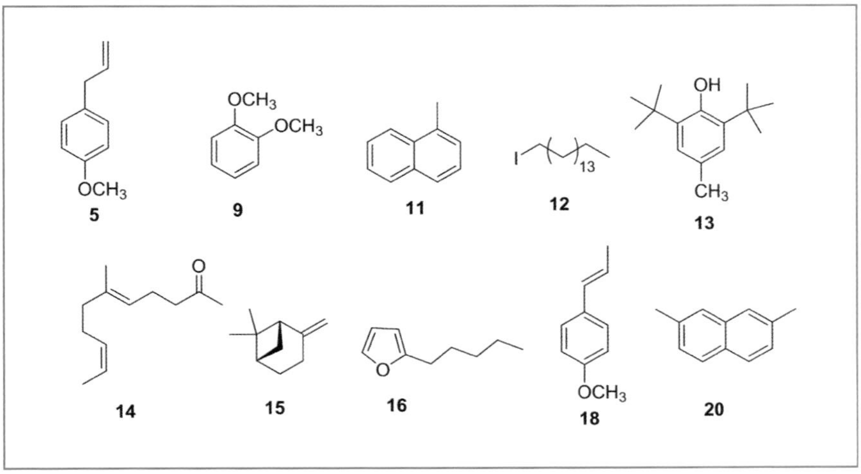

　　◆　图 2-249　艾叶挥发油化学成分

　　【性味】辛、苦，温。

　　【归经】归脾、肝、肾经。

　　【功效】温经止血，散寒止痛，调经安胎，祛湿止痒。

　　【主治】用于虚寒性出血，尤宜于崩漏。吐血，衄血，咯血，便血，崩漏等寒性

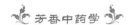

出血，月经不调，痛经，宫寒不孕，胎动不安，带下虚寒性酸痛，湿疹，疥癣，痈肿，痔疮。灸治百病。

1.《本草纲目》："温中，逐冷，除湿。"

2.《本草经集注》："捣叶以灸百病，亦止伤血。汁又杀蛔虫。苦酒煎叶疗癣。"

3.《药性论》："止崩血，安胎，止腹痛。""止赤白痢及五脏痔泻血。""长服止冷痢。又心腹恶气，取叶捣汁饮。"

【用法用量】内服：3 ～ 9g，煎汤，或入丸、散，或捣汁。外用：捣敷、煎水熏洗，或捣绒作炷或制成艾条熏灸，或炒热温熨。

【使用注意】阴虚血热者慎用。

【现代药理研究】

1.对呼吸系统作用　艾叶挥发油有镇咳、平喘、祛痰作用，能松弛支气管平滑肌。

2.对心血管系统作用　艾叶挥发油能抑制心脏收缩，减少冠脉流量和降低心率。

3.对中枢神经系统作用　艾叶油有镇静作用，能改善睡眠。

4.抗肿瘤作用　艾叶挥发油有抗消化道肿瘤、乳腺癌的作用。

5.抗菌作用　艾叶挥发油对肺炎球菌、大肠杆菌、白喉杆菌、白色葡萄球菌和甲链球菌等均有不同程度的杀灭作用。

6.抗过敏性休克作用　艾叶挥发油灌胃给药，对卵白蛋白引起的豚鼠过敏性休克有保护作用，但艾叶油喷雾给药无效。

7.止血作用　艾叶提取物可促进血液凝固，同时可能通过调控纤溶酶原并抑制内源性凝血的下游底物参与活血过程。

8.其他作用　艾叶挥发油还有抗自由基和保肝利胆作用。

【异名】黑姜（《本草备要》）。

【释名】本品为干姜炮制而成，故名炮姜。

【基原】本品为姜科植物姜干燥根茎 *Zingiber officinale* Rosc. 的炮制品。

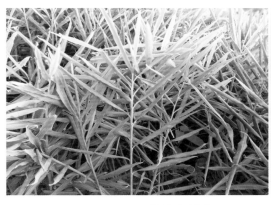

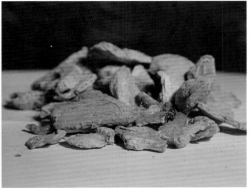

◆ 图 2-250 炮姜原植物　　　　　◆ 图 2-251 炮姜饮片

【挥发油化学成分】莰烯（19.87%，1）、桧烯（16.08%，2）、α—姜黄烯（8.37%，3）、龙脑（7.32%，4）、桉叶油醇（6.57%，5）、α—蒎烯（6.34%，6）、α—倍半水芹烯（3.08%，7）、丙酸芳樟醇（2.43%，8）、芳樟醇（1.68%，9）、桉叶醇（1.52%，10）、月桂烯（1.03%，11）、榄香醇（0.68%，12）、α—金合欢烯（0.65%，13）、樟脑（0.42%，14）、三环烯（0.35%，15）。

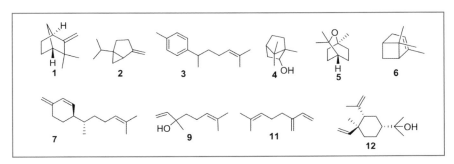

◆ 图 2-252 炮姜挥发油化学成分

【性味】苦、涩，温。

【归经】归脾，胃，肝经。

【功效】温中散寒，理气止痛，下气消痰。

【主治】用于胃寒脘腹疼痛，呕吐泄泻，癫痫痰多。

1.《医学入门》："温脾肾，治里寒水泻，下痢肠澼，久疟，霍乱，心腹冷痛胀满，止鼻衄、唾血、血痢、崩漏。"

2.《轩岐救正论》："止呕吐，燥太阴之寒湿。"

3.《得配本草》："除脐腹之寒癖，暖心气，温肝经。"

【用法用量】内服：3～9g，煎汤，或入丸、散。外用：适量，研末调敷。

【使用注意】不可多食，孕妇慎用，实热实火及阴虚有火者禁用。

【现代药理研究】

1. 对消化系统的作用　炮姜水煎液对大鼠应激性胃溃疡、醋酸诱发胃溃疡、幽门结扎型胃溃疡有明显保护作用。

2. 抗肿瘤作用　炮姜水煎剂及炮姜含药兔血清对胃 SGC–7901 细胞、肺癌 A549 细胞的体外生长有抑制作用，诱导肿瘤细胞凋亡及干预细胞增殖周期可能为其抗肿瘤作用机制。

3. 凝血作用　炮姜水煎液可显著缩短小鼠出血时间和凝血时间。

第八节　芳香活血药

凡能通利血脉，散瘀活血，以治疗血瘀证为主的芳香中药，称为芳香活血药。

本类药物味多辛苦，主入肝、心二经、血分。因其兼具活血止痛、活血调经、活血疗伤、破血消癥等作用。应用本类药物时，除根据各类药物的不同特点加以选择应用外，还需作相应的配伍。此外，因"气行则血行，气滞则血瘀"，故运用本类药物时常与理气药配用，以增强活血祛瘀之效。

芳香活血药易耗血动血，故妇女月经过多及出血证无瘀者忌用，孕妇忌用。

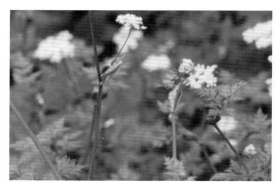
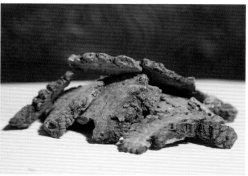

◆　图 2-253　川芎原植物　　　　　◆　图 2-254　川芎饮片

【异名】芎䓖（《神农本草经》），香果（《吴普本草》），胡（《名医别录》），马衔芎（《本草经集注》），雀脑芎、京芎（《本草图经》），贯芎（《珍珠囊》），抚芎（《丹溪心法》），台芎（《本草蒙筌》），西芎（《本草纲目》）。

【释名】芎本作"营"，《说文解字》："营，营芎，香草也。"《本草纲目》云："名义未详。或云人头穹窿穷高，天之象也。此药上行，专治头脑诸疾，固有芎之名。以胡戎者为佳，故曰胡。故人因其根节状如马衔，谓之马衔芎。后世因其状如雀脑，谓之雀脑芎。其出关中者，呼为京芎，亦曰西芎；出蜀中者，为川芎；出天台者，为台芎。"

【基原】本品为伞形科植物川芎 *Ligusticum chuanxiong* Hort. 的干燥根茎。

【挥发油化学成分】Z- 藁本内酯（46.17%，1）、洋川芎内酯 A（8.09%，2）、Z-3- 亚丁基 -1（3H）- 异苯并呋喃酮（5.48%，3）、4- 萜品醇（5.04%，4）、3- 丁基 -1（3H）- 异苯并呋喃酮（2.01%，5）、γ - 松油烯（1.90%，6）、1- 苯基 -1- 戊酮（1.87%，7）、（Z）-9- 十八碳烯酸甲酯（1.73%，8）、2- 甲氧基 -4- 乙烯基苯酚（1.67%，9）、E- 藁本内酯（1.56%，10）、萜品油烯（1.46%，11）、对 - 伞花烃（1.35%，12）、α - 蒎烯（0.72%，13）、2,6,10,14,18- 五甲基 -2,6,10,14,18- 二十碳五烯（0.59%，14）、西松烯（0.58%，15）。

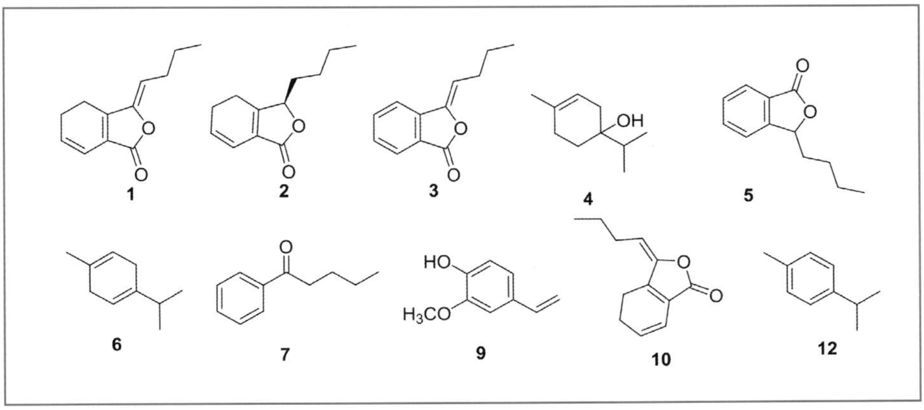

◆ 图 2-255 川芎挥发油化学成分

【性味】辛，温。

【归经】归肝、胆、心包经。

【功效】活血行气，祛风止痛。

【主治】用于血瘀气滞诸证，尤善治妇女月经不调、经闭、痛经、产后瘀阻腹痛等，为妇科活血调经之要药。血瘀痛经、经闭，产后恶露腹痛，肝郁胁痛，心脉瘀阻，胸痹心痛，头痛，风湿痹痛，中风偏瘫，肢体麻木，跌打损伤肿痛，疮疡肿痛。

1.《本草纲目》："燥湿，止泻痢，形气开郁。"

2.《神农本草经》："主中风入脑，头痛，寒痹，筋挛缓急，金疮，妇人血闭无子。"

3.《药性论》："治腰脚软弱，半身不遂，主胞衣不出，治腹内冷痛。"

【用法用量】内服：3～10g，煎汤，或入丸、散。外用：适量调敷。

【使用注意】月经过多，孕妇及出血性疾病慎用，阴虚火旺者禁用。

【现代药理研究】

1. 对心血管系统的作用　川芎挥发油可改善微循环，降低血压、增加毛细血管开放数目，加快血流速度，使聚集的红细胞解聚。

2. 解热作用　川芎挥发油有解热作用，在发挥解热作用的同时，能升高家兔下丘脑 5- 羟色胺含量，使 5- 羟色胺与去甲肾上腺素的比例发生明显变化。川芎挥发油还能使多巴胺含量增高，通过多巴胺 -5- 羟色胺链环的作用，最终使体温调定点趋于正常。

3. 中枢抑制作用　高剂量的川芎挥发油有中枢抑制作用，表现为镇静催眠效应。

4. 解痉作用　川芎挥发油中的内酯类化合物有平滑肌解痉作用，可解除乙酰胆碱、组胺及氯化钡引起的气管平滑肌痉挛。

5. 抗氧化作用　川芎挥发油主要含有以藁本内酯为代表的内酯类成分，具有一定抗氧化活性。

6. 抗脑缺血作用　川芎挥发油降低脑组织丙二醛含量和提高超氧化物歧化酶活性，降低二者的比值，从而抑制自由基的损伤及其引起的脂质过氧化反应，对脑组织起保护作用。

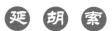

延　胡　索

【异名】延胡（《雷公炮炙论》），玄胡索（《济生方》），元胡索（《药品化义》）。

【释名】《医学入门》云："玄胡索生胡国，玄言其色，索言其苗交纽也。"延胡索本名玄胡索，因避宋始祖赵玄朗之讳而改为延或元。

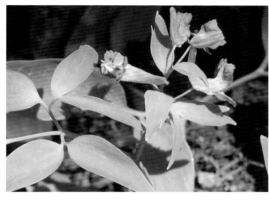

◆ 图 2-256 延胡索原植物

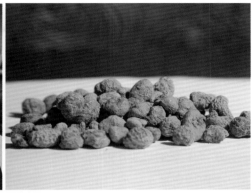

◆ 图 2-257 延胡索饮片

【基原】本品为罂粟科植物延胡索 *Corydalis yanhusuo* W.T.Wang 的干燥块茎。

【挥发油化学成分】丹皮酚（24.52%，1）、2-β-甲氧基-5-α-胆甾烷酸（7.37%，2）、N-苯基苯胺（6.22%，3）、棕榈酸（5.35%，4）、1-甲氧基-4-丙烯基苯（3.55%，5）、α-没药醇（1.45%，6）、反亚油酸甲酯（1.36%，7）、γ-松油烯（1.32%，8）、二十七烷（1.33%，9）、（S）-2,3-二羟基丙醛（1.20%，10）、decahydro-l,5,5,8α-tetramethyl-l,2,4-methenoazulene（1.02%，11）、反亚油酸甲酯（1.00%，12）、丁香烯环氧物（0.98%，13）、松香酸（0.87%，14）、香芹醇（0.84%，15）。

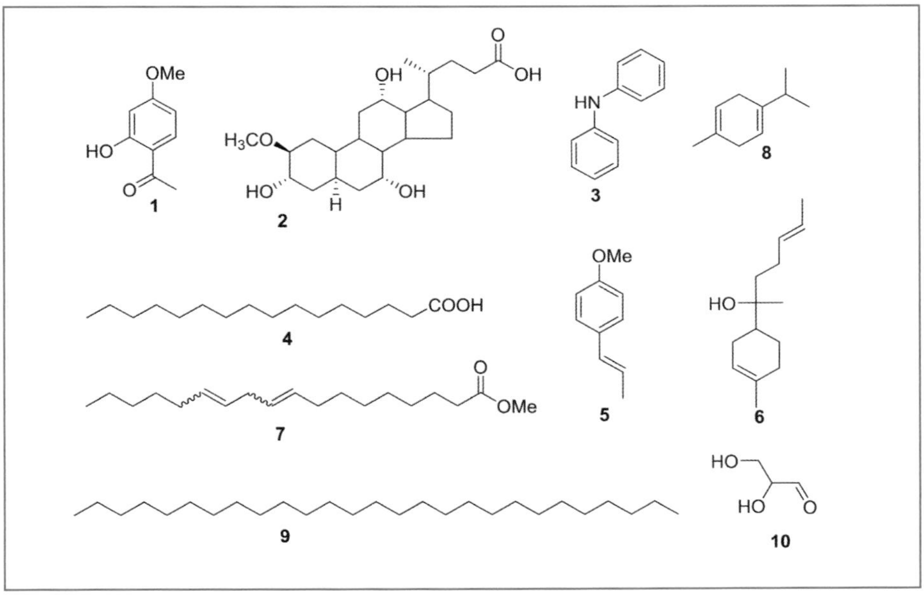

◆ 图 2-258 延胡索挥发油化学成分

【性味】辛、苦，温。

193

【归经】归心、肝、脾经。

【功效】活血散瘀，行气，止痛。

【主治】用于血瘀气滞诸痛，为止痛之良药，治疗各种疼痛。胸痹心痛，胁肋、脘腹疼痛，痛经闭经，产后瘀滞腹痛，头痛，腰痛，疝气痛，跌打损伤，风湿痹痛。

1.《雷公炮炙论》："心痛欲死，速觅延胡。"

2.《海药本草》："主肾气，破产后恶露及儿枕。"

3.《本草纲目》："活血，利气，止痛，通小便。"

【用法用量】内服：3～10g，煎汤，入丸、散。醋制后可增强止痛之功。

【使用注意】孕妇禁用；体虚者慎用，或与补益药同用。

【现代药理研究】

1. 对中枢神经系统的作用　延胡索的生物碱具有镇静、催眠作用。

2. 对心血管系统的作用　延胡索中的去氢延胡索甲素是治疗冠心病的主要活性成分，能使实验动物冠脉血管扩张进而增加冠脉血流量，并对心血管系统有一定保护作用。延胡索乙素通过拮抗钙离子通道发挥抗心律失常作用，同时还可通过减少儿茶酚胺的含量以减缓心率和降压。

郁　金

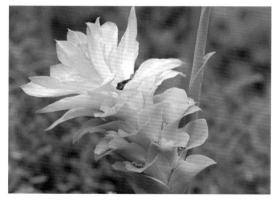

◆ 图 2-259　郁金原植物

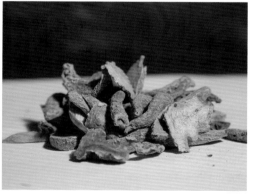

◆ 图 2-260　郁金饮片

【异名】马术（《唐本草》），马蒁（《新修本草》），黄郁（《石药尔雅》）。

【释名】《本草衍义补遗》："郁金无香而性轻扬，能致达酒气于高远。"《本草纲目》曰："能升者，恐命名因此也。"按郁言其香浓，金言其色黄也。

【基原】本品为姜科植物温郁金 *Curcuma wenyujin* Y. H.Chen et C. Ling，姜黄 *Curcuma longa* L.；广西莪术 *Curcuma kwangsiensis* S. G. Lee et C. F. Liang 或蓬莪术 *Curcuma phaeocaulis* Val. 的干燥块根。

【挥发油化学成分】为姜科植物温郁金、姜黄、广西莪术或蓬莪术的干燥块根。冬、春采挖，摘取块根，除去须根，洗净泥土，入沸水中煮或蒸至透心，取出，晒干。

【挥发油化学成分】莪二酮（29.81%，1）、反 –6– 乙烯基 –4,5,6,7– 四氢 –3,6– 二甲基 –5– 异丙烯基苯并呋喃（21.27%，2）、吉马酮（16.48%，3）、邻苯二甲酸 –2– 乙基己醇单酯（8.57%，4）、α – 雪松萜烯环氧化物（7.00%，5）、新莪二酮（3.09%，6）、β – 榄香烯（1.83%，7）、γ – 榄香烯（1.68%,8）、β – 蒎烯（1.31%,9）、软脂酸（1.17%,10）、β – 榄香烯酮（1.11%,11）、β – 蛇麻烯（0.58%,12）、α – 石竹烯（0.44%，13）、亚油酸（0.39%，14）、吉马三烯（0.28%,15）、α – 荜澄茄油萜（0.22%，16）、β – 石竹烯（0.20%，17）、δ – 榄香烯（0.20%，18）、丁酸芳樟酯（0.19%，19）。

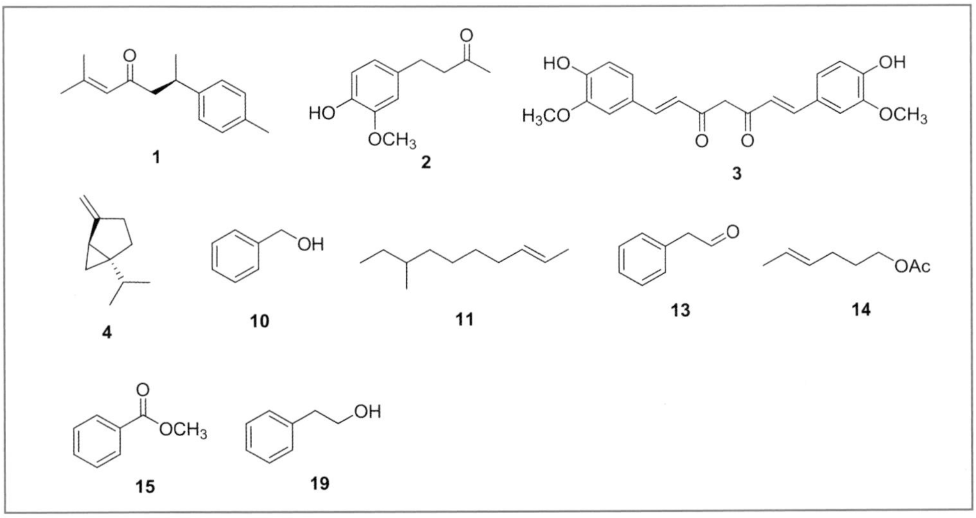

◆　图 2–261　郁金挥发油化学成分

【性味】辛、苦，凉。

【归经】归心、肝、胆经。

【功能】活血止痛，行气解郁，清心凉血，利胆退黄。

【主治】用于血瘀气滞之胸腹胁肋诸痛，癫痫，热病神昏，肝郁化火，气火上逆，迫血妄行之吐血，衄血，湿热黄疸，胆石症。

1.《本草纲目》："治血气心腹痛，产后败血冲心欲死，失心癫狂。"

2.《药性论》:"治女人宿血气心痛,冷气结聚,温醋摩服之。"

3.《本草经读》:"郁金,气味苦寒者,谓气寒而善降,味苦而善泄也。"

【用法用量】内服:3～10g,煎汤,磨汁或入丸、散。

【使用注意】阴虚失血及无气滞血瘀者忌用,孕妇慎用,不宜与丁香同用。

【现代药理研究】

1. 抗菌作用 郁金挥发油对金黄色葡萄球菌、四联球菌、大肠埃希菌、产气杆菌、枯草杆菌均有明显抑制作用。

2. 保肝利胆作用 郁金挥发油有免疫抑制作用,临床可用于治疗慢性活动性肝炎;郁金还能利胆排石,可能与其收缩胆囊平滑肌,抑制奥狄氏括约肌的收缩活动有关。

3. 抗肿瘤作用 郁金挥发油有较强抗肿瘤活性,其中的榄香烯类和莪术醇成分已被开发成抗癌制剂。

4. 对消化系统作用 郁金对胃肌条收缩活动有明显兴奋作用,这种兴奋作用部分经由胆碱能 M 受体介导。

5. 对血液系统作用 郁金可以改善红细胞功能、降低全血黏度。

 姜 黄

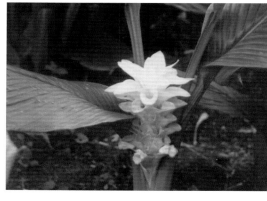

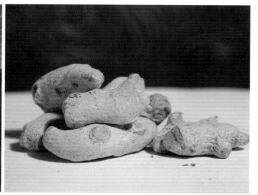

◆ 图 2-262 姜黄原植物　　　◆ 图 2-263 姜黄饮片

【异名】宝鼎香(《本草纲目》),黄姜(《生草药性备要》)。

【释名】本品味辣如姜,色黄,可做染料,故名姜黄。

【基原】本品为姜科植物姜黄 *Curcuma longa* L. 的干燥根茎。

【**挥发油化学成分**】姜黄酮（29.27，1）、姜油烯（13.01%，2）、姜黄素（6.97%，3）、香桧烯（3.86%，4）、龙脑（2.98%，5）、水芹烯（1.87%，6）、1,8-桉叶素（0.90%，7）、十五烷酸（0.72%，8）、月桂酸（0.60%，9）、苯甲醇（0.35%，10）、8-甲基-2-癸烯（0.30%，11）、十三烷（0.27%，12）、苯乙醛（0.23%，13）、4-己烯-1-醇-乙酸酯（0.21%，14）、苯甲酸甲酯（0.20%，15）、辛酸（0.16%，16）、癸醛（0.15%，17）、茨醇（0.13%，18）、苯乙醇（0.11%，19）。

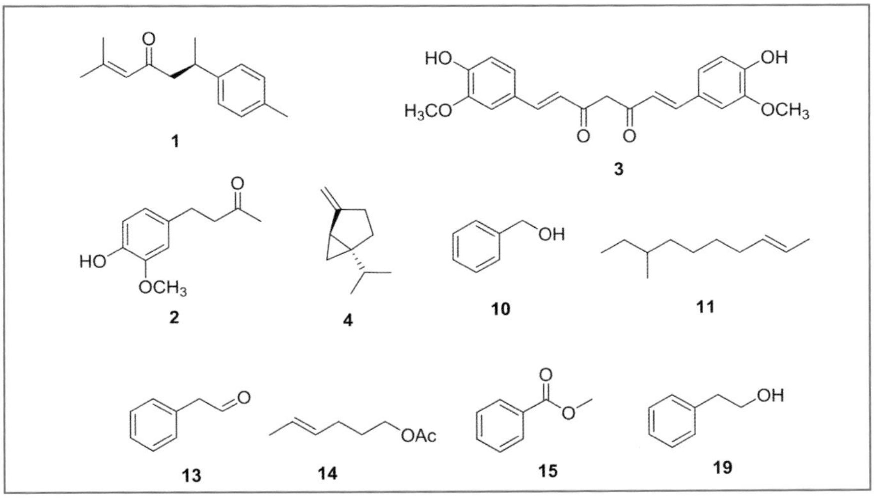

◆ 图 2-264　姜黄挥发油化学成分

【**性味**】辛、苦，温。

【**归经**】归肝、脾、心经。

【**功效**】破血行气，通络止痛。

【**主治**】用于血瘀气滞诸证，如血瘀气滞寒凝之腹痛难忍，血滞之痛经、闭经，产后瘀滞腹痛，跌打损伤，风湿痹痛，肩背臂痛。外用治痈疡疮疖初起。

1.《新修本草》："主心腹结积，疰忤，下气破血，除风热，消痈肿。"

2.《本草纲目》："治风痹臂痛。"

3.《现代实用中药》："为芳香健胃药，有利胆道及肝脏之消毒作用。用于胃及十二指肠炎症，黄疸，胸满痞闷疼痛。又为止血剂，治吐血、衄血、尿血，并治痔疾。外用于脓肿创伤。"

【**用法用量**】内服：3～10g，煎汤，或入丸、散。外用：适量，研末调敷。

【**使用注意**】血虚无气滞血瘀者及孕妇慎用。

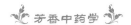

【现代药理研究】

1. 抗菌作用　姜黄挥发油具抗菌谱广、抗菌活性强的特点。

2. 祛痰、止咳、平喘作用　姜黄挥发油能促进呼吸道腺体分泌，发挥祛痰作用；能明显延长引咳潜伏期和减少咳嗽次数，达到镇咳作用。

3. 抗肿瘤作用　姜黄挥发油中的多种成分具有抗肿瘤作用。

4. 降血脂作用　姜黄挥发油有抗高血脂作用，并能减少脂质诱导的氧化应激和血小板活化。

5. 抗氧化作用　姜黄挥发油有清除自由基的作用。

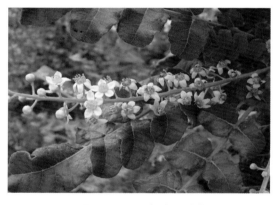

◆　图 2-265　乳香原植物

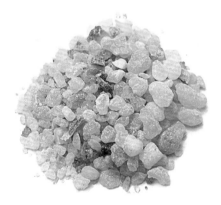

◆　图 2-266　乳香饮片

【异名】乳头香（《海药本草》），马思答（《饮膳正要》），熏陆香（《香录》），天泽香、摩勒香、杜噜香、多伽罗香、浴香（《本草纲目》）。

【释名】《本草纲目》云："佛书谓之天泽香，言其润泽也。又谓之多伽罗香，又曰杜噜香……今考香谱言乳有十余品，则乳乃薰陆中似乳头之一品尔。"本名为乳香树皮部渗出的树脂，结聚成块，形圆似乳头，气味芳香，故名乳香。

【基原】本品为橄榄科植物乳香树 *Boswellia carterii* Birdw. 及同属植物 *Boswcllia bhaur-dajiana* Birdw. 树皮渗出的树脂。

【挥发油化学成分】芳樟醇（3.01%，1）、左旋乙酸冰片酯（2.93%，2）、β-罗勒烯（2.43%，3）、1,8-桉叶素（1.53%，4）、亚油酸（0.54%，5）、油酸（0.53%，6）、

β-蒎烯（0.41%，7）、4-异丙基甲苯（0.39%，8）、β-石竹烯（0.34%，9）、（-）-4-萜品醇（0.34%，10）、棕榈酸（0.29%，11）、香叶醇（0.25%，12）、2,6-二甲基辛-2,6-二烯（0.24%，13）、γ-松油烯（0.20%，14）、α-水芹烯（0.18%，15）。

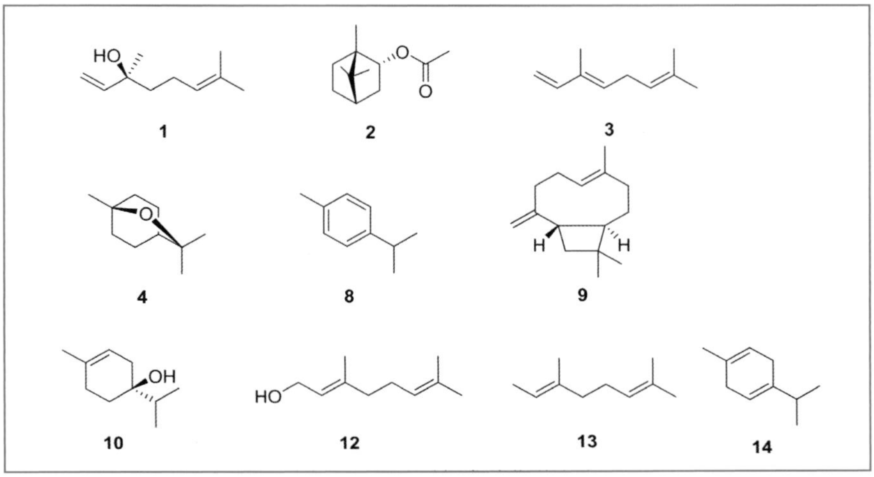

◆ 图 2-267 乳香挥发油化学成分

【性味】辛、苦，温。

【归经】归心、肝、脾经。

【功效】活血行气止痛，消肿生肌。

【主治】用于血瘀诸证。如瘀血阻滞心腹疼痛，血瘀气滞，胃脘疼痛，风湿痹痛，肢体麻木，跌打伤痛，疮疡痈肿，疮溃不敛，瘰疬痰核。

1.《名医别录》："疗风水毒肿，去恶气。疗风瘾疹痒毒。"

2.《本草拾遗》："疗耳聋，中风口噤，妇人血气，能发酒，理风冷，止大肠泄澼，疗诸疮令内消。"

3.《本草纲目》："消痈疽诸毒，托里护心，活血定痛伸筋，治妇人产难，折伤。"

4.《本草正要》："通血脉，止大肠血痢疼痛及妇人气逆血滞，心腹作痛。"

【用法用量】内服：3～5g，煎汤，或入丸、散。外用：适量，研末调敷。

【使用注意】胃弱者慎用，孕妇和无瘀者忌用。

【现代药理研究】

1. 镇痛作用 乳香挥发油中的主要成分乙酸正辛酯有镇痛作用。

2. 抗抑郁作用 乳香挥发油有抗抑郁作用，对中枢单胺类神经递质 5-羟色胺的调节是其作用机制之一。

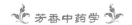
3.抗肿瘤作用　乳香挥发油能抑制肝癌细胞株 SMMC-7721 的增殖，机制与上调线粒体内凋亡相关基因的表达比例，诱导 SMMC-7721 细胞凋亡有关。

4.抗炎作用　乳香提取物对多种急慢性炎症动物模型均有抑制作用。

5.抗溃疡作用　乳香提取物能提高溃疡再生黏膜结构成熟度，提高溃疡愈合质量。

6.改善记忆作用　乳香酸类化合物中的 β－乳香酸能促使海马神经元突触生长并产生分枝，显著促进神经轴突的生长、分枝及微管蛋白聚合动力，从而改善记忆。

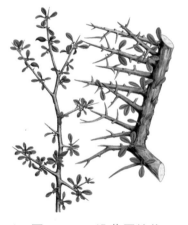
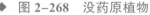

◆　图 2-268　没药原植物

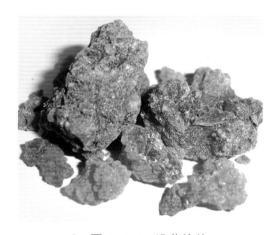

◆　图 2-269　没药饮片

【异名】末药（《本草纲目》），明没药（《中国药材商品学》）。

【释名】《本草纲目》云："没，末皆梵言。"其名出自古波斯等国，其称乃音译。

【基原】本品为橄榄科植物地丁树 *Commiphora myrrha* Engl. 或哈地丁树 *Commiphora molmol* Engl. 的干燥树脂。

【挥发油化学成分】β－榄香烯（3.78%，1）、2－羟基－5（3－甲基－2－丁烯基）－4－（1－丙烯基）－2,4,6－三烯环庚酮（2.76%，2）、α－蒎烯（2.71%，3）、β－桉叶醇（2.28%，4）、1,4－双（1－羟基环己基）－1,3－丁二炔（2.23%，5）、β－波旁烯（2.03%，6）、（+）－δ－杜松烯（1.94%，7）、吉玛烯（1.80%，8）、杜松樟脑（1.35%，9）、β－芹子烯（1.29%，10）、吉玛酮（1.26%，11）、榄香醇（1.15%，12）、7,8,9,12-tetrahydro-3,11-dimethyl-4,7 –methanofuro（3,2-c）oxacycloundecin-6（4H）-one

（1.10%，13）、西柏烯（0.94%，14）、2,6- 二甲基 -6-（4- 甲基 -3- 戊烯基）双环 [3.1.1]
庚 -2- 烯（0.64%，15）。

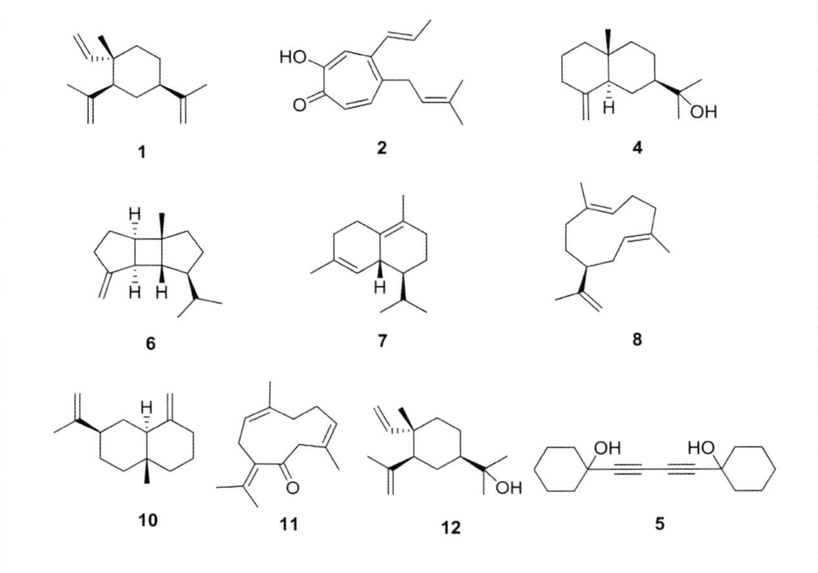

◆ 图 2-270　没药挥发油化学成分

【性味】辛、苦，平。

【归经】归心，肝，脾经。

【功效】活血止痛，消肿生肌。

【主治】用于瘀血阻滞之证，主治与乳香相似，但乳香偏于行气活血伸筋，没药
偏于活血散瘀。

1.《药性论》："主打磕损，心腹血瘀，伤折跌损，筋骨瘀痛，金刃所损，痛不可
忍，皆以酒投饮之。"

2.《本草纲目》："散血消肿，定痛生肌。"

3.《药性考》："通散结气，行经活血，清心肝滞。"

【用法用量】内服：3 ～ 5g，煎汤，或入丸、散。外用适量，研末调敷。

【使用注意】脾胃虚弱者慎用，孕妇及虚证无瘀者忌用。

【现代药理研究】

1. 抗肿瘤作用　没药挥发油对大鼠神经胶质瘤细胞株 C6 的增殖有明显抑制作
用。没药挥发油对人卵巢癌 HO-8910PM 细胞具有增殖抑制及促凋亡作用，其机制可
能为破坏肿瘤细胞的细胞膜，激活细胞凋亡途径中的关键酶。

2. 对子宫的作用　没药挥发油可显著抑制小鼠离体子宫平滑肌收缩，效应成分可能为倍半萜类成分。

3. 对消化系统作用　没药对大鼠应激性溃疡有保护作用。

4. 镇痛作用　没药中的挥发油有镇痛作用，机制与吗啡相似，而无成瘾性。

5. 抗真菌作用　没药挥发油对多种致病性皮肤真菌都有不同程度的抑制作用。

6. 保肝利胆作用　没药保肝作用与其抗氧化和清除自由基活性有关，没药还可促进大鼠胆汁分泌。

丹　参

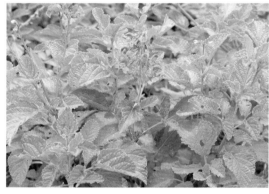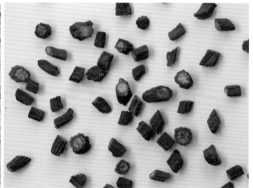

◆　图 2-271　丹参原植物　　　　　　◆　图 2-272　丹参饮片

【异名】郤蝉草（《神农本草经》），赤参、木羊乳（《吴普本草》），逐马（《本草经集注》），奔马草（《四声本草》），山参（《日华子本草》），紫丹参（《现代实用中药》），红根（《中国药用植物志》）。

【释名】《本草纲目》云："参五色配五脏……丹参入心曰赤参。"《四声本草》云："丹参治风软脚，可逐痹马，故名弃马草。"本品形似人参，而皮色红赤如丹，故名丹参。

【基原】本品为唇形科植物丹参 *Salvia miltiorrhiza* Bge. 的干燥根和根茎。

【挥发油成分】桃拓酚（68.39%，1）、1,6- 二烯基 -3- 羟基蛇麻烷（6.42%，2）、3,5,6,7,8,8a- 六氢 -4,8a- 二甲基 -6-（1- 甲基 - 乙烯基）-2（1H）- 萘酮（6.41%，3）、7- 异丙基 -1,1,4α - 三甲基 -1,2,3,4,4α,9,10α - 十氢菲（2.92%，4）、邻苯二甲酸丁基酯 2- 乙基己基酯（2.23%，5）、10- 十八碳烯酸甲酯（1.45%，6）、1,3,5- 三环戊

基苯（1.44%，7）、芹子二烯（0.95%，8）、十氢 –1,5,5,8α– 四甲基 –1,4– 亚甲基奥（0.91%，9）、3– 羟雌甾 –1,3,5（10）、8,14– 五烯 –17– 酮（0.87%，10）、6,9,12– 十六碳三烯丁酯（0.75%，11）、韦得醇（0.67%，12）、2,5,5,8α– 四甲基 –6,7,8,8α– 四氢 –5H–3– 色酮（0.64%，13）、4–（3,3– 二甲基 –1– 亚丁烯基）–4– 羟基 –2,6,6– 三甲基环己烯 –2– 酮（0.56%，14）、3,4,7,8– 四（1– 甲基亚乙基）–1,5– 环辛二烯（0.47%，15）。

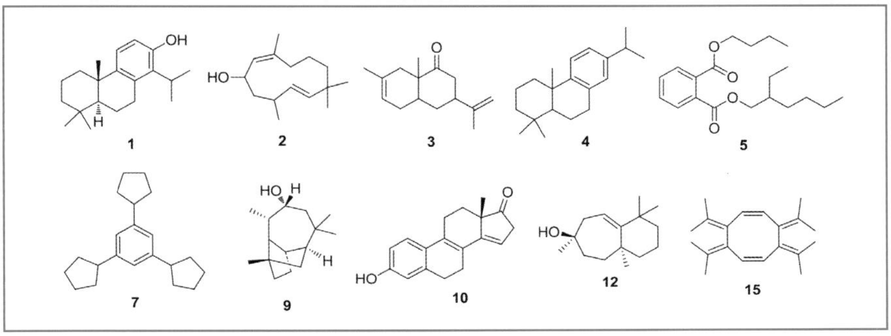

◆ 图 2–273　丹参挥发油化学成分

【性味】苦、微甘，性温。

【归经】归肝、心、肾经。

【功效】活血祛瘀，通经止痛，清心除烦，凉血消痈。

【主治】用于胸痹心痛，脘腹胁痛，癥积瘕聚，热痹疼痛，心烦失眠，月经不调，痛经闭经，跌打损伤。

1.《本草纲目》："活血，通心包络，治疝痛。"

2.《滇南本草》："补心生血，养心定志，安神宁心，健忘怔忡，惊悸不寐。"

【用法用量】内服：10 ～ 15g，煎汤；或入丸、散。外用：适量，研末调敷。

【使用注意】月经过多而无瘀血者禁用，孕妇忌用。不宜与藜芦同用。

【现代药理研究】

1. 心肌保护作用　细胞实验证明，以丹参酮 IIA 为主的丹参提取物具有一定的雌激素样作用，可通过雌激素受体介导激活蛋白激酶 B 并抑制心肌细胞中胰岛素样生长因子 II（IGF – II）受体信号激活的细胞凋亡作用。

2. 抗凝血及血小板聚集作用　有学者研究了 7 种同属不同种的丹参，发现均有抗凝血作用；并发现复方丹参注射液中起抗凝作用的为丹参；从丹参中提取的丹参素、丹参酮和原儿茶醛均有抗凝血作用，以丹参酮作用最强。

3. 抗动脉粥样硬化作用　　丹参中水溶性成分丹酚酸 A 可有效地抑制 Cu^{2+} 诱导的人血清低密度脂蛋白的氧化。丹酚酸 A 在动脉粥样硬化中的保护作用机制与抑制氧化应激和炎症反应以及改善内皮功能障碍密切相关。

4. 调血脂作用　　丹参甲醇提取物可通过抑制血清甘油三酯水平，改善高脂饮食喂养小鼠的高脂血症。

5. 抗肿瘤作用　　丹参可延长前列腺癌患者生存率；隐丹参酮可以激活半胱氨酸蛋白酶级联反应，诱导卵巢癌 A2780 细胞凋亡。

此外，丹参还有抗氧化、免疫调节、抗纤维化和肾保护作用。

红 花

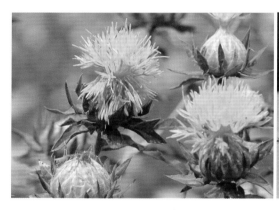　　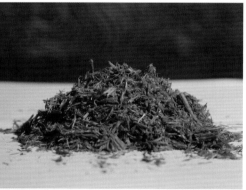

◆　图 2-274　红花原植物　　　　　◆　图 2-275　红花饮片

【异名】红蓝花（《金匮要略》）。

【释名】《本草纲目》云："红花，其叶如小蓟叶，至五月开花，如大蓟花而色红。"故名红花。

【基原】本品为菊科植物红花 *Carthamus tinctorius* L. 的干燥花。

【挥发油化学成分】棕榈酸（6.29% ～ 16.40%，1 ）、3 - 甲基茚（14% ～ 14.56%，2 ）、亚麻酸（12.30% ～ 12.46%，3 ）、6,10,14- 三甲基 -2- 十五烷酮（11.75% ～ 11.94%，4 ）、抗坏血酸（9.43% ～ 9.82%，5 ）、氧化石竹烯（7.60% ～ 7.80%，6 ）、月桂酸（7.01% ～ 7.11%，7 ）、肉豆蔻酸（4.58%，8 ）、benzene,（3,3-dimethyl-1 -methylenebutyl）（3.73%，9 ）、3- 羟基 -17- 酮雄烷（3.64%，10 ）、棕榈酸甲酯（3.35%，11 ）、肉豆蔻醛（2.89%，12 ）、四十四烷（2.53%，13 ）、octadecanal（2.06%，

14）、4 - 甲基 - 1 - 苯基 - 2 - 戊酮（1.92%，15）、2 - 十五烷酮（1.52%，16）。

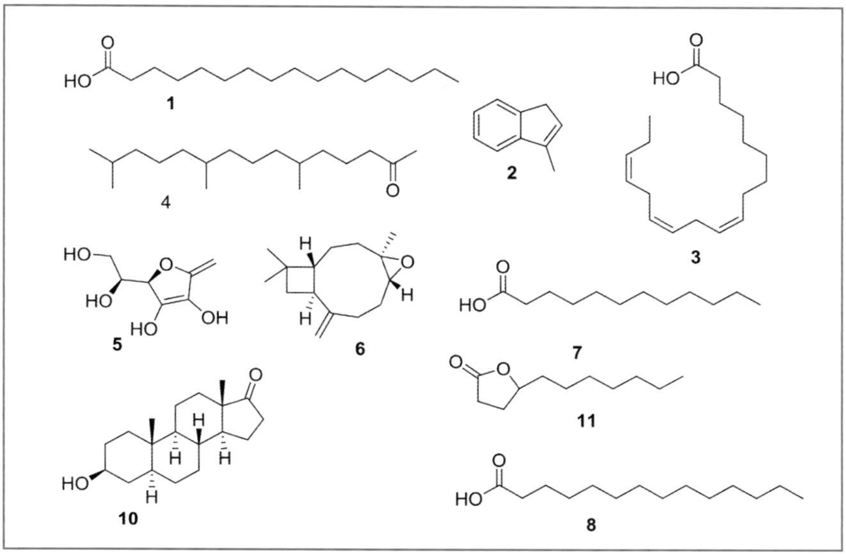

◆　图 2-276　红花挥发油化学成分

【性味】辛，温。

【归经】归心、肝经。

【功效】活血通经，祛瘀止痛。

【主治】用于血瘀痛经，经闭，产后恶露不行，瘀滞腹痛，癥瘕痞块，胸痹心痛，跌打瘀肿，胁腹瘀阻疼痛。

1.《开宝本草》："主产后血晕口噤，腹内恶血不尽，绞痛，胎死腹中，并酒煮服。亦主蛊毒下血。"

2.《本草纲目》："活血，润燥，止痛，散肿，痛经。"

3.《本草正要》："散斑疹血滞不消。"

【用法用量】内服：3 ～ 10g，煎汤。或入丸、散。外用适量，研末调敷；或浸酒搽。和血调血量宜小，活血破瘀量宜大。

【使用注意】孕妇及月经过多者忌用。

【现代药理研究】

1. 治疗冻疮作用　红花挥发油具有促进冻伤组织修复的作用。

2. 降低血脂作用　红花种子所含的脂肪油，含不饱和脂肪酸比例较高，口服红花油能降低实验性家兔血总胆固醇、甘油三酯及非脂化脂肪酸水平，对高胆固醇血症小鼠亦能降低其血胆固醇、肝胆固醇、肝甘油三酯。

3. 对心血管系统的作用　红花能扩张冠状动脉、改善心肌缺血、扩张血管和降低血压等。

4. 抗凝血作用　红花对凝血过程的凝血酶－纤维蛋白反应有显著抑制作用。

5. 镇痛作用　红花黄色素对小鼠有较强而持久的镇痛效应，对锐痛及钝痛均有效。

6. 对神经系统的作用　红花煎剂对预防动物减压缺氧缺血后神经元的变性具有保护作用；红花注射剂能明显减轻由脑卒中引起的脑水肿。

7. 抗肿瘤作用　红花能够降低血液黏度，减少肿瘤组织的"乏氧细胞"，改善恶性肿瘤患者血液的"高凝"状态，使血液流变学参数趋于正常。

泽　兰

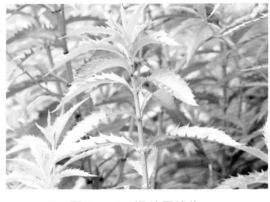 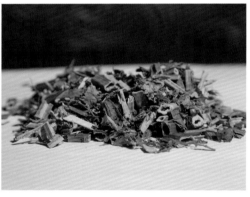

◆　图 2-277　泽兰原植物　　　　◆　图 2-278　泽兰饮片

【异名】虎兰、龙枣（《神农本草经》），虎蒲（《名医别录》），小泽兰（《雷公炮炙论》），地瓜儿苗（《救荒本草》），红梗草（《滇南本草》），风药（《本草纲目》），奶孩儿（《本草纲目拾遗》），蛇王草、蛇王菊、捕斗蛇草（《岭南采药录》），接古草（《植物名汇》），地环秧、地溜秧（《河北药材》），甘露秧（《中药材手册》），草泽兰（《陕西中药志》）。

【释名】《本草经集注》云："叶微香，可煎油，或生泽旁，故名泽兰。"《本草纲目》云："此草亦可为香泽，不独指其生泽旁也。"本品与佩兰相类，且生水泽中及下湿地，故名泽兰。

【基原】本品为唇形科植物地瓜儿苗 *Lycopus lucidus* Tilrcz.var. *hirtus* Regel 的干燥地上部分。

【挥发油化学成分】1,4,7- 环十一碳三烯（15.90%，1）、反式石竹烯（11.18%，2）、石竹素（9.54%，3）、葎草烯环氧化物Ⅱ（9.10%，4）、月桂烯（8.71%，5）、橙花叔醇（2.75%，6）、α- 细辛脑（2.74%，7）、聚伞花素（2.70%，8）、γ- 帖品烯（2.54%，9）、顺式 -Z-α- 红没药烯环氧化物（2.52%，10）、（E）-3,7- 二甲基 -1,3,6- 十八烷三烯（2.48%，11）、杜松醇（1.96%，12）、1,2,3,5,6,8a- 六羟基 -4,7- 二甲基 -1-（1- 甲基乙基）-（1S-cis）- 萘（1.31%，13）、顺式 -α- 红没药烯（1.21%，14）、β- 蒎烯（1.12%，15）。

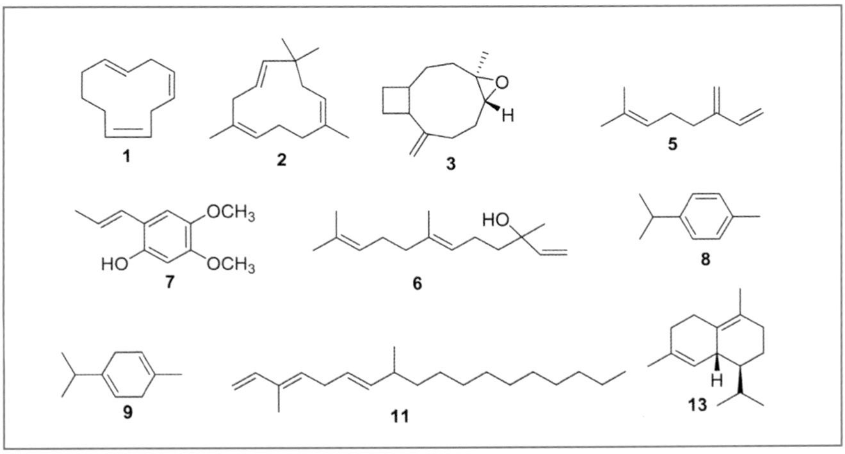

◆ 图 2-279　泽兰挥发油化学成分

【性味】苦、辛，微温。

【归经】入肝、脾经。

【功能】活血通经，祛瘀消痈，利水消肿。

【主治】用于血滞闭经、痛经，胸腹刺痛，疮疡肿毒，产后瘀滞腹痛，恶露不尽，水肿腹水，小便不利，跌扑损伤。

1.《神农本草经》："主乳妇内衄，中风余疾，大腹水肿，身面四肢浮肿，骨节中水，金疮，痈肿疮脓。"

2.《药性论》："主产后腹痛，频产血气衰冷成劳，瘦羸，又治通身面目大肿，主妇人血沥腰痛。"

3.《日华子本草》："通九窍，利关脉，养血气，破宿血，消癥瘕，产前产后百病，通小肠，长肉生肌，消扑损瘀血，治鼻洪吐血，头风目痛，妇人劳瘦，丈夫面黄。"

4.《本草纲目》："兰草走气道,泽兰走血分,虽是一类而功用稍殊,正如赤白茯苓、芍药,补泻皆不同也……又《荀子》云,泽、芷以养鼻,谓泽兰、白芷之气芳香,通乎肺也。"

【用法用量】内服:6 ~ 12g,煎汤,或入丸、散。外用:捣敷或煎水熏洗。

【使用注意】无瘀血者慎用。

【现代药理研究】

1. 抗凝血作用 泽兰可以抑制血小板聚集和血栓形成,延长凝血时间,但对出血时间无明显影响。

2. 肝保护作用 泽兰水提物对肝纤维化有一定保护作用,有抗肝硬化形成作用。

3. 抗氧化作用 泽兰乙酸乙酯部位和正丁醇部位有较强清除氧阴离子自由基、抑制脂质过氧化和还原 Fe^{3+} 的作用。

  莪 术

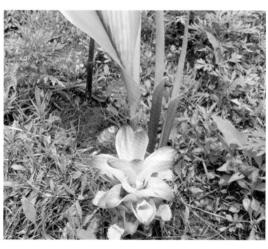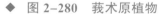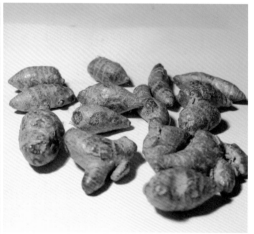

◆ 图 2-280　莪术原植物　　　　◆ 图 2-281　莪术饮片

【异名】蓬莪茂(《雷公炮炙论》),蒁药(《新修本草》),蓬莪术(侯宁极《药谱》),广茂(《珍珠囊》),蓬术(《普济方》),青姜(《续医说》),羌七(《生草药性备要》),广术(《本草求真》),黑心姜(《岭南采药录》)。

【释名】《本草图经》云:"蓬莪茂生西戎及广南诸州。"莪术乃为蓬莪茂之省称,其名或为外来语之音译。

【基原】本品为姜科植物蓬莪术 *Curcumap haeocaulis* VaL、广西莪术 *Curcuma kuuangsiensis* S.G.Lee et C.F.Liang 或温郁金 *Curcuma wenyujin* Y.H.Chen et C.Ling 的干燥根茎。

【挥发油化学成分】β－榄香烯酮（12.60%，1）、樟脑（9.40%，2）、吉马酮（9.28%，3）、莪术烯（8.80%，4）、桉油素（8.20%，5）、β－榄香烯（5.88%，6）、莪术酮（5.64%，7）、莪术二酮（5.04%，8）、δ－瑟林烯（3.70%，9）、莪术醇（3.22%，10）、异龙脑（3.20%，11）、α－丁子香烯（3.14%，12）、莰烯（2.92%，13）、龙脑（2.66%，14）、2-壬醇（2.00%，15）、δ－榄香烯（1.90%，16）。

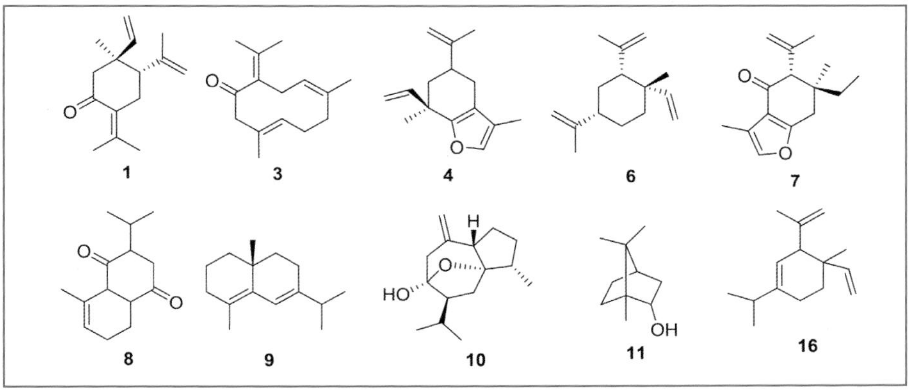

◆ 图 2-282　莪术挥发油化学成分

【性味】辛、苦，温。

【归经】归脾、肝经。

【功效】破血行气，消积止痛。

【主治】用于血瘀气滞之癥瘕痞块，瘀血经闭，心腹瘀痛，跌打损伤，饮食积滞，脘腹胀痛。

1.《日华子本草》："治一切气，开胃消食，通月经，消瘀血，止扑损痛，下血及内损恶血等。"

2.《开宝本草》："主心腹痛，中恶疰忤，霍乱冷气，吐酸水，解毒；食饮不消，酒研服之。又疗妇人血气，丈夫奔豚。"

3.《医学入门》："能逐水，治心脾病，破气痞。"

4.《生草药性备要》："捶敷疮，消肿散瘀止痛。虚火动，食之立效。亦能止血，理跌打。"

【用法用量】内服：6～9g，煎汤，或入丸、散。外用：适量，煎汤洗或研末调敷。行气止痛宜生用，破血祛瘀宜醋炒。

【使用注意】月经过多及孕妇忌用。体虚者慎用。

【现代药理研究】

1. 抗肿瘤作用　抗肿瘤作用是莪术油的主要药理作用之一，目前研究表明其主要的抗肿瘤成分为 β－榄香烯、莪术醇、莪术二酮等。大量临床实践表明莪术油对肝癌、宫颈癌、乳腺癌和卵巢癌等多种癌症有治疗作用。

2. 抗菌作用　莪术油能抑制革兰阳性菌如金黄色葡萄球菌等。

3. 调节免疫作用　莪术油对小鼠胸腺、脾脏重量，淋巴细胞绝对值，巨噬细胞吞噬功能，溶菌酶活性，血清抗体滴度均有提高作用。

4. 抗炎作用　莪术油对小鼠醋酸腹膜炎，烫伤小鼠局部水肿，巴豆油引起的小鼠局部炎症，大鼠棉球肉芽肿均有明显抑制作用。

5. 对消化系统作用　莪术油制剂能直接兴奋胃肠平滑肌，故可用于气胀性绞痛。莪术油对大鼠慢性胃溃疡、幽门结扎性胃溃疡、水浸应激性胃溃疡均有明显保护作用。

6. 抗氧化作用　莪术油有提高谷胱甘肽和超氧化物歧化酶活性，清除自由基的作用，通过降低小鼠血浆丙二醛含量，减轻脂质过氧化物对组织细胞的损伤，从而抗氧化和防衰老。

三　棱

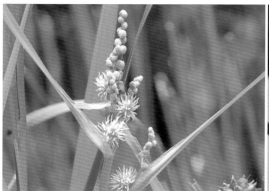

◆ 图 2-283　三棱原植物

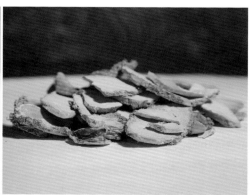

◆ 图 2-284　三棱饮片

【异名】京三棱（《开宝本草》），红蒲根（《本草图经》），光三棱（《药材资料汇编》)。

【释名】叶丛生，线形，背面具纵棱，全叶观之若具三棱，故名之。

【基原】本品为黑三棱科植物黑三棱 *Sparganium stoloniferum* Buch.-Ham. 的干燥块茎。

【挥发油化学成分】9,12- 二烯硬脂酸（23.33%，1）、正棕榈酸（23.14%，2）、1,2- 二甲氧基 -4-（2- 丙烯基）苯（6.67%，3）、正十五烷酸（5.43%，4）、2- 羟基环十五烷酮（5.38%，5）、14- 十五烷酸（5.33%，6）、正豆蔻酸（3.81%，7）、菲（3.05%，8）、棕榈酸甲酯（2.86%，9）、1- 甲氧基 -4- 丙烯基苯（2.57%，10）、苍术醇（2.09%，11）、树兰烯（2.05%，12）、3,7- 二甲基 -10- 异丙叉 -3，7- 环癸二烯酮（1.71%，13）、1,4,6- 三甲基萘（1.52%，14）、芹菜脑（1.43%，15）、樟脑（1.00%，16）。

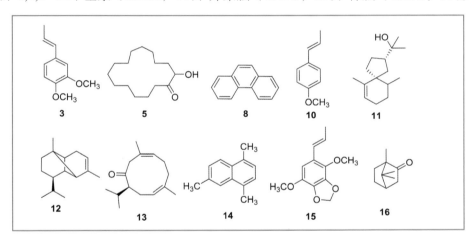

◆　图 2-285　三棱挥发油化学成分

【性味】辛、苦，平。

【归经】归肝、脾经。

【功效】破血行气，消积止痛。

【主治】用于食积气滞，脘腹胀痛，气滞血瘀，癥瘕积聚，经闭腹痛，痛经，产后瘀滞腹痛，跌扑伤痛。

1.《开宝本草》："主老癖癥瘕结块。"

2.《日华子本草》："治妇人血脉不调，心腹痛，落胎，消恶血，补劳，通月经，治气胀，消扑损瘀血，产后腹痛、血晕并宿血不下。"

3.《医学启源》："主心膈痛，饮食不消，破气。"

【用法用量】内服：5 ～ 10g，煎汤，或入丸、散。醋制可增强止痛之功。

【使用注意】气虚体弱、血枯经闭、月经过多及孕妇禁服。

【现代药理研究】

1. 对血液流变作用　三棱可降低全血黏度、血细胞压积以及血沉速率。

2. 对心脑血管系统的作用　三棱有抑制血小板聚集、抑制血管生成、抗血栓和抗动脉粥样硬化等作用。

3. 镇痛作用　三棱镇痛作用显著，以挥发油的乙酸乙酯萃取物镇痛效果最佳。并且三棱不同提取物均能明显降低因醋酸引起的扭体反应次数，能明显提高小鼠因热刺激引起疼痛反应的痛阈值。

4. 抗肿瘤作用　三棱能诱导癌细胞凋亡，抑制癌细胞增殖。

5. 保肝作用　三棱有保护肝细胞、减轻肝细胞变性坏死，恢复肝细胞结构及功能的作用；还可减少纤维组织增生，阻止纤维化发展，促进纤维组织降解。

苏　木

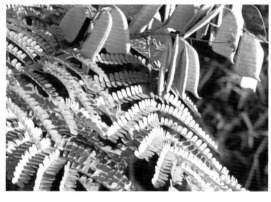

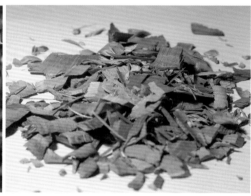

◆　图 2-286　苏木原植物　　　　　◆　图 2-287　苏木饮片

【异名】苏方木（《新修本草》）、赤木（《兽医国药及处方》），红柴（《四川中药志》）。

【释名】《本草纲目》云："海南有苏方国，其地产此木，故名。今令人省呼苏木尔。"此以产地而为名。

【基原】本品为豆科植物苏木 *Caesalpinia sappan* L. 的干燥心材。

【挥发油化学成分】（Z,Z）–9,12– 亚油酸（10.53%，1）、邻苯二甲酸二丁酯（5.02%，2）、（E,E）–2,4– 癸二烯醛（4.36%，3）、邻苯二甲酸异壬酯（3.01%，4）、

桉油烯醇（2.27%，5）、1,2,3,4- 四氢化 -5- 甲基 -1-3- 异丙氧基萘（2.08%，6）、1-雪松醇（1.98%，7）、1,6- 二甲基 -4-（1- 甲基乙基）- 萘（1.97%，8）、α- 蒎烯（1.64%，9）、α- 毕橙茄素（1.64%，10）、（6S）-126- 甲基 -6- 乙烯基 -1-（1- 甲基乙基）-3-（1- 甲基乙烯基）- 环己烯（1.62%，11）、10,10- 二甲基 -2,6- 二亚甲基二环［7.2.0］十一碳 -5β- 醇（1.48%，12）、1,6- 二甲基 -4-（1- 亚甲基）-1,2,3,4,4a,7- 六氢化萘（1.21%，13）、辛酸（1.08%，14）、1- 鲸蜡醇（0.99%，15）、乙苯（0.94%，16）。

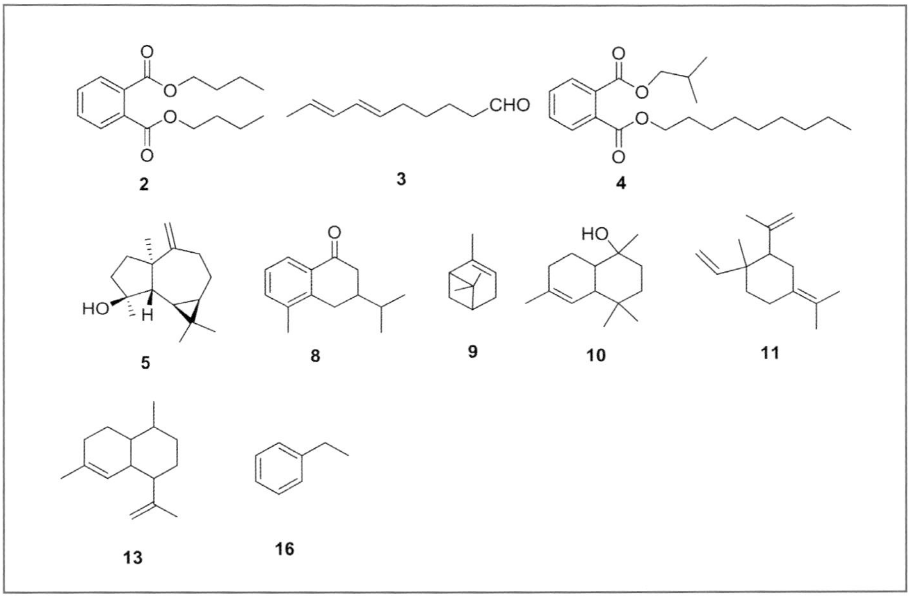

◆ 图 2-288 苏木挥发油化学成分

【性味】辛、甘、咸，平。

【归经】归心，肝，脾经。

【功能】活血疗伤，祛瘀通经，消肿定痛。

【主治】用于跌打损伤，骨折筋伤，痈疮肿痛，瘀滞肿痛，血瘀闭经痛经，产后瘀阻，腹痛心腹瘀痛。

1.《唐本草》："主破血，产后血胀闷欲死者。"

2.《本草拾遗》："主霍乱呕逆及人常呕吐，用水煎服之。破血当以酒煮为良。"

3.《医林纂要》："补心散瘀，除血分妄作之风热。"

4.《本草纲目》："苏枋木，少用则和血，多用则破血。"

【用法用量】内服：3 ～ 9g，煎汤，或研末。外用：适量，研末撒。

【使用注意】血虚无瘀者不宜，孕妇忌用。

【现代药理研究】

1. 抗菌作用　苏木提取物对金黄色葡萄球菌、百日咳杆菌、伤寒杆菌、肺炎球菌等均有抑制作用。

2. 抗肿瘤作用　苏木可通过抑制肿瘤细胞增殖、浸润和转移、促进肿瘤细胞凋亡、细胞毒作用或抑制拓扑异构酶活性及恶性肿瘤特异生长因子（TSGF）的产生以及抑制肿瘤血管生成等方式，发挥抗肿瘤作用。

3. 免疫抑制作用　苏木乙酸乙酯提取物能降低移植心肌中的生长因子的基因表达。

4. 舒张血管作用　苏木含有多种具有舒张血管作用的化学成分。

5. 神经系统保护作用　苏木能抑制炎症介质的产生及减轻其引发的神经毒性。

6. 降血糖作用　苏木乙酸乙酯提取物可明显降低四氧嘧啶诱导的小鼠高血糖模型和大鼠糖尿病模型动物的血糖，并调节血脂。

7. 抗氧化作用　乙醇苏木提取物可清除自由基、超氧阴离子，起到抗氧化的作用，同时对羟自由基诱导的 DNA 损伤有保护作用。

月　季　花

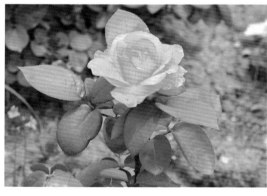

◆　图 2-289　月季花原植物

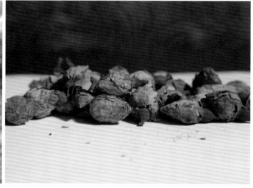

◆　图 2-290　月季花饮片

【异名】月月红、胜春、斗雪红（《本草纲目》），月月开（《分类草药性》），长春花（《现代实用中药》）。

【释名】本植物逐月开花，故名月季花。

【基原】本品为蔷薇科植物月季 *Rosa chinensis* Jacq. 的干燥花。

【挥发油化学成分】棕榈酸（26.85%，1）、二十三碳烷（26.16%，2）、二十一烷（9.62%，3）、亚油酸（9.29%，4）、亚麻醇（4.65%，5）、二十七碳烷（2.81%，6）、二十四碳烷（2.69%，7）、香茅醛（1.21%，8）、肉豆蔻酸（1.12%，9）、肉豆蔻醛（0.90%，10）、油酸甲酯（0.80%，11）、月桂酸（0.78%，12）、二十六碳烷（0.63%，13）、二十二碳烷（0.51%，14）、硬脂酸（0.45%，15）。

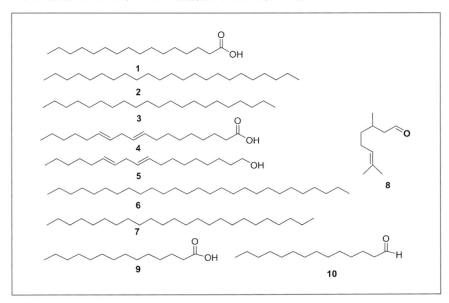

◆ 图 2-291　月季花挥发油化学成分

【性味】甘、温。

【归经】归肝经。

【功效】活血调经，消肿解郁。

【主治】用于肝郁血滞之痛经、月经不调，胸胁胀痛等。

1.《本草纲目》："活血，消肿，敷毒。"

2.《药性集要》："活血，调月经。"

3.《分类草药性》："止血。治红崩，白带。"

【用法用量】内服：3～6g，煎汤，或开水泡，或入丸、散。外用：适量，鲜品捣敷，或干品研磨调搽。

【使用注意】多服久服，易致腹泻，脾虚便溏、孕妇及月经过多者慎用。

【现代药理研究】

1. 抗菌作用　月季花中含有黄酮、芳香油等化学成分具有抗菌作用。

2. 免疫调节作用 月季花中的槲皮素对机体细胞免疫机能有正向调节作用。

3. 抗氧化作用 月季花提取物有体外清除自由基的作用，并且抗氧化作用随提取浓度增高而逐渐增强。

4. 对心血管系统的作用 月季花中的黄酮类物质（如槲皮素）可以加大冠脉血流量和脑血流量，同时减慢心率，减弱心肌收缩力，使心肌耗氧量减少，从而有效降低高血压、冠心病的发生率。黄酮类物质还有扩血管作用，可以改善心肌收缩舒张功能。

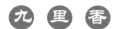

九 里 香

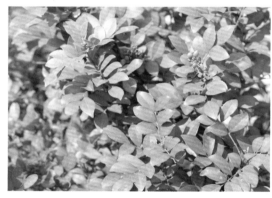

◆ 图 2-292　九里香原植物

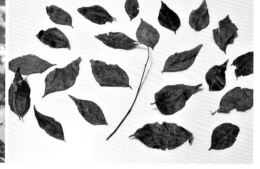

◆ 图 2-293　九里香饮片

【异名】满山香、千里香（《生草药性备要》），五里香（《陆川本草》），过山香（《福建中草药》），千只眼（《文山中草药》），水万年青（《南宁市药物志》）。

【释名】"九里""千里""满山""过山"，皆言其香的程度。花极芳香，远处即可闻及。为常绿灌木或小乔木，分枝甚多，因称"千枝叶"。

【基原】本品为芸香科植物九里香 Murraya exotica L. 和千里香 Murraya paniculata（L.）Jack 的干燥叶和带叶嫩枝。

【挥发油化学成分】α-姜烯（25.84%，1）、β-石竹烯（14.75%，2）、香柠檬烯（7.96%，3）、β-甜没药烯（5.63%，4）、（Z）-β-法呢烯（5.21%，5）、β-倍半水芹烯（4.65%，6）、α-葎草烯（4.14%，7）、双环吉马烯（3.32%，8）、桉油烯醇（3.14%，9）、橙花叔醇（2.83%，10）、α-姜黄烯（2.81%，11）、棕榈酸（1.68%，12）、α-柑油烯（1.30%，13）、（1S,5S,6S）-6-甲基-2-亚甲基-6-（4-甲基-3-

戊烯基）二环 [3.1.1] 庚烷（1.01%，14）、γ - 依兰油烯（0.90%，15）。

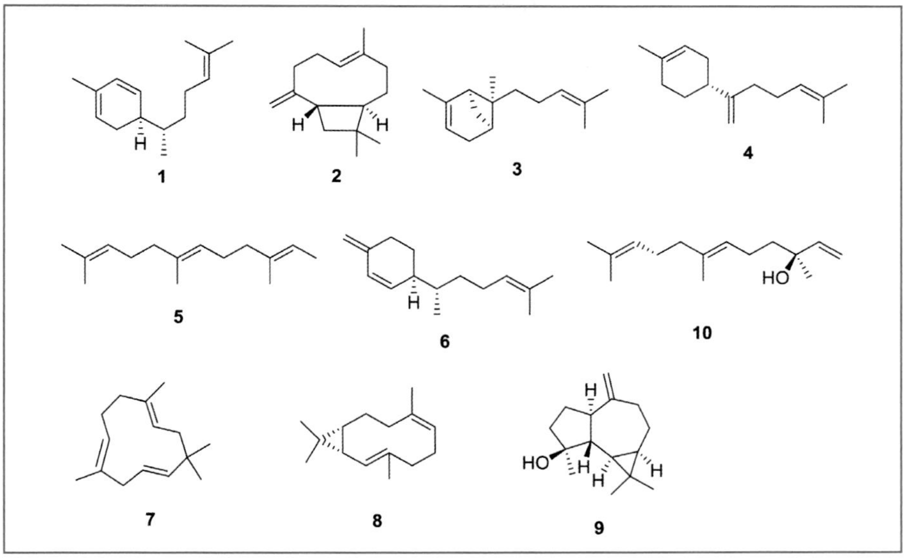

◆ 图 2-294 九里香挥发油化学成分

【性味】辛、微苦，温。有小毒。

【归经】归心、肝、胃经。

【功效】行气活血、散瘀止痛，解毒消肿。

【主治】用于胃脘疼痛，风湿痹痛，跌扑肿痛，疮痈肿痛，蛇虫咬伤。

1.《生草药性备要》："止痛，消肿毒，通窍，能止疮痒，去皮风，杀疥。"

2.《岭南采药录》："患百子痰打，用叶一撮，捣烂煮粥，和糖服之。"

3.《广西中药志》："行气止痛，活血散瘀。治跌打肿痛，风湿，气痛。"

4.《云南中草药》："散寒解表，疏经活络。主治感冒，腰膝冷痛，风湿痹痛，四肢麻木，跌打损伤，咳嗽，胃痛，尿路感染，湿疹，疮疖。"

5.《福建药物志》："叶治胃溃疡、毒蛇咬伤。"

【用法用量】内服：6 ～ 12g，煎汤，入散剂，或浸酒。外用：适量，捣敷或煎水洗。

【使用注意】阴虚患者慎用。

【现代药理研究】

1. 抗炎镇痛作用　九里香醇提物对多种实验性炎症动物模型有抗炎镇痛作用，对骨关节有保护作用。

2. 降糖作用　九里香叶提取物通过抑制胰 α - 淀粉酶，控制淀粉质的分解速度，从而降低血糖。九里香总黄酮可降低肾上腺素所导致的急性高血糖，同时可以改善血脂代谢紊乱、减轻炎性反应和氧化损伤。

3. 抗生育和终止妊娠　九里香糖蛋白具有抗生育和终止妊娠作用。

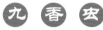

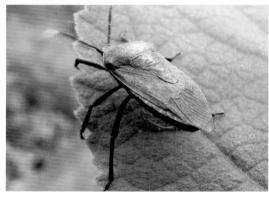

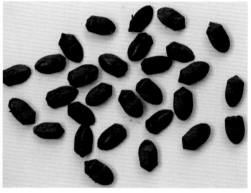

◆　图 2-295　九香虫原动物　　　　　　◆　图 2-296　九香虫饮片

【异名】黑兜虫（《本草纲目》），瓜黑蝽（《昆虫分类学》）屁板虫（《药材资料汇编》），蜣螂虫、打屁虫、屁巴虫（《中药志》）。

【释名】此虫形扁平，色棕黑，成虫能释放臭气，故名黑兜虫、屁板虫。九香者，反言也。

【基原】本品为蝽科昆虫九香虫 *Aspongopus chinensis* Dallas 的干燥体。11 月至次年 3 月前捕捉，置适宜容器内，用酒少许将其闷死，取出阴干；或置沸水中烫死，取出，干燥。

【挥发油化学成分】十三烷（30.85%，1）、2- 辛烯酸（20.91%，2）、棕榈酸（4.68%，3）、十二烷（2.79%，4）、正辛酸（2.68%，5）、油酸（1.94%，6）、2E-2- 己烯酸 -（2E）-2- 己烯酯（1.81%，7）、肉豆蔻酸（1.61%，8）、1,3- 二氢 -5- 甲基 -2- 苯并咪唑 -2- 酮（1.52%，9）、丁酸丙酯（1.10%，10）、9- 十六碳烯酸乙酯（1.05%，11）、月桂酸（0.75%，12）。

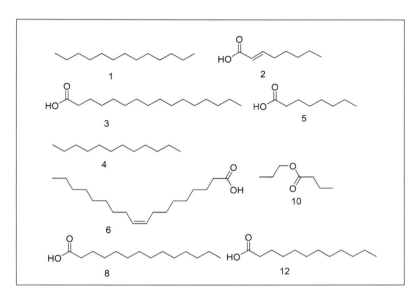

◆　图 2-297　九香虫挥发油化学成分

【性味】甘，温。

【归经】归胃、肾经。

【功效】理气止痛，温肾助阳。

【主治】用于肝气郁滞之胸胁、脘腹胀痛，肾阳不足之阳痿、腰膝冷痛、尿频等。

1.《现代实用中药》："适用于神经性胃痛，腰膝酸痛，胸脘郁闷，因精神不快而发胸窝滞痛等症，配合其他强壮药同服有效。"

2.《本草纲目》："治膈脘滞气，脾肾亏损，壮元阳。"

3.《本草新编》："九香虫，虫中之至佳者。入丸散中以扶衰弱最宜。但不宜入于汤剂，以其性滑，恐动大便耳。九香虫亦兴阳之物，然非人参、白术、巴戟天、肉苁蓉、破故纸之类，亦未见其大效也。"

【用法用量】内服：6～9g，煎汤，或入丸、散。

【使用注意】阴虚阳亢者慎服。

【现代药理研究】

1. 抗肿瘤作用　九香虫的多种提取物能抑制胃癌、乳腺癌、肝癌、结肠癌等多种肿瘤细胞增殖。

2. 抗菌作用　九香虫具有抗菌作用，对革兰阳性菌和革兰阴性菌都有一定抑制作用，九香虫中的抗菌肽对大肠杆菌和金黄色葡萄球菌有抑制作用。

第九节　芳香理肺药

凡功能化除痰涎、制止咳嗽、平定气喘的芳香中药，称为芳香理肺药。

本类药物不仅用于因痰饮起的咳嗽、气喘，并可用于瘰疬、瘿瘤、癫痫、惊厥等症。凡内伤外感的病证，均能引起痰多及咳嗽，治疗时应仔细分辨病因，进行适当的治疗，如有外感的配合解表药同用，虚劳的配合补虚药同用；咳嗽而咯血时，不宜用燥烈的化痰药，以免引起大量出血。

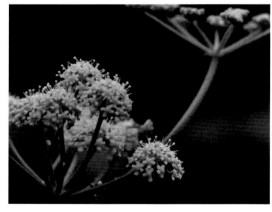

◆　图 2-298　前胡原植物　　　　　　◆　图 2-299　前胡饮片

【异名】信前胡（《中药商品学》），射香菜（《中国药材商品学》）。

【释名】本品根纤柔，《本草图经》云："柴胡赤色而脆，前胡黄而柔软。"名"前胡"者，或"前"与"纤"音近借字。

【基原】本品为伞形科植物白花前胡 *Peucedanum praeruptorum* Dunn 的干燥根。

【挥发油化学成分】p- 薄荷脑 -1- 醇（17.99%，1）、甲基 - 环己烷（14.35%，2）、壬烷（9.93%，3）、α- 蒎烯（5.90%，4）、2- 甲氧基 -4- 乙烯基苯酚（5.98%，5）、桧酮（2.03%，6）、2- 甲氧基 -4- 甲基 -1-（1- 甲基乙基）- 苯（1.37%，7）、反式 -1,2 双（1- 甲次乙基）- 环

丁烷（1.95%，8）、乙基－环戊烷（1.95%，9）、1－薄荷酮（10）、2－甲氧基－4－甲基－1－（1－甲基乙基）－苯（1.37%，11）、2－丁烯酸－3－甲基－3－甲丁酯（1.45%，12）、麝香草酚甲醚（1.22，13）、（R）－薰衣草乙酸酯（1.12%，14）、4－（1－甲乙基）－环己醇（1.07%，15）。

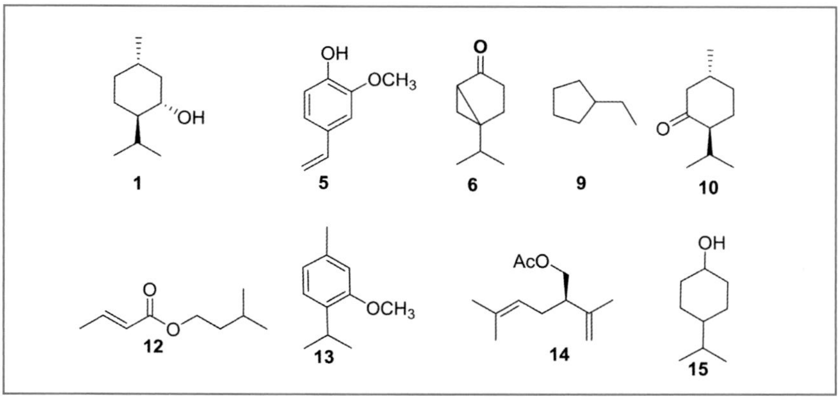

◆ 图 2-300　前胡挥发油化学成分

【性味】苦、辛，微寒。

【归经】归肺经。

【功效】降气化痰，疏散风热。

【主治】痰热阻肺，肺失宣降，外感风热有咳喘胸闷，咳嗽痰黄，麻疹初期，疹毒透发不畅兼有咳嗽。

1.《药性论》："去热实，下气，主时气内外俱热。"

2.《滇南本草》："解散伤风伤寒，发汗要药，止咳嗽，升降肝气，明目退翳，出内外之痰。"

3.《本草纲目》："清肺热，化痰热，散风邪。"

【用法用量】内服：3 ～ 10g，煎汤，或入丸、散。

【使用注意】内无实热、外无感邪者慎用；阴虚咳嗽、寒痰咳嗽者忌用。

【现代药理研究】

1. 祛痰、止咳、平喘作用　前胡挥发油有祛痰、止咳、平喘作用。

2. 抗菌作用　前胡挥发油对金黄色葡萄球菌和大肠杆菌均有不同程度抑制作用。

3. 对心脑血管系统的作用　前胡有扩张血管，抑制血小板聚集，抗心肌缺血，保护心肌和降血压等作用。

4. 抗氧化作用　前胡中的香豆素类对小鼠肝匀浆中脂质过氧化物的产生具有明显抑制作用。

芥 子

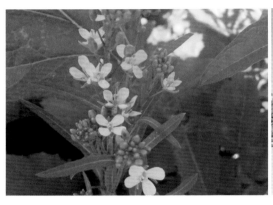

◆ 图 2-301 芥子原植物

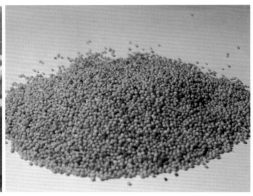

◆ 图 2-302 芥子饮片

【异名】辣菜子、黄芥子（《中药志》）。

【释名】白芥，茎叶如芥而色白，其子亦粗大白色，故名白芥子。

【基原】本品为十字花科植物白芥 *Sinapis alba* L. 或芥 *Brassica juncea*（L.）Czern. et Coss. 的干燥成熟种子。

【挥发油化学成分】4- 异硫氰基 -1- 丁烯（57.66%，1）、烯丙基异硫氰酸酯（35.90%，2）、1,5- 己二烯（1.66%，3）、1- 异硫氰基 -3-（甲硫基）- 丙烷（0.88%，4）、2- 异硫氰基乙基苯（0.7%，5）、1- 异硫氰基 -3- 甲基 - 丁烷（0.40%，6）、D-柠檬烯（0.33%，7）、苯基丙腈（0.31%，8）、4- 甲酰基 -1,3（2H）- 二氢咪唑 -2-

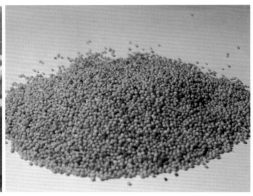

◆ 图 2-303 芥子挥发油化学成分

硫酮（0.15%，9）、正戊基异硫氰酸酯（0.12%，10）、thujone（0.10%，11）、壬醛（0.08%，12）、4-methyl-1-（1-methylethyl）-[1S-（1α,4β,5α）]-bicyclo [3.1.0] hexan-3-one（0.08%，13）、异硫氰基甲基苯（0.04%，14）、1,2- 二甲氧基 -（2- 丙烯基）- 苯（0.03%，15）。

【性味】辛，温。

【归经】归肺、胃经。

【功效】温肺化痰，利气散结，通络止痛。

【主治】用于寒痰壅肺，咳喘胸闷，胸胁胀痛，冷哮日久者，痰多清稀，悬饮咳喘，痰湿阻滞经络之肢体关节肿痛，阴疽留注。

1.《本草经集注》："味辛，温，无毒。归鼻。主除肾邪气，利九窍，明耳目，安中。久服温中。"

2.《雷公炮制药性解》："味辛，性温，无毒，入肺、胃二经。主下气，止翻胃，消疟癖，辟鬼邪，驱痓气，除皮里膜外痰涎；醋研可敷射工毒。白芥子辛宜入肺，温宜入胃，故俱入之。"

3.《玉楸药解》："味辛，气温，入手太阴肺经。破壅豁痰，止喘宁嗽。白芥子辛温利气，扫寒痰冷涩，破胸膈支满，治咳逆喘促，开胃止痛，消肿辟恶皆良。"

【用法用量】内服：3 ～ 9g，煎汤，或入丸、散，炒制品并研粉入药效果更好。外用：适量，研末调敷或整粒敷穴位。

【使用注意】肺虚久咳及阴虚火旺者忌用。白芥子油对皮肤黏膜有刺激性作用，能引起充血、灼痛，甚至发泡，外用宜慎；皮肤过敏或溃破者忌用。内服过量易致腹痛、腹泻，引起胃肠炎。消化道溃疡、出血者忌用。

【现代药理研究】

1. 抗肿瘤作用　白芥子挥发油能够抑制 H22 荷瘤小鼠肿瘤细胞的生长，其机制可能与调节凋亡相关基因的表达，进而诱导细胞凋亡有关。

2. 镇咳、祛痰、平喘作用　炒白芥子醇提取物有明显镇咳作用，白芥子水提取物有祛痰作用，炒白芥子石油醚提取物可对抗 4% 氯乙酰胆碱诱导的豚鼠哮喘。

3. 抗炎镇痛作用　白芥子醇提物能明显抑制二甲苯所致的小鼠耳肿胀和醋酸所致的小鼠毛细血管通透性增加；并能延长小鼠疼痛潜伏期，减少扭体次数。

4. 抑制前列腺增生作用　白芥子乙醇提取物对丙酸睾酮所诱发的小鼠前列腺增生有显著抑制作用，还可显著抑制小鼠血清酸性磷酸酶活力，具有抗雄激素样作用。

5.促进透皮吸收作用　白芥子可刺激皮肤，提高表皮温度，使表皮的细胞之间空隙增大，从而促进药物的吸收。

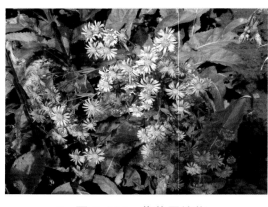

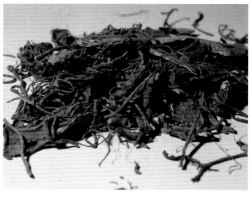

◆　图2-304　紫菀原植物　　　　　　　　◆　图2-305　紫菀饮片

【异名】紫蒨（《名医别录》），青菀（《吴晋本草》），紫菀茸（《本草述》），返魂草根、夜牵牛（《斗门方》）。

【别名】青菀（《吴普本草》），紫蒨（《名医别录》），返魂草根、夜牵牛（《斗门方》），紫菀茸（《本草述》），关公须（《植物名实图考》）。

【基原】本品为菊科植物紫菀 *Aster tataricus* L. f. 的干燥根和根茎。

【挥发油化学成分】1-酰基-反式-2-烯-4,6-癸二炔（45.47%，1）、5-（1,3-二甲基亚丁基）-1,3-环戊二烯（8.17%，2）、间二异丙基苯（7.96%，3），α-斯柏林烯（5.17%，4）、亚苄乙酰丙酮（4.11%，5）、β-蒎烯（2.47%，6）、α-松油醇（1.86%，7）、维利德烯（1.36%，8），乙酸桃金娘酯（1.34%，9）、雪松醇（1.18%，10）、2-莰烯-10-醛（0.71%，11）、丁香酚甲醚（0.67%，12）、2-甲基-5-（2-丙烯基）-2-环己烯-1-醇乙酸酯（0.05%，13）。

【性味】苦、甘，微温。

【归经】归肺经。

【功能】润肺下气，化痰止咳。

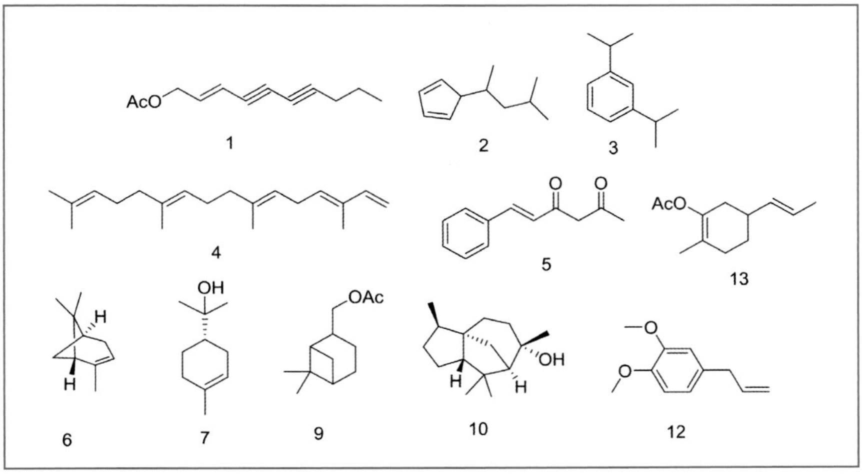

◆ 图 2-306 紫菀挥发油化学成分

【主治】用于痰多咳喘，新久咳嗽（寒热虚实均可使用），劳咳咯血。外感暴咳宜生用，肺虚久咳宜蜜制用。

1.《药性论》："补虚下气，治胸胁逆气，劳气虚热。"

2.《名医别录》："疗咳唾脓血，止喘悸，五劳体虚，补不足，小儿惊痫。"

3.《日华子本草》："调中及肺痿吐血，消痰止咳。"

【用法用量】内服：5 ～ 10g，煎汤，或入丸、散。

【使用注意】有实热者忌用。

【现代药理研究】

1. 祛痰作用 紫菀挥发油有祛痰作用。紫菀煎剂给麻醉兔灌胃可使气道腺体分泌量增加，机制是由于所含的皂苷刺激黏膜感受器，反射性地兴奋迷走神经，促进气管或支气管腺体分泌所致。

2. 止咳作用 紫菀酮、表木栓醇单体均对小鼠氨水致咳有显著抑制作用。

3. 平喘作用 紫菀能抑制组胺和乙酰胆碱对气管的收缩作用，从而抑制气管痉挛，达到平喘作用。

4.抗菌作用 紫菀对痢疾杆菌、伤寒杆菌、副伤寒杆菌、大肠杆菌、变形杆菌和铜绿假单胞菌等均有抑制作用。

5. 抗氧化作用 紫菀中的槲皮素和山奈酚对脂质过氧化物和超氧化自由基的产生均有抑制作用。

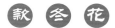

款 冬 花

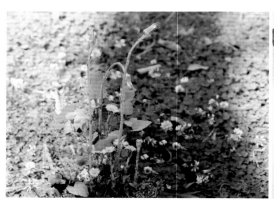

◆ 图 2-307 款冬花原植物

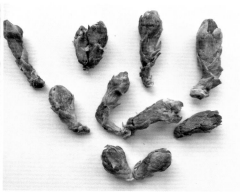

◆ 图 2-308 款冬花饮片

【异名】冬花（《万氏家抄方》），款花（《疮疡经验全书》），看灯花（《本草崇原集说》），艾冬花（《山西中药志》）、九九花（《中药志》）。

【释名】《急就篇》曰："款东，即款冬也，亦曰款冻，以其凌寒叩冰而生，故为此名也。"《本草纲目》云："按《述征记》云：洛水至岁末凝厉时，款冬生于草冰之中。则颗冻之名以此而得，后人讹为款冬，即款冻尔。款者至也，至冬而花也。"款冬亦称款东、款冻或颗冻，其花不顾冰雪，至冬而开，故名款冬花。

【基原】本品为菊科植物款冬 *Tussilago farfara* L. 的干燥花蕾。

【挥发油化学成分】γ－雪松烯（27.75%，1）、斯巴醇（12.44%，2）、维利德佛醇（6.97%，3）、（2E, 4E, 6E）-3,7,11－三甲基 -2,4,6,10－ 十二碳四烯醛（5.79%，4）、β－没药烯（5.58%，5）、氧化石竹烯（2.65%，6）、雪松醇（1.86%，7）、α－斯柏林烯（1.51%，8）、α－雪松烯（1.24%，9）、二十四烷（1.17%，10）、十一碳烯（1.15%，11）、β－蛇麻烯（1.15%，12）、长叶蒎烯（1.03%，13）、橙花叔醇（0.92%，14）、脱氢香橙烯（0.85%，15）。

【性味】辛、微苦，温。

【归经】归肺经。

【功能】润肺下气，止咳化痰。

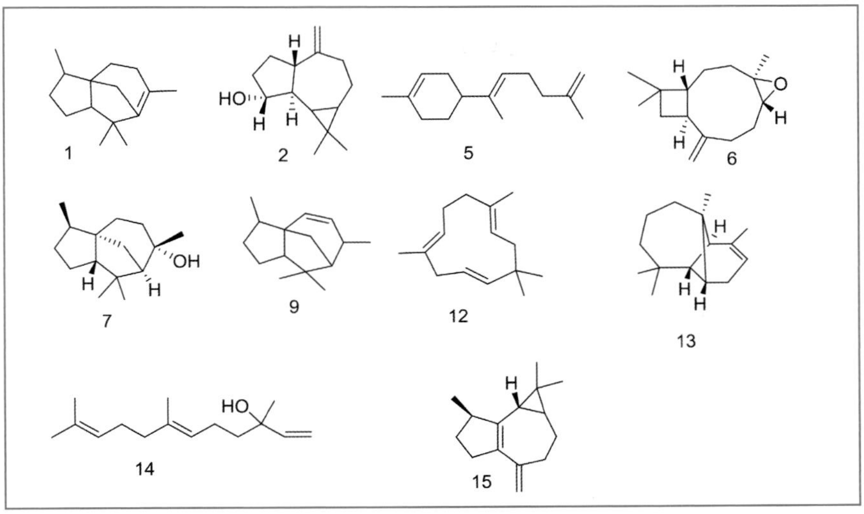

◆ 图 2-309 款冬花挥发油化学成分

【主治】用于多种咳嗽，寒邪伤肺久咳不止，外感风寒，痰饮内停；肺热咳喘；肺虚久咳，痰中带血。外感暴咳宜生用，内伤久咳宜蜜制用。

1.《神农本草经》："主咳逆上气善喘，喉痹，诸惊痫，寒热邪。"

2.《名医别录》："主消渴，喘息呼吸。"

3.《药性论》："主疗肺气心促，急热乏劳，咳连连不绝，涕唾稠粘。治肺痿肺痈吐脓。"

【用法用量】内服：5～10g，煎汤，或熬膏，或入丸、散。

【使用注意】阴虚劳嗽禁用。

【现代药理研究】

1. 祛痰、止咳、平喘作用　款冬花水煎剂口服对犬有显著镇咳作用，对麻醉猫有轻微祛痰作用。乙醇提取物则有镇咳作用。

2. 升压作用　静脉注射款冬花醇提物、醚提物，均可使麻醉猫血压升高。

3. 抗炎作用　款冬花乙醇提取物可以明显抑制二甲苯致小鼠耳肿及角叉菜胶所致小鼠足跖肿。

4. 对消化系统的作用　款冬花醇提物可明显减轻蓖麻油所致的小鼠腹泻。

5. 呼吸兴奋作用　款冬花醇提物、醚提物静注可使麻醉猫、兔等产生显著呼吸兴奋。

6. 抗血小板聚集作用　款冬素可拮抗血小板活化因子受体和阻滞钙通道而抗血小板聚集。

枇 杷 叶

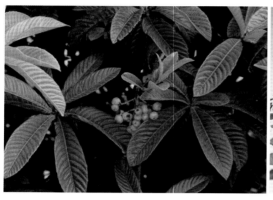
◆ 图 2-310 枇杷叶原植物

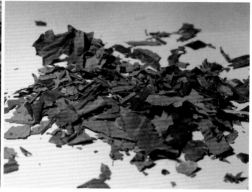
◆ 图 2-311 枇杷叶饮片

【异名】杷叶、芦桔叶（《中药材手册》），巴叶、无忧扇（《中国药材商品学》）。

【释名】《本草纲目》："宗奭曰：其叶形似琵琶，故名。"

【基原】本品为蔷薇科植物枇杷叶 *Eriobotrya japonica*（Thunb.）Lindl. 的干燥叶。

【挥发油化学成分】棕榈酸（13.79%，1）、亚麻醇（5.45%，2）、E- 橙花叔醇（10.95%，3）、（＋）香芹酮（2.56%，4）、榄香素（2.4%，5）、2- 己酰呋喃（2.23%，6）、二氢猕猴桃内酯（2.37%，7）、α- 红没药醇（1.93%，8）、金合欢醇（1.82%，9）、己酸

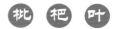

◆ 图 2-312 枇杷叶挥发油化学成分

（1.67%，10）、二氢香豆素（1.20%，11）、2-己烯醛（1.14%，12）、苯甲酸苯甲酯（0.98%，13）、邻苯二甲酸二异丁酯（0.96%，14）、2-甲基丁酸（0.82%，15）。

【性味】苦，微寒。

【归经】归肺、胃经。

【功能】清肺化痰止咳，降逆止呕。

【主治】用于肺热痰嗽，燥热伤肺，咳嗽少痰或者干咳无痰，肺虚久咳。止咳宜炙用，止呕宜生用。

1.《本草纲目》："枇杷叶，治肺胃之病，大都取其下气之功耳。气下则火降痰顺，而逆者不逆，呕者不呕，渴者不渴，咳者不咳矣。"

2.《本草汇言》："枇杷叶，安胃气，润心肺，养肝肾之药也。"

3.《滇南本草》："止咳嗽，消痰定喘，能断痰丝，化顽痰，散吼喘，止气促。"

【用法用量】内服：6～10g，煎汤，鲜品15～30g；或熬膏，或入丸、散。

【使用注意】肺寒咳嗽以及胃寒呕吐者禁服，用鲜品当刷去毛。

【现代药理研究】

1. 抗炎、止咳作用　从枇杷叶中分离到的乌苏酸、2α-羟基齐墩果酸和总三萜酸对二甲苯引起的小鼠耳肿胀有明显抑制作用。枇杷叶中含苦杏仁苷，在体内缓慢分解出氢氰酸有止咳作用。

2. 降血糖作用　枇杷叶的乙醇提取物对正常家兔有明显但短效的降糖作用，而对四氧嘧啶糖尿病家兔的降糖作用不明显。

3. 抗病毒作用　枇杷叶中的2α，19α-二羟基-3-O-乌苏酸有抗艾滋病毒活性，从中提取的三萜酸类成分对疱疹病毒也显示活性。此外，枇杷叶对白色葡萄球菌、金黄色葡萄球菌、肺炎双球菌、痢疾杆菌有抑制作用。

4. 抗肿瘤作用　枇杷叶中的多酚类对口腔肿瘤有抑制作用。

5. 保肝作用　枇杷叶中的齐墩果酸有护肝、解毒作用，能对四氯化碳引起的急慢性肝损伤有明显保护作用，可显著降低丙氨酸氨基转移酶和天门冬氨酸氨基转移酶的水平，预防实验性肝硬化的发生。

6. 抗氧化作用　枇杷叶提取物有很强的抗氧化活性，可以明显减少自由基转化。

第十节　芳香开窍药

　　凡具有通关开窍回苏作用的芳香中药，称为芳香开窍药。开窍药善于走窜，功能通窍开闭，苏醒神识，主要适用于热病神昏，以及惊风、癫痫、中风等病出现卒然昏厥的症候。临床常用以作为急救之品。

　　本类药物，只可暂用，不宜久服，久服易耗气；因辛香走窜，对于大汗亡阳引起的虚脱及肝阳上亢所致的昏厥，应慎用；阴虚阳亢者慎用；易伤胎元，孕妇忌用。使用本类药物时必须掌握各药主治范围、用量、用法与禁忌等。麝香、冰片、苏合香，均须入丸散应用，不作煎剂。

麝　香

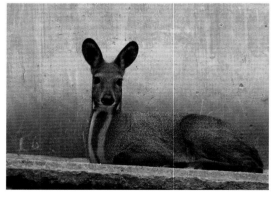

◆　图 2-313　麝香原动物

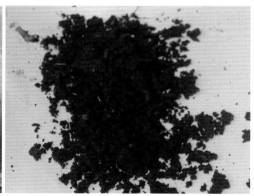

◆　图 2-314　麝香饮片

　　【异名】遗香、脐香、心结香、当门子（《雷公炮炙论》），生香（《本草经集注》），麝脐香（《本草纲目》），四味臭（《东医宝鉴》），元寸香（《药材学》），臭子、腊子（《中药志》），香脐子（《中药材手册》）。

　　【释名】麝香取自于麝，气香浓烈异常，故名麝香。曰臭者，反言之也。

　　【基原】本品为鹿科动物林麝 *Moschus berezovkii* Flerov、马麝 *Moschus sifanicus* Przewalski 或原麝 *Moschus moschiferus* Linnaeus 成熟雄体香囊中的干燥分泌物。

【挥发油化学成分】麝香酮（37.45%，1）、雄酮（21.48%，2）、胆固醇（18.09%，3）、胆甾烷醇（7.55%，4）、对羟基苯甲酸（5.12%，5）、乙酸去氢表雄酮（4.53%，6）、三氟乙酸去氢表雄酮（2.93%，7）、棕榈油酸（2.08%，8）、表雄酮（1.60%，9）、普拉睾酮（1.55%，10）、雄烷二醇（0.93%，11）、烯胆甾烷醇（0.70%，12）、乙酰基环十二烷（0.53%，13）、5-环十六碳烯-1-酮（0.4%，14）、环十五烷酮（0.18%，15）。

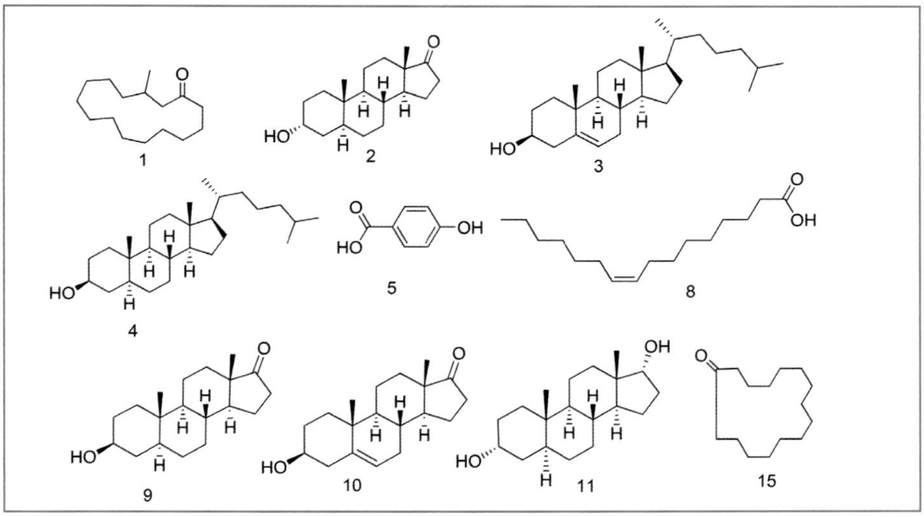

◆ 图2-315　麝香挥发油化学成分

【性味】辛，温。

【归经】归心、脾经。

【功效】开窍醒神，活血通经，止痛催产。

【主治】用于闭证神昏，为醒神回苏要药。无论寒闭、热闭皆可用。温病热陷心包，痰热蒙蔽心窍，小儿惊风。中风痰厥，气郁暴厥，中风昏迷，血瘀经闭，癥瘕，痈疽肿毒，瘰疬痰核，难产死胎胞衣不下，胸痹心痛，心腹暴痛，跌打损伤，骨折扭伤，痹痛麻木。

1.《神农本草经》："主辟恶气，温疟，痫痉，去三虫。"

2.《日华子本草》："杀脏腑虫，制蛇、蚕咬，沙虱、溪、瘴毒，吐风痰。纳子宫暖水脏，止冷带疾。"

3.《本草纲目》："通诸窍，开经络，透肌骨，解酒毒，消瓜果食积。治中风，中气，中恶，痰厥，积聚癥瘕。"

【用法用量】内服：0.03～0.1g，多入丸、散。外用：适量。不宜入煎剂。

【使用注意】孕妇忌用。

【现代药理研究】

1. 抗老年痴呆作用　麝香酮对东莨菪碱所致痴呆模型大鼠胸主动脉钙离子摄取有促进作用，通过促进钙内流增加细胞内钙，对于细胞内钙低于生理水平所致的老年痴呆有显著疗效；可升高衰老模型小鼠血清 SOD 活性，降低其脑组织 MDA 含量；清除自由基而发挥抗痴呆作用。

2. 抗脑缺血作用　麝香酮明显缩小脑缺血再灌注损伤模型大鼠的脑梗死体积，减轻脑缺血再灌注所致的神经细胞损伤。

3. 抗炎作用　麝香酮可抑制 IL-1β 和肿瘤坏死因子-α（TNF-α）、COX-2、iNOS、NO、基质金属蛋白酶 13 的产生，对细胞外信号调节激酶（ERK1/2）和 c-Jun 氮末端激酶（JNK）信号通路有明显抑制作用。

4. 抗心肌缺血作用　麝香酮可显著延长冠脉结扎所致的心肌缺血模型大鼠存活时间，增加冠脉流量，降低 T 波峰值及心肌酶含量，对心肌缺血和心绞痛有明显治疗作用；可通过减少血浆内皮素（ET）的释放，增加降钙素基因相关肽（CGRP）的含量，提高心肌血管内皮生长因子（VEGF）的表达，从而改善心肌缺血。

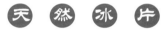

天　然　冰　片

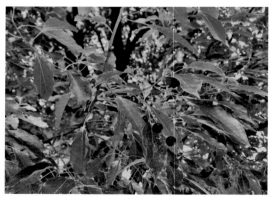

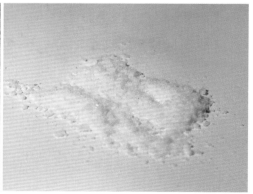

◆　图 2-316　天然冰片原植物　　　　◆　图 317　天然冰片饮片

【异名】龙脑（《名医别录》），龙脑香（《新修本草》），脑子（《海上名方》），片脑、冰片脑、梅花脑（《本草纲目》），梅花冰片、天然冰片、老梅片、梅片（《中药材手册》）。

【释名】《本草纲目》云："龙脑者，因其状加贵重之称也。以白莹如冰，及做梅花片者为良，故俗呼为冰片脑，或云梅花脑。"本品为玉白色半透明结晶，质莹如冰，常呈片状，故名冰片。

【基原】本品为樟科植物樟 *Cinnamomum camphora*（L.）Presl 的新鲜枝、叶经提取加工制成。

【挥发油化学成分】龙脑（18.51%，1）、桉叶油素（12.87%，2）、樟脑（8.13%，3）、乙酸龙脑酯（7.63%，4）、α-蒎烯（5.89%，5）、柠檬烯（4.79%，6）、α-月桂烯（4.64%，7）、α-松油醇（4.33%，8）、芳樟醇（3.64%，9）、莰烯（3.56%，10）、β-蒎烯（3.41%，11）、α-丁香烯（2.96%，12）、β-松油醇（2.93%，13）、3-蒈烯（2.3%，14）、顺式丁香烯（2.03%，15）。

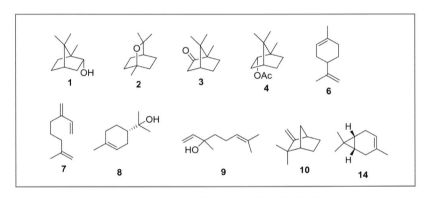

◆ 图 2-318　天然冰片挥发油化学成分

【性味】辛、苦，微寒。

【归经】归心、脾、肺经。

【功效】开窍醒神，清热止痛，明目。

【主治】用于热闭神昏，热陷心包或痰浊阻闭清窍而致的神昏、痉厥、中风、痰厥、气厥，目赤肿痛，咽喉肿痛，口舌生疮，疮疡肿痛，溃后不敛。功似麝香但力较弱，二者常相需为用。外用治急、慢性化脓性中耳炎，有较好的疗效。

1.《名医别录》："妇人难产，取龙脑研末少许，以新汲水调服。"

2.《海药本草》："主内外障眼，三虫，治五痔，明目，镇心，秘精。"

3.《本草元命苞》："通关膈热塞，利闭塞风涎，点内外障神物不睹，退目赤痛，肤翳侵睛。能镇惊、明目，善安神、秘精。"

4.《本草纲目》："疗喉痹，脑痛，鼻息，齿痛，伤寒舌出。通诸窍，散郁火。"

【用法用量】内服：0.03～0.1g，入丸、散，不宜入煎剂。外用：适量，研末撒，或调敷患处。

【使用注意】气血虚弱之昏厥及孕妇慎用。

【现代药理研究】

1.抗细菌、真菌作用 冰片对金黄色葡萄球菌、白色葡萄球菌、耐药金黄色葡萄球菌有明显抑制作用；对黑曲菌等真菌也有抑制作用。

2.抗炎镇痛作用 冰片有消肿止痛、抗炎、促进创面愈合等作用，临床上常用于治疗烧烫伤。龙脑和异龙脑对小鼠耳郭肿胀和大鼠足跖肿胀均有抑制作用。

3.对中枢神经系统的保护作用 冰片在体内吸收快，易透过血脑屏障，在脑组织内药物蓄积量高且蓄积时间较长。冰片诱导下的血脑屏障开放为生理性开放，在不影响脑内生理稳态的同时能改善病理性血脑屏障开放带来的脑损伤。冰片注射液能明显提高小鼠断头后存活时间，延长爬杆及负重游泳时间，提高缺血再灌注损伤小鼠脑内乳酸脱氢酶、三磷酸腺苷酶的活性。

4.心血管系统保护作用 急性心肌梗死后，单味冰片能使冠状窦血流量回升、减慢心率和降低心肌耗氧量。

附：冰片（合成龙脑）

为无色透明或白色半透明的片状松脆结晶；气清香。性辛、苦，微寒，归心、脾、肺经。功开窍醒神，清热止痛。主治热病神昏，惊厥，中风痰厥，气郁昏厥，中恶昏迷，胸痹心痛，咽喉肿痛，目赤，口疮，耳道流脓。内服：0.15～0.3g，研末，或入丸、散，不入煎剂。外用：适量。气血虚弱之昏厥及孕妇慎用。

苏 合 香

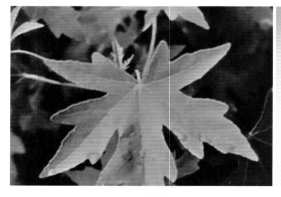
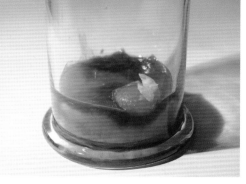

◆ 图 2-319 苏合香原植物　　◆ 图 2-320 苏合香饮片

【异名】帝膏（《药谱》），苏合香油（《太平惠民和剂局方》），帝油流（《现代实用中药》）。

【释名】"苏合"为拉丁语之音译，以其气味芳香，故名苏合香。《本草纲目》云："按郭义恭《广志》云：此香出苏合国。因以名之。"又本品为半流动性浓稠液体，稀者为油，稠者为膏，故有其他诸名。

【基原】本品为金缕梅科植物苏合香树 *Liquidambar orientalis* Mill. 的树干渗出的香树脂经加工精制而成。

【挥发油化学成分】α–蒎烯（15.97%，1）、莰烯（13.28%，2）、β–蒎烯（12.82%，3）、苯甲酸（8.42%，4）、苯甲醛（8.03%，5）、氢化肉桂酸（4.88%，6）、柠檬烯（3.99%，7）、左旋肉桂酸龙脑酯（3.52%，8）、长叶烯（2.93%，9）、苯乙酮（2.62%，10）、马苄烯酮（2.52%，11）、2-莰醇（2.50%，12）、β–石竹烯（1.67%，13）、4-异丙基甲苯（1.17%，14）、肉桂醇（0.93%，15）。

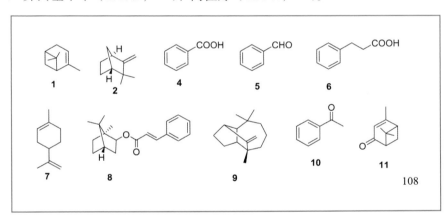

◆　图 2–321　苏合香挥发油化学成分

【性味】辛，温。

【归经】归心、脾经。

【功效】开窍醒神，辟秽止痛。

【主治】用于热陷心包或痰浊阻闭清窍而致的神志昏迷、痉厥、中风、痰厥、气厥、中恶等闭证。并多用于心腹猝痛、不省人事，中风痰厥等属寒者。

1.《本草备要》："走窜，通窍，开郁，辟一切不正之气。"

2.《本草正要》："杀虫毒，疗癫痫，温疟，止气逆疼痛。"

3.《名医别录》："主辟恶，杀鬼精物，温疟，蛊毒，痫痉，去三虫，除邪，令人无梦魇。"

【用法用量】内服：0.3～1g，研末，或入丸、散，不入煎剂。外用：适量，溶于乙醇或制成软膏、搽剂涂敷。

【使用注意】血燥津伤及孕妇慎用，气虚脱证及阴虚有热者禁服。

【现代药理研究】

1. 对中枢神经系统的作用　苏合香能缩短戊巴比妥钠所致的动物睡眠时间，且能对抗动物电休克。

2. 抗心律失常作用　苏合香可以明显降低氯仿诱导的小鼠心律失常的发生率，且心律失常发生的时间显著缩短，同时单位时间心律失常发生的次数（频率）减少。

3. 抗心肌梗死作用　苏合香可增强心肌耐缺氧能力，有减慢心率、改善冠脉流量和降低心肌耗氧的作用。

4. 抗血栓作用　苏合香能使兔血栓形成长度缩短、重量减轻，提高血小板内环磷酸腺苷含量。体内外实验表明，苏合香还能明显延长血浆复钙时间、凝血酶原时间，降低纤维蛋白原含量和促进纤溶酶活性。

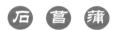

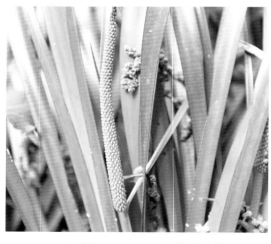

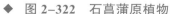
◆　图 2-322　石菖蒲原植物

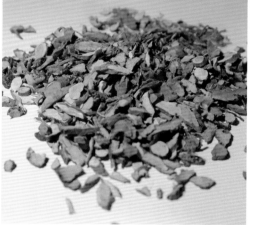
◆　图 2-323　石菖蒲饮片

【异名】菖蒲，昌阳（《神农本草经》），尧时薤、尧韭（《吴普本草》），木蜡、阳春雪、望见消（《外科急验方》），水剑草（《本草纲目》），苦菖蒲（《生草药性备要》），粉菖（《中药材手册》）。

【释名】《本草纲目》云："菖蒲，乃蒲类之昌盛者，故曰菖蒲。"又《吕氏春秋》云："冬至后五十七日，菖始生。菖者，百草之先生者，于是始耕。则菖蒲，昌阳亦取此义也。"

【基原】本品为天南星科植物石菖蒲 *Acorus tatarinowii* Schott 的干燥根茎。

【挥发油化学成分】α- 细辛脑（66.07%，1）、2，4，5- 三甲氧基 -1- 丙烯基苯（3.63%，2）、毕橙茄烯（2.90%，3）、榄香素（2.65%，4）、α- 毕橙茄醇（1.42%，5）、甲基丁香酚（1.16%，6）、1,2,4a,5,6,8a- 六氢 -4,7- 二甲基 -1-（1- 甲乙基）萘（1.12%，7）、棕榈酸（0.82%，8）、肉豆蔻酸（0.82%，9）、巴伦西亚橘烯（0.52%，10）、异丁香酚甲醚（0.50%，11）、毕橙茄醇（0.45%，12）、1,2,3,4,4a,7- 六氢 -1,6- 二甲基 -4-（1- 甲乙基）- 萘（0.44%，13）、1,2,3,4,4a,5,6,8a- 八氢 -7- 甲基 -4- 亚甲基 -1-（1- 甲乙基）萘（0.44%，14）、2,6,10,14- 四甲基十五烷（0.31%，15）。

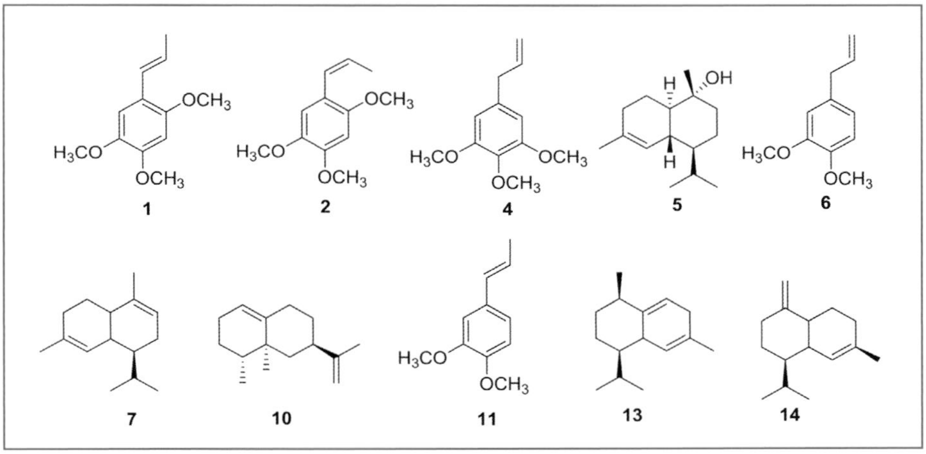

◆　图 2-324　石菖蒲挥发油化学成分

【性味】辛，苦，温。

【归经】归心，胃经。

【功效】开窍醒神，宁神益智，化湿和胃。

【主治】用于痰湿蒙蔽清窍之神昏、癫痫、头痛、耳鸣耳聋，痴呆健忘，中焦湿阻，脘腹闷胀，痞满疼痛，湿热毒盛之噤口痢，风湿痹痛。

1.《本草纲目》："治中恶卒死，客忤癫痫，下血崩中，安胎漏，散痈疽。捣叶服，解巴豆、大戟毒。"

2.《神农本草经》："主风寒湿痹，咳逆上气，开心孔，补五脏，通九窍，明耳目，初音声。久服轻身，不忘，不迷惑，延年。"

3.《名医别录》："主耳聋，痈疮，温肠胃，止小便利，四肢湿痹，不得屈伸，小儿温疟，身及热不解，可作浴汤。聪耳明目，益心智，高志不老。"

4.《滇南本草》："治九种胃气，止疼痛。"

【用法用量】内服：3～10g，煎汤，鲜品加倍，或入丸、散。

【使用注意】阴血亏虚，阴虚阳亢，汗多及滑精者慎用。

【现代药理研究】

1. 抗心律失常作用　石菖蒲能减慢心率，其挥发油对肾上腺素、乌头碱等诱发的心律失常有治疗作用，能显著延长 P-R 间期。

2. 镇静、抗惊厥、抗抑郁作用　石菖蒲挥发油、水煎剂、醇提物均有镇静作用，能明显减少小鼠的自主活动，减弱麻黄碱的中枢兴奋作用。石菖蒲抗抑郁成分为挥发油及 β - 细辛醚，机制为抑制中枢 5- 羟色胺等单胺类递质的重摄取、降低骨骼肌内过氧化产物的生成和脑组织兴奋性氨基酸的含量。

3. 抗肿瘤作用　石菖蒲对小鼠肝癌有明显抑制作用，水煎剂体外能杀死小鼠腹水癌细胞。其挥发性成分 β - 细辛醚能够抑制胃癌细胞株的增殖，增强长春新碱对结肠腺癌细胞的杀伤作用。

4. 降血脂作用　石菖蒲挥发油及其成分 β - 细辛醚能明显降低动脉粥样硬化大鼠血脂，改善大鼠的血液流变学指标。

5. 抗血栓形成作用　石菖蒲挥发油能减轻大鼠静脉血栓重量，延长大鼠血浆凝血酶原时间，显著延长小鼠凝血时间，降低血浆纤维蛋白凝块的重量。

6. 抗老年痴呆作用　石菖蒲可改善动物学习记忆能力、保护神经元、提高中枢胆碱能神经功能、抗神经细胞凋亡等。

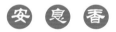

安　息　香

【异名】拙贝罗香（《本草纲目》），息香（《新编中药炮制法》），白花榔（《全国中草药汇编》）。

【释名】《本草纲目》曰："此香辟恶，安息诸邪，故名。"本品出自古波斯国，气味芳香，因古波斯国又称安息国，故名安息香。

【基原】本品为安息香科植物白花树 *Styrax tonkinensis*（Pierre）Craib ex Hart. 的干燥树脂。

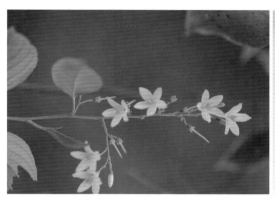

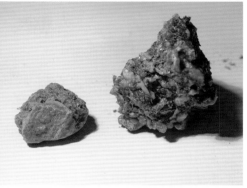

◆ 图 2-325　安息香原植物　　　　◆ 图 2-326　安息香饮片

【挥发油化学成分】苯甲酸苄酯（52.66%，1）、苯甲酸（23.73%，2）、合成右旋龙脑（6.56%，3）、丁香酚（1.73，4）、肉桂酸苄酯（1.45%，5）、苯甲酸烯丙酯（1.38%，6）、肉桂酸肉桂酯（1.34%，7）、苯甲酸甲酯（1.12%，8）、苯甲醛（0.71%，9）、2-甲氧基-4-丙基-苯酚（0.62%，10）、柳酸苄酯（0.68%，11）、樟脑（0.44%，12）、香草醛（0.36%，13）、苯甲酸正戊酯（0.29%，14）、内向型异龙脑（0.26%，15）。

◆ 图 2-327　安息香挥发油化学成分

【性味】辛、苦，平。

【归经】归心、脾经。

【功效】开窍醒神，祛痰避秽，行气活血，止痛。

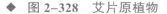

【主治】用于热陷心包或痰浊阻闭清窍之神志昏迷、痉厥、中风、痰厥、气厥、中恶等闭证，以及气滞血瘀之心腹疼痛，风湿痹证，产后血晕，小儿急惊风。

1.《唐本草》："主心腹恶气。"

2.《海药本草》："主男子遗精，暖肾，辟恶气。"

3.《本草纲目》："治中恶，劳瘵。"

4.《本经逢原》："止卒然心痛、呕逆。"

【用法用量】内服：0.6～1.5g，多入丸散用。

【使用注意】气虚不足，阴虚火旺者慎用。

【现代药理研究】

1.抗炎解热作用　安息香醇提物对醋酸所致小鼠腹腔毛细血管通透性亢进有抑制作用，可降低2,4－二硝基酚和内毒素所致大鼠体温升高。

2.对脑缺血缺氧有保护作用　安息香水提部位具有抗小鼠脑急性缺氧损伤的作用。

3.促进血脑屏障通透性作用　安息香能增加生理状态下小鼠血脑屏障的通透性。

4.促雌激素合成作用　安息香种子提取物具有促进雌激素合成的作用。

艾 片

（左旋龙脑）

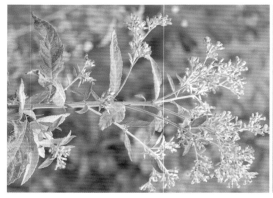

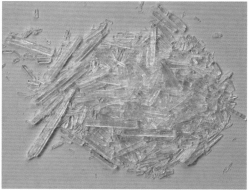

◆ 图 2-328 艾片原植物　　　◆ 图 2-329 艾片饮片

【异名】艾脑香（《现代实用中药》），艾粉、结片（《药材资料汇编》）。

【基原】本品为菊科植物艾纳香 *Blumea balsamifera*（L.）DC. 新鲜叶经提取加工制成的结晶。

【挥发油化学成分】龙脑（52.42%，1）、樟脑（17.76%，2）、2,2,3,4- 四甲基 - 己 -5- 烯 -3- 醇（1.16%，3）、2,3- 二甲基 -2- 丁醇（0.84%，4）、库贝醇（0.73%，5）、石竹烯（0.72%，6）、顺 -β- 松油醇（0.70%，7）、石竹烯氧化物（0.70%，8）、2,3- 二甲基 -2,3- 二氢 -4,5- 二乙基 - 呋喃（0.64%，9）、反 -9- 十四烯 -1- 醇乙酸酯（0.43%，10）、2- 乙基 -2- 己烯 -1- 醇（0.41%，11）、6- 硝基己 -2- 醇（0.33%，12）。

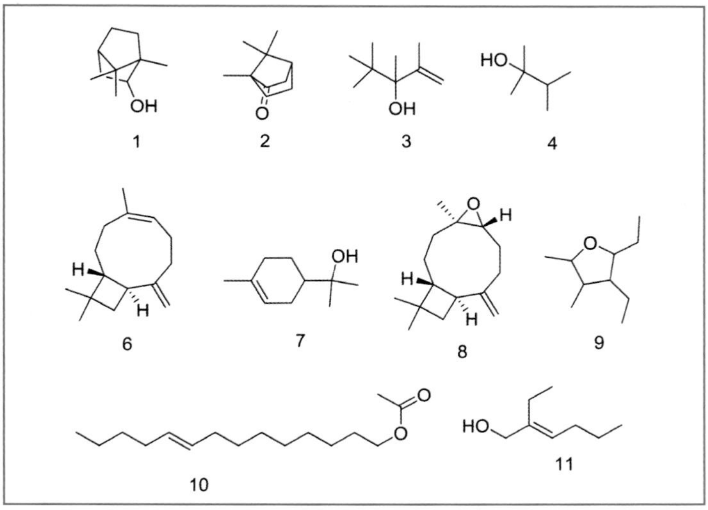

◆　图 2-330　艾片挥发油化学成分

【性味】辛，苦，微寒。

【归经】归心、脾、肺经。

【功效】开窍醒神，清热止痛。

【主治】热病神昏，痉厥，中风痰厥，气郁暴厥，中恶昏迷，咽喉肿痛，目赤，口疮，耳道流脓。

【用法用量】内服：0.15 ～ 0.3g，入丸、散，不宜入煎剂。外用：适量，研末撒，或调敷患处。

【使用注意】气血虚弱之昏厥及孕妇慎用。

【现代药理研究】

艾片可改善病理状态下的脑缺血缺氧而发挥脑保护作用。艾片脑保护的关键机制与调节 P- 糖蛋白通路、脂质过氧化反应及一氧化氮通路有关。

第十一节　芳香扶正药

凡具有补虚扶正作用，能治疗虚损不足的芳香中药，称为芳香扶正药。在临床应用上，主要用于两个方面，一是增强机体的抗病能力，可配合祛邪的药物，用于邪盛正虚的病人，以达到扶正祛邪的目的；二是用于体虚的病人，能增强体质，消除衰弱的症状，辅助机体的康复能力。

补虚药主要适用于虚证。一般说来，虚证有气虚、阳虚、血虚、阴虚等不同类型，使用本类药物时应根据其功效及应用范围的不同而予以不同的补虚药，如气虚补气，阳虚益阳，血虚养血，阴虚滋阴。而人体气血阴阳有着相互依存、相互为用的关系，致使临床病证不一，每多兼夹，如阳虚证，多兼气虚；而气虚证，也常易导致阳虚证，阴虚证多兼血虚；而血虚证，也常易导致阴虚。因此，不同功效的补虚药常相须为用，更须兼筹并顾，灵活掌握。此外，补虚药对实邪未尽的病人，应予慎用，以免病邪留滞。

白　术

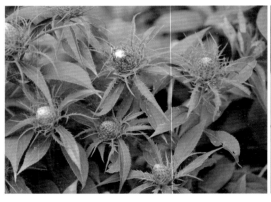

◆　图 2-331　白术原植物

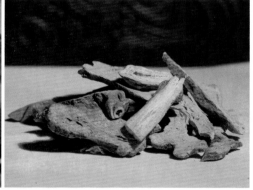

◆　图 2-332　白术饮片

【异名】山蓟、杨枹蓟（《尔雅》），术（《神农本草经》），山芥、天蓟（《吴普本草》），山连（《名医别录》），山精（《神农药经》），乞力伽（《南方草木状》），乞力伽

（《日华子本草》），冬白术（《得配本草》）。

【释名】《吴普本草》："一名山芥，一名天蓟，因其叶似蓟，味似姜，芥也。"《本草纲目》云："按六书本义，术字篆文，像其根杆枝叶之形。"西域谓之吃力伽，故《外台秘要》有吃力伽散。本品与苍术秦汉时期称术，陶弘景始分为二，因其色较苍术淡白，故名白术。

【基原】本品为菊科植物白术 *Atractylodes macrocephala* Koidz. 的干燥根茎。

【挥发油化学成分】1, 7, 7- 三甲基双环 [2, 2, 1] 庚 –5– 烯 –2– 醇（20.66%，1）、2, 3, 5, 5, 8, 8– 六甲基 – 环辛 –1, 3, 6– 三烯（8.50%，2）、2, 3, 4, 5, 7, 7– 六甲基 –1, 3, 5– 环庚三烯（6.36%,3）、4-(2, 6, 6– 三甲基 –1– 环己烯)–3– 丁烯 –1– 酮（3.99%,4）、5– 吡啶基 –3– 氨基 –3, 5– 氮杂环己二烯酮（3.97%，5）、6, 6– 二甲基 –3– 亚甲基 – 双环 [3.1.1] 庚烷（3.69%，6），顺 –8– 异丙基二环 [4. 3. 0] 菲 –3– 烯（3.64%，7）、6, 7– 二甲基 –1, 2, 3, 5, 8, 8a– 六氢萘（3.59%，8）、2, 7– 二甲基 –5–（1– 甲基乙基)–1, 8– 壬二烯（2.99%，9）、6– 甲基 –1, 3– 二异丙烯基 – 环己烯（2.89%，10）、1, 5, 5– 三甲基 –6– 亚甲基 – 环己烯（2.60%，11）1, 2, 3, 6, 7, 8, 8a, 8b – 八氢 – 二甲基 – 二亚苯基（1.93%，12）、2, 2– 二甲基 –3– 亚甲基 – 双环 –[2. 2. 1] 庚烷（1.74%，13）、3, 5, 9– 三甲基 – 癸 , 2, 4, 8– 三烯 –1– 醇（1.67%，14）、2– 甲基 –1– 苯基 –2– 丙烯 –1– 醇（1.67%，15）、2– 甲基 –5–（1– 甲基乙烯基)– 环己醇（1.47%，16）。

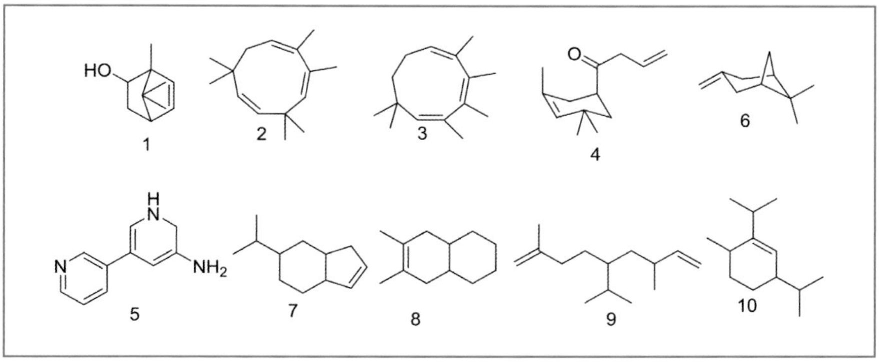

◆ 图 2–333　白术挥发油化学成分

【性味】苦、甘，温。

【归经】归脾，胃经。

【功效】补气健脾，燥湿利水，固表止汗，安胎。

【主治】用于脾胃气虚之神疲体倦，食欲不振，脘腹虚胀，大便溏泻，甚则水肿，小便不利，湿痹酸痛，表虚自汗，胎动不安。

1.《本草通玄》："白术，补脾胃之药，更无出其右者。土旺则能健运，故不能食者，食停滞者，有痞积者，皆用之也。土旺则能胜湿，故患痰饮者，肿满者，湿痹者，皆赖之也。"

2.《神农本草经》："主风寒湿痹，死肌，痉，疸止汗，除热，消食。作煎饵久服，轻身延年不饥。"

3.《药性论》："主大风顽痹，多年气痢，心腹胀痛。破消宿食，开胃，祛痰涎，除寒热，止下泄。主面光悦，驻颜，去黯，治水肿胀满。止呕逆，腹内冷痛，吐泻不住及胃气冷痢。"

4.《医学衷中参西录》："白术，性温而燥，气香不窜，味苦微甘微辛。善健脾胃，消痰水，止泄泻。治脾虚作胀，脾湿作渴，脾弱四肢运动无力，甚或作疼。与凉润药同用，又善补肺；与升散药同用，又善调肝；与镇安药同用，又善养心；与滋阴药同用，又善补肾。为其具土德之全，为后天资生之要药。故能于金、木、水、火四脏，皆能有所补益也。"

【用法用量】内服：6～12g煎汤，或熬膏，或入丸、散。

【使用注意】阴虚内热，津液亏耗燥渴者慎用；内有湿邪壅滞者禁用。

【现代药理研究】

1. 对消化系统的作用　白术对胃底肌条有较强兴奋作用，可促进胃肠推进运动，能明显促进小鼠胃排空及小肠推进。

2. 免疫调节的作用　白术能显著增强网状内皮系统的吞噬功能，提高淋巴细胞转化率和自然形成率，进而促进细胞免疫功能。白术挥发油能显著提高小鼠腹腔巨噬细胞的吞噬功能，增强二硝基氯苯所致小鼠迟发型超敏反应。

3. 抗肿瘤作用　白术挥发油对食管癌细胞有明显抑制作用。白术提取物能够诱导T细胞淋巴瘤细胞等凋亡，发挥抗肿瘤作用。

4. 改善记忆作用　白术可显著改善脑老化小鼠的学习记忆能力。

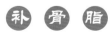

补　骨　脂

【异名】婆固脂、破故纸（《药性论》），补骨鸱（《本草图经》），黑故子、胡故子（《中药志》）。

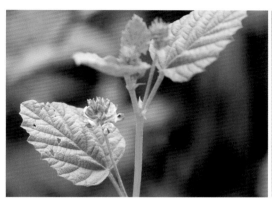

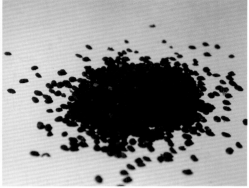

◆ 图 2-334　补骨脂原植物　　　　　　　◆ 图 2-335　补骨脂饮片

【释名】补骨脂为梵语之音译，故用字多有不同。

【基原】本品为豆科植物补骨脂 *Psoralea corylifolia* L. 的干燥成熟果实。

【挥发油化学成分】反 – 石竹烯（21.80%，1）、石竹烯氧化物（9.83%，2）、3,7-二甲基 –6– 辛烯 –1– 醇（4.66%，3）、白菖油烯（4.48%，4）、芳樟醇（3.56%，5）、α – 葎草烯（3.28%，6）、1s, 顺 – 卡拉烯（3.16%，7）、异补骨脂素（3.02%，8）、4–（3,7-二甲基 –3– 乙烯基辛 –1,6– 二烯）苯酚（2.17%，9）、α – 依兰烯（1.80%，10）、石竹烷 –3,8（13）– 二烯 5.β – 醇（1.77%，11）、α – 古巴烯（1.72%，12）、（E,E）–3,7,11-三甲基 –2,6,10– 癸三烯 –1– 醇乙酸酯（1.63%，13）、乙酸乙酯（1.61%，14）、α – 依兰油烯（1.53%，15）、呋喃香豆素（1.52%，16）。

◆ 图 2-336　补骨脂挥发油化学成分

【性味】辛、苦，温。

【归经】归肾、脾经。

【功效】补肾助阳，固精缩尿，暖脾止泻，纳气平喘。

【主治】用于肾阳不足，腰膝冷痛，阳痿早泄，遗精滑精，尿频遗尿，脾肾阳虚泄泻，五更泄泻，肾虚肾不纳气之虚喘。

1.《药性论》："主男子腰疼、膝冷、囊湿、逐诸冷痹顽、止小便利，腹中冷。"

2.《本草纲目》："治肾泄，通命门，暖丹田，敛精神。"

3.《玉楸药解》："温暖水土，消化饮食，升达肝脾，收敛滑泄、遗精、带下、溺多、便滑诸证。"

【用法用量】内服：6～10g，煎汤，或入丸、散。外用适量，酒浸涂。内服宜炒用；外治多生用。

【使用注意】阳虚火旺及大便燥结者忌用。

【现代药理研究】

1. 抗肿瘤作用 补骨脂素可通过钙拮抗作用、逆转多重耐药性作用、雌激素样作用、光敏活性作用、诱导凋亡、诱导线粒体变性等多种机制发挥抗肿瘤作用。

2. 性激素样作用 补骨脂有雌激素样作用，同时也可影响体内雄激素的水平，从而发挥双向调节作用。补骨脂可通过诱导环磷酸腺苷应答元件调节器的表达来影响精子的聚集和再生能力。补骨脂能降低去卵巢大鼠的肛温，增加子宫和肾上腺系数，升高血中雌三醇水平并降低黄体生成素、尿促卵泡素水平。

3. 调节免疫作用 补骨脂多糖有增强正常小鼠机体免疫功能的作用。补骨脂能显著提高颗粒性抗原免疫后淋巴细胞产生抗体（溶血素）的含量，显著提高可溶性抗原卵白蛋白免疫后产生的特异性抗体水平，增强小鼠的体液免疫功能。

4. 抗抑郁作用 补骨脂酚能够以植物雌激素样作用双向调节儿茶酚胺的分泌，发挥抗抑郁作用。

益 智

【异名】益智子（《南方草木状》），摘艼子（《中药材手册》）。

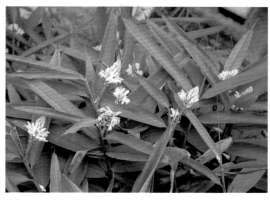 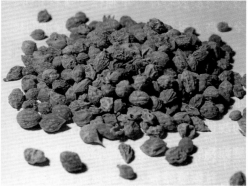

◆ 图 2-337　益智原植物　　　　　◆ 图 2-338　益智饮片

【释名】《本草纲目》云："脾主智，此物能益脾胃故也，与龙眼名益智义同。"

【基原】本品为姜科植物益智 *Alpinia oxyphylla* Miq. 的干燥成熟果实。

【挥发油化学成分】p- 聚伞花烃（44.87%，1）、香橙烯（9.13%，2）、芳樟醇（4.39%，3）、桃金娘醛（3.90%，4）、β- 蒎烯（3.87%，5）、α- 蒎烯（2.93%，6）、天竺葵酮 -A（2.62%，7）、4- 松油醇（2.56%，8）、3,7（11）- 香芹二烯（1.75%，9）、别香树烯（1.28%，10）、圆柚酮（1.27%，11）、6- 甲基 -5- 庚烯 -2- 酮（1.17%，12）、松香芹醇（0.99%，13）、β- 丁香烯（0.84%，14）、3- 蒈烯（0.79%，15）、薄荷 -1,3- 二烯 -7- 醛（0.68%，16）、胡椒烯（0.59%，17）、α- 水芹烯（0.56%，18）、α- 古芸烯（0.54%，19）、α- 姜黄烯（0.40%，20）。

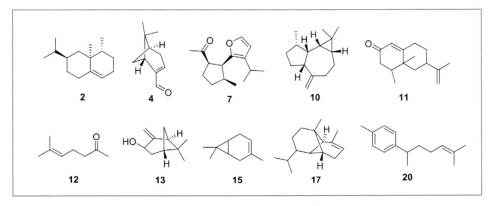

◆ 图 2-339　益智挥发油化学成分

【性味】辛，温。

【归经】归脾、肾经。

【功效】温肾助阳，固精缩尿，温脾止泻，开胃摄唾。

【主治】用于脾阳不振，运化失职之虚寒泄泻，脾虚多唾流涎，肾虚不固之遗精滑精，遗尿尿频，寒疝腹痛，口涎自流，痰壅惊痫，妇人中崩，胎漏下血。

1.《本草纲目》："治冷气腹痛，及心气不足，梦泄，赤浊，热伤心系，吐血，血崩。"

2.《医学启录》："治脾胃中寒邪，和中益气。治人多唾，当于补中药内兼用之。"

3.《本草备要》："能涩精固气，温中进食，摄涎唾，缩小便，治呕吐泻泄，客寒犯胃，冷气腹痛，崩带泄精。"

4.《本草拾遗》："治遗精虚漏，小便余沥……夜多小便者。"

5.《本草逢原》："益脾胃，理元气，补肾虚滑精，胃虚多唾，女人崩漏。"

6.《本草纲目》："遗精虚漏，小便余沥，益气安神，补不足，安三焦，调诸气。"

【用法用量】内服：3～10g，煎汤，或入丸、散。

【使用注意】阴虚火旺或因热而遗精、尿频者忌用。

【现代药理研究】

1. 中枢抑制作用　益智仁氯仿提取物和水提物能明显提高小鼠戊巴比妥钠阈下剂量的催眠作用。

2. 镇痛作用　益智仁氯仿提取物和水提物有镇痛作用，机制可能与抑制前列腺素合成酶的活性和抑制前列腺素生物合成有关。

3. 抗应激作用　益智仁氯仿提取物和水提物能提高常压下小鼠耐缺氧的存活时间，机制可能与抑制心肌收缩、扩张血管有关。

续　断

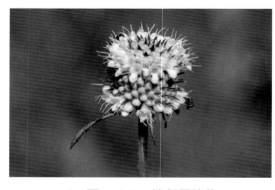 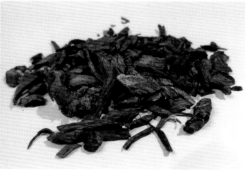

◆ 图 2-340　续断原植物　　　　◆ 图 2-341　续断饮片

【异名】龙豆、属折（《神农本草经》），接骨、南草（《名医别录》），鼓锤草、和尚头（《滇南本草》），川断（《临证指南医案》）。

【释名】《本草纲目》云："续断、属折、接骨，皆以功名也。"本品具有续折筋骨之功，故名续断。鼓锤草、和尚头皆因其花序类球形而得名。

【基原】本品为川续断科植物川续断 *Dipsacus asper* Wall.ex Henry 的干燥根。

【挥发油化学成分】β-谷甾醇（35.80%，1）、豆甾醇（8.37%，2）、24-甲基-5-胆甾烯-3-醇（7.06%，3）、羊毛甾醇（6.71%，4）、正十五酸（3.23%，5）、正四十四烷（3.13%，6）、4α,14-二甲基-9β,19-环-5α-麦角甾-24（28）-烯-3β-醇乙酸酯（3.00%，7）、4-胆甾烯-3β-醇（2.29%，8）、羽扁豆醇（2.27%，9）、四十三烷（2.10%，10）、Z-7-十四碳烯醛（2.09%，11）、熊果-12-烯-28-醛（2.07%，12）、11,14-二十碳二烯酸甲酯（1.96%，13）、正二十一烷（1.96%，14）、2,6,10,15-四甲基十七烷（1.92%，15）、11-癸基二十四烷（1.74%，16）、溴化金合欢酯（1.62%，17）。

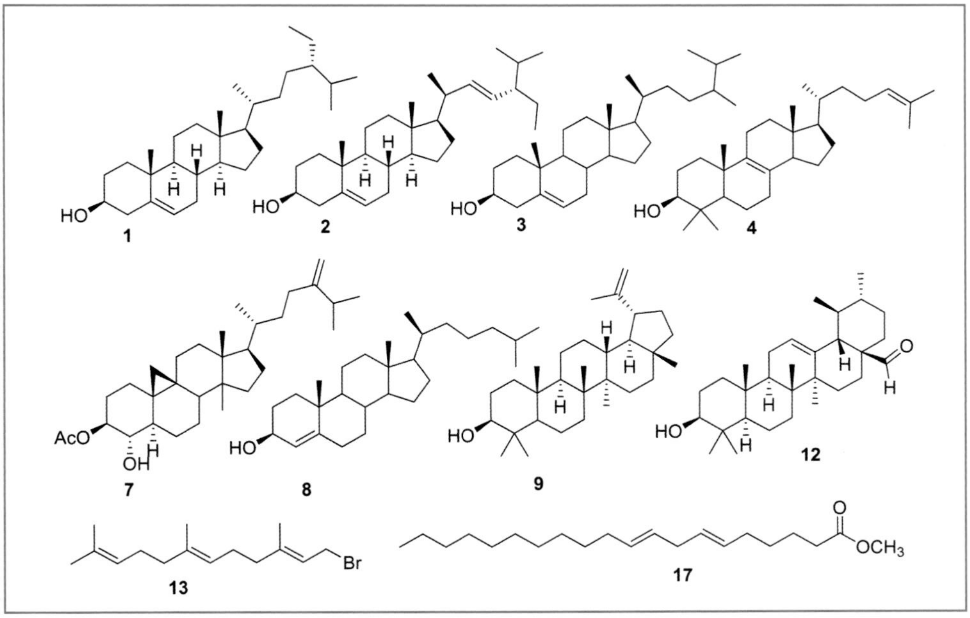

◆ 图 2-342　续断挥发油化学成分

【性味】苦、辛，微温。

【归经】归肝、肾经。

【功效】补益肝肾，强筋健骨，止血安胎，疗伤续折。

【主治】用于肝肾不足之腰膝酸痛阳痿，风湿痿痹，跌扑损伤，经伤骨折；肝肾虚弱，冲任不固之胎动不安，崩漏下血。

1.《神农本草经》："味苦，微温。"

2.《名医别录》："辛，无毒。"

3.《雷公炮制药性解》："入肝、肾二经。"

【用法用量】内服：9～15g，煎汤，或入丸、散。外用：鲜品适量，捣敷。治崩漏下血宜炒用。

【使用注意】恶雷丸，风湿热痹者忌用。

【现代药理研究】

1. 抗炎、抗菌作用　续断乙醇提取液能显著抑制大鼠蛋清性足肿胀、二甲苯所致的小鼠耳部炎症、醋酸所致的小鼠腹腔毛细血管通透性亢进以及纸片所致的肉芽组织增生；对金黄色葡萄球菌有较强的抑制作用，对肺炎双球菌有抑制作用。

2. 抗氧化抗衰老作用　续断提取物对 D- 半乳糖模型小鼠氧化损伤有改善作用，可明显提高模型小鼠脑组织超氧化物歧化酶活性，降低脑组织和外周血中丙二醛含量。

3. 促骨形成的作用　川续断总皂苷粗提取物对大鼠骨损伤愈合有明显促进作用，能提高成骨细胞活性和数量，促进基质钙化，加速骨痂生长和改造，促进骨折愈合。

当　归

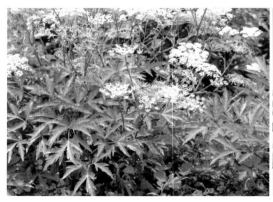

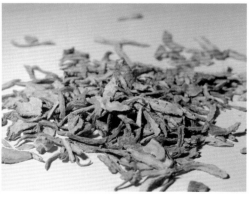

◆ 图 2-343　当归原植物　　　　◆ 图 2-344　当归饮片

【异名】千归（《神农本草经》），秦归、马尾归（《本草纲目》），马尾当归（《本草经集注》)。

【释名】《本草纲目》云:"当归调血,为女人要药,有思夫之意,故有当归之名。"《本草别说》云:"气血昏乱者服之既定,此盖服之能使气血各有所归……恐圣人立当归之名必因此出矣。"按二说均通,以后者略胜。

【基原】本品为伞形科植物当归 Angelica sinensis(Oliv.)Diels 的干燥根。

【挥发油化学成分】藁本内酯(54.3%,1)、2-乙基-1-己醇(7.0%,2)、十三烷(4.8%,3)、9,12-十八烯酸单甘油酯(3.8%,4)、乙基苯(3.5%,5)、亚油酸乙酯(3.4%,6)、亚油酸乙酯(3.8%,7)、十七酸乙酯(3.1%,8)、亚油酸(2.90%,9)、Z-3-亚丁基-1(3H)-异苯并呋喃酮(2.10%,10)、豆蔻酸(1.20%,11)、邻苯二甲酸二异丁酯(1.10%,12)、桉油烯醇(0.90%,13)、5-甲基-2-呋喃甲醛(0.70%,14)、1-(3-甲氧基苯基)乙酮(0.60%,15)。

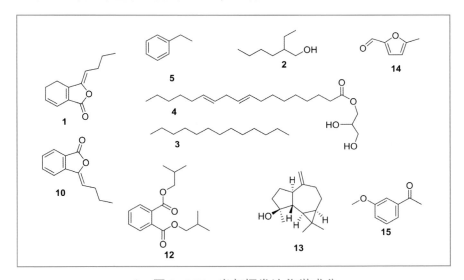

◆ 图 2-345　当归挥发油化学成分

【性味】甘、辛,温。

【归经】归肝、心、脾经。

【功效】补血调经,活血止痛,润肠通便。

【主治】用于心肝血虚诸证,如血虚眩晕、头晕,心悸肢麻,月经不调,痛经,经闭崩漏,风湿痹阻血不荣筋,血痢腹痛,血虚肠燥便秘,痈疽疮疡。补血宜当归身,活血宜当归尾,止血宜当归炭,活血通经宜酒制。

1.《本草纲目》:"治头痛、心腹诸痛,润肠胃筋骨皮肤。治痈疽,排脓止痛,和血补血。"

2.《名医别录》："温中止痛，除客血内塞，中风痉汗不出，温痹，中恶客气，虚冷，补五脏，生肌肉。"

3.《药性论》："止呕逆，虚劳寒热，破宿血，主女子崩中（漏）下，肠胃冷，补诸不足，止痢腹痛。单煮饮汁，治温疟。主女人沥血腰痛，疗齿疼痛不可忍。患人虚冷，加而用之。"

【用法用量】内服：6～12g，煎汤，或入丸、散或浸酒、熬膏。

【使用注意】湿盛中满及大便溏泄者忌用。

【现代药理研究】

1. 对血液及造血系统的作用　当归多糖可促进衰老模型大鼠骨髓造血，提高衰老模型动物外周血红细胞、血小板和白细胞总数。

2. 镇痛作用　当归藁本内酯能够明显减少疼痛模型大鼠的扭体次数，具有镇痛作用。

3. 抗氧化作用　当归中苯酞类和黄酮类化合物有抗氧化作用。

4. 抗老年痴呆作用　当归中阿魏酸和藁本内酯等活性成分有抗老年痴呆的作用，机制与保护损伤后脑细胞、降低膜脂质过氧化、抗细胞凋亡有关。

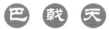

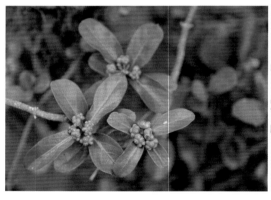
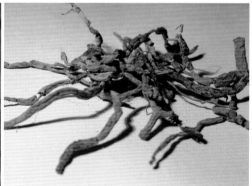

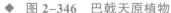

◆ 图 2-346　巴戟天原植物　　　　◆ 图 2-347　巴戟天饮片

【异名】巴戟（《本草图经》），巴吉天、戟天、巴戟肉（《药材学》），鸡肠风、猫肠筋、兔儿肠（《中药志》）。

【释名】巴戟天，《名义别录》云"生巴郡"，则"巴"或指产地言。"戟天"者，或与本品能治阳痿有关。

【基原】本品为菌草科植物巴戟天 *Morindaofficinalis* How 的干燥根。

【挥发油化学成分】L–龙脑（29.28%，1）、α–姜烯（4.88%，2）、2–甲基–6–对甲基苯基–2–庚烯（4.49%，3）、β–倍半水芹烯（3.34%，4）、1–己醇（3.40%，5）、2–戊基呋喃（3.32%，6）、正壬醛（2.17%，7）、樟脑（2.07%，8）、β–没药烯（2.06%，9）、α–雪松醇（1.91%，10）、香叶醇（1.74%，11）、（＋）–α–萜品醇（1.43%，12）、柠檬烯（1.43%，13）、正辛醇（1.52%、14）、正辛醛（1.28%、15）、2–辛烯醛（1.20%，16）、（–）–冰片基乙酸醋（1.19%，17）、庚醛（1.13%，18）、香菜醇（1.00%，19）、对异丙基甲苯（1.00%，20）。

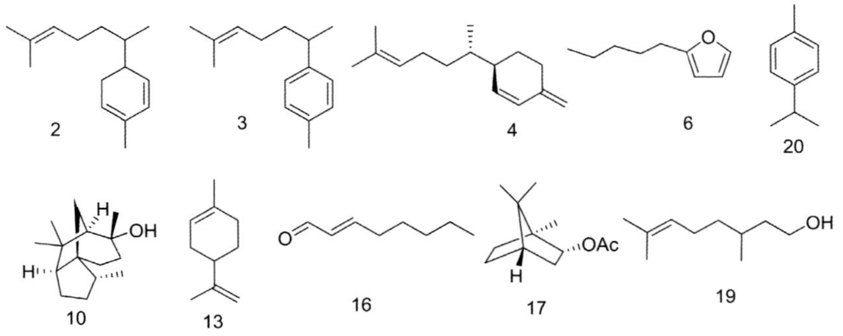

◆ 图 2–348　巴戟天挥发油化学成分

【性味】辛，甘，微温。

【归经】归肾、肝经。

【功效】补肾阳，强筋骨，祛风。

【主治】肾虚阳痿，遗精滑泄，少腹冷痛，遗尿失禁，宫寒不孕，腰膝酸痛，风寒湿痹，筋骨痿软。

1.《神农本草经》："主大属邪气，阴痿不起，强筋骨，安五脏，补中，增志益气。"

2.《名医别录》："疗头面游风，小腹及阴中相引痛，下气，补五劳，益精，利期子。"

3.《日华子本草》："支五脏，定心气，除一切风治邪气，拧水肿。"

【用法用量】内服：3～10g 煎汤，或入丸、散，或浸酒、熬膏。外用：适量，研末嗅鼻或研末敷。

【使用注意】阴虚火旺及有湿热者忌用。

【现代药理研究】

1. 抗骨质疏松作用　巴戟天多糖能够提高骨质疏松大鼠骨密度，提高血清微量元

素水平，对骨质疏松有一定防治作用。

2. 抗衰老作用　巴戟素能增加衰老大鼠脑组织中一氧化氮的含量，升高脑组织的葡萄糖水平，提高超氧化物歧化酶、谷胱甘肽活性，减少血清过氧化脂质和脂褐素的生成和积聚。

3. 调节免疫作用　巴戟天醇提物能够降低D－半乳糖致衰老大鼠的胸腺指数、脾脏指数，T、B淋巴细胞转化能力和CD28阳性淋巴细胞数量，并能下调白细胞介素2水平，从而增强D－半乳糖致衰老大鼠的免疫功能。

4. 改善心肌缺血作用　巴戟天醇提物能减轻心肌缺血再灌注损伤后心肌细胞凋亡，其作用机制可能与降低心肌组织中的炎症因子水平有关。

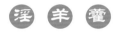

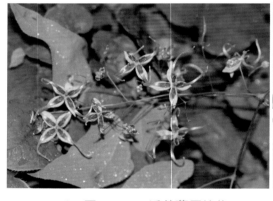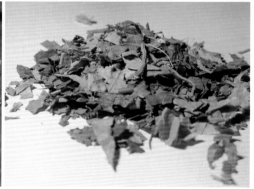

◆　图 2-349　淫羊藿原植物　　　　◆　图 2-350　淫羊藿饮片

【异名】刚前（《神农本草经》），仙灵脾《雷公炮制论》），黄连祖、千两金、干鸡筋、放杖草、弃杖草（《日华子本草》），三枝九叶草（《本草图经》），羊藿叶（《北方常用中草药手册》）。羊角民、三角莲（《全国中草药汇编》）。

【释名】陶弘景云："服此使人好为阴阳。西川北有淫羊。一日百遍合，盖食藿所致，故名淫羊藿。"《本草纲目》云："豆叶曰藿，此叶似之，故亦名藿。仙灵脾、千两金、放杖、刚前，皆言其功力也。鸡筋、黄连祖，皆因其根形也。"

【基原】本品为小檗科植物淫羊藿 *Epimedium brevicornu* Maxim.、箭叶淫羊藿 *Epimedium sagittatum*（Sieb.et Zucc.）Maxim.、柔毛淫羊藿 *Epimedium pubescens* Maxim.

或朝鲜淫羊藿 *Epimedium koreanum* Nakai 的干燥叶。

【挥发油化学成分】phytol（16.92%，1）、N–hexadecanoic aid（16.40%，2）、6,10,14–trimethyl–2–pentadecanone（13.96%，3）、1,5,5,8–tetramethyl–12–oxabicyclo[9.1.0]dodeca–3,7–diene（2.7%，4）、z–8–methyl –9–tetradecenoic acid（2.4%，5）、octadecanal（2.13%，6）、4,8,12,16–tetramethylheptadecan–4–olide（1.76%，7）、hexadecanoic acid methyl ester（1.54%，8）、isoaromadendrene epoxide（1.34%，9）、hexadecanal（1.30%，10）、epiglobulol（1.08%，11）、6,10,14–trimethyl–（E,E）–5,9,13–pentadecatrien–2–one（1.06%，12）、ledene oxide（1.04%，13）、3,5,11,15–tetramethyl–1–hexadecen–3–ol（1.00%，14）、pentadecanol acetate（1.00%，15）。

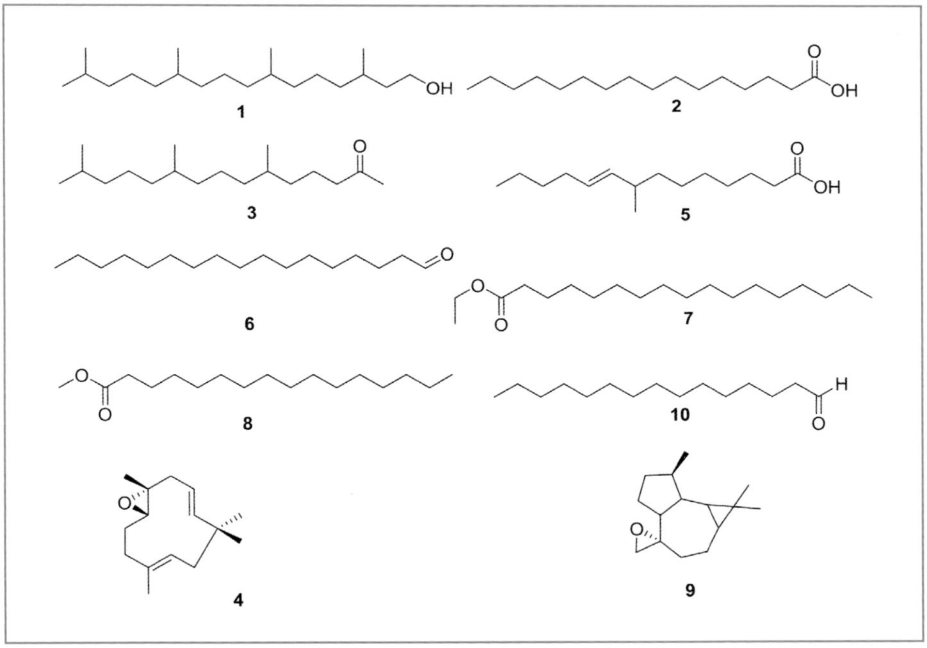

◆ 图 2–351　淫羊藿挥发油化学成分

【性味】辛，甘，温。体轻气雄，可升可降。

【归经】归肝、肾经。

【功效】补肾阳，强筋骨，祛风湿。

【主治】肾阳虚衰，阳痿遗精，筋骨痿软，风湿痹痛，麻木拘挛。

1.《神农本草经》："主阴痿绝伤，茎中痛。利小便，益气力，强志。"

2.《医林纂要·药性》："补命门肝肾，能壮阳益精，亦去寒痹。"

3.《医学入门》："治偏风手足不遂。"

4.《本草备要》："补命门，益精气，坚筋骨，利小便。"

5.《日华子本草》："一切冷风劳气，筋骨挛急，四肢不仁，补腰膝。"

【用法用量】内服：6～10g（大剂量15g），或入丸、散、或浸酒、熬膏。

【使用注意】阴虚火旺阳强易举者忌用。

【现代药理研究】

1. 神经保护作用　淫羊藿可抑制 β-淀粉样蛋白（25～35）诱导的大鼠原代皮层神经元凋亡，可明显降低局灶性脑缺血再灌注损伤大鼠血清丙二醛含量、升高超氧化物歧化酶和谷胱甘肽活性，对脑缺血再灌注损伤有保护作用。淫羊藿可明显减低抑郁所致的血浆炎症因子水平升高。

2. 抗肝纤维化作用　淫羊藿可对抗四氯化碳诱导的肝损伤，延缓肝硬化发展的进程，该作用通过激活雌激素受体，提高肝细胞的抗氧化能力而实现。淫羊藿可下调人肝星状细胞抗凋亡蛋白的表达，上调促凋亡蛋白的表达；通过线粒体介导的凋亡，诱导肝星状细胞死亡，最终延缓肝纤维化进程。

3. 抗骨质疏松作用　淫羊藿可刺激大鼠骨髓基质细胞的增殖，增加大鼠骨髓基质细胞的碱性磷酸酶、骨钙素分泌和钙沉积，进而缓解骨质疏松。

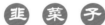
韭 菜 子

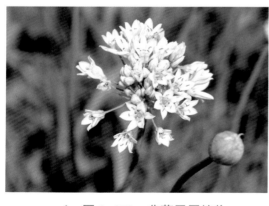
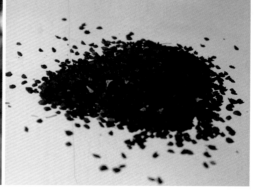

◆　图 2-352　韭菜子原植物　　　　◆　图 2-353　韭菜子饮片

【异名】韭菜子（《滇南本草》），韭菜仁（《岭南采药录》）。

【释名】《说文解字》："韭，菜名。一种而久者，故谓之韭。象形，在一之上地也。"药用其子故名曰韭子。

【基原】本品为百合科植物韭菜 *Allium tuberosum* Rottl.ex Spreng. 的干燥成熟种子。

【挥发油化学成分】3-（异丙基硫代）丙酸（14.55%，1）、二烯丙基硫醚（13.13%，2）、二烯丙基二硫醚（12.38%，3）、1,3-二噻烷（8.03%，4）、糠基甲基硫醚（3.96%，5）、2-正戊基呋喃（2.20%，6）、正壬烷（1.85%，7）、正己醇（1.21%，8）、3-甲硫基噻吩（0.85%，9）、二硫戊环（0.59%，10）、3,4-二甲基噻吩（0.24%，11）、3-辛醇（0.13%，12）、亚油酸乙酯（0.05%，13）、二十一烷（0.04%，14）、反油酸乙酯（0.02%，15）。

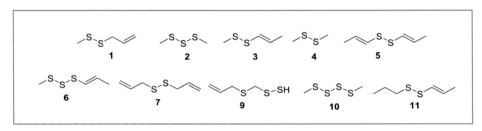

◆ 图 2-354　韭菜子挥发油化学成分

【性味】辛、甘，温。

【归经】归肝、肾经。

【功效】温补肝肾，壮阳固精。

【主治】用于肝肾亏虚，阳痿遗精，尿频遗尿，腰膝酸软冷痛，白浊带下。

1.《名医别录》："主梦泄精，溺白。"

2.《滇南本草》："补肝肾，暖腰膝，兴阳道，治阳痿。"

3.《本草纲目》："补肝及命门。治小便频数，遗尿。"

【用法用量】内服：3～9g 煎汤，或入丸、散，或浸酒、熬膏。外用：适量，研末嗅鼻或研末敷。

【使用注意】阴虚火旺者忌用。

【现代药理研究】

1. 调节免疫作用　韭菜籽可显著增强小鼠腹腔巨噬细胞的吞噬功能，并且能提高B 淋巴细胞的增殖分化和抗体生成。

2. 抗氧化、抗衰老作用　韭菜籽水煎液灌胃可提高老龄小鼠体内超氧化物歧化酶活性。

3. 对生殖系统的作用　韭菜籽醇提物有调节性功能的作用，能提高去势和肾阳

虚模型幼年小鼠体内睾丸、包皮腺和精液囊的湿重系数。

第十二节　芳香杀虫药

凡以攻毒疗伤、杀虫止痒为主要作用的芳香中药，称为芳香杀虫药。本类药物以外用为主，兼可内服。本类药物中的蛇床子具有小毒，所谓"攻毒"即有以毒制毒之意，无论外用或内服，均应严格掌握剂量及用法，不可过量或持续使用，以防发生毒副反应，体弱、孕妇应慎用。

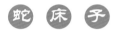

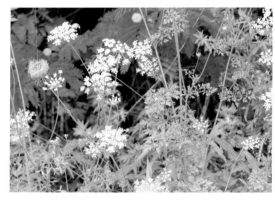

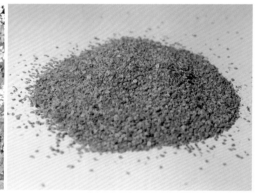

◆　图 2-355　蛇床子原植物　　　　◆　图 2-356　蛇床子饮片

【异名】蛇花（《神农本草经》），蛇珠（《吴普本草》），蛇床仁（《药性论》），蛇床实（《备急千金要方》），气果、双肾子（《分类草药性》）。

【释名】《本草纲目》云："蛇虺喜卧于下食其子，故有蛇床、蛇粟诸名。"蛇米、蛇珠义同。

【基原】本品为伞形科植物蛇床 Cnidium monnieri（L.）Cuss. 的干燥成熟果实。

【挥发油化学成分】（Z）- 罗勒烯（37.96%，1）、柠檬烯（35.44%，2）、1,7,7-三甲基 - 双环 [2,2,1] 庚烷 -2- 醇 - 乙酸醋（6.78%，3）、莰烯（6.28%，4）、β - 月桂烯（2.29%，5）、β - 蒎烯（1.16%，6）、韦得醇（0.84%，7）、糠十七烷酮（0.66%，

8）、6- 甲基 –α– 紫罗酮（0.62%，9）、1- 甲基 –4–（1- 甲基）– 环己烯（0.55%，10）、二氢卡拉烯（0.42%，11）、丙酸 –2- 甲基 –1- 甲乙基酯（0.38%，12）、龙脑（0.36%，13）、双环吉马烯（0.36%，14）、β– 二氢琼脂呋喃（0.34%，15）。

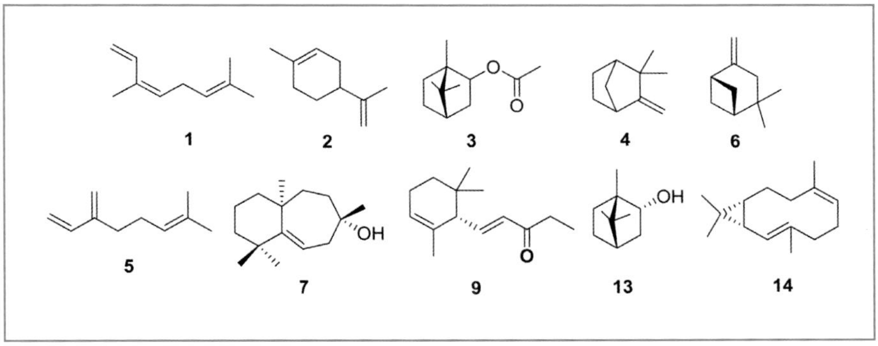

◆ 图 2-357　蛇床子挥发油化学成分

【性味】辛、苦，温。有小毒。

【归经】归肾经。

【功效】杀虫止痒，温肾壮阳，燥湿祛风。

【主治】用于阴痒带下，湿疹疥癣，肾虚阳痿，湿痹腰腹痛，宫寒不孕。

1.《神农本草经》："主妇人阴中肿痛，男子阴痿湿痒，除痹气，利关节，癫痫，恶疮。久服轻身。"

2.《日华子本草》："治暴冷，暖丈夫阳气，助女子阴气，扑损瘀血，腰胯疼，阴汗湿癣，四肢顽痹，赤白带下，缩小便。"

3.《本草备要》："强阳益阴，补肾祛寒，祛风燥湿。治阴萎囊湿，女子阴痛阴痒，子脏虚寒，产门不闭，肾命之病，及腰酸体痛，带下脱肛，喉痹齿痛，湿癣恶疮，风湿诸病。煎汤浴，止风痒。"

【用法用量】内服：3 ～ 10g，煎汤，或入丸、散。外用：适量，煎汤熏洗，或制成坐药，栓剂，或研末调敷。

【使用注意】阴虚火旺、湿热相火妄动、精不固者忌用。

【现代药理研究】

1. 镇静催眠作用　蛇床子素可显著增强阈下催眠剂量戊巴比妥钠对小鼠的催眠作用。

2. 改善学习记忆和抗衰老作用　蛇床子素可明显改善记忆获得和巩固障碍以及方向辨别障碍，并延长小鼠断头耐缺氧时间，对三氯化铝致急性衰老模型小鼠记忆

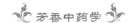

障碍有改善作用。

3. 抗心律失常作用 蛇床子素对氯仿诱发的小鼠室颤，$CaCl_2$ 诱发的大鼠室颤均有明显预防作用，对乌头碱诱发的大鼠心律失常有治疗作用。

4. 心脏保护作用 蛇床子素注射液预处理能提高心肌缺血／再灌注损伤兔血清超氧化物歧化酶活性、降低丙二醛含量、减少心肌肌钙蛋白 I 及心肌酶漏出率，减少心肌细胞凋亡。

5. 抗过敏作用 蛇床子素能抑制小鼠被动皮肤过敏反应，对组胺诱发的豚鼠哮喘有保护作用；对慢反应物质引起的离体豚鼠回肠收缩及 Schultz–Dzle 反应有明显拮抗和阻断作用，并能抑制大鼠腹腔肥大细胞脱颗粒。

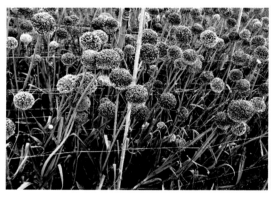

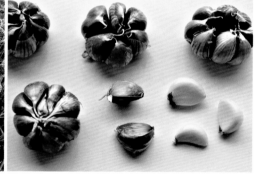

◆ 图 2–358 大蒜原植物　　　　　　◆ 图 2–359 大蒜饮片

【异名】胡蒜（《古今注》），葫（《名医别录》），独头蒜（《肘后方》），独蒜（《普济方》）。

【释名】陶弘景云：“今人谓葫为大蒜，蒜为小蒜，以其气类似也。”《本草纲目》云：“小蒜乃中土旧有，而大蒜出胡地，故有胡名。”因入药以“独子者最良”，故又名独头蒜、独蒜。本品出自西域，故名葫；味似蒜，又称胡蒜。较古之小蒜为大，是名大蒜。

【基原】本品为百合科植物大蒜 *Allium sativum* L. 的鳞茎。

【挥发油化学成分】2- 乙烯基 -4H-1，3- 二噻吩（45.68%，1）、3- 乙烯基 -4H-1，2- 二噻吩（16.96%，2）、二烯丙基硫醚（6.57%，3）、甲基 -1- 丙烯基二硫醚

（4.01%，4）、丁基丙基二硫醚（3.69%，5）、5- 甲基 -1,2,3- 噻重氮（3.56%，6）、甲基 -2- 丙烯基三硫醚（3.50%，7）、甲基 -2- 丙烯基二硫醚（2.91%，8）、二烯丙基四硫醚（2.73%，9）、甲基烯丙基硫醚（1.90%，10）、二烯丙基三硫醚（1.68%，11）、二烯丙基二硫醚（1.21%，12）、1,2- 二硫环戊烷（1.09%，13）、3- 氯噻吩（0.78%，14）、1,3- 二噻烷（0.68%，15）。

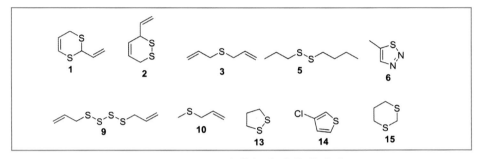

◆　图 2-360　大蒜挥发油化学成分

【性味】辛，温。

【归经】归脾、胃、肺经。

【功效】辟秽除恶，解毒杀虫，消肿止痢。

【主治】用于感冒，中暑，百日咳，肺痨，脘腹冷痛，痢疾，泄泻，带下阴痒，痈疮肿毒，疥癣，钩虫病，蛲虫病。

1.《名医别录》："主散痈肿疮，除风湿，杀毒气。"

2.《仁斋直指方》："燥脾胃，化肉食，辟瘟疫，杀毒气，驱邪祟。散痈肿。"

3.《本草纲目》："捣汁饮，治吐血心痛；煮汁饮，治角弓反张；捣膏敷脐，能达下焦，消水，利大小便；贴足心，能通幽门，治关格不通。"

4.《药性切用》："通窍辟秽，导滞杀腥，为中暑卒厥通窍专药。"

【用法用量】内服：9 ～ 15g，煎汤，或生、煮、煨食，或捣烂为丸。煮、煨食量宜大，生食量宜小。外用：适量，捣敷，汁涂或切片外擦，或隔蒜灸。

【使用注意】阴虚火旺，患目舌咽喉口齿诸疾，以及时行病后，均禁服生品，慎用熟品。孕妇不宜敷脐。生品外用对局部有强烈的刺激性，能引起灼热、疼痛、发泡，故外敷不可过久。皮肤过敏者，慎用。

【现代药理研究】

1. 抗心肌缺血作用　蒜氨酸可以通过改善心肌细胞线粒体功能及抗氧化作用，减

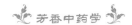
轻异丙肾上腺素诱导的大鼠心肌损伤。

2. 降血脂作用 大蒜辣素的分解产物DADS能抑制高脂血症大鼠胆固醇的合成，降低血脂、胆固醇水平，有助于预防和治疗高血压和高脂血症。

3. 抗氧化、清除自由基作用 蒜氨酸有强抗氧化作用，能明显降低单核细胞和内皮细胞的黏附性，抑制肿瘤坏死因子－α引起的血管细胞黏附分子基因和蛋白表达量的增高；抑制细胞超氧阴离子产物的增加和还原型辅酶Ⅰ氧化酶亚基上调；同时抑制激活的炎症信号转导通路及细胞线粒体膜电位的衰减。蒜酶、蒜氨酸及其混合物能明显清除氧自由基和羟自由基，并能抑制脂质过氧化，且两者混合物的清除能力更强。

4. 抗病原微生物作用 大蒜对多种病毒具有抑制作用，如流感病毒B、牛痘病毒和人类鼻病毒等。

榧　子

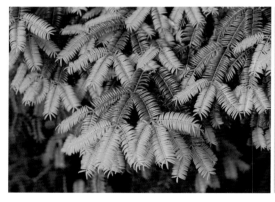

◆ 图 2-361　榧子原植物

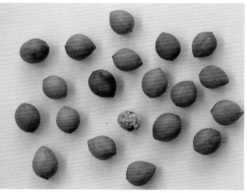

◆ 图 2-362　榧子饮片

【异名】彼子（《神农本草经》），榧实（《名医别录》）赤果、玉榧（《日用本草》），柀子（《新修本草》），香榧（《现代实用中药》）。

【释名】《神农本草经》称"彼子"。古代"彼""匪"互通，后世从"木"旁为"柀""榧"，故有"柀子""榧子"之称。《本草纲目》云："榧亦作棑，其木名文木，斐然章采，故谓之榧。"

【基原】本品为红豆杉科植物榧 Torreya grandis Fort. 的干燥成熟种子。

【挥发油化学成分】乙酸（33.48%，1）、苯（9.27%，2）、R-（＋）-柠檬烯（7.57%，

3)、α– 呋喃甲醛（6.01%，4）、羟基丙酮（4.99%，5）、甲酸（4.07%，6）、3– 甲基 –
正丁醛（2.29%，7）、2– 乙基 –2– 丁烯醛（2.09%，8）、2– 呋喃糠醇（1.67%，9）、2–
正戊基呋喃（1.66%，10）、2,3– 丁二醇（1.13%，11）、2– 甲基 –1– 正丁醇（1.20%，
12）、苯甲醛（1.11%，13）、1– 戊醇（1.09%，14）。

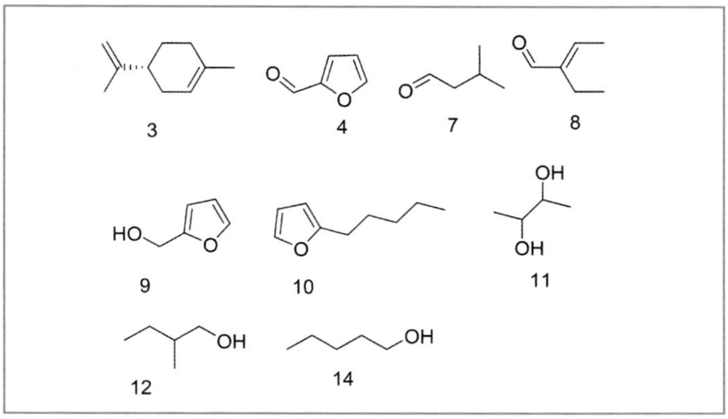

◆　图 2–363　榧子挥发油化学成分

【性味】甘，温。

【归经】大肠，胃，肺经。

【功效】杀虫，消积，润燥。

【主治】多种肠道寄生虫病，小儿疳积，肺燥咳嗽，大便秘结。

1.《神农本草经》:"主腹中邪气，去三虫，蛇螫蛊毒，鬼疰伏尸。"

2.《品汇精要》:"气厚于味，阳中之阴。香。"

3.《食疗本草》:"令人能食，消谷，助筋骨，行营卫，明目。"

【用法用量】内服：9 ～ 15g，煎汤，或入丸、散。外用：适量。

【使用注意】脾虚泄泻及大便不实者慎服。

【现代药理研究】

驱虫作用：榧子对人和小鼠蛔虫感染均有一定的驱治作用。

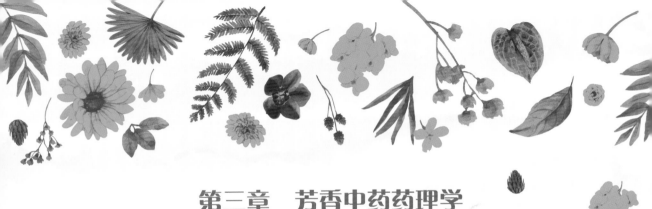

第三章　芳香中药药理学

第一节　概述

芳香中药主要有芳香解表、芳香开窍、芳香化湿、芳香温里、芳香活血、芳香解郁和芳香开窍等功效，本章在查阅了大量文献的基础上，结合临床证候和中医治法特点，通过发汗、解热、镇痛、镇静、抗炎、抗菌、心血管系统作用、消化系统作用、呼吸系统作用、神经系统作用等10多个方面40余个实验项目的研究，初步总结了芳香中药的研究思路和药理作用规律。

一、基于芳香中药功效的药理作用研究思路

在中医理论指导下应用现代科学方法研究芳香中药与机体相互作用的规律，对于阐明芳香中药药效产生的作用机理和物质基础、认识和理解相关中医药理论的内涵及芳香中药防治疾病的现代科学本质，推动芳香中药新药研究具有重要意义。

芳香解表药的药理作用研究：可结合其发汗解表、祛风透疹、疏风通络等主要功效所对应的疾病，如上呼吸道感染（感冒、流感等）及多种传染病初期的病因及病理生理过程设计实验指标，从发汗、解热、抗病原微生物、抗炎、镇痛、镇静等方面展开，研究结果可阐释"辛散解表"治疗表证的科学内涵。

芳香化湿药的药理作用研究：可结合其能行气化湿，健脾助运的功效以及湿阻中焦证、暑湿或湿温等证候所对应的疾病，如功能性消化不良、消化性溃疡、肝损伤等消化系统疾病的病理生理过程设计实验指标，从调节胃肠平滑肌运动、消化液和内分泌激素的分泌等方面进行。中医认为湿邪致病最为复杂和广泛，湿阻中焦是

芳香化湿药的主要适应证，根据中医整体观，芳香化湿也有助于全身湿邪的消除。因此，对于芳香化湿药的深入研究还应包括芳香化湿药对心血管系统、中枢神经系统的作用，其对糖尿病及其并发症、感染性疾病及其并发症（如休克、脓毒血症）的作用也是近年该类药物药理作用研究的重要方向。

芳香温里药的药理作用研究：可结合温里散寒止痛，补火助阳、回阳救逆等功效及脾胃虚寒证和亡阳证所对应的疾病，如胃肠道急慢性炎症、溃疡、急慢性心功能不全、休克等消化系统和心血管系统疾病的病理生理过程设计实验指标。包括强心、抗心律失常、抗心肌缺血、抗休克、抗炎、镇痛、镇吐、改善消化功能以及对中枢神经系统和自主神经系统的影响等作用。

芳香解郁药的药理作用研究：可结合此类药物疏肝解郁、理气宽胸、行气止痛、破气散结的功效，以及气滞或气逆证所对应的胆道疾病、肝炎、痛经、月经不调、哮喘等，从调节胃肠运动与消化液分泌，调节子宫平滑肌、支气管平滑肌和血管平滑肌运动等病理生理过程进行研究。此外，因此类药物尚有调节情志的作用，其在精神疾病中的治疗作用也多有研究。

芳香活血药的药理作用研究：可结合此类药物疏通血脉、祛除瘀血为主要功效，以及血瘀证所对应的血栓性疾病和肿瘤等，从改善血液流变学、改善微循环障碍、改善血流动力学、调节血管平滑肌、提高纤溶系统活性、抗肿瘤等多种病理生理过程进行研究。

芳香开窍药的药理作用研究：可结合此类药物开窍醒神的主要功效及其主治证窍闭神昏证常对应的脑血管疾病、严重感染性疾病、痴呆、癫痫、惊厥等疾病的病理生理过程展开研究，从脑保护、镇静、抗惊厥、抗炎、抗感染、改善痴呆等多方面设计指标。

二、基于天然药物药理作用的研究思路

基于天然药物药理作用的研究思路和方法为：采用化学药物药理研究方法，对中药进行分离，获得不同的部位、组分，经过提纯获得单体成分，再采用体外细胞、器官和体内动物模型的方法开展活性研究，获得有活性的化合物，在分离得到活性成分并确定其结构的基础上，探讨活性成分在药材中的含量以及药效学意义。目前，药理学实验研究方法大致分为在体实验和离体实验两大类。在体实验使用正常或人工复制的疾病模型动物，保持了机体的完整性，也使机体与外界环境保持了正常联

系。然而在动物麻醉或清醒的条件下进行急性或慢性实验研究时，所得结论有时比较笼统。离体实验则采用离体组织或细胞等，单一地考察药物对机体某一部分的作用，较为直观。离体实验方法对于药理学研究十分重要，特别是在细胞、亚细胞水平上进行深入的机理研究，没有细致的体外分析是难以实现的。

以芳香中药的抗病原微生物作用研究为例，许多研究人员研究了芳香中药挥发油的抗细菌、抗真菌和抗病毒特性，发现挥发油体外实验对多种病毒具有抑制活性，如流感病毒（IFV）、人类疱疹病毒（HSV）、人类免疫缺陷病毒（HIV）、黄热病病毒、禽流感病毒以及新冠病毒（SARS-CoV-2）。针对 SARS-CoV-2，现有研究认为芳香挥发油抗病毒作用的主要机制包括：①直接作用于游离病毒，由于挥发油具有良好的亲脂性，它们能够嵌入病毒包膜的脂质双分子层，改变膜的流动性，在高浓度下，膜甚至会破裂；②抑制病毒附着、渗透、细胞内复制和从宿主细胞释放；③抑制重要的病毒酶。有研究使用分子对接技术筛选了 171 种精油成分对不同的 SARS-CoV-2 靶蛋白的效力，包括主要病毒蛋白酶（Mpro）、Nsp15 核糖核酸内切酶（SARS-CoV-2 Nsp15/NendoU）、ADP- 核糖 -1- 磷酸酶（SARS-CoV-2 ADRP）、RNA 依赖性 RNA 聚合酶（SARS-CoV-2 RdRp）、刺突蛋白（SARS-CoV-2 rS）和人血管紧张素转换酶（hACE2）蛋白。发现（E，E）-α- 金合欢烯，（E）-β- 金合欢烯和（E，E）- 金合欢醇显示出与靶蛋白更好的结合潜力，而上述成分多见于砂仁、生姜和菊花等中药的挥发油中。丁香所含的香芹酚具有抑制 SARC-CoV-2 主要蛋白酶（Mpro）的潜力，因此可以终止病毒复制。电镜研究发现，桂枝和肉桂挥发油中所含的肉桂醛可以阻断 SARC-CoV-2 的附着。此外，体内实验发现芳香中药除了有直接抗病毒作用还可以通过调节黏膜免疫、抑制炎症反应和缓解呼吸道症状治疗呼吸道感染性疾病。如藿香、苍术和艾叶等挥发油可促进 sIgA 的分泌，增强呼吸道黏膜免疫功能；荆芥、桂枝和辛夷等挥发油可通过阻断细胞因子释放而发挥抗炎作用；紫苏、紫菀和陈皮等挥发油对炎症所致的支气管痉挛和通气障碍有缓解作用，还可促进痰液排出。

因此，基于天然药物药理作用的研究思路是在疾病靶点较为明确的前提下，研究中药有治疗作用的活性成分及其作用机制。

第二节　芳香中药的药理研究方法

近年来，围绕芳香中药解表、化湿、解郁和开窍等功效所对应的主治证和临床应用，已对大多数芳香中药的药理作用展开了广泛而深入的研究，总结发现芳香中药具有广泛的共性特点：即大多数芳香中药均有抗炎和一定的抗病原微生物作用，而根据各自功效的不同，芳香中药还有其个性特点，如芳香解表药有较强发汗、解热、镇痛作用；芳香化湿药侧重调节胃肠道平滑肌运动和消化液分泌；芳香温里药除能调节胃肠平滑肌外还可抗休克；芳香解郁药可调节胃肠平滑肌、血管平滑肌、支气管平滑肌、降脂、抗抑郁等；芳香活血药能改善血流变学、血流动力学；芳香开窍药有镇痛、镇静、抗惊厥、脑保护作用。以下将就有关药理作用和研究方法分别介绍。

一、芳香解表药药理研究方法

（一）与发散表邪有关的药理作用及研究方法

表邪指在表的邪气。外感六淫之邪，多从口鼻或皮毛侵入，其停留于浅表部位时称表邪。常见发热、恶寒、头痛、鼻塞、咳嗽等症状。根据其概念，可以判断表邪多指由外入侵的病邪，且侵犯口鼻、皮毛并停留于体表的邪气，该描述与病原微生物入侵所致的外感病的病因类同，故现代药理研究常从对病原微生物的直接或间接杀灭或抑制作用的角度阐释解表药发散表邪的功效。

研究认为大多数解表药具有一定的抗病毒、抗菌作用。值得注意的是，虽然中药体外抗病原微生物作用不及抗生素，但对病原微生物感染依旧有很好的治疗作用，据此，有学者推测解表药还可通过调节机体免疫功能，发挥间接抗病原微生物作用。相关研究方法如下。

1. 抗菌活性研究方法　选择合理的药物敏感性测定方法对芳香中药的抗菌活性进行科学、高效评价非常重要。中药抑菌的敏感性实验方法主要有体外抑菌实验方法、体内抑菌实验方法和体内外联合抑菌实验方法，其中常见的体外抑菌方法有液体培养基法、固体培养基法和高通量筛选法；体内抑菌实验方法有临床治疗模拟法和增强机体机能法。因中药挥发油的水溶性较小，经灭菌、增溶、助溶、稀释等处理后的溶解性、pH、渗透压等可能通过非特异性理化因素影响细菌的生长，从而干扰实验结果，故中药挥发油的抑菌活性评价宜采用两种或两种以上不同类型的体外抑菌实验，并结合体内实验对结果进行验证。此外，需要注意的是固体培养基法中的纸片法是常用且经典的抑菌实验方法，该法的优点是药物的装载量小，可以在同一平皿上观察一种细菌对多种中药成分或者多个不同浓度药液的敏感性或耐药性，但在研究含较多挥发油的芳香中药如丁香、厚朴、苍术等药物的抗菌活性时，载药纸片在干燥过程中可能会使有效成分挥发，进而影响实验结果的准确性。

2. 免疫调节研究方法　　研究发现解表药对机体非特异性免疫和特异性免疫有广泛的影响。解表药对免疫功能影响的意义除免疫系统本身之外，尚可通过多种途径调控内分泌及神经系统。免疫功能的研究方法主要有：T淋巴细胞增殖、表面标志、亚群及功能的测定；B淋巴细胞增殖、表面标志及分泌抗体功能的测定；巨噬细胞表面受体及吞噬活性的检测；NK细胞表面标志和杀伤功能的检测；免疫器官重量测定；整体免疫功能检测等。

（二）与解除表证有关的药理作用及研究方法

表证临床表现主要有恶寒或恶风、发热、头身痛、骨节酸痛、无汗或有汗、鼻塞、喷嚏、流涕、咽喉痒痛、咳嗽、苔薄、脉浮等。其症状表现与发热、炎症、疼痛、咳嗽等病理生理过程有关。故从对症治疗的角度，常从发汗、解热、抗炎、镇痛、镇静等方面进行研究。相关研究方法如下。

1. 发汗作用的研究方法　　发汗实验主要有三种方法，即汗液着色法、汗液定量测定法和汗腺上皮组织形态观察法。此外，目前应用皮肤电生理技术也可以反映汗腺分泌状况。

2. 解热作用的研究方法　　通过在正常的动物（大鼠、家兔）皮下或静脉注入一定量的致热原（如伤寒、副伤寒菌苗、细菌培养液、内毒素、内生性致热原、啤酒酵母混悬液、松节油和二硝基苯酚等），造成动物发热模型，然后给予受试药物，以发热动物体温的变化值反映受试药物有无解热作用、解热强度如何。大鼠发热模型主要用于药物解热作用的初筛，家兔发热反应模型典型而稳定，主要用于药物解热作用强度和机制的研究。

3. 抗炎作用的研究方法　　常以非特异炎症的动物模型来研究芳香解表药的抗炎作用。非特异性炎症反应具有三个明显的时相：急性瞬时相，以局部血管扩张和毛细血管通透性增加为特征；亚急性相，以白细胞和吞噬细胞的浸润为特征；慢性增殖相，以组织退化和纤维化为特征。常用的致炎因子有异性蛋白（如鸡蛋清）、颗粒性异物（如酵母、角叉菜胶、高岭土、棉球等）以及其他化学物（如松节油、二甲苯、甲醛等）。其中角叉菜胶是目前最为常用的致炎因子。常用的实验方法有：①毛细血管通透性的测定：分为皮内染料渗出法和腹腔染料渗出法。提取皮片中的染料和腹腔洗出液中染料，用比色法或荧光法定量测定，染料的漏出量可反映渗出毛细血管的血浆蛋白量；②炎性肿胀的测定：分为耳郭水肿与足肿胀模型。巴豆油合剂或二甲苯于一侧耳郭正、反两面均匀涂抹一定时间后处死动物，以两侧耳片重量之差为肿胀度，或用致炎剂注射至大鼠后足，测定足容积或踝关节周长；③肉芽肿形成的测定：用脱脂棉、海绵、纸片等埋入大鼠腹股沟或腋下皮下引起异体肉芽肿，数日后将棉球移出后通过称重确定新生组织的量。

4. 镇痛作用的研究方法　常用于解表药镇痛作用研究的方法为：扭体法、热板法、辐射热甩尾法、电刺激法与钾离子皮下透入致痛法等。①热板法：小鼠爪跖对热刺激敏感而表现舔后足，测定每鼠的痛阈（即痛反应潜伏期，指小鼠接触热板至舔后足的时间）；②扭体法：小鼠腹腔注射醋酸或酒石酸锑钾致痛，动物表现出特征性的躯体伸缩行为称之为扭体反应，观察 10 ～ 20min 内扭体次数，或出现扭体反应的动物数；③辐射热刺激甩尾法：小鼠置鼠筒内，尾自然下垂于筒外，光辐射鼠尾中、下 1/3 交界处，以鼠尾急速摆动的时间为甩尾潜伏期测痛阈；④电刺激法：动物放置同甩尾法，用药理多用仪作方波脉冲电流刺激，连测三次（间隔时间 5min）皆有嘶叫反应者为合格鼠，给药后，每隔 20 ～ 30min，用等强度重复刺激小鼠，凡连续刺激二次不叫者，表示药物有镇痛作用，计算镇痛率。

二、芳香化湿药药理研究方法

中医认为，湿有内湿、外湿之分。外湿为六淫之一，内湿多因脾不健运，水谷不能化为精微，滞留体内所致。湿为阴邪，其性质重浊黏腻，阻遏气机，使气机升降失常，表现为胸脘痞闷，食欲不振，恶心呕吐，大便溏而不爽，小便不利等症状。另外，湿邪黏滞的性质也表现在病程上，很多疾病迁延日久，缠绵难愈，大多兼有湿邪。芳香化湿药，性味辛、苦，归脾、肺经，能行气化湿，健脾助运，可用于上述湿阻中焦证，以及感受外湿引起的暑湿或湿温。

芳香化湿药主治的消化系统疾病以胃肠道平滑肌功能障碍为基础，并常伴有胃肠道内分泌功能、脑肠肽含量等异常和炎症反应。针对芳香化湿药的临床应用，常用的药理学研究方法包括：

（一）调节离体胃肠平滑肌运动作用的研究方法

观察药物对动物离体胃、肠平滑肌活动的影响，为了初步了解其作用机制，可观察药物对乙酰胆碱、阿托品（M阻断）、六烃季胺（N阻断）、普萘洛尔（β阻断）、酚妥拉明（α阻断）等胃肠作用的影响。

（二）促胃肠动力作用的研究方法

可通过检测小鼠胃内容物中甲基橙光密度来考察药物对小鼠胃排空的影响，或采用胃肠内标记物蓝色葡聚糖–2000在胃内色素相对残留率及小肠推进比，观察药物对胃排空及肠推进的影响。常用的胃肠动力障碍模型有左旋精氨酸、硫酸阿托品诱导的鼠胃肠动力障碍模型，通过药物对炭末排出时间、胃内残留率、小肠推进率等的影响，可明确药物对胃肠动力的影响。

（三）抗腹泻作用的研究方法

观察芳香化湿药对甲硫酸新斯的明导致小鼠小肠痉挛的拮抗作用或对番泻叶与蓖麻油引起腹泻小鼠的腹泻潜伏期、腹泻率、腹泻级数及腹泻指数的影响。

（四）对消化液分泌作用的研究方法

唾液、胃液、肠液、胰液、胆汁均是重要的消化液，可采用消化道插管的方式收集各部位的消化液，分析芳香化湿药对其分泌量、成分或消化酶的影响。

三、芳香解郁药药理研究方法

芳香解郁药性味多辛、苦、温，主入脾、胃、肝、胆、肺经，具有疏肝解郁、理气宽胸、行气止痛等功效。气血津液的流通，有赖于气机的调畅，肝主疏泄与调畅气机密切相关。若肝疏泄功能异常，则可出现"肝气郁结"，表现为情志抑郁、多疑善虑，胸闷，喜叹息，胸胁、两乳、少腹等部位胀痛不舒，脘腹痞满等症。其主治范围包括气郁所致的各种情绪障碍、神经官能症和机体的闷、胀、痛等症状。芳香解郁药药理研究方法主要包括：

（一）对动物行为学影响的研究方法

芳香解郁药对情绪障碍的调节作用可采用动物行为学实验验证。常用的为焦虑和抑郁样动物模型。焦虑动物模型主要包括两类：一类是基于动物非条件化的模型，根据其行为特点又可分为探究行为模型和社会行为模型。探究行为模型主要包括比较经典的高架十字迷宫实验和旷场实验。社会行为模型包括天敌暴露、社会隔离、母爱剥夺等。另一类焦虑模型是基于条件反射的模型，主要包括饮水冲突模型、条件性电击等。抑郁行为是由不可控制的负性事件所产生的。目前抑郁动物模型的建立方法主要分为三类：行为绝望、习得性无助和慢性温和的不可预知性应激。

（二）对中枢神经系统情绪相关生物标记物作用的研究方法

现代研究发现中枢神经系统的神经递质系统、下丘脑－垂体－肾上腺轴、脑源性神经营养因子等与情绪障碍关系密切，故可采用高效液相色谱－电化学检测法和分子生物学等方法测定给予芳香解郁药干预后，情绪障碍模型动物脑脊液或相关脑区中单胺类、肽类神经递质及其代谢产物、激素水平和神经营养因子等的水平。

四、芳香开窍药药理研究方法

中医认为，心藏神，主神明。若心窍被阻、清窍被蒙，则神明内闭，神识昏迷。神志昏迷有虚实之别，虚为脱证，实为闭证。闭证又分为寒闭和热闭，治疗宜采用"温开"和"凉开"之法。心窍开通则神明有主，神志清醒，思维敏捷。本类药物味辛，气香，善于走窜，入心经，能通关开窍、醒神回苏，有的还兼有活血、行气、止痛、辟秽、解毒等功效；用于治疗温病热陷心包、痰浊蒙蔽清窍之神昏谵语，以及惊风、癫痫、中风等卒然昏厥、痉挛抽搐等。针对芳香开窍药的临床应用及主治病症的发生发展过程，常用的药理学研究方法包括：

（一）对脑血管疾病作用的研究方法

观察药物对脑血管疾病模型动物神经功能缺损、出血／缺血范围、脑血流量及脑组织形态学的影响，为了明确其作用机制，可观察药物对脑能量代谢、自由基损伤、兴奋性氨基酸神经毒性、钙离子超载、炎症、神经细胞凋亡等复杂病理过程的影响。

（二）镇静抗惊厥作用的研究方法

观察药物对模型动物行为学及脑电活动的影响，为了研究其作用机制，可检测药物对相关神经递质及受体（多巴胺、5-羟色胺、γ-氨基丁酸等）的作用，电镜观察大脑皮质、海马、杏仁核等多处组织结构的变化。

（三）对痴呆作用的研究方法

痴呆主要临床症状是记忆力减退和认知功能障碍，故可通过改善学习记忆功能来观察开窍药对痴呆的防治作用。为了研究其作用机制，可观察相关神经递质及其受体密度的变化。此外，抗炎、抗氧化、神经细胞营养、拮抗钙离子、增强代谢、抑制 tau 蛋白异常磷酸化等也是开窍药抗痴呆作用机制的常见研究内容。

（四）抗血栓作用的研究方法

观察药物对血栓长度、重量、血栓形成时间、血流量及病理性损害的影响，机制研究重点观察药物对内皮细胞功能、血小板功能、凝血因子及抗凝物质、纤维蛋白溶解活性等的作用。

第三节　芳香中药药性理论的现代认识

中药药性又称中药性能，是在长期的医疗实践中根据药物作用于机体之后所出现的效应总结。我国历代医家在长期医疗实践中，根据药物的各种性质及表现出来的治疗作用以阴阳、脏腑、经络学说为依据总结出来的用药规律，概括了药物性质与功能、总结了药物与人体交互作用结果、中医辨证论治的临床用药经验，形成了中药药性理论。

中药药性理论是中药理论体系的核心，也是中药区别于天然药物而最具特色的优势所在，在指导临床配伍、方剂调配、合理用药方面发挥着巨大作用，内涵丰富而复杂，是指导临床用药和解释药物作用的理论依据。

"药性"一词的最早记载是《神农本草经》："药有酸、咸、甘、苦、辛五味，又有寒、热、温、凉四气，及有毒、无毒……"后经历代医家不断充实药性的内容，最终将其内容定义为包括"四气""五味"、升降浮沉、归经、有毒无毒、配伍、禁忌等。中药药性认识偏重药物与机体相互作用后的表现属性，是一种效应属性。

药物作用于机体后，产生向上、向外的比如发表、升阳、举陷、开窍、祛风、催吐、散寒等作用的称之升浮；产生向下、向内比如、降逆、收敛、止咳、潜阳、清热、利水、平喘、通便、止吐等作用的称之沉降。"有毒无毒"作为药性，是对中药治疗作用之外的，对（人体）正气损伤的"负效应"（不良反应是其表现）认识，是中药药性理论不可缺少的组成部分。

总之，药性（四气、五味、性味归经、有毒无毒等）高度概括了药物性能，在一定程度上反映了不同药物之间的共性。

一、芳香中药与四性

四气（四性）为寒、热、温、凉四种药性。其中寒凉属阴，温热属阳；寒与凉，温与热只是存在程度上的差异；即凉次于寒，温次于热。四气，是中药所具有的可对人体产生温、热、寒、凉调节作用的特有属性，反映了药物对人体阴阳盛衰、寒热变化的作用倾向。《素问·至真要大论》："热者寒之，寒者热之。"以及《神农本草经》："疗寒以热药，疗热以寒药。"指出了运用药物四气理论以指导临床用药的原则。

寒凉药对机体功能的病理性亢进起抑制作用；能够调节内分泌腺功能，降低中枢神经系统兴奋性，减弱呼吸、循环及新陈代谢活动，降低机体对病原刺激的过强反应，减少体内产热，具有减轻或消除阳证、热证的作用。具有清热泻火、凉血解毒、滋阴除蒸、清热利尿、清化热痰、泄热通便、清心开窍、凉肝息风等功效。故用寒凉性药治病就是以药性的寒凉，通过以上的某些功效来驱除体内偏胜的阳邪、热邪，以达到治疗诸如实热烦渴、温毒发斑、血热吐衄、火毒疮疡、热结便秘、热淋涩痛、黄疸水肿、痰热喘咳、高热神昏、热极生风等一系列阳证、热证的目的。

药性通过药材含有的化学成分体现其寒热属性，与其所含有的化学成分密切相关。在 20 多年前就有对于药性四气物质基础的探讨，挥发油、皂苷、蒽醌甙、黄酮、结晶水、微量元素等与寒凉药性有关联。含有皂苷、蒽醌苷等类成分药物其性多寒凉，如地肤子、番泻叶、黄芩等。知母皂苷元对肝细胞或红细胞中的 Na^+-K^+-ATP 酶活性有明显抑制作用，知母的清热作用可能与此抑制作用有关；大黄、番泻叶等可能因为含有蒽醌类和其他致泻成分，通过通腑泻热而起寒凉作用。清热解毒药亦多为寒凉药物，这些中药含有多种抗菌物质，能够控制微生物感染，从而在根本上减少机体对病原物质的反应，缓和或消除机体亢进性的病理反射状态（炎性发热状态）而发挥寒凉药性。例如四季青所含的挥发油、黄酮类等成分都对微生物有不同程度的抑制作用，通过上述机制而呈现寒凉药性。

一般来说，寒凉属性的精油，会促使血管收缩，可以提振精神、缓解疼痛，如洋甘菊、薄荷、柠檬、迷迭香等；温热属性的精油，能舒张血管，这一类精油对身体有放松、愉悦作用，可令人精神放松、开朗愉悦，常用的如玫瑰、乳香、檀香、安息香等精油。

温热药多具有温里散寒、温肺化饮、温经通络、回阳救逆、温宣开窍、补火助阳、暖肝散结、温阳利水等作用，温热偏性多用来减轻或消除阴证、寒证，对机体功能的病理性衰退起兴奋作用。用温热性药治病就是以药物的温热性，通过以上某些功效来驱除体内偏胜的阴邪、寒邪，以达到治疗诸如中寒腹痛、寒疝作痛、阳痿不举、宫冷不孕、阴寒水肿、风寒痹证、血寒经闭、虚阳上越、亡阳虚脱等一系列阴证、寒证的目的。温性药物、热性药多含有挥发油，如细辛、荆芥、防风、白芷、肉桂、胡椒、干姜等均富含挥发油；温里药其辛温解表的作用可能通过引起血管舒张，提高作用部位热量或反射地引起远端血管舒张、热量增高而实现的。各种挥发油类成分通过反射机制，兴奋中枢神经系统和呼吸、循环，从而表现出温热性质。温里药"温性"可能与其所含的挥发油有关。例如生姜含芳香刺激性成分能促进周围血液循环，服后自觉体温升高，并引起发汗从而表现出温性。去甲基乌药碱可能是多种温热药药性的物质基础。温热药对机体 5- 羟色胺的合成与降解有促进作用。

辛凉解表药的"凉性"多与含生物碱或苷类、挥发油成分有关，其解表作用可能通过抗病原微生物或退热作用实现。高洁等统计分析表明寒凉性解表药主要的化学成分主要是苷类物质，其次是生物碱和挥发油。其在抗菌、解热作用的优势同辛温解表药。寒凉性解表药对中枢神经系统、心血管系统的影响较大，然对呼吸系统的影响则较弱，这与温性解表药有别。

从中药的寒热温凉四气而言，芳香中药也有寒凉和温热之分。芳香类药物偏温的较多，多是辛温之品。杨波等通过文献检索收集植物类中药化学成分及其中药的寒热药性，以有机成分单一化合物建立 Logistic 回归方程，发现植物类中药寒热药性与有机成分有相关性，并且部分挥发性成分对热性贡献较大。芳香中药中含芳香族类成分其来源中药往往为热性，芳香族类成分与热性关系最为密切。反之，通过测定芳香中药成分可以判断解表药属于辛温或辛寒的药性，即可以判断中药"四气"属性。

芳香类中药因富含挥发油，其辛香温燥的功效具有运脾开胃的功用。药理药效研究表明，芳香类药物及芳香制剂对发病机制各异的肠黏膜损伤具有非特异性保护作用，其可不同程度刺激嗅觉、味觉及胃黏膜，增加胃黏膜血流、兴奋肠管蠕动，使胃肠推进运动加快；具有促进上皮细胞脂蛋白转运，提高消化酶活性等多方位作用。提示该类药物不仅直接调整、保护肠屏障结构与功能，其"运脾"功效可能尚包括对胃肠运动功能的调节作用。"香"气入脾，作用于脾胃，通过脾胃的中焦枢纽作用升降气机、祛湿化浊、悦脾醒脾、健胃行气，条达肝气。

二、芳香中药与五味

中药味道的确定有两种情况，一是药物的真实味道：即酸、苦、甘、辛、咸"五味"；二是根据不同的味道作用于人体产生的不同反应和疗效而总结出的药物的五味归属；早在《素问·藏气法时论》对五味的作用就有"辛散、酸收、甘缓、苦坚、咸软"的概括。

辛"能行、能散"，即辛具有发散、行气、行血的作用。一般而言，解表药、行气药、活血药多具有辛味。故辛味药多用治表证、气滞、血瘀等证。《雷公药性赋·用药发明》记载："辛者横行而散。"《此事难知》曰："辛为天之味，能补地之分，自上而降于下。"《景岳全书》所谓："诸动者，再动即散。"辛散太过则可耗气、伤阴、动血。辛味中药的药性特征比较复杂。明代名医缪希雍曰："五味之中，惟辛通四气，复兼四味。"辛味可以单独表示"五味"，也可以结合苦（微苦）味或甘（微甘）味，如辛（细辛）、辛＋苦（如羌活）和辛＋甘（如当归）等。辛味结合"四气"可以分为辛热（如干姜）、辛温（如丁香）、辛凉（如薄荷）等。《本草问答》云："夫降而沉者，味必苦质必重；降而散者，味必辛气必香；降而渗利者，味必淡气必薄。"香之辛味，辛香而透，"香善走，故透达经络脏腑而无所不到"。故常辛香并称"辛香通窍，代表药物如白芷、细辛、辛夷、紫苏、桂枝等。芳香药物中辛味占有较大比重；有学者对1984年版《中药学》教材424味药物中具有芳香之气的79味进行统计，发现辛味药物占82.3%，比例最高。性属温热的芳香药物占75.9%。

芳香药物大多性温味辛，主要归脾胃经，多具有健脾开胃，化湿祛浊的作用。早在《素问·奇病论》中就提出对湿热脾瘅"治之以兰，除陈气也"，即为脾瘅治以芳香药的描述。正如李东垣所述："芳香之气助脾胃。"以芳香合五脏可使正安邪去，"香"气入脾，作用于脾胃，通过脾胃的中焦枢纽作用升降气机、祛湿化浊、悦脾醒脾、健胃行气；药理、药效研究表明，芳香类药物及芳香制剂对发病机制各异的肠黏膜损伤具有非特异性保护作用，可不同程度刺激嗅觉、味觉及胃黏膜，增加胃黏膜血流、兴奋肠管蠕动，使胃肠推进运动加快；具有促进上皮细胞脂蛋白转运，提高消化酶活性等多方位作用。提示该类药物不仅直接调整、保护肠屏障结构与功能，其"运脾"功效可能还包括对胃肠运动功能的调节作用。

芳香之正气能辟秽逐秽透邪、辛香走窜，也能入络透络清络，故能开窍醒神；肺为气之本，一身之气通则邪散，使邪气得泄；芳香入肝能调达肝气而解郁。芳香性中药以其"清正之气"化解体内外"阴浊之邪"。以芳香合五脏使正安邪去。正如《药品化义》所言:"香能通气,能主散,能醒脾阴,能透心气,能和合五脏。"

随着中药化学成分及中药药理研究的逐步深入,在五味的研究方面也取得了一些进展。通过对药物化学成分及药理实验结果的分析证实五味与所含化学成分、药物功能、中药药性有密切联系。大多认为辛味药辛温芳香,能散能行,故此类辛味药多含有挥发油或挥发性物质,能刺激汗腺分泌和发汗,或有健胃祛风,缓解胃肠胀气作用(行气);据统计85种辛温中药,发现含有挥发油的53种,占72.5%。沈映君对桂枝、荆芥等十多味解表中药挥发油抗炎作用及机理的研究,发现挥发油是解表中药"辛"的重要物质基础,也是解表中药发挥治疗作用的主要物质基础之一,即中药"辛"与挥发油关系密切。有研究亦表明含挥发油的中药为热性的概率大于不含挥发油的中药为热性的概率;属于"中药性味组分"的范畴,代表中药辛味的组分。如麻黄的挥发油成分左旋 α-松油醇,可以兴奋汗腺,增加排汗,即能"散";姜中的挥发油成分姜酚及姜烯,能使血管扩张,促进血液循环,即能"行"。辛味的中药大多分布在热性药的辛温解表药、温里药、行气药及寒性药的辛凉解表药等药物中,中医常用其发散风寒或风热、温中散寒、行气理脾等,一定程度佐证中医学"辛能散能行"的理论。

辛味中药能作用于皮肤、开腠理,故辛味中药挥发油常用于皮肤病的治疗,符合"肺开窍于皮毛""辛入肺,肺在体合皮,其华在毛"等中药药性理论的认识。基于这种认识,中药挥发油常用来作为促透皮剂使用,并且中药挥发油的透皮促渗效果与中药药性之间存在明显的关联性。

苦"能泄、能燥、能坚",苦之"泄",指能通泄大便,降泄肺气,清泄热邪,可治便秘、咳喘、邪热亢盛之证;苦之"燥",既有苦与温性相合的苦温而温燥寒湿之功,又有与寒性相聚的苦寒清热燥湿之用,可分别治疗寒湿与湿热之证;其"坚"则是指固肾精,泻相火以疗肾阴亏虚的相火亢盛之证。一般而言,清热泻火、下气平喘、降逆止呕、通利大便、清热燥湿、苦温燥湿、泻火存阴的药物多具有苦味。苦味药因含生物碱,苷类而致,味苦药物中多数含有苷类,少数含有生物碱。

作为中药苦味的物质基础之一,挥发油与药性上的味苦存在一定的相关性。研究发现含单萜、倍半萜、苯酞类成分的芳香中药往往味苦;如细辛、白芷、荆芥等;此外,含有如黄酮、生物碱和苷类成分的药物多数性寒味苦,如大黄、黄连、黄柏等;清热药以苦味居多,近年对30味清热药的化学成分研究表明清热药主要含有黄酮类成分，其次为甾醇类和挥发油类。

中药"气味"与其所含化学成分类型有一定的关联性，但每种中药的"气味"，不完全是对应的关系，"气"往往只有一种，而味则有 1 ～ 3 种不等，这反映了中药所含化学成分的复杂性及其功能作用的多样性，同时也反映了古人对中药的"味"了解是细致认真的，如麻黄、吴茱萸等均含有挥发油和生物碱，故记载其味为"辛苦"，又如防风、当归等含挥发油和糖类，记载其味为"辛甘"，又如枳实含有黄酮、挥发油、有机酸等记载其味为苦、辛、微酸。

三、芳香中药与升降沉浮

中药升降浮沉理论由来已久，其理论起源最早可追溯至《黄帝内经》。《素问·六微旨大论》谓："升降出入，无器不有。"指出这是人体生命活动的基础，如一旦发生故障便导致疾病的发生。升降浮沉理论萌芽于《黄帝内经》，实践于《伤寒杂病论》，成立于《医学启源》，发展于《本草纲目》及现代。经过历代医家的继承与发扬，已成为中药药性理论的重要组成部分和临床用药的重要原则。

药物的升降浮沉性能，是指药物对人体作用的不同趋势，是与疾病的病机和证候所表现出来的趋向相对而言的。《素问·阴阳应象大论》指出："清阳出上窍，浊阴出下窍，清阳发腠理，浊阴走五脏，清阳实四肢，浊阴归六腑。"人体正常生理功能的维持，依赖清阳和浊阴有规律的升降出入。如果"阴阳反作"及气机升降出现紊乱，即产生病变。针对这种升降出入的紊乱，用中药加以调整，形成了药物的升降浮沉理论。

疾病发生的部位，有在上在下在表在里的不同，病势也有上逆或下陷的分别。通常病变部位在上在表的，宜用升浮之药，在里在下的宜用沉降之药，病势上逆的，宜用降下之药，下陷的宜用升提之药。药物的升降浮沉之性，能针对疾病的病势趋向，达到相应的治疗目的。升浮药大多具有上升、提举、发散的性质，常用于病位在上在表如表证，病势下陷如脱肛、泻痢或向内如疹毒内陷的疾病；而沉降药大多具有下行、向里的性质，常用于病位在下在里如腹泻、腹痛，病势上逆如呕吐或向外如汗出的病症。但若反其道而行之，如病位在上在表之表证，当用升浮之辛散发汗的解表药，反用沉降下行或向里收敛之品，则引邪深入，必恋邪不解；若病位在下在里之肠燥便秘，当用降下润肠之品，反用升浮燥湿之药，则病必不除而便秘更甚；若病势上逆的肝阳上亢，当用沉降的平肝潜阳药以镇潜，反用升发助火之品，必致阳旺太过而风动；若病势下陷的久泻久痢脱肛，当用升阳益气之升浮之品，反用沉降之药，犹如落井下石，病必加重。

药物气味厚薄能够决定其作用的升降浮沉。金代张元素在中创制了"气味厚薄寒热阴阳升降图"，阐明了药物的升降浮沉之性与药物的气味质地的关联。李时珍《本草纲目》指出："酸咸无升，甘辛无降，寒无浮，热无沉，其性然也。"清代医家汪昂在《本草备要》也指出："气厚味薄者浮而升，味厚气薄者沉而降，气味俱厚者能浮能沉，气味俱薄者可升可降。"这些论述指出了升降浮沉与性味的关系，而五味是产生药物功效的基础，故升降浮沉之性也必然有其相应的物质对应。性温热、味辛甘者为阳性药，主升浮；性寒凉、味酸苦咸者为阴性药，主沉降。气味薄者主升浮，如薄荷、连翘之属；气味厚者主沉降，如熟地、大黄之属。"凡药轻虚者，浮而升；重实者，沉而降"。一般来讲，花、叶、皮、枝等质轻的药物大多为升浮药，如苏叶、菊花、蝉衣等；而种子、果实、矿物、贝壳及质重者大多都是沉降药，如苏子、枳实、牡蛎、代赭石等。除上述一般规律外，某些药也有特殊性，如旋覆花虽然是花，但功能降气消痰、止呕，药性沉降而不升浮；苍耳子虽然是果实，但功能通窍发汗、散风除湿，药性升浮而不沉降，故有"诸花皆升，旋覆独降；诸子皆降，苍耳独升"之说。此外，部分药物本身就具有双向性，如川芎能上行头目、下行血海，白花蛇能内走脏腑、外彻皮肤。

目前，升降浮沉学说的现代研究仅局限在文献汇总、观察验证及药效学方面，还很难彻底揭示升降浮沉药性的本质。零星的一些报道探讨了芳香中药的"升降沉浮"药性。如麻黄挥发油有兴奋汗腺，抑制流感病毒作用；麻黄碱对支气管平滑肌的解痉作用较持久，亦有显著的利尿作用。

四、芳香中药与归经

归经是指药物作用的范围。归经理论最早见于《内经》，《伤寒论》的六经辨证用药是归经理论形成的先声，清代沈金鳌正式提出"归经"，标示着归经学说的形成。归经的"经"是带有药性理论特色的方向和部位概念，是药物效应定向和定位的选择性的作用总结，不是单指经络或经脉。古代医家将药物的形、色、气、味等特性作为药物归经的依据之一；如《本草从新》中提出："凡色青、味酸、气燥、性属木者，皆入足厥阴肝、足少阳胆经。色赤、味苦、气焦、性属火者，皆入手少阴心、手太阳小肠经。色黄、味甘、气香、性属土者，皆入足太阴脾、足阳明胃经。

色白、味辛、气腥、性属金者，皆入手太阴肺、手阳明大肠经。色黑、味咸、气腐、性属水者，皆入足少阴肾、足太阳膀胱经。"王冰曰："五气者，燥气凑肝，焦气凑心，香气凑脾，腥气凑肺，腐气凑肾也。"《素问•至真要大论》则提出"酸先入肝，苦先入心，甘先入脾，辛先入肺，咸先入肾"之论述。说明古人也早已认识到药物有效物质在体内的分布规律。

归经揭示了药物对某些脏腑经络有特殊的亲和性和选择性，因而对这些部位的病变有主要和特殊的治疗作用；中药归经是药物功效与药理作用部位的综合，与中药有效成分的体内分布存在密切联系，本质是药物有效成分在体内某些脏器的高浓度分布。《中医病理研究》指出："不论中药还是西药，都是以化学物质的形式进入人体参加体内代谢过程，从而纠正病理状态的。"中药之所以能治疗疾病，也是由于它内在的物质基础，这就是中药所含的各种有效成分。中药有效成分在体内若能在作用部位分布的浓度多，就能对其发挥较好的治疗效应，反之作用就减弱甚至无效。因此，有效成分也是引领药物归经的物质基础，所以利用中药有效成分在体内脏器组织等部位的分布特点作为实验研究归经的基本原理可以为揭示中药归经理论的实质提供了药理学依据。如大黄所含的蒽醌衍生物为泻下的主要成分，它在小肠内逐渐分解产生蒽醌苷及双蒽酮苷吸收入血，再经大肠排出时，可刺激大肠，使其运动增加而导致泻下。用大黄浸膏灌胃给药，可使大肠运动加强；如果结扎阻断小肠和大肠交界处，再将蒽醌苷注入小肠，药物仍在大肠起作用。表明大黄致泻作用与其泻下成分主要分布在大肠有关，这和中药学认为大黄归大肠经是一致的。又如牵牛子具有利尿作用，其作用机理与本品的有效成分由肾脏排泄，能增加肾脏的活动有关。这与文献所记载的牵牛子归肾经相符，说明牵牛子的利尿作用有效成分在体内的分布特点与牵牛子的归经具有密切的相关性。王亮等检测黄连生物碱在大鼠体内分布，发现小檗碱和巴马汀主要分布在动物的肺部，其次分布在肝脏中，而药根碱和黄连碱主要分布在动物的肝脏中，其次分布在肺部。李志荣等研究发现汉黄芩素主要分布在大鼠体内的肝脏，其次依次是脾脏、心脏、肺脏及肾脏。张继敏等通过高效液相色谱－荧光检测法，发现连翘提取物中金丝桃素主要分布在肝脏。有研究发现穿心莲中17-氢-9-去氢穿心莲内酯-19-硫酸酯钠主要分布在肾脏，其次依次是大肠、肝、肺、心、脾和胃。陈素红等从中药效能方面通过实验研究验证了豆蔻、紫苏叶、白芷3味中药对肺阳虚大鼠形体消瘦、畏寒、体倦乏力等症状明显的改善作用，证明了其归肺经的药性特征。

中药归经的物质基础是具相似代谢途径的中药同母核成分群，可称为中药的"物"性。由于中药成分群需进入体内被代谢后才产生药效，因此中药成分群对脏腑的选择性作用由原中药成分群的类型与进入机体后代谢物的类型共同决定，而中药成分群的种类又决定于原植物的代谢途径，反映到成分群层面则体现"同母核群生性"，相同母核成分群往往有相似的合成途径，进入机体内同样有相似的代谢途径，其作用酶系统（靶点）相似，而机体的不同的经络脏腑有不同生化代谢途径，因此只有适合于某一脏腑代谢途径作用的中药成分群才能产生最佳药效，具相似代谢途径的同母核成分群必然选择性作用于相应的经络脏腑而产生"物－象"相互印迹关系。如辛入肺经，而辛味多为萜类化合物，为异戊二烯代谢途径产物的挥发油而具亲脂性，易分布在皮下脂肪组织，产生发汗作用，与肺的司腠理相符，故多归于肺经。

药物成分与归经之间存在相关性，有文献指出归心经的药物与芳香族成分成正相关，归肝经与苯酞类成分、二萜及其氧化物、倍半萜氧化物成正相关，归肺经与单萜氧化物成正相关、与单萜氧化物与芳香族复合结构呈负相关，归脾经与脂肪族及脂肪酸类成分、单萜氧化物、倍半萜化合物成正相关，归肾经与单萜化合物、芳香族成分成正相关，归膀胱经与单萜与芳香族复合结构成正相关。付先军等对129种归肺经中药的化学成分类别构成与其归经相关性进行了研究，发现归肺经中药中萜类化合物出现频数最高，其中又以单、倍半萜类最为多见，而且萜类化合物的出现频率随肺经中药归经数（除肺经外出现其他经）的增多而降低，具有一定的特异性。此外，脂肪族、甾体、生物碱、黄酮类在肺经中药中出现的频数也有趋向性；而挥发油、黄酮、三萜及皂苷、蛋白质及生物碱类则在肝经出现的频率有趋向性。对《中药学》本科教材药物进行归经统计分析，发现归肝经的偏向性成分群主要为蒽醌类、芪、鞣质、有机酸、三萜及皂苷、黄酮等成分。

药性与归经之间的规律性。辛温（热）、辛寒（凉）、辛平药物归经最多者为肺、脾、胃三经，其次是肝、心、肾三经；但辛温（热）药归经范围广泛，作用可及各脏腑，辛寒（凉）及平性药则作用部位较少。热性中药含挥发油为芳香族类成分，其往往归心经或肾经。解表透疹作用的药主要归肺经；活血、理气止痛作用的药归肝、脾、胃三经为主；具有芳香开窍作用的药归心、脾两经为主。归心、肝经者，大多具有理气疏肝解郁、悦脾开胃、开窍醒神的作用。如檀香归心、脾、肺经，可"调脾肺、利胸膈、为理气要药"；乳香归心、肝、脾经，可"治妇人血气"；玫瑰入肝经，能"和血行血、理气解郁"；薄荷归肝、肺经，能"清利头目，疏肝行气"。

归脾、胃经药物中芳香中药占多数。在临床常用芳香化湿的藿香、佩兰、厚朴、白豆蔻、草豆蔻、砂仁等，温里的丁香、小茴香、蜀椒、荜澄茄等、理气药木香、乌药、檀香、甘松、薤白、枳实、桂皮等以及大热药干姜、良姜之类都含有挥发油。这些药物多用以温中祛寒、止痛，尤其是寒性腹痛。在归肺经药物中含挥发油的辛温药占较多数，如桂枝、紫苏、荆芥、白芷、细辛等，这可能是由于肺主皮毛，辛味药物使外邪由表而出，因而归于肺经之故。

归脾经的成分类别中倍半萜类成分的相关性最高。辛温归脾经药具有较强的镇痛作用。白芷辛温、归脾胃，据《本草求真》记载："白芷，气温力厚，通窍行表，为足阳明经祛风散湿的主药。"白芷挥发油以不同剂量给小鼠灌胃，从扭体法、热板法、辐射热刺激法、大鼠甩尾法观察到白芷挥发油对小鼠具有镇痛、镇静作用，且无依赖性。进一步研究发现，白芷挥发油可使脑内类阿片肽表达的阳性细胞数增加，升高下丘脑中 β–内啡肽—氧化氮，与烯丙吗啡、氟哌醇有协同作用，且可降低血中单胺类神经递质、去甲肾上腺素、5–羟吲哚乙酸的含量，显著升高多巴胺而发挥镇痛作用。

"开窍"是典型的归经药性，也是最具有特色的一部分。脑血流速度最快，但许多药物全身给药后进入脑组织的速度比进入其他组织慢得多，因此形成了血脑屏障的概念（blood–brain barrier，BBB）。血脑屏障是存在于脊椎动物的血液循环与神经系统之间一层细胞屏障，是脑组织和外周血液之间一个复杂的细胞结构，控制脑脊液与血液之间的物质转运，调节和保证大脑内环境的稳定。能阻止外源性的物质进入脑组织，起到保护中枢神经系统、维持脑内外环境稳定的作用。功能正常的血脑屏障在保护脑组织的同时，其选择透过性也可能限制了药物进入脑内发挥作用，限制了绝大多数药物入脑或在脑内达不到治疗所需的有效浓度，降低某些治疗脑部疾病药物的疗效。这时就需要增加血脑屏障的通透性，增强药物的治疗效果。但在另一方面，外伤、缺血、感染等多种病理因素，又可能破坏血脑屏障，增加其通透性，引起大量有害物质进入脑内，加重脑损伤，甚至可引起脑水肿。这时应当降低血脑屏障的通透性，减少脑组织的损伤。因此，调节或改善病理状态下血脑屏障通透性，促使治疗药物透过功能正常的血脑屏障进入脑内发挥治疗作用，在相应的中枢神经系统疾病研究和治疗中有着重要意义。

血脑屏障是由脑微血管内皮细胞、星形胶质细胞为主形成的一个实质性结构，通过脑血管内皮细胞之间的特殊蛋白，即紧密连接（tight junction，TJ）将细胞膜缝合为一个完整而巨大的血-脑物质交换屏障。血脑屏障的功能多归咎于内皮细胞的TJ结构，紧密连接能够封闭上皮细胞的间隙，保证物质转运的方向性。紧密连接和胞饮作用是血脑屏障通透性调节的主要方式。血脑屏障能在生理或病理条件下通过调控紧密连接和转运蛋白或酶的表达与活性调整脑部的营养供应或损伤修复，通过调节此结构可以影响血脑屏障的通透性。如果药物的主要有效成分能透过血脑屏障，在脑中有一定浓度的分布，同时又对脑有明显的药效作用，那么就能比较肯定地确定该药"归经入脑""开窍"。血脑屏障是维持脑内环境稳定的重要物质基础，其结构和功能的变化是多种脑内疾病病理变化的核心过程，也是限制药物有效治疗脑内疾病的重要因素。

芳香开窍类中药具有辛香走窜、开窍醒脑的功效，可能"归经入脑"。能使昏迷患者神志苏醒，而主治窍闭神昏证。这类药具有辛香走窜之性，开窍醒神的功效。芳香类药物开窍作用，主要表现为对中枢神经系统的作用。中医临床主要用于治疗神昏窍闭，能使重症昏迷患者苏醒，药理实验也证明它们对脑有很好的保护作用。代表药物如冰片、牛黄、麝香、苏合香、安息香、石菖蒲等。其药性有寒热之分，入心经，临床通常配伍组成凉开剂与温开剂，分别治疗"热闭"与"寒闭"神昏等。

在中医学中，冰片常作为"佐使药""引经药"配伍应用；其开放血脑屏障的机制为使血脑屏障细胞间紧密连接松散，使物质经细胞间通道转运加速。有实验证实，对大鼠连续7d给予0.2g/kg的冰片后，发现在内皮细胞和系膜细胞之间紧密连接处产生了疏松结构，其他药物会在大脑的皮质、海马、下丘脑和纹状体4个部位检测到，随着冰片的增加，药物在下丘脑和海马的含量也明显增加。蛋白的表达分析表明，冰片降低下丘脑和海马多药耐药基因1和多药耐药相关蛋白1表达。有研究表明冰片可使血脑屏障的超微结构发生改变，对大鼠脑毛细血管内皮细胞之间的紧密连接影响显著，且具有可逆性。通过给大鼠灌服冰片液状石蜡后与对照组比较大鼠脑部细胞间紧密连接缝隙变宽、断续、结构减少，灌服冰片液状石蜡后4h开始出现变化，8h时达到高峰，48h时恢复正常；两个不同剂量组之间未见明显变化。提示冰片可使血脑屏障的超微结构发生改变，且为可逆性。冰片还能明显使血脑屏障细胞吞饮小泡数量增多、体积增大，从而使经细胞吞饮的物质转运加速，并通过抑制血管内皮细胞细胞间黏附分子-1的表达来抑制多形核白细胞黏附，在脑缺血再灌注损伤中保护脑组织。研究显示，与单用槲皮素给药组相比，冰片加槲皮素组的脑组织槲皮素含量均显著升高，说明冰片对小鼠生理状态下的血脑屏障具有一定的开放效应。

汪宏锦等总结了冰片对血脑屏障通透性影响因素有：①不同来源冰片旋光性差异对作用效果无显著影响；②冰片剂量在 50.00 ～ 200.00mg/kg 单用或者配伍使用并不影响其作用方向，仅影响其作用强度；③冰片单用对生理性血脑屏障能开放其通透性，对病理性血脑屏障能降低其通透性；④冰片对于不同大脑疾病模型的血脑屏障，单用或配伍麝香使用均能降低其通透性；⑤冰片配伍黄芪、梓醇、葛根素对病理性血脑屏障通透性有促开放和促进药物透过的作用。冰片对血脑屏障通透性双向调节作用的靶点和机制，与大脑内皮细胞的特殊结构即紧密连接的结构与功能，以及高表达的 P- 糖蛋白外排作用和低胞饮内运作用有关。冰片可通过抑制核转录因子 κB 下调 P- 糖蛋白，降低外排作用，提高血脑屏障通透性；也可通过促进血脑屏障胞饮作用，提高血脑屏障通透性；可通过抑制白细胞介素 1β，基质金属蛋白酶 9 表达，对抗其对血管外基膜和紧密连接的降解，降低血脑屏障通透性；通过影响细胞内氧化应激等通路对血脑屏障通透性可能具有双向调节作用。

陈怡君证实了冰片和麝香酮具有开启血脑屏障的功能，并从分子生物学角度阐述了"开窍"作用机制。以冰片和麝香酮为靶药，利用模式生物斑马鱼研究开窍药的开窍机制。从两个方面阐述了冰片和麝香酮开启 BBB 的机制，其认为冰片和麝香酮可以引起紧密连接蛋白 Claudins 的基因表达变化，基因表达的下调可能是导致 BBB 紧密连接功能降低的原因之一，另外基膜结构的破坏，内皮细胞的皱缩，导致细胞间隙增大等这些因素共同促成了 BBB 结构的疏松，从而从分子水平阐述了冰片和麝香酮开启 BBB 的机制。此外，研究还发现了冰片和麝香酮作用的靶基因如 Claudin-5a，-2，-7b，-12，并且靶基因的时效性研究表明，15min 是冰片和麝香酮作用 BBB 开始的时间，1h 时作用最为明显，4-6h 时作用逐渐减退。这些关键性时间点的把握可以正确指导冰片和麝香酮治疗脑疾病，也说明了冰片和麝香酮对 BBB 的开启是生理性的，与脑外伤，脑缺血，脑炎的病理学开放有本质区别，这为冰片和麝香酮能够广泛应用提供支持，为其开窍醒神，引药入脑的功效提供科学依据，也为脑内疾病的治疗提供了有效的药物干预手段。

麝香为芳香热性药物，具有通诸窍、开经络、醒脑之功，在临床上广泛用于热病惊风、中风神志昏厥、神昏谵语等脑病的治疗。麝香大环化合物多具有挥发性特异香气，此即麝香芳香开窍醒脑的物质基础。而麝香酮是麝香大环类化合物的主要组成部分，也是麝香中香气的主要成分，其含量一般在 2%，有时高达 4%-5%。实验亦表明，麝香酮静脉给药后能迅速通过血脑屏障进入脑组织中，且很快达到峰值。这与麝香"通关利窍，开窍醒脑"之功效是吻合的。与其他主要脏器相比麝香酮在脑组织中蓄积时间长、衰减慢，可能与麝香酮的脂溶性及脑中富含脂质等有关。麝香酮在脑组织中较为稳定，而麝香酮在其他脏器中不具备这样的特点，这可能是麝香对脑有药效作用的物质基础。结合麝香开窍醒脑的临床功效，已往的麝香酮对脑的药理研究结果，证实麝香酮能透过血脑屏障分布到脑组织中，无论是临床疗效定位，还是药理作用定位以及药物分布定位，都说明了麝香对脑的选择性定位作用，麝香"归经入脑"的依据比较充分。

芳香开窍类中药可以改变血脑屏障的结构以促进血脑屏障的开放。《本草本义》载石菖蒲能"使耳目聪明，九窍通利"。现代研究证实，石菖蒲的有效成分（α，β-asarone）能迅速透过血脑屏障发挥药理作用。有学者通过研究石菖蒲挥发油主要成分 β-细辛醚的药代动力学特征，发现 β-细辛醚在大鼠体内吸收快，分布快，且发现其极易透过血脑屏障进入大脑，为阐明 β-细辛醚对大脑的药理作用提供了依据。谢婷婷等通过给小鼠灌服石菖蒲不同提取部分，用高效液相色谱-电化学检测法分别测定小鼠大脑内 5- 羟色胺含量，研究发现石菖蒲挥发油组 5- 羟色胺含量均比空白组显著升高，石菖蒲可显著增加小鼠大脑内 5- 羟色胺含量，并推测石菖蒲很可能通过上调脑内 5- 羟色胺水平，促进血脑屏障开放。

石菖蒲主要有效部位石菖蒲挥发油经灌胃给予大鼠后，发现有 2 个主要成分 β-细辛醚、α-细辛醚能进入脑组织，用电镜观察大鼠大脑皮层血脑屏障的超微结构在给药前后的变化，给予石菖蒲后血脑屏障超微结构发生改变，内皮细胞壁变薄，局部有缺损，基膜出现水肿，结构模糊，表明石菖蒲可以影响大鼠血脑屏障的超微结构，使内皮细胞之间的紧密连接松弛，增加血脑屏障的通透性。薄荷油主要含有薄荷醇、薄荷酯、薄荷酮等，陈光亮等通过给小鼠灌胃或腹腔注射薄荷油发现薄荷油吸收迅速，易通过血脑屏障，对中枢神经系统有抑制作用，但作用维持时间短。

唐洪梅等利用气相色谱＋质谱联用（GC-MS）方法，测定用石菖蒲灌胃大鼠不同部位脑组织中的成分，并分析透过大鼠血脑屏障的石菖蒲成分，结果发现榄香素和 β-细辛醚、α-细辛醚一样均能透过血脑屏障进入脑组织发挥作用，进入脑组织量的多少依次为 β-细辛醚、榄香素、α-细辛醚，基本按照各自在挥发油中含量多少排列，说明进入脑组织的成分与药材的体外含量呈正相关。方永奇等同样采用

GC–MS 法对石菖蒲挥发油灌胃给药后进入大鼠脑组织中的挥发油成分进行分析，结果发现顺式甲基异丁香酚、榄香素、β – 细辛醚、α – 细辛醚 4 个主要成分能进入脑组织，提示石菖蒲挥发油开窍醒神的作用可能是多个成分综合作用的结果，与唐洪梅等的研究结果比较吻合。

芳香开窍药大多对中枢神经系统具有调节作用，并能增强血 – 脑脊液屏障的通透性。中医认为心主神明，心窍通则神明有主，大脑的兴奋活动与神明（神志活动）直接相关联。故推测开窍药的开通心窍或许与其影响心脑功能活动相关。此外，该类药还可增加心肌血流量，降低心肌耗氧量，也可能是其开启心窍的作用机制之一。开窍药能使神志昏迷患者苏醒。如樟脑、冰片有一定的中枢兴奋作用；石菖蒲挥发油有镇静催眠作用，延长小鼠常压耐氧存活时间；小剂量麝香酮对中枢神经系统有兴奋作用，过量反而抑制，表现出对中枢神经系统有兴奋和抑制的双重作用。这些与中医"开窍醒神"相一致。另外，麝香、冰片可扩张冠脉流量，降低心肌耗氧量，又与中医学"温通开窍"治疗胸痹心痛的理论相符。

其他的研究表明开窍药之辛味是实现开通心窍、醒神回苏的基础。依据其"辛开"、向外、向上的作用特点，该类药有"辛味 – 归心经 – 升浮趋向"的药性系统特点，进而表明"在药性系统中药味是基础、归经是核心"。该类药的挥发性成分，是表达辛味的重要物质基础。这些基础物质通过调节中枢神经系统、心血管系统、强心、改善冠状动脉血流量、保护心肌、增强穿透血 – 脑脊液屏障等多途径、多靶点作用，来实现开窍醒神效应。可见，其药性系统—物质基础—药理作用之间具有关联性。

五、芳香中药的"有毒无毒"

中药的有毒与无毒是中药性能特点的一种高度概况，也是中药药性理论的重要组成部分。对中药有毒无毒的认识，可以追溯到远古时代，《淮南子》记载："神农尝百草……一日而遇七十毒。"《神农本草经》曰："药有酸、咸、甘、苦、辛五味，又有寒、热、温、凉四气，及有毒无毒。"这便是"有毒、无毒"作为药性，在现存本草文献中的最早记载。

"毒"是指药物对人体伤害的程度。狭义角度看：中药学所谓有毒与无毒，是指药物对人体能否造成危害。一般说，凡标明有毒者，均表明该药会对人体造成明显的伤害，如砒霜、生乌头等有大毒。如《诸病源候论》云："凡药物云有毒及大毒者，皆能变乱，于人为害，亦能杀人，如砒石、乌头等。"巴豆中巴豆油约 30% ~ 45%，毒性大，外搽可致皮肤起泡，内服 1/4 滴即可致峻下，内服半滴至一滴即可产生严重症状，内服 12 ~ 20 滴足以至死亡。《名医别录》："蜀椒，大热，有毒，多食令人乏气，口闭者杀人。"《中华本草》："味苦辛，性温，小毒。"

所谓无毒，即指单用某药在不超过常用量时不会对人体造成伤害。一般来说，几乎无毒的药物，性质比较平和，安全性高。临床应用时，只要合理对症，就不会对人体造成伤害。如车前子、麦芽、山药、元曲等。

广义的"毒"是指药物的总称或药物的偏性，它既包括了药物对人体的毒害作用，又包括了药物对人体的治疗作用。如张景岳所说："药以治病，因毒为能，所谓毒者，以气味之有偏也。盖气味之正者，谷食之属是也，所以养人之正气。气味之偏者，药饵之属是也，所以去人之邪气……是凡可辟邪安正者，均可称为毒药。"药物的有毒与无毒表示其能否对人体造成伤害，还表示其对人体治疗作用的强弱。一般说，有毒者力强，无毒者力弱。如大黄与巴豆均为泻下之品，但大黄无毒而力较缓，巴豆有大毒则力峻猛。《素问·五常政大论》言："大毒治病十去六，常毒治病十去七，小毒治病十去八，无毒治病十去其九。"

柴胡虽在《神农本草经》中列为上品，但古人早就认识到其对肝脏的毒副作用，如明·张凤逵《伤暑全书》序文中即指出"柴胡劫肝阴"，后又被清·叶天士在《临证指南医案·幼科要略》中引用。灌胃一定剂量柴胡挥发油可造成大鼠严重肝毒性损伤，其损伤机制与其抗氧化防御系统遭到破坏、清除自由基的能力降低、继而导致自由基在体内的过量堆积，诱导细胞膜脂质过氧化反应有关。为"柴胡劫肝阴"提供了一定的实验依据。

紫苏叶为唇形科植物紫苏的干燥叶（或嫩枝），别名苏叶、赤苏叶、青苏叶、香苏叶。味辛、温，归肺、脾经。紫苏叶主要含有挥发油，紫苏叶醛约占 50%。一次灌胃湖北紫苏叶挥发油就可引起小鼠产生急性毒性反应甚至死亡，灌胃给药的 LD_{50} 为 3.1g 生药 /kg（99% 的可信限为 2.83 ~ 3.399 生药 /kg）。

吴茱萸为芸香科吴茱萸属植物，《中国药典》记载其"辛、苦，热；有小毒。"《本草经集注》："味辛，温、大热，有小毒。"《得配本草》："辛、苦、热。有毒。"《本草求真》："辛苦燥热。微毒。"急毒实验表明小鼠灌服 50g/kg 煎液，大于人常用量的 270 倍，生、制吴茱萸均未见明显毒性反应，蓄积毒性实验也未见明显异常，表明毒性很低。

细辛为马兜铃科细辛属植物，古代本草提及细辛有毒曰："不可过半钱，多则气闷塞，不通者死。"按照现代毒理学的毒物概念，细辛很小的剂量就导致身体损害，毫无疑问是属于毒性中药。但历代本草明确指出细辛有毒的不多。至今《中国药典》都没有注明细辛的毒性。大量研究发现，细辛所含挥发油中用基丁香酚是主要有效成分，黄樟醚是其毒性成分，是毒性较强的致癌物质，高温易破坏。同时，细辛含有毒性成分马兜铃酸的问题近来也受到重视。细辛的毒性在某种程度上与其所含挥发油有关，毒性作用主要来源于挥发油。细辛根中挥发油含量可达 3% 左右，细辛经不同时间煎煮后，其药液中挥发油含量随煎煮时间增加而降低。细辛挥发油中所含的黄樟醚具有长期毒性，在大鼠饲料中加入 1% 黄樟醚，可使 28% 的大鼠发生肝癌，加入 0.1% 也能导致肝肿瘤。如饮食中缺乏维生素 B 和维生素 E，其致癌作用更强。研究表明，黄樟醚的挥发性比甲基丁香酚强，经 30min 煎煮后，煎汁中还保存着一定的甲基丁香酚，而黄樟醚的含量则大大下降，仅存原药材的 2%，此浓度已不足以产生毒性。可见细辛挥发油所含的黄樟醚煎煮后其含量大幅下降，已不足以产生毒性。同时研究显示，腹腔注射细辛油 $1/2LD_{50}$ 剂量，可增加小鼠骨髓细胞微核形成率，提示其有致突变作用。还有研究发现，细辛挥发油中含有肉豆蔻醚，具有致幻、致畸效应。实验小鼠灌服细辛散剂后，毒性反应为呼吸困难、发绀、抽搐、烦躁等，致死原因可能是对神经系统和呼吸系统的影响，这与本草记载的细辛"多即气闷塞不通者死"基本吻合。

第四节　芳香中药毒理学研究

一、芳香中药毒理学研究概述

芳香中药的毒性归纳起来源于药物、机体和临床使用三个方面。

（一）药物因素

1.混用现象　中药品种混淆、同名异物、同物异名的现象较为普遍。临床用药中，如将来源于不同品种的药物盲目替用和乱用则易导致不良反应的发生。如大戟，常见的有京大戟、红大戟两种，前者属大戟科含大戟苷等，毒性大；后者属茜草科

含蒽醌类化合物，毒性小。

2. 自身的毒性　有些中药本身含有毒性成分，如砒石、砒霜、生川乌、生马钱子、生巴豆等，这些毒性成分可影响机体功能、损害组织结构。如巴豆有大毒，有报道服巴豆油20滴而致死者。

3. 药材炮制不当　炮制是药物在应用前或制成各种剂型前的必要加工过程。通过规范的炮制，可减轻或消除药物的毒性、烈性，提高药物的疗效，减轻或消除药物的不良反应。如附子所含双酯型乌头碱毒性剧烈，可引起消化系统、心血管系统、神经系统等不良反应。但生附子经炮制后，毒性显著降低。

（二）机体因素

不同的患者个体由于性别、年龄、生理、病理状态，尤其是在遗传、新陈代谢、体内代谢酶及免疫系统及个人习惯等方面存在差异，影响了药物的吸收、分布、代谢和排泄水平，因此导致对药物不良反应的敏感性不同。患者过敏体质是导致中药注射剂不良反应发生的重要原因。即使是同一药物、剂量，过敏体质、老年、婴幼儿、肝肾疾病患者的不良反应发生率也高于常人。

（三）临床使用因素

1. 大剂量或长期用药　大剂量或长期应用某种药物，尤其是代谢速度缓慢的药物，容易引起药物在体内蓄积而发生不良反应。一些有一定毒性的药物，短期应用尚不致有害，但用药剂量过大或用药时间过长即会中毒。如有患者连续30多年服用含关木通的龙胆泻肝丸，导致肾衰竭。一些药性平和的药物大剂量长期应用也会导致严重的不良反应，如甘草味甘性平无毒，但如长期大剂量服用也会出现水肿、高血压、低血钾等假性醛固酮增多症。

2. 药不对证　中医药学历来强调辨证求因，审因论治，因时、因地、因人制宜。临床辨证失误、用药不当，或不经辨证、随意滥用，是导致中药不良反应的重要原因之一。如临床辨证失误，热证、阳证误用温热药物，阴证、寒证乱投寒凉药物，则易导致耗损阴津或损伤阳气之类的不良反应。

3. 合用西药　由于中西药之间的相互作用、相互影响，有时会产生一些意想不到的不良反应。如石膏、龙骨、牡蛎、海蛤壳等含有 Ca^{2+} 的药物若与强心苷类药物合用后，可能影响强心苷类药物的强心作用，合用时要减轻用量并密切观察，以防强心苷中毒。根据上述常见中药不良反应发生的原因可以看出，中药饮片的不良反应事件报道大多不属于"正常的用法用量"，因此真正属于不良反应的病例并不多。

目前，关于中药不良反应发生的原因、发病机制、临床表现和预防措施等研究尚不系统。芳香中药毒性作用较为广泛，涉及呼吸系统、心血管系统、消化系统、神经系统等。人们应正确地认识中药作用的双重性，有效地减轻中药不良反应所造成的损害，对进一步提高中药的安全性、有效性至关重要。

二、芳香中药毒理学研究进展

（一）呼吸系统的毒性

灌胃柴胡挥发油后大、小鼠的急性毒性症状大体相同，主要有烦躁、异步态、心率加快、呼吸急促及连续性抽搐等，小鼠毒性发生时间较大鼠早、维持时间较大鼠短。白苏挥发油对大鼠的急性毒性研究表明，大鼠两肺瘀血较明显，伴轻度弥漫性出血，左小肺叶轻度代偿性肺气肿。苍术挥发油急性毒性实验表明，给药后48h内死亡小鼠剖检可见肺充血或瘀血。小鼠灌胃金华佛手挥发油后，大多在5～10h内呼吸衰竭而死。五彩阿魏挥发油急性毒性研究表明，给药后，高剂量组小鼠1h内即出现强直性抽搐现象，腹式呼吸明显，4h内即可出现死亡现象；低剂量组小鼠给药后腹式呼吸明显，无明显抽搐现象。此外，有学者报道了1例静脉注射薄荷油导致急性肺水肿的病例。

（二）心血管系统的毒性

小剂量苍术挥发油有减慢心率及镇静作用；大剂量可致心脏停搏、呼吸麻痹而致死，其死亡主要原因可能与心血管及呼吸抑制有关。麻黄不良反应的报告大多集中于心血管系统和神经系统，最典型的不良反应是心悸、神经过敏、头疼和失眠。

（三）消化系统的毒性

川芎挥发油以100～1000mg/kg灌胃大鼠28天，摄食量和体重增长有减缓趋势，提示药物对于大鼠胃肠道具有一定的毒性作用，但作用可逆。柴胡挥发油对大、小鼠体重均有一定影响，一般在给药后2天内体重降低较为明显。白苏挥发油给药后，光镜检查发现胃黏膜充血，并有轻微的出血点，提示对消化系统有一定的毒性作用。紫苏挥发油灌胃给药后，解剖死亡动物发现肠黏膜肿大充血，余下脏器未见异常改变，可能与紫苏叶挥发油的强刺激性有关。王玉春等在实验中发现，白芷挥发油给药后，动物自发活动减少，蜷缩不动，反应迟钝，多为急性毒性死亡，有竖毛、流泪、流涎、腹泻、扭体现象发生。另有文献报道苍术挥发油含有的苍术素灌胃给药后，48h内死亡小鼠剖检时可见胃部胀大成气泡、胆汁分泌增多、部分小鼠有肠道水肿，甚至胃底和十二指肠出血。王建英等发现，金华佛手挥发油灌胃小鼠 10h 后动物排淡黄色稀便，解剖死亡动物可见部分死亡小鼠十二指肠、小肠上半段轻微水肿，提示金华佛手挥发油存在消化系统毒性。

（四）血液系统的毒性

有学者报道小鼠灌胃给予 100mg/kg 姜黄乙醇提取物 90d，与对照组相比未见明显的体重改变，而心、肺等脏器的重量明显改变，并且血中的红细胞、白细胞水平显著降低；赵梅等灌胃给予小鼠蜘蛛香挥发油 2d 后，小鼠小便深黄色，大便黑褐色，稀而黏稠，附着于肛门周围，开始出现死亡，给药 6d 后，大小便颜色恢复正常，皮肤、四肢及耳朵出现不同程度的发绀，且发绀现象随剂量的增加而程度明显增强，对死亡小鼠解剖发现盲肠阑尾充满黑便、硬化阻塞，小便呈浅黑褐色，其他脏器肉眼观察无异常。

（五）神经系统的毒性

研究表明肉豆蔻挥发油具有弱的中枢抑制作用，提示肉豆蔻中主要的毒性成分可能是挥发性成分。同时发现腹腔注射 25mg/kg 戊巴比妥钠不能诱导小鼠进入睡眠，在给予戊巴比妥钠前 30min 给予肉豆蔻挥发油，可表现出一定的催眠协同作用，且具有剂量依赖性。

张晓凤等实验研究表明，小鼠口服吴茱萸挥发油后，出现中毒反应，表现为步态不稳，静卧不动，唇色发绀等症状，临死前出现惊厥、四肢抽搐、强直而死亡。存活小鼠中毒症状较轻或无明显症状。马国甫等研究发现甘肃产柴胡根中挥发油灌胃对小鼠的急性毒性反应症状主要有：心率加快、呼吸急促、烦躁及连续性抽搐，毒性发生时间早维持时间较短；对小鼠体重均有一定影响，一般在给药后 3d 体重降低比较明显。

艾叶不同采收时间樟脑、侧柏酮等具有神经毒性的成分的含量具有一定差异，侧柏酮含量随采收时间的推移呈下降趋势，且下降幅度较大。

有文献报道，细辛挥发油有明显的中枢神经系统毒性，毒性表现为腹式呼吸，瘫卧或俯卧，翻正反射消失，抽搐，惊厥，最后死亡。其一般行为变化，随剂量由小到大，可见小鼠活动减少、静伏不动，但对刺激仍有反应；翻正反射消失；呼吸抑制而死亡。心跳停止于呼吸停止之后。同时研究还显示出细辛挥发油的毒性明显大于异戊巴比妥钠。

白苏挥发油灌胃后，大鼠即刻有呕吐动作，但无呕吐物，并很快消失。中毒鼠先是呼吸加深加快，烦躁不安；很快精神倦怠、活动减少、肌张力减弱、肌肉松弛，共济运动失调，四肢麻痹，呈鸭泳状；继而昏迷，呼吸浅表，直至死亡。光镜检查发现：神经元部分变性坏死，尤以小脑、脑桥、延脑的病变最重，表现为胞质尼氏体消失及空泡变性，细胞形态不整，核固缩偏位，少数神经元核结构消失，胞质浅染，仅留下细胞轮廓，四周神经胶质细胞增生。大脑、中脑、基底神经节及脊髓神经细胞轻度变性，间质瘀血，但未见坏死。姜黄毒性研究发现，死亡小鼠有呼吸抑制现象，初步估计引起小鼠死亡的主要原因是引起呼吸中枢麻痹的神经毒性。

有研究表明，给降香挥发油约 30s 后，小鼠出现中毒，中毒反应与剂量相关，症状表现为兴奋不安、呼吸加快、时有抽搐，死亡时间在 1～5min 内，最长的在 5h 内。袁娟丽等实验发现，致死剂量给予花椒挥发油后，小鼠可见行动迟缓、嗜睡、腹泻、心律和呼吸减慢、四肢抽搐等中毒症状，一般 72h 内死亡，花椒挥发油口服和腹腔注射毒性较大，而肌肉和皮下注射的毒性较小。文莉等实验研究结果表明，在给予紫苏挥发油后，小鼠出现明显毒性反应，精神萎靡，毛发蓬松，活动减少，体重减轻，甚至死亡等现象，剂量越高越明显，提示紫苏叶挥发油具有较大急性毒性。白芷具有兴奋中枢作用，白芷中白芷毒素在小剂量时能兴奋延脑呼吸中枢、血管运动中枢、迷走中枢和脊髓，从而产生呼吸兴奋、血压升高、心率减慢、流涎等作用；大剂量时导致间歇性惊厥，继而导致麻痹。

万阜昌等研究白花蒿挥发油的毒性，给药 1～2 小时内，小鼠活动减弱、呼吸减慢，死前呈深度抑制状态。苍术中含有的 β- 桉叶醇、茅术醇，对小鼠有镇静作用，能抑制小鼠自发活动，实验小鼠灌胃生苍术及苍术挥发油后，主要毒性症状为：行动迟缓、静卧、昏睡、呼吸减弱、心率减慢，直至死亡。毒性症状的轻重与剂量成正相关，小鼠死亡开始于给药后 3.5h，大多发生于给药后 24h 以内。金华佛手挥发油灌胃给药后，毒性反应可见小鼠自发活动明显减少，多数呈昏迷状态、对外界反应淡漠、无食欲，呼吸抑制，心率减慢可降至 25～35 次 / 分钟。黄凌等进行益智仁挥发油急性毒性实验发现，不同浓度相同体积的益智仁挥发油乳剂给小鼠灌胃后，大部分小鼠在短时间内出现自主活动减少，呼吸急促，死亡时间在 24h 内，死亡率与受试剂量成正比。赵梅等进行蜘蛛香挥发油的急性毒性研究表明，蜘蛛香挥发油给药 1d 后，小鼠活动减少，精神萎靡不振，俯卧不动，毛发凌乱无光泽，反应迟钝，进食异常。孙付军等对东北铁线莲及其挥发油的急性毒性进行了研究，在实验过程中小鼠出现少动、嗜睡，肌肉麻痹等中毒表现。

陈永顺等通过灌胃及腹腔注射给药两种途径观察了草豆蔻挥发油的毒性反应，结果表明其急性毒性主要表现为行动迟缓、异步态、心率加快、呼吸急促、连续性抽搐等。有学者研究了多伞阿魏挥发油和五彩阿魏挥发油的急性毒性，结果表明，多伞阿魏挥发油的 LD_{50} 为 10240mg/kg，五彩阿魏挥发油的 LD_{50} 为 491.61mg/kg，实验动物均出现呼吸系统和神经系统中毒症状。薄荷油毒理学研究显示，薄荷油可对大鼠造成剂量依赖性脑损伤毒性，表现为小脑内形成脓疱样空洞。

（六）其他毒性

1. 眼毒性　油樟叶挥发油单次用药对眼睛有轻微刺激，反应可逆；多次用药对眼睛的刺激较重，个别个体损伤不可逆。苍术挥发油给药后，48h 内死亡小鼠剖检时可见晶状体混浊。

2. 皮肤毒性　油樟叶挥发油单次及多次皮肤刺激实验表明，32% 剂量的油樟叶挥发油对破损皮肤有刺激，16% 剂量对破损皮肤有轻微刺激，二者反应皆可逆，而对完整皮肤无刺激。白芷中的呋喃香豆素成分中，线型呋喃香豆素具有光敏作用。实验研究证明，白芷中欧前胡素、异欧前胡素、别欧前胡素、珊瑚菜内酯、氧化前胡内酯、异氧化前胡内酯、花椒毒酚等 7 种呋喃香豆素具有光毒性，其中以欧前胡素的光敏活性较强；异欧前胡素、花椒毒酚、珊瑚菜内酯次之；而别欧前胡素、氧化前胡内酯、异氧化前胡内酯最弱。其中，欧前胡素在紫外光照下能与蛋白质发生反应，可能机制是光照诱导了欧前胡素的活性增加使其与蛋白质中的酸性基团发生反应，导致蛋白质结构的改变，从而引起脱皮等皮肤损害现象。有文献报道，小鼠灌胃给予蜘蛛香挥发油 9d 后，发绀褪去，动物嘴角皮毛脱落，提示其可能具有皮肤刺激性。薄荷具有皮肤毒性，其有效成分薄荷醇 2% 浓度以上多次给药后会引起家兔皮肤结构不同程度的改变。含量较大的桉叶油醇有导致皮炎等毒副作用。此外，有文献报道，花椒、石菖蒲、紫苏、细辛、没药、豆蔻均具有皮肤毒性。

3. 对肝肾的毒性　艾叶挥发油中侧柏酮对肾脏泌尿系统有潜在毒性。另外白苏挥发油给药后，光镜检查可发现肾瘀血，轻度变性，提示其有一定的肾毒性。将川芎挥发油制成软胶囊后进行 28 天的大鼠经口长期毒性实验，发现主要毒性反应为摄食量和体重增长有减缓趋势，尿素氮升高，提示临床使用时应注意药物对消化系统、泌尿系统（肾脏）可能存在的影响。

4. 致癌作用和生殖毒性　石菖蒲挥发油存在致癌作用，石菖蒲挥发油的 β_2 细辛醚以不同剂量（500～5000/100 万）混入饲料喂养大鼠 59 周后在所有剂量组可见十二指肠部位发生恶性肿瘤。在大鼠饲料中加入 100～500mg/kg 的黄樟素喂养 2 年后，出现肝肿大及脂肪变性，且出现单个或多个肝细胞瘤。1993 年，美国 NTP（the National Toxicity Programme）评价了姜黄素的毒性和致癌性，用含姜黄素 79%～85% 的姜黄素的饲料分别饲养 F344/N 大鼠和 B6C3F1 小鼠（雌雄各半）13 周和 2 年。他们发现：在 13 周试验中，大鼠、小鼠的平均体重均低于对照组，而肝脏重量明显增加，毛发、粪便和尿液颜色改变；在 2 年的试验中，高剂量组（雄性 2000mg/kg 体重；雌性 2400mg/kg 体重）的大鼠表现出血液学指标的改变：如血红蛋白浓度、红细胞数量的明显降低，血小板、网织红细胞数量的增加；出现胃肠道的溃疡、慢性活动性炎症、盲肠肥大。而高剂量组（雄性 6000mg/kg；雌性 8400mg/kg）小鼠的表现为碱性磷酸酶显著升高。在高剂量组的雌性大鼠和雌、雄小鼠上都发现姜黄素可疑致癌作用，如在雄性小鼠中发现肝细胞腺瘤和小肠肿瘤，而对雄性大鼠未发现姜黄素致癌的证据。另外，尚有研究表明，姜黄素还有一定的细胞毒性。艾叶挥发油中侧柏酮对卵巢、睾丸、胎儿、孕妇有明显的毒性作用。有文献报道，（-）-薄荷醇对受精卵着床、母体以及胎儿的生命均没有影响，但在软组织和骨骼组织发现了发育异常，提示（-）-薄荷醇对小鼠没有生殖毒性但有发育毒性。

5. 遗传毒性　各种异构体薄荷醇分别对大鼠和小鼠进行遗传毒性研究，发现 0.7～1.3mmpl/L 的（+）-薄荷醇对大鼠肝细胞 DNA 有损害作用，可导致基因突变。研究显示，艾叶油灌胃剂量为 2mL/kg 时，对成年小鼠及胚胎鼠的遗传物质有潜在的损伤作用，灌胃剂量为 1mL/kg 时，对胎鼠有潜在的遗传毒性，但灌胃剂量为 0.5mL/kg 时，对孕鼠、成年雄鼠及胚胎鼠均无遗传毒性。上述实验结果提示，一定剂量的艾叶挥发油对小鼠具有潜在的遗传毒性，并呈剂量-效应关系。故在临床对于不同人群，特别是育龄期人群应重视用药剂量。

土荆芥挥发油能显著引起染色体畸变、姊妹染色单体互换、有丝分裂指数的改变，能够诱导 L5178Y 细胞染色体断裂，其毒性随浓度的增大而增大。有学者发现 50μmol/L 姜黄素即引起人胃黏膜细胞和人外周血淋巴细胞的 DNA 损伤，且损伤程度没有差别；细胞的损伤在 120min 内能修复。同时，六价铬（500μmol/L）和姜黄素（50μmol/L）共同作用于上述两种细胞，姜黄素能显著加剧六价铬引起的 DNA 损伤。

6. 细胞毒性　麝香能减慢培养心肌细胞的自主节律，表现为对 α-受体兴奋剂（去氧肾上腺素）和 β-受体兴奋剂（异丙肾上腺素）有不完全的对抗作用。当培养心肌细胞处于缺氧（模拟心肌缺血）的情况下，麝香有加速心肌细胞释放乳酸脱氢酶、琥珀酸脱氢酶、酸性磷酸酶和加速受损细胞死亡等毒性作用，提示麝香可能对心肌有潜在的损伤作用。另有文献报道，$0.1 \sim 5mmol/L$ 的薄荷醇影响大鼠肝细胞线粒体的发育；土荆芥挥发油有明显的细胞毒性，其细胞毒性可能与对伞花素含量较高有关。

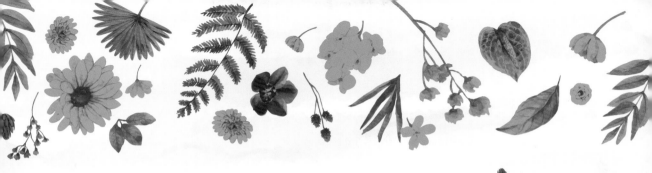

第四章　芳香中药化学

　　芳香中药的"芳香"气味主要是一些以挥发油形式存在的通过人体鼻腔感觉使人愉快舒适的气味物质,其成分多为多种类型化学结构的挥发油;因此,可把芳香中药定性为含有挥发油成分的药物。

　　挥发油亦称精油、芳香油、香精油,是存在于植物中的一类具有芳香气味、可随水蒸气蒸馏提取而又与水不相混溶的挥发性油状成分的总称。其组成成分复杂,通常包含萜类、芳香族类、脂肪族等物质。挥发油具有一些特殊的理化性质如挥发性、油状液体等,其特殊性质决定了其特殊提取方法,比如水蒸气蒸馏法、压榨法、溶剂提取法、微波提取法、超临界二氧化碳提取、固相微提取法、超声波提取法、分子蒸馏、酶法提取、微胶囊双水相提取法等。挥发油的分离方法可用冷冻结晶法、分馏法、色谱法、气相色谱法、化学分离法等;挥发油的鉴定可以用薄层色谱法、气相色谱法等。

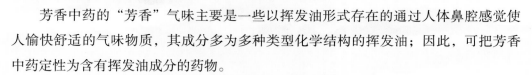

第一节　挥发油化学成分

　　挥发油中的成分按结构可分为脂肪族类化合物、芳香族化合物、萜类化合物、其他类别如含氮、含硫化合物等;根据其官能团结构特点可进行进一步划分,如脂肪族直链化合物可分为醇类、醛类、酮类、酸类等小分子化合物。目前已鉴定的植物挥发性有机成分主要为烃类、烯烃类、醇类和脂肪酸衍生物等类。随着检测技术的提高,植物挥发性有机物种类在不断增加。

一、萜类成分

萜类（terpenoids）是植物次生代谢产物中最大的一个家族，也是组成挥发油的主要成分之一，广泛分布于自然界中，目前已经发现5万多种萜类化合物；萜类是一种异戊二烯聚合物及其衍生物，根据结构中包含的异戊二烯单元数量可将萜类分为单萜、倍半萜、二萜和三萜等；许多萜类是含氧衍生物，根据所含官能团萜类化合物又可分为醇、醛、酮、羧酸、酯等类别；半萜、单萜和倍半萜成分往往具有挥发性，在植物中合成后直接释放到环境中，还有的经过氧化、还原、甲基化、交联等修饰，形成结构各异的萜类化合物家族存储在植物中。植物精油中的萜烯类化合物以单萜及倍半萜类为主，其中的含氧衍生物大多生物活性较强或具有芳香气味。

挥发油中的萜类主要为单萜与倍半萜及其衍生物，其中含氧衍生物多是挥发油中生物活性较强或具芳香味的主要成分。单萜多具有挥发性，是植物挥发油的主要成分，在植物界广泛存在，其种类多，赋予植物特殊的香气和生理作用，广泛应用于食品及医药工业。单萜衍生物常用作芳香剂、矫味剂和皮肤刺激剂等，如薄荷醇、月桂烯、薰衣草烯、草酚酮、樟脑、蒎烯、茴香醇等。

单萜是由2个异戊二烯单元首尾相接而成的碳氢（氧）化合物，根据分子结构中两个异戊二烯单位相互连接的方式不同，分为链状单萜、单环单萜与双环单萜等。

1. 链状单萜类　链状单萜是由两个异戊二烯单位连接形成的链状化合物，常见的链状单萜如月桂烯、罗勒烯，其含氧衍生物如牻牛儿醇（香叶醇）、橙花醇、香茅醇和柠檬醛等是挥发油的主要成分。香叶醇和橙花醇是一对顺反异构体，香叶醇存在于多种挥发油中，具有玫瑰香气；橙花醇是它的顺式异构体，香气比较温和，用于制造香料。

2. 单环单萜类　单环单萜是由两个异戊二烯单位连接构成的具有环状（通常为六元环）的化合物，主要来源于松节油，其世界年产量约为35万吨。代表性化合物如柠檬烯、薄荷醇等。

柠檬烯（limonene）是一种广泛存在于植物中的单环单萜，从结构上看，柠檬烯是由2个异戊二烯单元组成的手性分子，具有两个对映异构体。左旋体存在于松针中，右旋体存在于柠檬油中，为无色液体，有柠檬香味，可作香料。在松节油中存在的柠檬烯是外消旋体对薄荷烯。薄荷挥发油中主要成分为（−）−薄荷醇，结构中含有三个手性碳，有四对旋光异构体：（±）−薄荷醇、（±）−异薄荷醇、（±）−新薄荷醇、（±）- 新异薄荷醇。天然薄荷醇是左旋薄荷醇，其甲基、异丙基和羟基都位于平伏键，能量较低。薄荷醇为无色针状或棱柱状结晶，有强烈穿透性芳香清凉气味，并有杀菌和防腐作用，可用于制清凉油等中药和皮肤止痒擦剂，也可用于牙膏、糖果、饮料和化妆品中。

3. 双环单萜类　双环单萜是由两个异戊二烯单位连接成的一个六元环并桥合而成三元环、四元环和五元环的桥环结构，母体主要有蒈、蒎、莰（菠）等几种。但自然界中较多的是蒎菠两类。

蒎族中重要的是蒎烯（pinene），蒎烯是含量最为丰富且易于分离纯化的一类双环单萜化合物，通过蒸馏松节油获得。蒎烯有 α 和 β 两种异构体，其中 α - 蒎烯含量为 70% ~ 80%，能以左旋体、右旋体和外消旋体存在。α - 蒎烯的主要用途是用作合成樟脑、龙脑及紫丁香香料的原料。

菠族中重要的是 2- 莰（菠）醇（龙脑）和 2- 莰（菠）酮（樟脑）。龙脑（borneol 或 camphol）又称樟醇，是来源于樟树挥发油的双环单萜类化合物，其晶体状若梅花，因而又被称为梅片或冰片，龙脑是莰（菠）烷的含氧衍生物，有 3 种主要的构型异构体，差异在于分子结构中甲基和羟基的相对位置。C-2 差向异构体称为异龙脑，主要存在于热带植物龙脑香树的木部挥发油中，一般为右旋体。左旋龙脑是龙脑的对映体，能够从菊科植物艾纳叶中提取得到，又称艾脑，在中草药中也作为冰片使用，具有开窍醒神，清热止痛的功效，是冰硼散、速效救心丸等中成药的主要成分，也用于化妆品和配制香精等。由于天然龙脑来源有限，现在中药中多使用合成冰片，称为机制冰片，是其外消旋体。樟脑（2- 菠酮）也是菠烷的含氧衍生物，是一种来源于樟树挥发油的双环单萜化合物，为无色透明结晶。樟脑分子中有两个手性碳原子，理论上应有四个旋光异构体，但由于桥环需要船式构象才稳定，实际上只存在顺式构型的一对对映体。天然樟脑主要存在于樟树的挥发油中，我国的台湾、福建和江西等是其主产地。樟脑能反射性兴奋呼吸中枢或循环系统，临床上用作强心剂，用于抢救呼吸功能或循环功能衰竭者。还具有局部刺激和驱虫作用，因此也用于治疗神经痛及冻疮等，还作为衣物、书籍等的防蛀剂使用。

4. 倍半萜类　基本碳架由 15 个碳原子构成，即 3 个异戊二烯单位，多与单萜类共存于植物挥发油中，是挥发油高沸程（250 ~ 280℃）的主要组分。倍半萜的含氧衍生物多有较强的香气和生物活性，是医药、食品、化妆品工业的重要原料；在自然界中分布广泛，木兰目、芸香目、山茱萸目及菊科植物中较为丰富，常以醇、酮、内酯等形式存在于挥发油中，相比于其他萜类物质，倍半萜类物质能够表现出复苏、驱虫、抗炎、抗肿瘤、降压以及镇静等活性，应用于天然产物的合成、药物前体化合物的合成、有机化合物的不对称合成、光学化合物的拆分、活性化合物的筛选、新药开发以及药物代谢等多方面的研究。倍半萜骨架有 200 余种，是萜类成分中最多的一类，至 1991 年已发现的倍半萜约为 2800 种，到 1997 年倍半萜化合物数量达9615 种，近年来在海洋生物中就发现 300 余种。倍半萜衍生物如青蒿素、金合欢烯、α - 桉叶醇、β - 杜松烯、广藿香酮等。

倍半萜类根据碳骨架结构中有没有环和环的多少，可分为无环（开链）、单环、双环、三环及四环等类型，其碳环可有五、六、七甚至十二元的大环。

（1）无环倍半萜（链状倍半萜, acyclic sesquiterpenoids）：无环倍半萜化合物（橙花叔醇、金合欢醇、a 和 β - 甜橙醛）具有特殊的香气，常用作调和剂和定香剂；但自然资源昂贵，用化工原料合成步骤复杂。金合欢醇（farnesol），无色黏稠液体，存在于金合欢花油、橙花油、香茅油中，在玫瑰油、茉莉油中也有分布，是重要的高级香料原料，有铃兰气味，用于配制高级香精；有保幼激素活性，用于抑制昆虫的变态和性成熟。其十万分之一浓度的水溶液即可阻止蚊的成虫出现，对虱子有致死作用。

（2）单环倍半萜（monocyclic sesquiterpenoids）：单环倍半萜是倍半萜类化合物中种类和数目都较为庞大的一类。如降碳倍半萜、单环金合欢烷型、没药烷型、单环吉马烷型等均属于单环倍半萜骨架类型；吉马酮（germacrone，杜鹃酮）属于单环吉马烷型单环倍半萜，存在于牻牛儿苗科植物大根老鹳草（*Geranium macrorrhizum*）、杜鹃花科植物兴安杜鹃（*Rhododendron dauricum*）叶的挥发油中，具有平喘、镇咳作用。青蒿素是从中药黄花蒿（*Artemisia annua*）中分离得到的具过氧结构的倍半萜（内酯），具有抗恶性疟疾作用，其多种衍生物制剂已用于临床。

（3）双环倍半萜（bicyclic sesquiterpenoids）：桉叶醇（eudesmol）有二种异构体，分别称 α - 桉醇（α -eudesmol）及 β - 桉醇（β -eudesmol），存在桉油、厚朴、苍术挥发油中。苍术酮（atractylone）存在于苍术挥发油中，分子结构存在 1 个呋喃环。棉酚（gossypol）可视为焦磷酸金合欢酯（FPP）衍生为杜松烯型的双分子衍生物，结构中不含手性碳原子，但由于二个苯环折叠障碍而有光学活性。棉酚在棉籽中含量约为 0.5%，是有毒的黄色色素，有杀精子作用。β - 白檀醇（β -santalol）为白檀油中沸点较高的组分，用作香料的固香剂，并有较强的抗菌作用。

薁类化合物（azulenoids）是由五元环与七元环骈合而成的芳烃衍生物，可看成是由环戊二烯负离子和环庚三烯正离子骈合而成。薁类化合物是一类非苯芳香化合物，广泛地应用于医药、农药等领域。如莪术醇（curcumol）存在于莪术根茎的挥发油内，具有抗肿瘤活性。薁类化合物溶于石油醚、乙醚、乙醇、甲醇等有机溶剂，不溶于水，溶于强酸。可用 60%~65% 硫酸或磷酸提取薁类成分，酸提取液加水稀释后，薁类成分即沉淀析出。薁类化合物的沸点较高，一般在 250~300℃在挥发油高沸点馏分中有时可看见蓝色或绿色的馏分，这提示可能有薁类成分存在。薁分子具有高度共轭体系的双键，在可见光（360～700nm）吸收光谱中有强吸收峰。中药中存在的薁类化合物多为其氢化产物，多无芳香性，且多属愈创木烷结构。薁类与苦味酸或三硝基苯试剂作用，形成有敏锐熔点的 π-络合物，可共鉴别用。薁类可用 Sabety 反应鉴别：取挥发油 1 滴溶于 1mL 氯仿中，加入 5% 溴的氯仿溶液，若产生蓝紫色或绿色时，表明有薁类化合物存在。薁还可用 Ehrlich 试剂鉴别：其与 Ehrlich 试剂（对 - 二甲氨基苯甲醛浓硫酸）反应产生紫色或红色时，亦可证实挥发油中有薁类化合物存在。

薁类化合物在中药中有少量存在，多数是由存在于挥发油的氢化薁类脱氢而成，如愈创木醇（guaiol）是存在于愈创木（*Guajacum officinale*）木材的挥发油中的氢化薁类衍生物，当愈创木醇类成分在蒸馏、酸处理时可氧化脱氢而成薁类。

（4）三环倍半萜（tricyclic sesquiterpenoids）：环桉醇（cycloeudesmol）为三环倍半萜类化合物，存在于对枝软骨藻（*Chondric oppsiticlada*）中，有较强的抗金黄色葡萄球菌作用。α - 白檀醇（α -santalol）存在于白檀木的挥发油中，具有抗菌作用，曾用为尿道消毒药。长叶烯是一种三环倍半萜，在马尾松重松节油中含量约 60%～78%。长叶烯是从重级松节油提取出来的一种天然香料，具有特殊的化学活性，是合成树脂、合成香料和有机合成的原料。

二、芳香族成分

芳香族化合物指分子中至少含有一个苯环与开链化合物或脂环烃不同性质的一类有机化合物；具有芳香性，香气特点突出、香味强度大、香气保留时间长等特点。包括芳香烃类、芳香醇类、芳香醛类、芳香酮类、芳香醚类化合物。芳香族化合物是植物精油中的第二大类化合物（仅次于萜烯类），主要有两类衍生物：一类是萜源衍生物，如百里香草酚、孜然芹烯、α - 姜黄烯；另一类是苯丙烷类衍生物，其结构多具有 C6-C3 骨架、有一个丙烷基的苯酚化合物或其酯类，如桂皮醛、丁香酚、茴香脑等，也有少部分具有 C6-C2 骨架，如玫瑰精油中的苯乙醇、花椒油素等。主要存在于百里香属、牛至属、丁香属等。

三、脂肪族成分

脂肪族类多为一些小分子化合物，具有挥发性。如陈皮中的正壬醇（n-nonyl alcohol）、人参挥发油中的人参炔醇（paxynol）以及鱼腥草挥发油中的癸酰乙醛（decanoylacetaldehyde）即鱼腥草素、鱼腥草精油中的甲基正壬酮、香茅精油中的异戊醛、缬草精油中的异戊酸等都属挥发油中的脂肪族化合物。

四、其他成分

挥发油成分除以上三类化合物外，有些中药经过水蒸气蒸馏能分解出挥发性成分，如芥子油（mustard oil）、原白头翁素（protoanemonin）、大蒜油（garlic oil）等，也常称之为"挥发油"。这些成分在植物体内多数以苷的形式存在，经酶解后的苷元随水蒸气一同馏出而成油，如黑芥子油是芥子苷经芥子酶水解后产生的异硫氰酸烯丙酯；杏仁油是苦杏仁苷水解后产生的苯甲醛；大蒜油则是大蒜中大蒜氨酸经酶水解后产生含大蒜辣素等挥发性油状物如大蒜素（二烯丙基三硫醚）、二烯丙基二硫醚、二烯丙基硫醚；柠檬精油中的吡咯，洋葱中的三硫化物等。此外，如川芎、麻黄等挥发油中的川芎嗪以及烟碱等也有挥发性，但这些成分往往不被作为挥发油类成分，而将其归类于生物碱。

第二节　挥发油的理化性质

大多数挥发油无色或淡黄色，具特殊气味（多为香气）与辛辣味，一般在室温下可挥发。涂在纸上不留痕迹，而脂肪油则留下永久性油迹，借此性质挥发油可与脂肪油区别。大多数挥发油比水轻，仅少数挥发油比水重，如丁香油、桂皮油等，密度一般在 0.85 ～ 1.18 之间。挥发油难溶于水，能完全溶解于无水乙醇、乙醚、氯仿等亲脂性溶剂中。在各种不同浓度的含水乙醇中可溶解一定量挥发油，乙醇浓度含量愈小，挥发油溶解的量也愈少。挥发油在水中能溶解少量而使水溶液具溶解挥发油特有的香气，医药上常利用这一性质来制备芳香水与注射剂，如薄荷水、鱼腥草注射液、柴胡注射液等。

挥发油均具一定的旋光性与折光率，折光率是挥发油质量鉴定的重要依据，一般挥发油的折光率都在 1.450 ～ 1.560 之间。由于挥发油是由多种化学成分组成的混合物，故多数无确定的沸点与凝固点。在低温时，挥发油中常可有固体物质（为油的组成之一）析出，如薄荷油中析出薄荷醇，桂皮油中析出桂皮醛，樟油中析出樟脑等。

挥发油质量控制通常是以挥发油含量作为质量评价指标。2020 版《中国药典》中植物油脂和提取物部分，就有含量测定、性状、鉴别、检查、等项质量控制指标；此外挥发油也常用酸值、皂化值、酯值等参数表征挥发油的某一方面的性能和指标。酸值、皂化值、酯值是重要的化学常数，表示挥发油质量的重要指标。挥发油（脂）的酸值代表了油脂中游离脂肪酸的含量。油脂存放时间较久后，会水解产生部分游离脂肪酸，故可用酸值来标志油脂的新鲜程度，酸值愈高，即游离脂肪酸多，一般新鲜的油脂其酸值应在 1mg 以下。按照中国标准试验方法 GB/T 8021，皂化值的高低表示油脂中脂肪酸分子量的大小（即脂肪酸碳原子的多少）。皂化值愈高，说明脂肪酸分子量愈小，亲水性较强，失去油脂的特性；皂化值愈低，则脂肪酸分子量愈大或含有较多的不皂化物，油脂接近固体，难以注射和吸收。

酸值：酸值是代表挥发油中游离羧酸和酚类成分的含量。以中和 1 克挥发油中含有游离的羧酸和酚类所需要氢氧化钾毫克数来表示。

酯值：代表挥发油中酯类成分含量，以水解 1g 挥发油所需氢氧化钾毫克数来表示。

皂化值：以皂化 1g 挥发油所需氢氧化钾毫克数来表示。事实上，皂化值等于酸值和酯值之和。

第三节 挥发油的提取方法

挥发油是植物体内的次生代谢物，由相对分子质量较小的简单化合物组成，具有芳香气味，在常温下可挥发。临床及现代药理学研究表明，常用的解表、行气活血、芳香类等中药均含有挥发油。在中药制剂的研制和生产中，提取和保留挥发油成分是保障药物疗效的重要步骤之一。大约从 8 世纪开始人们就已经能用简单的蒸馏法提取一些植物性香料；到 13 世纪香料化学研究的前驱者第一次从精油中分离得到萜烯类物质；到 20 世纪后半期香料提取分离技术得到了快速的发展，工业生产的规模不断扩大。

提取挥发油的方法有水蒸气蒸馏法、压榨法、溶剂提取法、微波提取法、固相微提取法、超临界二氧化碳提取法、超声波提取法、酶法提取、微胶囊双水相提取法等。

一、水蒸气蒸馏法

水蒸气馏法是提取中药挥发油最常用的方法，也是《中国药典》收载的方法。水蒸气蒸馏分为两种：①共水蒸馏法：将中药粉碎，加水浸泡，煮沸，使挥发油与水蒸气一起蒸出，经冷凝收集；②通水蒸气蒸馏：在蒸馏器内安装多孔隔板，将药物置于隔板上，器底的水不与原料接触进行加热蒸馏。此法简单、易操作、避免了有机溶剂的污染，但水蒸气蒸馏法提取时间长，温度高，会使药物成分氧化、分解和药材焦化，破坏产物中热敏性和易氧化的组分，使其挥发油品质降低，提取效率低，且其系统开放会导致挥发损失等缺点。为了避免上述缺点，对热不稳定的挥发油，可采用减压蒸馏工艺提取；中药的叶子、花等较柔软的组织不需前处理即可直接蒸馏，根茎类等较坚硬的组织则要经过切割、粉碎再蒸馏，以提高挥发油的提取效率。努尔比耶·奥布力喀斯木等采用水蒸气蒸馏法提取艾叶挥发油，经气相色谱 – 质谱（GC/MS）法分析共检测出 30 种化合物，其中桉树脑和 4- 松油烯醇的含量分别为 22.71% 和 7.34%。金宏等用水蒸气蒸馏法提取 10 批丁香挥发油，鉴定出挥发油主要含有丁香酚、石竹烯、对 – 烯丙基苯酚、芳樟醇等。

二、压榨法

压榨法是将含挥发油丰富的原料粉碎压榨，从植物组织中将挥发油挤压出来，然后静置分层，或用离心机分出油分的方法。压榨法是最传统、最简单的制取挥发油方法，在室温操作，所得挥发油质量好，制取的油能保持药材原有的香气，能耗低、污染少；但所得的产品纯度较差，溶出原料中含有水分及不挥发性物质如叶绿素、黏液质及细胞组织等杂质而使产品呈浑浊状态。例如柠檬油溶出原料中含有叶绿素，而使柠檬油呈绿色。谢练武等利用压榨法提取鲜橘香精油，能够保持较佳的气味，其香气更接近于天然鲜橘果香，工艺使用低成本、能耗低。但工业上，压榨法难将挥发油全部压榨出来，出油率低，不适合于工业生产。

三、溶剂提取法

溶剂提取法是用沸点低的有机溶剂在连续提取器中加热提取药材，低温蒸发除去提取液中的溶剂得到挥发油。有机溶剂提取收率显著高于水蒸气提取收率，工业成本低，但存在易燃易爆的问题。普通溶剂法操作温度低，可避免对热不稳定物质的变化，更好地保存药物的天然品质，在挥发油得率上明显高于水蒸气蒸馏法。但溶剂提取法对环境有污染，黏度大、杂质多，还须进一步精制，用常用的有机溶剂如石油醚、苯、乙醚提取挥发油时原料中脂溶性成分也会被提取出来。潘年松等用水蒸气蒸馏法和石油醚浸提法两种不同方法提取莪术粗粉挥发油，结果表明水蒸气蒸馏法的平均提油率为 1.6465%，石油醚回流提取法的平均提油率为 2.6886%，提油效率是水蒸气蒸馏法的 1.63 倍。

快速溶剂萃取法是近年来发展起来的一种全新的萃取方法，是一种从固体和半固体基质中提取分析物的样品萃取技术。方法是在高温、高压、密闭条件下用有机溶剂提取样品，与常规提取方法比较具有提取效率高、时间短、溶剂消耗少、操作模式多样以及操作过程自动化等优点。但该法仪器成本高、不适用于对热敏感的化合物、对操作者要求也较高。齐天等用加速溶剂萃取法和经典水蒸气蒸馏法分别提取辛夷中挥发油成分，结合气相色谱－质谱法对其挥发油进行分析，结果显示加速溶剂萃取法（甲醇为溶剂）萃取辛夷挥发油的最佳温度为 80℃，静态萃取时间为 6min，其挥发油中含 77 种成分，峰面积归一化计算占挥发油总量的 94.55%，采用 2020 年版《中国药典》四部 2204 挥发油测定法项下甲法进行提取，其挥发油中含 43 种成分，峰面积归一化计算占挥发油总量的 99.21%。

吸收法是利用油脂、活性炭或者树脂等吸附性材料吸附植物香气成分，再用低沸点有机溶剂将被吸收的成分提取出来的方法，该法适用于热敏性的贵重挥发油如玫瑰油、茉莉花油的提取，即将新鲜的花瓣或浸入脂肪（常用无臭味的猪油和牛油约 3:2 混合），使挥发油完全被脂肪吸收，所得脂肪称为香脂，可直接供香料工业使用，也可用无水乙醇处理再将挥发油从脂肪中提取出来。该法成本较高，但所得挥发油香味纯正。

四、微波提取法

微波提取法是利用微波的热效应从天然药用植物、动物、矿物组织中提取各种化学成分的技术和方法。微波提取过程中，微波辐射导致植物细胞内的极性物质吸收微波，产生大量热量，细胞内温度迅速上升，细胞内部压力急剧增大，当超过细胞膜和细胞壁的膨胀力后，就会导致细胞的破裂，目标产物流出。微波提取技术可缩短实验和生产时间、减少溶剂用量，提高效率和提取物纯度，具有设备简单，适用范围广，提取效率高，重现性好，节省时间，节省试剂，污染小等特点。谭承佳等用微波提取柴胡挥发油，柴胡挥发油微波提取的最佳工艺条件为料液比 1∶8（g/mL）、微波功率为中火、提取时间 30min，此条件下提取的柴胡挥发油得率为 0.18%，且所含组分与水蒸气蒸馏法所得挥发油类似。

五、超临界二氧化碳提取法

超临界流体提取技术（SFC）是用超临界流体（SF）作溶剂从固体或液体中萃取出某些有效组分并进行分离的一种技术。其操作温度低，选择性强，提取较为完全，生产周期短、效率高，在中药挥发油的提取中占有十分重要的地位，已经逐渐从试验研究进入生产领域。二氧化碳、氨、乙烯、二氯二氟甲烷、氧化亚氮等均可作超临界流体的气体，目前研究应用较多的是二氧化碳（CO_2），其无毒、安全且环保。超临界二氧化碳提取法具有省时、省力、取样量少、萃取效率高、提取时间短、活性组分含量高等优点，特别适用于中药的预处理。SFC 在中药分析中的应用已有报道。伍艳婷研究超临界二氧化碳流体提取瓜馥木挥发油，并与水蒸气蒸馏法提取的瓜馥木挥发油化学成分进行比较研究。确定了超临界二氧化碳萃取瓜馥木挥发油的最佳条件为：萃取压力 30Mpa、温度 55℃、萃取时间 4h、CO_2 流量为 30L/h、解析釜Ⅰ压力 12Mpa、温度 50℃、解析釜Ⅱ压力 5Mpa、温度 40℃。超临界二氧化碳提取的挥发油中，从解析釜Ⅰ提取物中共鉴定出 49 种化学成分，占总量的 84.30%，主要成分为 β-石竹烯（34.03%），从解析釜Ⅱ提取物中共鉴定 21 种化学成分，占总量的 87.54%，主要成分为肉豆蔻酸（37.07%）；从水蒸气蒸馏法提取的挥发油中共鉴定出 41 种化学成分，占总量的 25.09%，其主要成分为烃类。两种提取方法得到的瓜馥木挥发油组分大致相近，但含量有较大差异，超临界二氧化碳萃取法更适合提取瓜馥木挥发油。

芳香化湿类及理气类中药多数气味芳香，含挥发性成分较多，较适合用超临界二氧化碳提取。亚临界水又称超加热水、高压热水或热液态水，是指在一定的压力下，将水加热到100℃以上、临界温度374℃以下，使水保持在液体状态的一种新型提取技术。张灿等通过正交试验，优选出马兰挥发油的亚临界水萃取工艺参数：提取压力为5.0MPa、提取温度160℃、水料比20：1mL/g、提取时间30min时，马兰挥发油率0.50%，与水蒸气蒸馏法和乙醚索氏提取法（挥发油提取率分别为0.34%、0.23%）相比，亚临界水萃取马兰挥发油在时间和提取率上均具有明显优势。

六、固相微提取法

固相微提取（SPME）是固相提取结合顶空分析的新样品预处理方法。利用被测样品对活性固体表面（熔融石英纤维表面的涂层）有一定的吸附亲和力而达到分离、富集的目的。SPME具有样品用量少，被测样品选择性高，溶质易洗脱，几乎无空白值和重复现性好等特点。固相微提取法提取、富集、取样一步完成，特别适合提取含量微小的挥发、半挥发性物质，操作简单快速，与蒸馏法相比，最大限度地减少了制样过程中挥发油的丢失，可灵敏准确有效的检测挥发油成分，在植物香气成分萃取方面具有很好的应用前景。吴彩霞等比较固相微萃取法与水蒸气蒸馏法提取蜘蛛香挥发油成分的差异，发现两种提取方法所得挥发油成分差异较大。与水蒸气蒸馏法比较，固相微萃取法所得挥发油成分数目和种类较多。固相微萃取法比水蒸气蒸馏法具有明显的优越性。郭方道等采用顶空固相微萃取法（HS.SPME）提取白术挥发油，PDMS-DVB萃取头，GC/MS连用分析，鉴定了41种组分，占总含量的90.81%，主要组分苍术酮占挥发油总量的40.12%。王琦等用固相微萃取气质联用（SPME-GC-MS）测定了中药辛夷挥发性成分。采用混合涂层PDMS/DVB/CAR，在80℃下对0.5g药材粉末样品顶空萃取30min后进行GCMS分析可获得令人满意的测定结果。同水蒸气蒸馏法相比，具有简便、快速、样品量小等特点，适于中药挥发性成分的快速测定。

七、超声波提取法

超声波提取法是利用外场介入，利用超声波的空化效应、冲击和振动等特性作用增强物质分子在溶剂中的运动频率，提高溶剂中活性成分的溶解能力，缩短萃取时间，增加浸提率提高提出率，缩短提取时间，节约溶剂，避免了高温对提取成分的影响，避免高温条件下有效成分的挥发；张迪等以超声温度、超声功率和超声时间为单因素条件，通过单因素实验和正交试验探讨三个因素对杭白菊挥发油提取率的影响并对工艺参数进行优化。研究结果显示，超声时间是影响杭白菊挥发油得率的主要因素。超声波辅助萃取法作为一种新型提取技术具有提取效率高、省时、节约溶剂、低温操作保护有效成分等优点，近几年超声提取技术在挥发油提取方面成效显著。用超声技术提取吴茱萸挥发油，出油率 4.77%，明显高于传统方法。马强等采用超声波法提取了小茴香挥发油，采用 100g 小茴香，超声处理 33min，温度 51℃时，挥发油提取量达 8.78mL，提取效率高，节约溶剂。刘鹏飞等采用超声波辅助萃取法对辛夷挥发油进行了提取，采用气相色谱 – 质谱联用（GC–MS）技术对辛夷挥发油成分进行了鉴定和检测，并对挥发油进行了热失重研究。结果显示，不同提取方法的挥发性成分共有 61 种，主要是萜烯类、醇类、醛酮类和酯类等，通过对不同提取方法挥发油的热失重分析发现，不同提取方法提取的挥发性成分存在差异。

八、分子蒸馏

　　分子蒸馏突破了传统蒸馏依靠沸点差分离的原理，依靠不同物质分子运动平均自由程的差别实现物质的分离。一个分子相邻两次分子碰撞之间所走的路程，称为分子运动自由程，就某一种分子来说，在某时间间隔内自由程的平均值称为平均自由程。降低压力、提高温度可加大分子运动自由程；分子的有效直径越小，分子运动自由程越大。在一定温度和压力下，不同物质因其有效直径不同而分子运动自由程也不同。分子有效直径差别越大，分子运动平均自由程的差别也越大。分子蒸馏技术就是运用不同物质的这种分子运动平均自由程的差别实现物质的分离。分子蒸馏具有如下特点：①操作温度低。由于分子蒸馏的分离是靠分子运动平均自由程的差别进行，不是靠沸点差进行分离，因此，操作温度远低于沸点；②蒸馏压强低。一般操作压强为 0.1 ～ 50Pa，因此，大大降低了物质的沸点，加之实际分离温度又低于沸点，所以分子蒸馏操作温度比传统蒸馏低得多。假若传统蒸馏需要 250℃，分子蒸馏则仅需 130 ～ 150℃。③受热时间短。分子蒸馏加热面与冷凝面的间距要小于轻分子的运动自由程，这样，由液面逸出的轻分子几乎未发生碰撞即达到冷凝面，所以受热时间很短。假定传统真空蒸馏需要受热十几分钟，则分子蒸馏受热仅为几秒或十几秒；④分离程度高。

　　分子蒸馏是一种在高真空下（绝对压力 0.133Pa）分离操作的连续蒸馏，分子蒸馏法在远低于液态沸点的温度下进行分离提取，比普通的蒸馏技术具更多的优点，且避免了溶剂对香气的干扰，在分离提取中具有广泛的应用前景，新兴分离技术仪器设备较先进，通常可以在温和的条件下进行分离提纯，且其污染少，能源损耗低，选择性高，产品质量好。可用于分离和提纯天然产物中时其他常规分离手段难以得到的成分，特别适用于高附加值成分的分离。陈慧等利用分子蒸馏法纯化广藿香挥发油中广藿香醇，最佳蒸发温度为65℃时，广藿香挥发油的质量分数和提取率分别达到40.71%和76.55%。分子蒸馏法比传统的水蒸气蒸馏法所得产物中有效成分质量分数和转移率要高，在广藿香挥发油提纯的工业化生产方面有很好的应用前景。韩荣伟等采用分子蒸馏技术对超临界提取含蜡过高玫瑰油进行脱蜡处理，获得纯度较高的玫瑰精油产品，为利用分子蒸馏技术从玫瑰粗油富集高品质的玫瑰精油的工艺提供参数。

九、酶法提取

酶法提取系加入适宜的酶以提取药材的有效成分。适当的酶可以降解药用植物的细胞壁及细胞间质中的纤维素、半纤维素、果胶质等物质，破坏细胞壁的致密构造，减小细胞壁、细胞间质等传质屏障对有效成分从胞内向提取介质扩散的传质阻力，有利于溶出有效成分。酶解法不仅能提高挥发油提取率，且不需特殊设备和有机溶剂，成本较低。孟利娜等通过生物酶解技术优化北苍术挥发油的提取方法，并对酶解前后挥发油成分进行比较，北苍术中挥发油的最佳酶解工艺为：加入药材质量1.0%的半纤维素酶，在pH 4.5与45℃条件下酶解1.0h，该条件下酶解可使挥发油产率提高20.82%，具备工业化生产的条件与潜力。回瑞华等比较了酶解法与常规法提取的挥发油收率及组分比例。其中酶解－水蒸气蒸馏法提取挥发油的收率是水蒸气蒸馏法的2.04倍。陈华等采用纤维素酶提取法和水蒸气蒸馏提取法对没药挥发油成分进行比较研究，测得水蒸气蒸馏－萃取法提取没药挥发油1.1g，产率为2.2%，分离鉴定出38种成分，占挥发油总量的69.75%；经纤维素酶提取的没药挥发油2.1g，产率为6%，分离鉴定出34种成分，占挥发油总量的70.05%。纤维素酶提取所得的没药油收率比未经酶处理所得的没药油收率提高近3倍，由此可见，通过纤维素酶破坏植物细胞壁，有利于挥发油的提取与分离。

十、微胶囊双水相提取法

双水相提取（ATP）技术是利用亲水性聚合物水溶液在一定条件下形成双水相，被提取物在两相间分配行为的差异进行分离，具有较高的选择性和专一性，能提取醛、酮、醇等弱极性至无极性香味成分。微胶囊技术与双水相提取技术结合，能避免提取过程中的高温、氧化、聚合等，有效地保护了精油的天然成分，具有很好的前景。张易等比较两种不同溶剂的微胶囊双水相对白术挥发油中蓬莪术烯富集程度。运用气相色谱－质谱联用技术对 β－环糊精－硫酸钠萃取的白术挥发油中的蓬莪术烯进行检测，利用面积归一化法确定其相对含量。结果发现采用 β－环糊精－硫酸钠萃取法，以甲醇作为提取溶剂得到的蓬莪术烯含量最高，其相对含量为 75.14%。

中药挥发油传统提取方法技术成熟，但有提取率低、杂质多、加热时间长、热敏性成分易破坏、选择性差等不足。现代提取分离技术借助先进仪器设备，具有提取时间短、效率高、条件较温和、活性组分含量高、能耗低等优点，但也存在技术操作要求高、仪器设备昂贵、成本相对较高等缺点。随着新技术的不断发展，提取方法也越来越倾向于多种方法的联合应用。如超临界流体技术与蒸馏技术及结晶技术等耦合技术，酶法前处理原材料，膜分离后处理分离产物，再与色谱－质谱联用，实现分离提取检测一步完成，向无污染低成本质量好的方向发展，现多数分离提纯技术仍只停留在实验室的研究应用阶段，还不适应大规模的工业化生产。通过不断优化提取工艺和提取设备，能广泛地用于工业化生产，增进对传统中医药的研究与探索。

十一、影响挥发油提取的因素

（一）提取方法

提取方法包括传统提取方法和新提取方法。传统提取方法如水蒸气蒸馏法、同时蒸馏萃取法、压榨法、油脂吸收法、索氏提取法、溶剂提取法；新提取方法如超临界 CO_2 萃取法、亚临界水提取法、超声波辅助提取法、微波辅助提取法、微胶囊－双水相萃取法、酶法辅助提取法、固相微萃取法、分子蒸馏技术等。各种提取方法均有其特点，适合不同的样品挥发油的提取，对挥发油的提取率具有显著的影响。

中药挥发油的提取方法是影响其萃取率的关键因素，不同提取方法制备的中药挥发油的色泽、化学成分及含量、活性均可能存在差异。杨日福等比较了超声强化亚临界水提取法、超声波辅助提取法、水蒸气蒸馏法提取的紫草挥发油的差异。结果显示，水蒸气蒸馏法提取的紫草挥发油萃取率最低（0.62%），超声强化亚临界水提取法对紫草挥发油的萃取率最高（2.39%）。

中药挥发油成分复杂，含多种易氧化基团，易被紫外线和氧气破坏，常温易挥发，稳定性不佳，且化学成分、萃取率等与中药材的产地、品种、用药部位、采收期、加工方法、贮存、提取方法等相关，给中药挥发油的研究带来困难，故中药挥发油研究需考虑以上因素，选择合适的提取方法。

（二）粉碎粒度

药材的粉碎粒度也是影响中药挥发油萃取率的重要因素，但粉碎对香料挥发油的影响研究较少；根据菲克扩散定律，粒度直径大将降低挥发油萃取率，直径小则可能在粉碎过程中造成挥发油的损耗，故不同药材宜根据用药部位和质地选择适宜的粉碎粒度。苍术、川芎、当归、柴胡等药用部位为根、根茎、茎木类的药材，质地较重，宜粉碎成粗粉后提取；野菊花、荆芥、紫苏、香薷、薄荷和藿香等用药部位为花、全草类药材，质地较轻，市购时已切成小段的可直接提取；连翘、八角茴香、佛手等果实、种子类药材，宜捣碎后提取。张国琳等研究测定了不同粉碎程度的青花椒挥发油含量的影响，发现与整粒相比青花椒的提取率相比，细粉（80目，国标要求）挥发油损失高达34.2%，其中主要是烯醇类化合物的损失；粗粉（10目）对挥发油含量有较小影响，并且从粗粉挥发油中分离得到的化学成分最多，香气成分也更为丰富。表明粉碎粒度越细，挥发油损失越多，但适当粉碎则有利于香气成分的散出。也就是说适宜的粉碎粒度更有利于挥发油的提取。

（三）干燥方式

不同的干燥方式对挥发油的得率影响较大。欧阳婷探讨了不同干燥方法对香茅挥发油成分的影响。通过晒干、阴干和40℃烘干干燥香茅药材，采用水蒸气蒸馏法提取香茅挥发油，并利用气相色谱－质谱联用仪分析挥发油成分。结果表明新鲜、晒干、阴干和40℃烘干的香茅挥发油提取率分别为0.25%、1.21%、1.19%和1.17%。康显杰等分析晒干、鼓风干燥、微波干燥对片姜黄挥发油的影响，结果表明3种方法干燥后，片姜黄挥发油在成分组成上大体一致，但相对含有量存在一定差异。在鼓风干燥和微波干燥条件下，莪术二酮和新莪术二酮可能发生了复杂的异构化反应，使其相对含有量发生了变化。

（四）提取时间

浸泡时间对挥发油的提取作用有较大影响。随着样品浸泡时间的增加，样品挥发油检出组分个数和检出率显著增高，浸泡 12h 时达到最高；这是因为浸泡可以起到水散作用，有利于精油的浸出，但是由于挥发油挥发性大，浸泡时间过长挥发组分会有损失，会降低挥发性组分的检出个数和检出率；不同类型的样品，由于挥发性组成不同，应通过实验确定最佳浸泡时间，以提高挥发油的提取作用。

陈海鹰总结了挥发油提取中存在问题。中药挥发油提取的报道常以挥发油的萃取率、指标性成分含量、指纹图谱或药效作用等作为考察指标，优选最佳提取方法。不考虑中药挥发油的活性，单纯以萃取率结合指标性成分含量作为指标考察，存在一定的片面性，但综合指标的量效融合方法则存在操作复杂等问题。因此，快速、简便、有效的指标选择是推进中药挥发油提取工艺的重要部分。

第四节　挥发油的分离方法

从中药中提取得到的挥发油是混合物，须进一步分离、处理才能提高挥发油的纯度，以致得到单体。常用的分离方法有冷冻处理、分馏法、化学分离法和色谱法。在实际工作中往往几种方法配合使用才能得到纯度更高的挥发油或者单一的成分。

一、冷冻结晶法

有的挥发油在冷却时，其主要成分可结晶析出，从而达到分离的目的。将挥发油置于 0℃以下，必要时可将温度降至 –20℃，使挥发油中某些化合物呈固体状结晶析出，然后将结晶物与其他液体成分分离，从而得到较纯的产品。该法优点是操作简单，污染小；缺点是分离不完全，需要多次纯化才能达到所需的产品要求。如薄荷醇分离精制为：薄荷油降温冷至 –10℃，12h 析出第一批粗脑，再在 –20℃冷冻 24h 可析出第二批粗脑，粗脑加热熔融，在 0℃冷冻即可得较纯薄荷脑。方法简单但分离不全，滤出析出物后的油称为脱脑油，如薄荷油称为"薄荷素油"，仍含有约 50% 的薄荷脑。

二、分馏法

挥发油所含成分不同，沸点亦有所差别，利用沸点不同，可采用分馏法对挥发油进行分离。分馏法可分为普通分馏法和分子蒸馏法。普通分馏法是利用挥发油的沸点不同，通过调节蒸馏温度依此得到不同的产品，从而将中药材挥发油中各组分分离出来。在接近挥发油沸点温度时，某些成分往往会被破坏，所以常常采用减压分馏。分子蒸馏是一种比较理想的可用于液－液分离或精制的技术，也叫短程蒸馏。适用于沸点高、热敏性及易氧化物系的分离，能解决常规蒸馏技术不能解决高沸点、热敏性及易氧化物料的分离提纯问题。分馏法对挥发油进行分离，在 $35 \sim 70℃/10mmHg$ 被蒸馏出来的为单萜烯类化合物；$70 \sim 100℃/10mmHg$ 被蒸馏出来的是单萜的含氧化合物；更高的温度被蒸馏出来的是倍半萜烯及其含氧化合物。沸点的规律为单萜中随双键减少而降低，三烯＞二烯＞一烯，含氧单萜随着功能基的增加而升高，醚＜酮＜醛＜醇＜羧酸，酯比相应醇的沸点高，含氧倍半萜的更高。

三、色谱法

色谱法又称为层析法（chromatography），是一种物理或物理化学分离分析方法。它是利用混合物不同组分在两相中具有不同的分配系数（或吸附系数、渗透性等），当两相做相对运动时，不同组分在两相中进行多次反复分配实现分离后，通过检测器得以检测，进行定性定量分析。其中不动的一相成为固定相，而携带混合物流过此固定相的流体成为流动相。色谱法已广泛应用于各个领域，成为多组分混合物的最重要的分离方法，在各学科中起着重要作用。近50年来，由于气相色谱法、高效液相色谱法及薄层扫描法的飞速发展，色谱学形成一门专门的科学。

柱色谱在吸附柱色谱分离挥发油中应用最广泛的就是硅胶和中性氧化铝。多采用己烷或石油醚混以不同比例的乙酸乙酯组成的洗脱剂。经粗分处理以后的挥发油，以己烷或石油醚等溶剂溶解后上柱，分离得到单体化合物。可用硝酸银－硅胶或硝酸银－氧化铝柱色谱分离上述色谱条件难以分离的挥发油。其分离原理根据挥发油成分中双键的数目和位置不同，与硝酸银形成络合物难易程度和稳定性不同，而达到分离的目的。例如将 α－细辛醚、β－细辛醚和欧细辛醚的混合物，通过用20%硝酸银处理的硅胶柱，用苯－乙醚（5：1）洗脱，分别收集，并用薄层检查，α－细辛醚苯环外双键为反式，与硝酸银络合不牢固，先被洗下来，β－细辛醚为顺式，与硝酸银络合的能力虽然大于 α－细辛醚，但小于欧细辛醚，因欧细辛醚的双键为末端双键，与硝酸银结合能力最强，故 β－细辛醚第二个被洗下来，欧细辛醚则最后被洗下来。

薄层色谱适用于特别难分离挥发油的分离。而一般选择中性氧化铝作为吸附剂。可用连续二次层析及不同展开剂二次层析等展开方式，以便获得较好的分离效果。

四、气相色谱法

气相色谱法是流动相为气体（称为载气）的色谱法；该法是根据各类成分沸点的不同来进行分离。分离单萜烃类可采用极性固定相，也可采用非极性固定相，而采用极性固定相分离倍半萜成分效果较好。气相色谱法具有分离速度快、分辨率高、灵敏度高等优点，能很好地解决挥发性药物的分析问题。气相色谱法最大的弱点在于其受样品蒸气压的限制，对于挥发性小的或热不稳定成分需采用衍生化法或裂解法以增加其挥发性，但也由此增加了操作的复杂性。

五、化学分离法

化学分离法是根据挥发油中各组成成分的结构或官能团的不同，用化学方法进行处理，使各组分得到分离的方法。

（一）碱性成分的分离

分离挥发油中的碱性成分时，可将挥发油溶于乙醚，加 1% 硫酸或 10% 盐酸萃取，分取的酸水层碱化，用乙醚萃取，蒸去乙醚即可得到碱性成分。

（二）酚、酸性成分的分离

将挥发油溶于等量乙醚中，先以 5% 的碳酸氢钠溶液直接进行萃取，分出碱水液，加稀酸酸化，用乙醚萃取，蒸去乙醚，可得酸性成分。继用 2% 氢氧化钠溶液萃取，分取碱水层、酸化后，用乙醚萃取，蒸去乙醚可得酚性成分。工业上从丁香罗勒油中提取丁香酚就是应用此法。

（三）羰基化合物 - 醛酮成分分离

常用亚硫酸氢钠或吉拉德（Girard）试剂，使亲脂性的羰基化合物（醛、酮成分）转变为亲水性的加成物而分离，但亚硫酸氢钠只能与醛类和部分酮类成分形成加成物，而吉拉德试剂则对所有含羰基化合物都适用。

（四）亚硫酸氢钠法

挥发油经处理除去酚、酸类成分后的母液，经水洗至中性，以无水硫酸钠干燥后，加 30% 亚硫酸氢钠饱和液在低温下短时间振摇，一般即有加成物（多为结晶）析出，分出水层或加成物结晶，加酸或碱液处理，使加成物水解，以乙醚萃取，可得醛或酮类化合物。但应注意，提取时间不应过长，温度不要过高。否则有使双键与亚硫酸氢钠加成的可能，形成不可逆的双键加成物，因为如柠檬醛的分离条件不同加成物各异，过量的亚硫酸氢钠会形成不可逆的双键加成物。

（五）吉拉德试剂法

提出酸性成分后的中性挥发油部分，加入 Girard 试剂的乙醇溶液和 10% 乙酸以促进反应的进行，加热回流 1h，待反应完成后加水稀释，使生成水溶性的缩合物，用乙醚提取除去不具羰基的组分，分取水层，酸化，再用乙醚萃取，蒸去乙醚即可得原羰基化合物。有些酮类化合物和硫化氢生成结晶状的衍生物，此物质经碱处理又可得到酮化合物。

（六）醇类成分的分离

将挥发油与丙二酸单酰氯或邻苯二甲酸酐或丙二酸反应生成酯，再将生成物转溶于碳酸钠溶液中，用乙醚洗去未作用的挥发油，将碱溶液酸化，再用乙醚提取所生成的酯，蒸去乙醚，残留物经皂化，分得原有的醇类成分。

（七）其他类成分的分离

大多数萜烃是不饱和的，可以通过形成结晶性加成物分离；奠类和醚类可用浓酸提取，经稀释后可得原来成分；醚类与浓酸形成的盐有时易于形成结晶析出，或利用 Br_2、HCl、HBr 等试剂与双键加成生成结晶，可借以分离和纯化。酯类成分一般采用精密分馏和色谱分离，现尚无适宜的化学分离方法。

第五节　挥发油的鉴定

挥发油从药材中提取出来后，还需要测定其中的化学成分；常用的测定的方法有顶空色谱法（headspace gas chromatography，HSGC）、薄层色谱法（Thin layer chromatography，TLC）、气相色谱法（Gas chromatography，GC）、气相色谱 - 质谱法（Gas chromatography–mass spectrometry，GC–MS）、红外光谱法（Infrared spectrum，

IR）等。

一、薄层色谱法

薄层色谱法是利用同一吸附剂对不同成分吸附能力不同，使移动相溶剂流过固定相吸附剂时，实现吸附、解吸、再吸附、再解吸的过程，从而使各成分相互分离。薄层色谱法能够同时分离多个样品、操作简单、成本低、分析速度快，在药物、生化、食品和环境检测等方面应用广泛，在定性定量分析中发挥着重要作用。陈媛等用薄层色谱法对10批次野生沉香进行了鉴别。10批次野生沉香的醇溶性浸出物显色反应除呈现人工沉香的樱红色或浅樱红外，还出现紫堇色、浅红色和浅紫色在内的多样性显色，可辅助鉴别野生沉香；薄层色谱法操作简单，节省材料，且野生沉香样品在薄层鉴别中呈现清晰的荧光斑点和较好的分离效果，对于大部分野生沉香样品可通过薄层色谱进行基础鉴别，可为沉香品质评价体系建立提供参考。袁玲等用薄层色谱法对辛夷苞片、花瓣、雄蕊、雌蕊、花蕾进行了研究。结果表明，辛夷花瓣、雄蕊挥发油的含量较高，苞片、雌蕊中挥发油含量较低，辛夷不同部位的木脂素斑点明显程度差异较大，花蕾、花瓣、雄蕊中木脂素斑点明显。

二、气相色谱法

气相色谱法是色谱分析方法中的一种，它的流动相是气体。当样品气化后随着流动相进入色谱柱，由于色谱柱的固相涂层对不同组分的溶解或吸附能力不同，其在色谱柱中的运行速度也不同，使各组分依次离开色谱柱，然后经检测器检测，以色谱峰的形式在记录仪上显示。气相色谱法的样品用量少，而且具有快速、高效、选择性高等优点，在中药的质量鉴定和控制方面应用广泛。宋青坡等用气相色谱法对不同产地野菊花挥发油进行了检测分析，建立了野菊花挥发油成分气相色谱指纹图谱，并指出异龙脑、樟脑、侧柏酮等成分的峰位，为鉴定野菊花药材真伪提供了科学基础。

三、气相色谱-质谱

质谱（MS）可通过测定质荷比和气相离子的丰度鉴定样品中存在的化学成分的含量和类型，原理是将样品分子置于高真空的离子源中，使其受到高速电子流的或者强电场等作用，失去外层电子而生成分子离子，或者化学键断裂生成各种碎片离子，经加速电场的作用形成离子束，进入质量分析器，再利用电场和磁场使其发生色散、聚焦、获得质谱图。根据质谱图提供的信息可进行有机物和无机物的定性、定量分析，复杂化合物的结构分析、同位素比的测定及固体表面的结构和组成等分析。

气相色谱利用试样中各组分在色谱柱中的气相和固定相中的分配系数不同进行分离的方法。当样品进入进样口时，瞬间气化被载气带入色谱柱中，组分在两相中连续多次反复分配，由于固定相对各组分的吸附或解吸附能力不同，经过一定长度的色谱柱后，彼此分离，由载气洗脱出色谱柱，进入检测器，而检测器把不同时间出来的组分转变为离子流讯号，经放大由记录仪描绘出电信号强度（峰高或峰面积）与时间（保留时间）的关系图。气相色谱虽然有极强的分离能力，但它对未知化合物的定性能力较差；作为一种分离和分析有机化合物的有效方法，气相色谱法特别适合进行定量分析，但由于其主要采用对比未知组分的保留时间与相同条件下标准物质的保留时间的方法来定性，使得当处理复杂样品时，气相色谱法很难给出准确可靠的鉴定结果。

气相色谱 – 质谱联用技术既有 GC 良好的分离能力，又具有 MS 准确鉴定化合物结构的特点，是目前复杂混合物分离和化合物定性的常用工具，在食品分析、环境分析、药物分析等领域有十分重要的应用。样品混合物经气相色谱分离后，除去载气进入质谱仪，在高真空环境中，气态分子受到电子流轰击或者强电场作用，失去外层电子生成分子离子，同时某些化学键也发生有规律的裂解，生成各种具有特征质量的碎片离子。这些带电离子在磁场中按照不同的质荷比分离，并被收集和记录，得到质谱图。从质谱图中可以得到分子的分子量和分子结构的有关信息，从而进一步推断化合物的分子结构。GC–MS 技术可以使样品的分离、定性及定量一次完成，对于药物分析尤其是体内的药物分析起到极大的促进作用，具有分离效能高、灵敏度高 pg 级、用样量少、简便快速等特点，是复杂混合物分离分析的首选工具。

GC–MS 主要由三部分组成：色谱部分、质谱部分和数据处理系统。色谱部分和一般的色谱仪基本相同，包括有柱箱、气化室和载气系统，也带有分流 / 不分流进样系统，程序升温系统、压力、流量自动控制系统等，一般不再有色谱检测器，而是利用质谱仪作为色谱的检测器。在色谱部分，混合样品在合适的色谱条件下被分离成单个组分，然后进入质谱仪进行鉴定。色谱仪是在常压下工作，而质谱仪需要高真空，因此，如果色谱仪使用填充柱，必须经过一种接口装置—分子分离器，将色谱载气去除，使样品气进入质谱仪。如果色谱仪使用毛细管柱，则可以将毛细管直接插入质谱仪离子源，因为毛细管载气流量比填充柱小得多，不会破坏质谱仪真空。GC-MS 的质谱仪部分可以是磁式质谱仪、四极质谱仪，也可以是飞行时间质谱仪和离子阱。目前使用最多的是四极质谱仪。离子源主要是 EI 源和 CI 源。GC-MS 的另外一个组成部分是数据处理系统，由于计算机技术的提高，GC-MS 的主要操作都由计算机控制进行，这些操作包括利用标准样品（一般用 FC-43）校准质谱仪，设置色谱和质谱的工作条件，数据的收集和处理以及库检索等。这样，一个混合物样品进入色谱仪后，在合适的色谱条件下，被分离成单一组成并逐一进入质谱仪，经离子源电离得到具有样品信息的离子，再经分析器、检测器即得每个化合物的质谱。这些信息都由计算机储存，根据需要，可以得到混合物的色谱图、单一组分的质谱图和质谱的检索结果等。根据色谱图还可以进行定量分析。因此，GC-MS 是有机物定性、定量分析的有力工具。

GC 将复杂的混合物分离成单组分进入 MS 进行分析检测。其工作方式有 2 种：一种是全扫描工作方式，另外一种是选择离子检测方式。前者是不同质量的组分离在质量分析器中按照时间先后分离，某一时刻只允许某一质量数的离子通过，并被检测器检测。如果质量分析器以固定时间间隔不断重复扫描，检测系统就能得到连续不断变化着的质谱图的集合，电子计算机采集这些数字化的数据，将每次扫描的离子流求和而获得总离子流。随组分变化，就形成总离子流色谱图。后者是当质量分析器只在传输表征某目标化合物的数个特征离子的状态之间跳跃扫描时，就可检测到被选定的质量离子流，并可获得选择离子色谱图。

作为 GC-MS 联用仪的附件，还可以有直接进样杆和 FAB 源等。但是 FAB 源只能用于磁式双聚焦质谱仪，直接进样杆主要是分析高沸点的纯样品，不经过 GC 进样，而是直接送到离子源，加热气化后，由 EI 电离。另外，GC-MS 的数据系统可以有几套数据库，主要有 NIST 库，Willey 库，农药库，毒品库等。自 1958 年 Liherti 及其同事首次用气相色谱法对挥发油进行分离以来，气相色谱技术有了重大进展，特别是不同极性固定液及高分离效能的毛细管柱问世，以及不同类型高特异性和灵敏度的检测系统（如 GC-MS）应用，使得挥发油的气相色谱分析更为完善。国内外对挥发油成分的研究有不少报道，但联系中医中药理论，从中药的性味、归经等方面来揭示挥发油组成与它们之间的内在联系的报道尚不够多见。刘春海等经 GC-MS 技术鉴定了石菖蒲挥发油中 39 种化合物，其主要成分为 β - 细辛醚及 α - 细辛醚。采用 GC-MS 对阳春砂、海南砂和绿壳砂进行分析，发现其主要成分有乙酸龙脑酯、樟脑、柠檬烯、α-蒎烯、龙脑等；采用 GC-MS 技术对五味子挥发油成分进行了成分分析，从五味子挥发油共检出 85 个色谱峰，鉴定出 43 个化合物，占挥发油总量的 66.25%。在鉴定的化合物中萜类化合物 24 种，芳香族化合物 13 种，脂肪族化合物 6 种，分别占 58.70%，5.52% 和 2.23%，表明五味子主要含有萜类化合物。

四、顶空气相色谱法

顶空气相色谱法（headspace gas chromatography，HSGC），又称液上气相色谱分析，是一种对处于密闭系统内的样品所产生的含挥发性成分的蒸气（达平衡状态时）进行气相色谱分析的技术。

顶空气相色谱利用液（固）体中的挥发性组分在密闭恒温系统中达平衡后，气相和液（固）相中挥发性组分比值恒定的原理，对平衡后液（固）体上部的蒸气进行气相色谱分析。试样置于密闭容器中，恒温下达到气液平衡后气体分子溢出和返回液相的速率达动态平衡，此时组分在气相中的浓度相对恒定，其蒸气压可由拉乌尔定律表示：$P_i = P_i^0 X_i$，P_i 为组分蒸气压，P_i^0 为纯组分饱和蒸气压，X_i 为组分在该溶液中的摩尔浓度。顶空气相色谱法所得的是试样上方气相组分 i 的峰面积 Ai，其值与该组分蒸气压 P_i 成正比。当温度和其他实验参数固定时可得 $A_i P_i$。该公式为定量计算的基础，此时指理想溶液。

顶空分析（head space analysis）源于分析固体或液体顶部蒸气相中的有机挥发性物质，其出现早于气相色谱法。1939 年 Harger 等对水相中醇含量的测定成为该方法的雏形。50 年代气相色谱法产生后，样品溶液制备和有效的进样方法的研究成为气相色谱分析成功与否的关键因素。到 1958 年，顶空气相色谱作为一种独立的样品处理技术和气相色谱联用进行挥发物和半挥发物的分析方法出现报道顶空分析可专一性收集样品中的易挥发性成分，与液-液萃取和固相萃取相比既可避免在除去溶剂时引起挥发物的损失，又可降低共提物引起的噪音，具更高灵敏度和分析速度。顶空分析方法随着气相色谱分析方法的发展在不断更新和发展，现代顶空分析法已形成一个相对较为完善的分析体系。主要分 3 类：静态顶空分析（staticheadspaceanalysis）、动态顶空分析或吹扫捕集分析（dynamicheadspaceanalysis or purge and trap head space analysis）和顶空-固相微萃取（headspacesolid-phasemicro-extractionanalysis）。

HSGC 是一种对芳香类中药进行品质鉴定的简便而快速的分析方法，尤其适用于那些以所含的有效芳香成分的多少作为质量评价标准的中药。HSGC 在含芳香性挥发成分药材的鉴定及其贮藏保管的内在质量监控方面，较其他方法（如薄层、紫外法等）具有更为简便、快速、准确及专属性强的优点。陈建伟等应用顶空气相色谱法对牡丹皮、徐长卿、芍药根皮进行了顶空气体成分分析。建立了快速鉴定牡丹皮及其他类似的芳香类中药品质的方法。发现 3 种中药的顶空气相色谱特征指纹图各异，贮藏 4 年的牡丹皮仅含微量的丹皮酚。

五、气相色谱－红外光谱法

红外光谱法（Infrared spectrum，IR）是分子吸收光谱的一种，当用红外光照射有机物时，分子吸收红外光会发生振动能级跃迁，不同的化学键和官能团吸收频率不同，得到的红外吸收光谱也不同，因此可以知道未知物的化学键和官能团信息，是分析有机物结构的良好方法，但是红外光谱不能用于混合物的定性分析。

气相色谱－红外光谱联用技术是将混合物分离后，再用红外光谱进行定性和结构分析，结合了两种分析手段的互补优势，使其成为一种高效的有机混合物结构分析手段，将两者结合实现优势互补。适合复杂未知物成分分离及其定性定量分析。向丽等采用傅里叶变换红外光谱法及二阶导数红外光谱法考察了肉桂不同部位（树皮、嫩枝、叶）挥发油的红外指纹图谱差异。通过红外宏观指纹分析，探讨了红外整体宏观表征，建立了肉桂不同部位挥发油快速、有效的鉴别方法。

六、全二维气相色谱法

全二维气相色谱（GC×GC）是将分离机制不同而又互相独立的两支色谱柱以串联的方式结合成二维气相色谱，不同的关键部位在于调制器；两根性质不同的色谱柱之间串联一个调节器，样品先通过第一根色谱柱进行组分分离，然后所有组分进入调节器进行浓缩或聚焦，再进入第二根色谱柱继续分离，最后进入检测器进行检测。全二维气相色谱的灵敏度和分辨率相对于一维气相色谱都显著提高，而且它的分析时间短，能够实现族分离，大大提高了复杂体系的分析质量。GC×GC 由于实现了真正的正交分离而具有峰容量大、分辨率高、灵敏度高、族分离和瓦片效应、分析时间短等优势，是迄今为止能够提供最高分辨率的分离技术。

全二维气相色谱不同于通常的二维色谱（GC+GC）。全二维气相色谱是把分离机理不同而又互相独立的两支色谱柱以串联方式结合成二维气相色谱，在这两支色谱柱之间装有一个调制器，起捕集再传送的作用，经第一支色谱柱分离后的每一个馏分，都需先进入调制器，进行聚焦后再以脉冲方式送到第二支色谱柱进行进一步的分离，所有组分从第二支色谱柱进入检测器，信号经数据处理系统处理，得到以柱1 保留时间为第一横坐标，柱 2 保留时间为第二横坐标，信号强度为纵坐标的三维色谱图或二维轮廓图。GC+GC 一般是从第一支色谱柱切割出部分馏分在第二支色谱柱上进行分离，缺点是不能完全利用二维气相色谱的峰容量，它只是把第一支色谱柱流出的部分馏分转移到第二支柱上，进行进一步的分离。全二维气相色谱具有以下特点：①分辨率高、峰容量大。其峰容量为组成它的二根柱子各自峰容量的乘积。美国 Southern Illinois 大学已成功地用此技术一次进样从煤油中分出一万多个峰。②灵敏度高。经第一支色谱柱分离后，馏分在调制器聚焦，再以脉冲形式进样。因此，灵敏度可比通常的一维色谱提高 20 ～ 50 倍。③分析时间短。由于用了二根不同极性的柱子，因此样品更容易分开，总分析时间反而比一维色谱短。也由于高分辨率的原因，定性可靠性可大大增强。一个方法可覆盖原来要几个 ASTM 方法才能做的任务。

　　全二维气相色谱法在精油、香料及食用油等复杂体系中的手性物质、传统中草药中挥发性化合物的分析等中应用价值较高。吴晶晶等将全二维气相色谱和飞行时间质谱结合来分析广西八角茴香的挥发油成分。结果发现，全二维气相色谱能够分离出在一维气相色谱中无法分离的组分。研究为深入了解八角茴香挥发油成分和功能食品的开发提供了依据。韩婷等利用飞行时间质谱谱图和全二维色谱特有的结构信息，对滁菊挥发油进行了定性分析，建立了全二维气相色谱飞行时间质谱检测滁菊挥发性成分的方法，为滁菊保健食品的开发提供了理论支持。曹先爽等采用全二维气相色谱 – 飞行时间质谱（GC×GC–TOF/MS）技术对紫藤种子提取物进行了成分分析，从紫藤种子石油醚提取物中检测到 61 种化合物，主要包括酯类、烷烃类、芳香烃类等化合物，其中相对含量大于 9% 的化合物有：对二甲苯（14.33%）、十一烷（11.89%）、1,4– 二乙基苯（11.02%）和癸烷（9.54%）。建立了川芎挥发油的 GC×GC/TOF MS 指纹图谱，并应用偏最小二乘法 – 判别分析对 4 个产区的样品进行了区分，找出了 20 种差异最大的化合物，包括蛇床内酯、3– 正丁基苯酞和丁烯基苯酞。结合抗氧化实验以及正交偏最小二乘法模型，找出不同产区样品生化活性的差异，结果发现，苯酞类物质对川芎挥发油样品的生产地区差异影响最大。

七、挥发油官能团的鉴定

各种挥发油成分中常含有不同的官能团，如酚羟基、羰基、不饱和双键（三键）、内酯等，常见挥发油官能团的鉴定如下。

（一）酚类化合物

酚类化合物是指芳香烃中苯环上的氢原子被羟基取代所生成的一类成分，是植物中较为重要一类次生代谢产物。酚类化合物呈弱酸性，具有芳香气味，在环境中容易被氧化。检识方法为将挥发油少许溶于乙醇中，加入三氯化铁的乙醇溶液，如产生蓝色，蓝紫或绿色反应，表示挥发油中有酚类物质存在。

（二）羰基化合物

挥发油中是否含有官能团羰基可以用下列反应鉴别。①与硝酸银的氨溶液发生银镜反应，表示有醛类等还原性物质存在。②挥发油的乙醇溶液加 2,4- 二硝基苯脲、氨基脲、羟胺等试剂，如产生结晶形衍生物沉淀，表明有醛或酮类化合物存在。③与亚硫酸氢钠加成，含羰基的萜类可与亚硫酸氢钠发生加成反应，生成结晶加成物，复加酸或加碱使其分解，生成原来的反应产物。④与吉拉德试剂加成，吉拉德（Girard）试剂是一类带有季铵基团的酰肼，可与具羰基的萜类生成水溶性加成物而与脂溶性非羰基萜类分离，常用的有 Girard T 和 Girard P。

（三）不饱和化合物和薁类衍生物

于挥发油的氯仿溶液中滴加溴的氯仿溶液，如红色褪去表示油中含有不饱和化合物，继续滴加溴的氯仿溶液，如产生蓝色、紫色或绿色反应，则表明油中含有薁类化合物。此外，在挥发油的无水甲醇溶液中加入浓硫酸时，如有薁类衍生物应产生蓝色或紫色反应。

（四）内酯类化合物

于挥发油的吡啶溶液中，加入亚硝酰氰化钠试剂及氢氧化钠溶液，如出现红色并逐渐消失，表示油中含有 α、β 不饱和内酯类化合物。

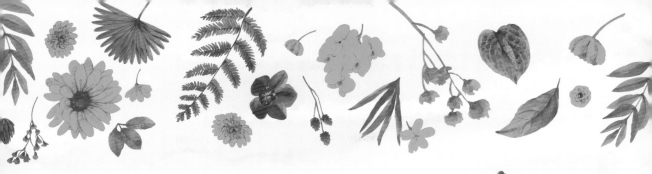

第五章 芳香中药剂型与制备新技术

由于芳香中药含有芳香性物质，为多种挥发性易氧化化学成分混合物。芳香物质通过人体鼻黏膜、皮肤、胃肠道吸收后，发挥化湿、行气、开窍、疏散、辟秽、散寒止痛等功效。在芳香中药制剂研发方面，应侧重解决芳香物质挥发损失、水溶性较低、口服生物利用度不高、易氧化酸败等问题。比如可采用包合技术将芳香物质包合于 β－环糊精的空穴结构中，减少有效成分的挥散同时增加其水中溶解度，提高生物利用度。选择适宜的剂型可获得优良的芳香中药制剂，比如软胶囊、微乳、露剂、气雾剂、微乳凝胶剂等。适宜的剂型在保障有效物质最大保留的前提下，还可提高其稳定性及有效性。目前《中国药典》2020 年版以挥发油直接组方入药的中成药有 44 种。随着对芳香性物质的深入研究，其药品、化妆品、日化产品等的研发有巨大的发展空间。

第一节 芳香中药剂型

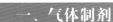
一、气体制剂

（一）概述

气体制剂是用于肺部吸入或直接喷至皮肤、腔道黏膜等的制剂。包括气雾剂、喷雾剂与粉雾剂，以及传统中药烟熏制剂等。

气雾剂（aerosols）是将化学成分、药材提取物、饮片细粉等与适宜的抛射剂封装于具有特制阀门系统的耐压容器中内，应用时借助抛射剂压力将内容物喷出，内容物呈雾状、泡沫状或其他形态的制剂。

喷雾剂（sprays）是含药溶液、乳浊液或混悬液与适宜辅料填充于特制容器中，使用时借助手动泵产生的压力、压缩空气、超声振动或其他方法将内容物以雾状释出。

粉雾剂（dry powder inhalation）是一种或一种以上药物粉末，经特殊给药装置以干粉形式喷于给药部位，发挥全身或局部治疗作用的制剂。其特点是：由患者主动吸入，顺应性好；不含抛射剂，减少对用药部位的刺激，避免环境污染；以胶囊或泡囊给药，剂量准确；干粉状，稳定性好，辅料添加少。

传统气体剂型：烟剂、烟熏剂等。烟剂是将药材饮片经适宜方法加工后单独或掺入烟丝中，卷制成供点燃吸入用的香烟型制剂。烟熏剂包括各类燃香与熏香，是利用芳香药材饮片或芳香药材细粉制成棒状、片状等，借助燃剂燃烧后产生的烟雾发挥杀虫、杀菌、提神、助眠等预防与治疗作用的制剂。我国古代将药物点燃，去其明火，以其烟熏患处或将烟吸入后产生疗效。如《本草纲目》用"巴豆研烂，绵纸包，压取油，作捻点灯，吹灭，熏鼻中，治中风痰厥，气厥，喉痹，牙关紧闭"。《救生苦海》取"蒜便阴干，以火盆置微火，将梗投入，移火盆于木桶中，令患者坐熏之（肛），四周以衣被塞紧，勿令走烟，以治痔疮"。《太平圣惠方》将"蛇床子烧烟于瓶中，口含瓶嘴吸烟，其痰自出"。崔知悌治久嗽："每旦取款冬花如鸡子许，少蜜拌花使润，纳一升铁铛中，铛下著炭，少时款冬烟自从筒出，则口含筒取烟吸之。胸中少闷，须举头，即将纸头捻筒头勿使漏烟气，吸烟使尽止，如是五日一为之"。

（二）气雾剂

气雾剂的发展历史最早源于 1862 年 Lynde 提出的用气体的饱和溶液制备加压的包装，1931 年 Rotheim 用液化气体制备了具有现代意义的气雾剂的雏形，1943 年 Goodhue 用二氯二氟甲烷（商品名 F_{12}）作为抛射剂制备了便于携带的杀虫气雾剂，成为气雾剂发展过程中最具有实际意义的重要进展。20 世纪 50 年代气雾剂用于皮肤病、创伤、烧伤和局部感染等，1955 年被用于呼吸道给药。近年利用新制药技术，气雾剂得到迅速发展。

1.气雾剂特点　气雾剂优点：喷出物呈雾状，可直达吸收或作用部位，具有速效和定位作用；药物密封于耐压容器中，避免与外界接触，提高其化学及微生物学稳定性，防止芳香挥发性成分的损失；使用定量阀门控制剂量，给药较准确，使用方便，尤其适用于 OTC 药品；喷雾可减少局部涂药的疼痛与感染，如果发挥全身疗效还可避免肝首过效应及胃肠道给药的副作用；泡沫型气雾剂稳定持久，延长了药物在病灶部位的滞留时间，分散均匀，有效的渗透进黏膜皱襞中，吸收后，泡沫慢慢消失，多余的药液不会从腔道中流出而污染衣物。

不足之处：抛射剂一旦因密封不严而渗漏失效，将无法喷射内容物；容器内具有一定内压，遇热或撞击易发生爆炸；生产需要特殊机械设备，生产成本较高，操作麻烦；抛射剂有高度挥发性及制冷效应，使用于受伤皮肤上，可引起不适；抛射剂种类有限，价格较高；吸入型气雾剂，吸收干扰因素较多，吸收不完全。

2. 气雾剂分类

（1）按给药途径分类　吸入气雾剂：将内容物呈雾状喷出并吸入肺部的气雾剂。吸入气雾剂可分为单剂量包装或多剂量包装。通常吸入气雾剂的微粒大小以 $0.5 \sim 4\mu m$ 范围内最适宜。喷出物雾粒粒径 $> 5\mu m$，滞留在口咽部，而 $4 \sim 5\mu m$ 雾粒主要分布在大气道，$< 3\mu m$ 的雾粒可达到小气道和肺泡。如用于上呼吸道感染的双黄连气雾剂。非吸入气雾剂：直接喷到腔道黏膜（口腔、鼻腔、阴道等）的气雾剂。如用于治疗各类鼻炎的鼻康气雾剂。外用气雾剂：是指用于皮肤和空间消毒的气雾剂。如用于外科跌打损伤的云南白药气雾剂。

（2）按分散系统分类　溶液型气雾剂：固体或液体药物溶解在抛射剂中，形成均匀溶液，喷出后抛射剂挥发，药物以分子或离子状态达到作用部位。混悬型气雾剂：亦称为粉末气雾剂，固体药物以微粒状态分散在抛射剂中，形成混悬液，喷出后抛射剂挥发，药物以固体微粒状态达到作用部位。乳剂型气雾剂：亦称为泡沫气雾剂，液体药物或药物溶液与抛射剂形成 W/O 或 O/W 型乳剂。O/W 型在喷射时随着内相抛射剂的汽化而以泡沫形式喷出，W/O 型在喷射时随着外相抛射剂的汽化而形成液流。在 20 世纪 50 年代初由 Boe 和 Spitzer 发明。泡沫剂是世界上公认的最佳腔道给药剂型，泡沫气雾剂能深度给药，其喷出物不流动，泡沫稳定、持续时间长，大大延长了药物在病灶部位的作用时间，且在腔道内分散均匀，涂布面广，药物能有效渗入黏膜皱襞，泡沫能减少炎症黏膜的化学刺激和物理刺激，常用于妇科用药，使阴道无不适感。如用于真菌性阴道炎某中药泡沫气雾剂、大蒜油气雾剂等。

（3）按相的组成分类　二相气雾剂：溶液型气雾剂，由药物与抛射剂形成的均匀液相与抛射剂部分挥发形成的气相所组成。三相气雾剂：包括 3 类：药物的水溶液与抛射剂互不相溶而分层，内容物包括气化抛射剂、溶液相和液化抛射剂；固体药物和附加剂等微粉混悬在抛射剂内，内容物包括气化抛射剂、液化抛射剂和固相；药物与抛射剂制成乳浊液，内容物包括气化抛射剂、乳浊液的内相及外相。

（4）按给药定量与否分类　定量气雾剂（MDI）：使用定量阀门系统控制每一揿喷射量，给药量准确，主要用于肺部、口腔和鼻腔。此类气雾剂使用前可以将瓶内容物轻轻摇匀，完成 3～4 次深呼吸，最后将气全部呼出后，按下阀门按钮，同时进行深吸气后屏气 10s 左右，然后可正常呼吸。非定量气雾剂：使用普通阀门系统，主要是用于局部治疗的皮肤、阴道和直肠等。

3.气雾剂处方与组成药物　中药细粉、中药提取物（粗提物、有效成分或有效部位）、挥发芳香性物质等均可以气雾剂形式给药。

（1）抛射剂（propellants）：部分低沸点液化气体，是气雾剂喷射药物的动力，也是药物的溶剂和稀释剂。要求为：常温下蒸气压大于大气压；不易燃，不易爆；化学惰性、生理学惰性；无毒无刺激无致敏性；无色无臭无味；价廉易得。主要是氢氟烷烃类、碳氢化合物、二甲醚等化合物等。其中氢氟烷烃类是氟利昂类的主要替代品。抛射剂的用量决定气雾剂的喷射能力，用量越大蒸气压越高，喷射能力越强，喷出的雾滴粒径越小，反之则越弱。氟氯化碳（CFC）作为吸入气雾剂的抛射剂存在严重的环保问题，2006 年 SFDA 发出公布，2010 年全面停止生产和使用含 FCF 的 MDI。CFC 的主要替代品氢氟烷烃类抛射剂（HFA）没有臭氧破坏作用，常用四氟乙烷 HFA–134A 和七氟丙烷 HFA–227。HFA 处方中加入少量乙醇作为潜溶剂可增加药物和表面活性剂的溶解度，气化温度较 CFC 高，降低气雾剂的喷射速率。气雾剂抛射剂的理化特征有沸点、临界压力、液体密度、臭氧消耗指数（ODP）、水中溶解度和毒性。常见的环保抛射剂有压缩二氧化碳、异丁烷、四氟乙烷等。抛射剂的选择主要从与药液相溶性、对包装材料的影响、质量特性的影响（喷射速率、喷出总量等）、充气设备的影响等方面进行考察。

（2）耐压容器：由于抛射剂的存在，气雾剂内部是高压环境，所使用的容器也较为特殊，要求耐压、稳定、不易破碎等。主要有金属容器、玻璃容器（外壁搪塑）和塑料容器，其中金属容器应用较多。

（3）阀门系统：是保证气雾剂质量和施药的关键部分。主要控制药物和抛射剂定量流出。根据控制的精密程度，可分为一般阀门系统和定量阀门系统（定量小杯或定量室）。

（4）附加剂：根据药物存在的物理分散形式，需要选择适宜的附加剂。常用的附加剂有潜溶剂、增溶剂、助悬剂、乳化剂、抗氧剂、防腐剂、矫味剂等。

4.气雾剂制备工艺

（1）药物的处理及附加剂的选择　液型气雾剂：将芳香脂溶性药物与附加剂溶解于抛射剂内，形成澄明的溶液。为了达到理想的溶解效果，可选择适宜的增溶剂或潜溶剂。乳剂型气雾剂：选择适宜的乳化剂、相体积比等因素制备而得的稳定乳剂型气雾剂，可用于芳香性油类气雾剂的制备，多为 O/W 型。混悬型气雾剂：药物粉碎至粒度 10μm 以下，加入助悬剂等附加剂充分混匀即得。一般水分控制在 0.03%，水分超标会导致药物微粒凝集而导致黏壁，影响药物喷射剂量的准确。

（2）抛射剂的充填　压灌法：在室温下，将配制好的药物和附加剂灌入耐压容器内，将阀门系统装好并轧紧，内部空气被抽出，再通过压装机将定量的抛射剂从阀门压入容器内。由于该法设备简单、常温条件操作、抛射剂消耗少，国内一般采用此方法。但该法生产速度较慢，在压装过程中对阀门造成一定的影响，而且气雾剂的内部压力过高。冷灌法：在冷灌装置中将药物、附加剂和抛射剂冷却至 −50 ～ −30 ℃，使内容物保持液态，一次性定量加入敞口的耐压容器中，立即安装阀门系统进行密封。该方法与压灌法相比，可以使用于任何接在耐药容器上的阀门，保持生产流程的稳定性；一次性加入液态内容物，速度快，而且对阀门不造成影响，气雾剂压力稳定。缺点就是低温条件操作，耗能高；在灌注过程，因抛射剂的蒸发，会导致装量有一定的差异；含水的制剂不适宜采用此种方法。

（三）喷雾剂

喷雾剂不含有抛射剂，对环境影响小，但是其雾滴较粗，初期一般以局部治疗为主，主要用于口腔、咽喉部、鼻腔、眼部和体表等部位。近年来，随着喷射装置的改进，用于全身治疗的喷雾剂陆续问世。

喷雾剂由内容物和喷雾装置构成。内容物（除去抛射剂）同气雾剂。喷雾装置有传统喷雾装置和新型喷雾装置。

传统喷雾装置由喷射药物的喷雾装置（多为喷雾泵）和载药容器构成。喷雾泵由泵杆、密封垫、活塞、弹簧、固定杯、泵体、浸入管等构成。载药容器一般使用塑料瓶和棕色玻璃瓶。

新型喷雾装置旨在提高药物雾化传递效率、达到智能化和临床实时监测等功能。目前应用较多的是 Halolite 喷雾器、AERx 喷雾器和超声波喷雾器等。Halolite 有电子控制监控系统，可实现对患者呼吸参数监控，指导给药剂量调整和给药方案。AERx 喷雾器装有纳米级微孔结构，可形成细小雾滴喷出。

（四）质量评价

气雾剂质量评价，必须在其内在质量检测符合要求的前提下，进行其半成品包装容器和喷射情况检查。检查项目具体方法参见《中国药典》2020 年版四部通则 0113。

1. 安全、漏气检查　主要进行爆破试验。漏气检查，可用加温后目测确定，必要时用称重法测定。

2. 每瓶总揿次与每揿主药含量　定量气雾剂，每瓶总揿次均不得少于标示总揿次；平均每揿含量应为主药含量的 80% ～ 120%。

3. 雾滴（粒）分布　吸入型气雾剂，除另有规定外，雾滴（粒）中药物量应不少于每揿主药含量标示量的 15%。

4. 喷射速率和喷出总量　非定量气雾剂，每瓶平均喷射速率（g/s）应符合各品种项下要求；每瓶喷出总量均不得少于其标示装量的 85%。喷雾剂要求：溶液型应配制为澄清液体；乳状型液滴分散均匀；混悬型应充分混合均匀，研细，保持稳定。吸入喷雾剂雾滴（粒）要求大小控制在 10μm 以下，其中大部分在 5μm 以下。

（五）实例

云南白药气雾剂

【处方】三七、重楼，抛射剂等。

【功能主治】活血散瘀，消肿止痛。用于跌打损伤，瘀血肿痛，肌肉酸痛及风湿性关节疼痛等症。

【注意事项】①本品只限于外用，切勿喷入口、眼、鼻。②皮肤过敏者停用。③小儿、年老患者应在医师指导下使用。④使用云南白药气雾剂保险液时先振摇，喷嘴离皮肤 5 ～ 10cm，喷射时间应限制在 3 ～ 5s，以防止局部冻伤。⑤皮肤受损者勿用。⑥使用时不要靠近明火，切勿受热，应置于阴凉处保存。⑦对酒精及本品过敏者禁用，过敏体质者慎用。

肿痛气雾剂

【处方】七叶莲 18g，滇草乌 18g，三七 18g，雪上一枝蒿 18g，金铁锁 18g，火把花根 18g，八角莲 18g，金叶子 18g，玉葡萄根 18g，披麻草 18g，重楼 18g，灯盏细辛 18g，栀子 18g，白芷 18g，白及 18g，薄荷脑 6g，甘草 6g，冰片 6g，麝香 0.08g，1mL 聚山梨酯 -80，丙二醇 6mL。

【制法】以上 19 味药材，除冰片、薄荷脑、麝香外，其余七叶莲等 16 味粉碎成粗粉，混匀，照流浸膏剂与浸膏剂项下的渗漉法，用 65% ～ 70% 乙醇作溶剂，进行渗漉，收集漉液 1000mL，冷藏 48h，滤过，放至室温，加入聚山梨酯 -80、丙二醇，混匀，静置 24h。灌装，将阀门装上并轧装，再用压装机压入定量的丙、丁烷气体，即得。

【功能主治】彝医：瓜他使他齐，诺齐喽，补知扎诺。中医：消肿镇痛，活血化瘀，舒筋活络，化痞散结。用于跌打损伤，风湿关节痛，肩周炎，痛风关节炎，乳腺小叶增生。

简易芳香净爽喷雾

【制法】柠檬精油 15 滴，澳洲尤加利精油 20 滴，丁香花苞精油 3 滴，天竺葵精油 7 滴，双脱酒精 10mL，蒸馏水 20mL。混合。

【功效】运用于小面积空间或乘坐交通工具抗菌增香净化。

【用法】随身携带，摇匀后空间喷洒。

百花醒脑香水

【处方】檀香油 0.2g，月桂油 0.1g，苏合香脂 0.1g，茉莉香精 2.0g，茉莉精油 0.15g，香兰素 0.25g，90% 乙醇 97.2g。

【制法】将上述成分溶于 90% 乙醇中，装于喷雾装置中即可。这种酒精溶液至少要熟化 15d，再倾析或过滤后使用。

【功效】提神醒脑，留香持久。

二、汤剂

（一）概述

汤剂是药材饮片用水煎煮或沸水浸泡，去渣取汁制成的液体制剂，供内服或外用。汤剂是中药最为常用的剂型之一，自商代伊尹创制汤液以来沿用至今，经久不衰。汤剂的制作对煎具、用水、火候、煮法都有一定的要求。芳香花、叶类中药多可沸水冲泡代茶饮。比如以药物的汤汁洗浴，使芳香药物作用于口鼻（醒脑安神）、肌表皮肤（促进肌肤气血流行、杀灭肌表寄生虫）产生疗效。如《五十二病方》载："用雷丸煮水浴治婴儿癫痫。"《金匮要略》"百合煎汤洗浴治疗百合病"。《小儿药证直诀》"乌蛇、青黛、白矾、朱砂、麝香、全蝎、桃枝等煎煮洗浴，治肥儿发热"。

（二）分类

1. 煮剂　药材饮片加水煎煮后，去渣取汁制的液体制剂。煎药用具一般以砂锅、瓦罐为好，不锈钢、搪瓷罐也可，忌用铝、铜、铁锅，以免发生化学变化，影响疗效。煎药用水古时曾用长流水、井水、雨水、泉水、米泔水煎煮。现在多用自来水、井水、蒸馏水等，但总以水质洁净新鲜为好。

2. 煎剂　将煎煮后去渣取得的药液继续加热浓缩制成的液体制剂。加热时间较长，浓度较高。一般不适宜芳香性药物的制备，可在其他药材煎制后加入芳香药物配伍使用。

3. 沸汤泡药　药材饮片用沸水浸泡后，去渣所得的液体制剂。因为用法和用量不定，随意饮用，故亦称为"饮剂"。由于加热时间短，温度较低，适宜挥发性性芳香药物的制备。

（三）处方及组成

1. 药物　炮制合格的药材饮片，必要进行适当粗碎。

2. 溶剂　小规模生产用饮用水，大规模工业生产用去离子水。

（四）制备工艺

1. 浸润　药材饮片煎煮前，需用冷水浸润，以利于有效成分的浸出。花、草、叶等药材浸泡时间一般为 20 ～ 30min，根、根茎、种子等需浸泡约 60min。

2. 煎煮　煎煮的方法、时间与火候，根据药物性质确定。

煎药火候：有文、武火之分。文火，是指使温度上升及水液蒸发缓慢的火候；武火，又称急火，是指使温度上升及水液蒸发迅速的火候。

煎煮方法：先将药材浸泡 20 ～ 30min，用水量以高出药面为度，一般中药煎煮 2 ～ 3 次，第二煎加水量为第一煎的 1/3 ～ 1/2，煎液去渣滤净混合后分 3 次服用，芳香药物时间一般宜短，煮沸后煎 3 ～ 5min 即可。

某些药物因质地性质不同，煎法有特殊要求，处方上需加以注明，一般包括先煎、后下、包煎、另炖、烊化、冲服等特殊要求。气味芳香且易挥发的药材宜后下，如果久煎其有效成分可能挥发损失而降低药效，须在其他药物煎沸 5 ～ 10min 后放入，如薄荷、青蒿、香薷、木香、砂仁、沉香、白豆蔻、草豆蔻等。冲服主要指某些贵重药，用量较轻，为防止散失，常需要研成细末制成散剂用温开水或复方其他药物煎液冲服，如麝香等。

3. 去渣取汁　煎煮至规定时间后，及时倾倒出药液，将所有药液合并，静置，取上清液使用。

（五）实例

三仁汤

【处方】杏仁 15g，飞滑石 18g，白通草 6g，白蔻仁 6g，竹叶 6g，厚朴 6g，生薏仁 18g，半夏 15g。

【制法】取杏仁、通草等7味（其中飞滑石须包煎）加10倍量水，浸泡30min，加热至沸后保持微沸煎煮15～30min，加入白蔻仁，继续保持微沸3～5min，去渣取汁，服用。

【功能主治】清热利湿，宣畅湿浊。治湿温初起，头痛恶寒，身重疼痛，舌白不渴，脉弦细而濡，面色淡黄，胸闷不饥，午后身热，状若阴虚，病难速已。

【注释】飞滑石为细腻粉末，煎煮时为了避免沾黏糊锅，故需包煎。白蔻仁属芳香类富含挥发油成分药材，须后下以减少因加热造成芳香挥发性成分的损失。

达原饮

【处方】槟榔6g，厚朴3g，草果仁1.5g，知母3g，芍药3g，黄芩3g，甘草1.5g。

【用法】上用水二盅，煎八分，午后温服。

【功能主治】开达膜原，辟秽化浊。瘟疫或疟疾，邪伏膜原证。憎寒壮热，或1日3次，或1日1次，发无定时，胸闷呕恶，头痛烦躁，脉弦数，舌边深红，舌苔垢腻，或苔白厚如积粉。（本方常用于疟疾、流行性感冒、病毒性脑炎属温热疫毒伏于膜原者。）

香薷饮

【处方】香薷，草乌头，藿香，黄连。

【用法用量】上为粗末。每服三钱匕，以水二盏，加酒半盏，同煎至一盏，去滓，用新汲水沉冷顿服。相次四肢暖，吐泻定。病轻每服一二钱匕。

【功能主治】霍乱吐泻，四肢厥冷。

三、溶液剂

（一）概述

溶液剂系指药物以分子或者离子状态溶解于溶剂中形成的澄明液体制剂。其特点在于药物分散度高，药物吸收快。可供内服或者外用。

（二）处方及组成

1. 药物　药物有化学药、中药提取物、挥发性成分等。

2. 溶剂　溶剂应对药物有良好的溶解性，化学性质稳定，毒性小，刺激性小等特点。可以根据药物性质、药品要求和临床用途进行合理选择。常用有水、乙醇、甘油、油酸乙酯、脂肪油、液状石蜡等。

3. 附加剂　根据药物理化性质和临床要求等，选择性加入增溶剂、助溶剂、矫味剂、防腐剂和抗氧剂等。

（三）制备工艺

药物＋辅料→溶解→混合→质检→包装。

制备方法：

1. 溶解法　溶解，滤过，再加入溶剂至全量，混匀，即可。

2. 稀释法　药物预先配制为浓溶液，临用前用溶剂稀释至规定浓度，即可。

3. 化学反应法　先将相互反应的药物分别溶解于适量溶剂中，再将其中一相缓慢加入另一相中，边加边搅拌，待反应完成后，滤过，补足溶剂至全量，混匀，即可。

（四）实例

风油精

【处方】薄荷脑 320g，桉叶油 30g，丁香酚 30g，樟脑 30g，香油精 100mL，氯仿 30g，叶绿素适量，冬绿油 360g，液体石蜡加至 1000mL。

【制法】薄荷脑和樟脑加入适量液体石蜡溶解，再与桉叶油、丁香酚、香油精、冬绿油和叶绿素的氯仿溶液混合，最后用加入液体石蜡至 1000mL，混匀，静置 24h，取澄清液，即得。

【功能主治】抗炎，镇痛，清凉，止痒和驱虫。用于伤风感冒引起的头痛，头晕，牙痛和蚊虫叮咬。

温中和胃按摩油

【制法】生姜精油（蒸馏）5 滴，红橘精油 5 滴，小豆蔻精油 2 滴，莳萝精油 3 滴，芝麻油 10mL，混合。1 ～ 3 岁幼儿浓度减半。

【功效】温中和胃，理气止痛消胀。用于消化不良，腹胀嗳气，邪滞中焦所致之胃脘疼痛，恶心，腹痛，差旅水土不服之腹泻腹胀。

【用法】腹部按摩；足部反射区按摩；循经按摩。

淡斑祛痕按摩油

【制法】乳香精油 5 滴，鼠尾草精油 10 滴，橙花精油 5 滴，柠檬精油 10 滴，葡萄籽油 10mL。混合。

【功效】细胞再生作用，加速色素分解代谢，去除痕印，改善妊娠纹及肥胖者因松弛产生的橘皮组织。

【用法】腹部按摩，面部按摩。

四、芳香水剂与露剂

（一）概述

1. 定义 芳香水剂系指挥发油或其他挥发性芳香药物的饱和或近饱和的澄明水溶液。个别芳香水剂可用水和乙醇混合液作溶剂。含挥发油性成分饮片用水蒸气蒸馏法制成的芳香水剂称露剂或药露。

2. 特点 芳香水剂的优点是：药物分散度大，吸收好，起效快；给药途径多，口服或外用等；使用方便，特别易于分剂量，适合婴幼儿及老年人使用。

不足之处是物理化学稳定性较低，体积较大，不利于运输贮存。

（二）处方与组成

1. 药物 芳香水剂的原料药物一般是纯净的挥发油或化学药物，也可以是含乙醇的浓芳香药物溶液；露剂的原料是含挥发性成分的中药饮片。

2. 溶剂 溶剂对药物起到溶解与分散的作用，要求本身稳定性较好，对制剂的质量影响小，无毒，无臭味。常用水作为芳香水剂的溶剂。水作为常用溶剂，主要由于价廉易得，生物兼容性较好，但是水容易霉变，且对一些易水解药物的稳定性有较大的影响。在使用上，应注意使用蒸馏水或纯化水。

3. 附加剂 为了提高患者顺应性，口服芳香水剂可以适当调整口味。矫味剂是一种有效改善口感的附加剂。常用的矫味剂有甜味剂、胶浆剂等。处方中可添加适宜的抑菌剂，其抑菌效力应符合抑菌效力检查法（《中国药典》2020 年版四部通则1121）的规定。

（三）制备工艺

纯净的挥发油或化学药物芳香水剂多用溶解法或稀释法制备，制备流程为：

原料准备→溶解（稀释）→混合→质检→包装。

其中最重要的是溶解过程。

露剂制备特有的方法是水蒸气蒸馏法，系将含挥发性成分的饮片加水浸泡一定时间后，用水蒸气蒸馏，收集蒸馏液即得。

（四）质量评价

1. 外观　应澄清，不得有异物、异味、酸败等变质现象。

2. pH　应具检查 pH 值，要求在规定的范围内。

3. 装量　照《中国药典》2020 年版四部"最低装量检查法"（通则 0942）检查应符合要求。

4. 微生物限度　应符合要求。

（五）实例

银菊露剂

【处方】金银花 80g，菊花 20g，蔗糖 150g，加蒸馏水至 1000mL。

【制法】将药材放入多功能提取罐蒸馏提取，制得蒸馏液，将蔗糖与蒸馏液混合溶解，再用板框压滤机过滤，灌装，100℃，60min 灭菌，即得。

【功能主治】清热解毒，祛暑除烦止渴。用于痧痘，痈疽，疮毒，小儿胎毒。

五、乳剂

（一）定义

乳剂系指两种不相溶的液体，经乳化后其中一相以小液滴的形式分散在另一相中形成的非均相液体制剂。分散的液滴称为分散相、内相或者非连续相，分散液滴的另一种液体称为分散介质、外相或者连续相。两种不相溶液体，一种为油相，另一种为水相。

（二）特点

乳剂中液滴的分散度大，吸收和起效速度快，生物利用度高；O/W 型乳剂可以减少挥发性药物的挥散或掩盖药物的不良气味；提高药物的溶解度和稳定性；油性药物制成乳剂后，使用方便，剂量准确；外用乳剂可以改善皮肤或黏膜的透过性，减少刺激；静脉注射乳剂具有靶向性，减小药物不良反应。

复乳（二级乳）内相和外相由液膜隔开，可以在内相和外相中溶解不同的药物；内相药物和外相药物释放速度不一样，可以发挥缓释"药库"作用；具有淋巴系统的靶向性，可选择性分布于肝、肾、肺、脾等网状内皮系统丰富的器官；复乳液滴与癌细胞有良好的亲和力，靶向性高；药物溶于内相，可以避免胃肠道失活，增加药物稳定性，或作药物超剂量或误服引起中毒的解毒系统。

目前中药乳剂给药途径有：注射、口服、经皮、鼻腔、眼用等。其中注射、口服、经皮乳剂和中药乳剂是研究热点。在注射乳剂研究中，由于静脉注射微乳和亚微乳具有靶向性，一直受到高度关注。乳剂的靶向性与乳剂的粒径、表面电荷、处方及给药途径有关。油脂性药物制成 O/W 或 W/O/W 型乳剂经静脉给药主要指向网状内皮细胞丰富的肝、肺和脾等器官；水溶性药物制成 W/O 或 W/O/W 型乳剂经肌内、皮下或腹腔给药则主要富集于邻近的淋巴器官。

乳剂形成的机理目前尚不完全清楚，主要理论包括降低界面张力和形成乳化膜。

（三）分类

1. 按结构分类

（1）油/水（O/W）型乳剂：油或有机相为分散相，在水中分散。外观通常为乳白色，可用水稀释，外相被水溶性色素染色，内相被脂溶性色素染色。

（2）水/油（W/O）型乳剂：水或水性液体为分散相，在油中分散。外观接近油的颜色，可用油稀释，内相被水溶性色素染色，外相被脂溶性色素染色，在滤纸上不能铺展。

（3）水/油/水（W/O/W）型乳剂：又称 W/O/W 复乳，内相与外相由液膜（厚度多为 1μm）分隔。两步乳化制备，首先制备 W/O 型乳剂，再与水乳化最后形成复乳。特性类似 O/W 型乳剂，可用于肌内或静脉注射。血红蛋白复乳作为氧的转运系统，可用于血代用品或器官灌注介质，其流变性、流体动力学稳定，与 O_2 亲和力良好。

（4）油/水/油（O/W/O）型乳剂：又称 O/W/O 复乳，制备时先制备 O/W 乳剂，再与油乳化最后形成复乳。特性类似 W/O 型乳剂，仅能肌内、皮下或腹腔注射。

2. 按乳滴粒径

（1）普通乳（emulsion）：液滴粒径 0.1μm ～ 100μm，外观乳白不透明，热力学动力学不稳定体系，多外用或口服。

（2）亚微乳（submicroemulsion）：液滴粒径 0.1μm ～ 1.0μm，常作为胃肠外给药载体。静脉注射亚微乳粒径控制在 0.25μm ～ 0.4μm。

（3）微乳（microemulsion）又称纳米乳（nanoemulsion），液滴粒子小于 100nm，外观澄明，热力学动力学稳定体系。微乳黏度很低，接近水的黏度。处方中表面活性剂的用量较高，一般为 5% ～ 30%。

3. 按给药途径

（1）口服给药：口服后，部分乳剂可以通过淋巴管吸收，避免肝首过效应，能增强多肽、蛋白质药物通过胃肠道上皮细胞膜，促进药物的吸收。稳定性差、溶解度低或易水解的药物，制成口服乳剂后可以保护药物化学稳定性，从而提高生物利用度。比如 β-榄香烯乳剂等。

（2）注射给药：为亚微乳或微乳，液滴粒径极小，不易堵塞毛细血管，可耐受热压灭菌，黏度小，注射时疼痛感轻，可以实现缓释或靶向给药。中药静脉注射乳剂在一定程度上弥补了传统中药给药方式在危重疾病的治疗缺陷，临床上应用品种有中药抗癌药品鸦胆子油乳注射剂、康莱特注射液等。

（3）经皮给药：对油性药物有良好的溶解度，使用时能产生较高的浓度梯度，利于透皮；油相种类和用量可改变药物的分配系数，有助于药物透过角质层，扩散速率提高，吸收增强；易于控制药物释放，增加载药量等。因此乳剂经皮给药优于一般的硬膏、油膏、洗剂等外用剂型。

（4）眼部给药：乳剂中性 pH、低折射率和低黏度等特性适合眼部环境，有良好的生物相容性。一些带正电的乳滴，可与带负电的角膜结合，延长药物在角膜的停滞时间，从而增加药物的吸收。

（5）鼻腔给药：鼻腔给药不仅可以加快药物吸收，避免肝首过效应，还可以快速通过血脑屏障到达脑部，具有脑靶向性。

（四）发展前沿

1. 微乳凝胶（microemulsion-based gels，MBGs） 将微乳加入高分子凝胶材料中，形成透明稳定的新型剂型，是作为易挥发、水难溶性药物的新型经皮给药载体。微乳凝胶的微观结构可能是由大量管状结构纵横交错构成的三维网络，表面活性剂位于水界面处和乳滴内核中，从而使该网状结构更加牢固。微乳凝胶给药系统兼顾凝胶和微乳的双重优点，不仅可以提高难溶性药物的溶解度、生物利用度、稳定性、维持平稳血药浓度，皮肤扩散屏蔽作用降低，质地细腻，具有良好的生物相容性，易清洗，还利用增加制剂黏度以获得良好的黏附性和涂抹性，克服了微乳作为外用制剂黏附性差、滞留时间短、外相水分蒸发导致刺激性增强等缺点。

微乳凝胶处方一般由油相、表面活性剂、助表面活性剂、水相和凝胶基质构成。微乳体系中，表面活性剂和助表面活性剂用量很大，一般是体系总量的 10% 以上。表面活性剂一般选用亲水性非离子表面活性剂，安全，乳化能力强，稳定性好，与助表面活性剂兼容性好。助表面活性剂多为中、短链一元、二元醇（乙醇、丙三醇等），作用是辅助表面活性剂减小表面张力；增加界面流动性提高其柔韧性，利于弯曲；调节表面活性剂 HLB，促进微乳的自发形成。油相的选择一般原则是分子越小，溶解能力越高。所以不能选择碳氢链太长的油，链越短的油不仅溶解度好，还利于有机相能渗入到界面膜的内部，扩大微乳形成的范围。常用的油相有肉豆蔻酸异丙酯（IPM）、棕榈酸异丙酯（IPP）、甘油三酸酯、油酸乙酯、油酸和植物油等。凝胶基质是单向分散体统，分为水性凝胶和油相凝胶。水性凝胶由水、保湿剂（甘油、丙二醇等）和凝胶材料（纤维素衍生物、卡波姆、海藻酸钠、明胶等）构成；油性凝胶由液状石蜡与聚乙烯或脂肪油与胶体硅等构成。除了常规凝胶材料，目前也出现了一些新型凝胶材料比如低分子质量 N– 硬脂酸 –N'– 硬脂醇 – L – 苯丙氨酸等。

微乳凝胶处方设计时，评价指标是药物溶解度、相转变温度（PIT）、药物透皮性能、黏度和电导率、失水率和成型效果、外观评价、离心稳定性、耐热耐寒评价、光加速、形态和粒度分布等。微乳凝胶的制备方法有：①用水将凝胶材料粉末充分溶胀后，再与已制备好的微乳液混匀即可。②将凝胶材料粉末先加入微乳的水相中溶胀，再按微乳的制备方法制备微乳。③将未溶胀的凝胶材料粉末加入微乳液中，充分溶胀即可。有研究表明最后一种制备的微乳外观澄明，微乳结构完整。

微乳凝胶除了经皮给药，还可以通过口腔、鼻、眼睛、腔道黏膜等部位给药而发挥局部或全身治疗作用。特别是鼻腔给药不仅能发挥良好的局部治疗，还可以透过血脑屏障，增强药物的脑靶向性。

中药微乳凝胶面临的问题：载药量及质量控制；中药多活性成分理化性质复杂性对成型的影响；稳定性和安全性；复方中药微乳凝胶处方问题；扩大高效低毒的表面活性剂和助表面活性剂的品种。

2.干乳剂　将乳剂中的水分除去，可以获得稳定性更好的给药形式。不仅保留了乳剂的优势，还可以制成片剂或胶囊等固体制剂，发挥速崩的效果。制备的方法有吸干乳法和干燥法。吸干乳法主要针对 W/O 性干乳剂的制备，粒径一般为 90 ～ 2000μm，一般发挥缓释作用；干燥法适用于 O/W 性干乳剂，粒径为 0.3 ～ 3.0μm，有喷雾干燥法、冷冻干燥法或减压干燥法。

（五）处方与组成

1.药物　中药经过浸提、纯化等得到的水性或油性提取物，挥发油，有效部位等。特别是水中溶解度低的成分。

2.油相　分子体积越小，对药物的溶解度越大，油相分子链过长不易形成乳剂。常用的有大豆油、肉豆蔻酸异丙酯、甘油三酯、液体石蜡等。中药挥发油或其他芳香性物质等可溶于脂溶性溶剂中共同作为油相。

3.乳化剂　决定乳剂的类型和稳定性。选择时应注意其乳化活性、pH 和离子稳

定性、安全刺激性等。

（1）天然乳化剂：多为亲水性高分子材料，乳化能力不强但是能形成牢固的多分子乳化膜，并且能增加外相的黏度，形成稳定的乳剂。常用品种有阿拉伯胶、西黄蓍胶、明胶、磷脂、固醇类等。

（2）表面活性剂乳化剂：表面活性剂分子结构中有亲油基团和亲水基团，能显著降低界面张力，乳化能力强，能形成单分子乳化膜，从而形成乳剂。阴离子型表面活性剂仅可用于外用乳剂的制备，而毒性刺激性和溶血作用较低的非离子型表面活性剂可以用于口服和注射。常用品种有脂肪酸山梨坦、聚山梨酯、聚氧乙烯聚氧丙烯共聚物等。

（3）固体微粒乳化剂：不溶性微小固体粉末可吸附于油水界面上形成固体微粒乳化膜，防止液滴合并形成乳剂，且不受电解质影响。常用品种有氢氧化镁、氢氧化钙、二氧化硅、氢氧化锌等。

4. 辅助乳化剂　与乳化剂合用增强乳剂稳定性的物质。这类成分一般没有乳化能力，主要利用提高乳剂黏性、改变油水界面的曲率、降低乳化膜的刚性、调节乳化剂 HLB 或与乳化剂形成复合凝聚膜等方式提高乳剂稳定性。合理使用辅助乳化剂可以使乳化剂的用量显著减少。常用水相辅助乳化剂有海藻酸钠、羧甲基纤维素钠、甲基纤维素、琼脂、阿拉伯胶等；油相辅助乳化剂有硬脂酸、硬脂醇、鲸蜡醇、蜂蜡等；形成复合凝聚膜辅助乳化剂主要是小分子醇类（2～10 个碳），也可以是有机胺类，中短链醇类，低分子量的聚乙二醇等，比如乙醇、丙二醇、丙三醇、PEG400 等。

5. 其他附加剂　根据药物性质和给药途径，选择性的添加抗氧剂、防腐剂、矫味剂等其他附加剂。

（六）乳剂稳定性

1. 乳剂不稳定的现象

（1）分层（乳析）：乳剂放置一段时间后分散相液滴逐渐聚集到底部或顶部。产生原因是内相和外相之间的密度差和相体积比。分层的乳剂振摇后可恢复为均匀的乳剂。

（2）絮凝：指电位降低，排斥力减小，液滴聚集的现象。液滴处于絮凝状态，限制其移动并产生网状结构，可使乳剂处于高黏度状态，利于乳剂的稳定，但是絮凝状态进一步变化，会引起稳定性降低，导致液滴合并。

（3）转相：乳剂类型发生了转变的现象。向乳剂中添加相反类型乳化剂可导致转相，特别是两种乳化剂的用量接近。转相时两种乳化剂用量之比称为转相临界点。在该点时，乳剂不属于任何类型，不稳定。

（4）合并（破裂）：乳化膜破裂后，乳滴粒径变大的现象。合并的下一步是乳剂油水分层称为破裂。液滴越小越稳定，但是如果液滴大小不均匀，小液滴吸附于大液滴周围，聚集性增强后，容易导致合并。所以提高液滴的均匀性、使用复合乳化剂和增加外相的黏性，可以抑制该现象。

（5）酸败：外界因素（光、氧、微生物等）对乳剂的影响，使乳剂变质的现象。可以适当添加抗氧剂和防腐剂。

2.乳剂稳定性影响因素

（1）乳化剂性质和用量：选择能显著降低界面张力或形成牢固乳化膜的乳化剂，利于形成稳定的乳剂。一般情况下，乳化剂的用量越大，形成的乳剂越稳定，但是如果过量会导致外相黏度过大难于倾倒，一般用量为所制备乳剂量的 0.5% ～ 10%。

（2）分散相浓度和液滴大小：一般分散相浓度为 50% 乳剂最稳定，74% 以上容易转相或破裂，25% 以下也易发生不稳定现象。液滴越小越均匀，形成的乳剂越稳定。

（3）内外相密度差：内相与外相密度差太大，乳剂容易分层。可以适当调整外相的黏度和密度。

（4）ζ 电位：液滴吸附而荷电，相同电荷的排斥作用，阻碍液滴的聚集和合并，但是乳剂中添加电解质，会降低 ζ 电位。

（5）黏度和温度：乳剂黏度越大，液滴越难聚集合并，但是乳化所需的功也大。黏度和界面张力随温度的升高而降低，所以乳化时一般都升高温度。最适宜的乳化温度是 50 ～ 70℃。贮存温度不宜过高，易导致分层。

（七）制备工艺

1.干胶法　先将乳化剂与油相充分混合，按比例加入水，用力研磨制备初乳，最后用水稀释初乳至全量，即得。本法适用于阿拉伯胶或阿拉伯胶和西黄蓍胶的混合胶。

2.湿胶法　将乳化剂溶解于水中，再加入油相后，用力研磨制备初乳，最后用水稀释初乳至全量，即得。

3.新生皂法　油水混合时，相界面上发生皂化反应生成有机胺皂乳化剂，再搅拌制成乳剂。植物油中的硬脂酸、油酸等有机酸，与处方中的 NaOH、Ca（OH）$_2$、三乙醇胺等，振摇或高温条件下，形成乳剂。

4. 机械法　使用乳化机械把油相、乳化剂和水相混合形成乳剂。此种方法不需要考虑加入顺序。乳化机械有搅拌装置（低速搅拌乳化装置、高速搅拌乳化装置等）、乳匀机、胶体磨等。

5. 转相乳化法　将 O/W 型乳化剂溶于油相中，将预热的水相以微射流的方式，在慢慢搅拌下加入油相中，随着水体积慢慢地增加，外相由油相转变为水相。该方法制备乳剂，表面活性剂的 HLB 值和用量关系到乳剂的稳定性和液滴大小。

6. 相转变温度（PIT）乳化法　聚氧乙烯型非离子型表面活性剂的 HLB 在温度的影响下会发生变化，从而使乳剂发生转相。所以本法就是利用温度对乳剂的转相作用，在 PIT 温度进行乳化。制备 O/W 型乳剂，最适 PIT 温度是高于贮存温度的 20～60℃，而制备 W/O 型乳剂，最适 PIT 温度应低于贮存温度的 10～40℃，如此可以保障乳剂在贮存期间不易发生转相。

（八）质量评价

1. 性状　口服乳剂的外观应呈均匀的乳白色，半径为 10cm 的离心机 4000r/min 转速离心 15min，不应有分层现象。乳剂不得有发霉、酸败、变色、异物或其他变质现象。乳剂可能出现相分离现象，但是经振摇后易再分散。

2. 乳滴大小　测定不同给药途径的乳剂对粒径的要求也不同。测定方法有显微镜测定法、库尔特计数器测定法、激光散射光谱法等。注射用亚微乳分散相粒度 1μm 以下的应达到 90%，不得检出大于 5μm 的乳滴。

3. 装量　单剂量包装口服乳剂装量应符合规定。取供试品 10 支，按《中国药典》2020 年版四部制剂通则 0123 规定的方法检查，每支装量均不得少于其标示量。

4. 乳滴合并速度的测定　乳滴合并速度符合一级动力学规律，其直线方程为：

$lgN=lgN_0-Kt/2.303$，式中，N、N_0 分别是 t 和 t_0 时间的乳滴数目；K 是合并速度常数；t 是时间。测定随时间 t 变化的乳滴数目 N，计算 K，估计乳滴合并速度以评价稳定性。

5. 黏度测定　乳剂属于非牛顿流体，可采用圆锥 – 平板型黏度仪定期测定黏度，再用黏度的对数对时间的对数作图。如果黏度不随时间变化，则乳剂稳定；若黏度呈非线性增加而后下降，则乳剂不稳定。

6. 稳定常数测定　稳定常数（Ke）是乳剂离心前后光密度的变化百分率，即为 $Ke=[（A_0-A）/A]×100\%$。

Ke 越小，乳剂越稳定。

7. 温度加速稳定性试验　采用高 – 低温循环法，可在短期内观察温度对乳剂稳定性的影响。乳剂于40℃贮存1周，然后冷冻至结冰，放置1周，如此反复直到出现不稳定现象；或将乳剂在24h内由 –5℃上升至40℃，反复24次。

（九）实例

莪术油纳米乳剂

【处方】莪术油2.0%，卵磷脂0.5%，普朗尼克F-68 1.0%，吐温 –80 0.2%，甘油2.5%。

【制备】取甘油、吐温 –80搅拌分散于20mL纯化水中作为水相。另取卵磷脂、普朗尼克F-68适量，搅拌下依次加入水相中。待卵磷脂与普朗尼克F-68完全分散后，将莪术油逐滴加入水相，搅拌后，超声10min，加入纯化水至50mL，再超声6min制得初乳，高压均质机循环均质3次，即得。

【功能与主治】消炎散肿，生肌排脓。主治烫伤灼伤，无名肿毒，伤痛流血，疥癣疮疖，蚊叮虫咬，筋骨酸痛。

【注释】处方中甘油、吐温 –80、卵磷脂和普朗尼克F-68均为水相，莪术油为油相。其中乳化剂的用量比较大，以获得细小粒径。

六、软膏剂

（一）定义

软膏剂系指药物和油脂性、水溶性或乳剂型基质混合均匀制成的半固体外用制剂。以乳剂型为基质的软膏剂也称为乳膏剂（见乳剂）。《中国药典》2020年版一部收载中药软膏剂有14种，比如老鹳草软膏、冰黄肤乐软膏等。

软膏剂还可涂抹干皮肤或头发，使皮肤滑润，头发乌黑。如《文选·宋玉（神女赋）》云"沐兰泽，含若芳"（兰：兰草，若：杜若，芳草名），即以兰浸油涂发，它不仅可使头发润泽，而且芳香扑鼻，具有止痒的作用。《慈禧光绪医方选议》载"香发散"，用零陵草、玫瑰花、辛夷、檀香、苏合油、白芷等性温气雄香烈之品以温通肌窍，辟秽浊，香发之中又可防头发早白。该书还载"加味香肥皂方"用檀香、丁香、广零陵香、麝香、冰片、白莲蕊、花瓣、皂角等研细面制成香皂，洗沐用之，既涤垢腻又润肌肤。

（二）特点

易于涂布于皮肤、黏膜或创面上，可发挥保护创面、润滑皮肤、发挥局部治疗等作用。

（三）处方及组成

1. 药物 化学药、中药提取物、挥发油、饮片细粉（通过 6 号筛）等。

2. 基质

（1）油脂性基质：动物油脂类、类脂类和烃类均属于该类基质。特点是润滑性良好，无刺激性，有强保护和软化皮肤作用；形成油膜后防止水分蒸发，促进皮肤的水合作用，适用于角质化、皲裂、表皮增厚等病理情况。但是不易被水洗除，不宜在急性且有大量渗出液的皮肤疾病中使用，对药物的释放穿透作用相对较差。常用的基质有动物油、植物油、羊毛脂、蜂蜡、凡士林、石蜡等。

（2）水溶性基质：由水溶性天然或合成高分子物质组成。特点是易于涂展，能吸收组织渗出液；释药速度较快；皮肤、黏膜刺激性低，适用于糜烂创面及腔道黏膜。但是润滑作用比较差。常用的基质有聚乙二醇（PEG）。平均分子量 2000 以上为固体，700 以下是液体，1000、1500 和 1540 为半固体。为了获得适宜稠度的基质，可以选用不同平均分子量的 PEG 按一定比例混合而成。

（3）乳剂型基质：乳剂型基质由油相、水相和乳化剂在一定温度下乳化而成，分为水包油和油包水。特点是对水、油有一定亲和力，与组织渗出液混合，不影响皮肤正常功能；水包油型药物释放和穿透快，但是可促使病变分泌物"反向吸收"而导致炎症恶化，所以大量分泌物的病灶不适宜应用；水包油型基质容易发霉、失水干涸，处方中需要加入防腐剂和保湿剂。

3. 其他附加剂 保湿剂可以防止水溶性和乳剂型基质中水分的蒸发，常用甘油、丙二醇、山梨醇等。透皮吸收促进剂可以提高药物经皮渗透性能，常用的有氮酮、二甲基亚砜等。中药挥发性物质也具有促进渗透作用，比如桉叶油、丁香油等。

（四）制备工艺

药物＋辅料→混合成型→质量检查→包装→成品

1. 基质 处理油脂性基质需加热熔融后，于 150℃干热灭菌 1h。

2. 成型

（1）研和法：药物与少量基质研匀或用适宜液体研磨成细腻糊状，再递加剩余基质研匀的制备方法。该方法适用于室温下质地柔软易混合的基质；或不溶性、不宜受热、量少的药物制备。

（2）熔融法：基质加热熔融，再分次加入药物，搅拌至冷凝的制备方法。该方法适用于熔点不同、常温下不能混合的基质。

（3）乳化法：处方中的油相和水相分别加热至 80℃左右，混合两相，搅拌乳化至冷凝。两相混合的方法有三种情况：①两相同时混合，应用于连续大规模生产。②内相加入外相中，应用于内相比例小的体系。③外相加入内相中，应用于多数乳膏剂的制备，混合过程中发生乳剂的转型，最后能得到乳滴细小的乳膏剂。

（五）质量评价

1. 外观　均匀、细腻、适宜的黏稠度，黏稠度随季节变化小，易于涂布，无刺激性。应无酸败、变硬、变色、融化、油水分离、异臭、胀气等变质现象。

2. 粒度　除另有规定外，混悬型软膏剂、含饮片细粉的软膏按《中国药典》2020年版四部通则粒度和粒度分布测定法（第一法）测定，均不得检出大于180μm粒子。

3. 无菌　用于严重创伤或烧伤（除较轻的烧伤）的软膏剂，按《中国药典》2020年版四部通则无菌检查法检查，应符合规定。

4. 微生物限度　除另有规定外，按《中国药典》2020年版四部通则微生物计数法、控制菌检查法检查，应符合规定。

5. 稳定性　软膏剂分别放置于冰箱（0℃±1℃）、室温（25℃±1℃）和恒温箱（39℃±1℃）1～3个月，进行加速稳定性试验，应符合要求。

（六）实例

淡疤软膏

【处方】蓖麻油，琼崖海棠油，金盏花萃取液，薰衣草精油，天竺葵精油，永久花精油，乳香精油，月桂精油，胡萝卜籽精油，维生素E软膏。

【制法】将上述成分按比例混合均匀即可。

【功能主治】促进皮肤愈合，淡化疤痕，舒缓辐射带来的灼伤。

薄荷醒神香膏

【制法】荷荷巴油16g，蜂蜡4g混合隔水加热，溶解后加入薄荷精油10滴，迷迭香精油7滴，广藿香精油3滴。盛装入铝盒或玻璃扁瓶，随身携带涂抹。

【功效】开窍醒神，祛浊增新，止痒消炎

【用法】适量涂抹太阳穴、迎香穴、胸骨前侧（膻中）；暑热或晕车，直接嗅闻；蚊虫叮咬处涂抹。

抗菌洁肤皂

【制法】椰子油皂基100g容器隔水加热溶解冷却，艾草精油6滴，茶树精油4

滴，罗文莎叶精油 4 滴，苦橙叶精油 6 滴，混合倒入模具，冷却后脱模使用。

【功效】清洁抗菌

【用法】湿水打出泡沫清洁面部，双手，全身。避开眼周。

七、香囊剂

（一）定义

香囊剂（香囊袋）系指将含有挥发性成分的中药材置入布（或绸）制囊袋内，使用时将其贴敷于患处或与身体接触，让有效成分渗入皮肤、黏膜或相应的穴位。

香囊最早的形式是佩囊。古人衣服上没有盛放细小物件的口袋，所以就产生了佩囊用以随身携带一些必须物品（印章、钥匙、纸币、珠宝等）。外出时佩戴于腰间，亦称为荷囊。香囊属于其中一类，内盛香料，又称香包、香袋、佩帏、香球、香璎等。古人佩戴香囊可以追溯到商周时期《礼记·内则》："男女未冠笄者，咸盥、漱、栉、縰、拂髦、总角、衿璎，皆佩容臭。"其中的"容臭"即为香囊的雏形。

（二）特点

该剂型现代研究表明在一定程度上可以发挥定位释放作用和透皮作用（即透过皮肤而进入体循环而发挥全身作用）。该剂型用药方便，通过呼吸道或皮肤发挥预防或治疗作用，制备方法简单，且香囊剂还具有一定中国传统民俗文化意义。

《本草纲目》明确记载了香囊用于疾病的治疗。香囊源于传统医学中"衣冠疗法"，即通过口和鼻吸入、皮肤接触而产生避秽浊、防疾病的作用。考古学家从马王堆汉墓中发现了填充着茅香、辛夷等中药材的香袋和香枕，用于辟邪、杀虫等。亦有记载华佗用丁香、麝香、檀香等装入香囊挂于房间内治疗肺痨等疾病。香囊发展至明清达到顶峰，品种繁多、材质和功能多样。

中药香囊的基本作用：避疫，除疠气，调摄养生。疠气又称瘟疫、疫毒，是具有强烈传染性的病邪之一。避疫香囊多用白芷、佩兰、艾叶、藿香、石菖蒲等芳香性中药，功能主治疏风解表散邪，清气开窍，鼓舞正气等。研究表明填充石菖蒲、夜交藤、合欢花、玫瑰花等养心安神，行气解郁中药的香囊，其芳香之气刺激大脑前叶分泌荷尔蒙，可以舒缓神经，助睡安眠。

（三）处方及组成

1. 药材　将芳香性药材经过净选后，根据药材质地适当粉碎成一定规格的粗粉，密封备用。

2.填充剂　香囊剂的填充剂按发挥的作用主要分为了两类：发挥对药材进行分散稀释的作用，比如滑石粉、硅藻土等；发挥延长留香时间的作用，比如丙烯酸树脂、淀粉聚合物等高分子材料。

3.囊体包裹材料　透气性良好的各类丝绸、棉布、网格布等。材料的要求：对皮肤无刺激性，有良好的通透性，美观，价廉易得。如果香囊体现身份财富的意义，囊体包裹材料甚至可以使用雕刻精美的金银、玉石等。

（四）举例

苗药防感香囊

【处方】莴嘎勒（宽叶缬草），榜莴芜（野菊），佳莴姣米等 11 味苗药组成

【主要功能】清热解毒、祛风散寒、芳香辟秽化浊、增强免疫力。预防节性感冒、流感及其他呼吸道疾病。

八、丸剂

（一）概念

丸剂是饮片细粉或者饮片提取物加适宜黏合剂或其他辅料制成的球形或类球形制剂。丸剂是我国传统剂型之一，有着悠久的应用历史。《中国药典》2020 年版一部中，共 2711 种中药成方制剂被收载，而其中丸剂就有 364 个品种，所占比例为13.4%，由此可见丸剂目前也是中药制剂的主要剂型之一。李东垣说："丸者缓也"，即丸剂在服用后，需要一定时间溶化散开，再缓缓被人体吸收，发挥药效较慢，维持时间较长，故对于长期虚弱，慢性疾病，宜久服缓治者，服用丸剂最为相宜，如治疗肾阴不足的六味地黄丸、气血亏虚的人参归脾丸、脾虚久泻的补中益气丸等；方中含有芳香药物或剧毒药物不宜煎煮者，如安宫牛黄丸、蟾酥丸等，也可研制丸药服用。丸剂吸收缓慢，药力持久，且体积小，服用，携带，贮存都比较方便，故也是临床常用的传统剂型。丸剂因黏合赋形剂不同，又有水丸、蜜丸、水蜜丸、糊丸、蜡丸等不同品种规格。

（二）水丸

1.定义和特点

水丸系指将药材细粉用水、醋、酒、药汁等水性液体为赋形剂经过泛制而成的小球形制剂。因其制备方法常用泛制法，故也称为水泛丸。水丸的特点是表面光滑致密，服用体积小，患者便于吞服；泛制法可以根据药物性质或气味等分层泛入，

可以掩盖不良气味，防止芳香药物的损失；不易吸潮，便于保存；服用后溶散、吸收、发挥疗效较快；制备设备简单，但操作较为繁琐，生产周期长，易被微生物污染。

2. 处方与组成

（1）药材：制备水丸需使用药材粉末，而药材粉末的粒度因要求不同而不同。一般情况下，起模所用的药粉常要求通过 5 ~ 6 号筛，而盖面所用的药粉为最细粉。药粉细度过细或过粗，均会影响丸剂的溶散及外观，从而导致质量不合格。

（2）赋形剂：赋形剂有水、醋、酒、药汁等，部分赋形剂除了发挥塑形作用，还可以利用本身的性质以获得协同和改变药性的作用。

水，常用的赋形剂。其特点是本身无黏性，赋形主要依靠诱发物料本身的黏性，从而达到塑形的目的。

醋，常使用米醋，乙酸含量在 3% ~ 5%。醋有一定的生理作用，可以引药入肝，理气止痛，行水消肿，解毒杀虫等。而且醋为酸性物质，可以增强药材中生物碱的溶解，以提高药效。

酒，常使用白酒和黄酒。酒可以引药上行，活血通络，祛风散寒，矫味除臭，并且酒中的乙醇能增加药材中树脂、油脂的溶解。酒还具有一定的防腐能力，所以在制备过程中不易霉败。

药汁，常用处方中不方便打粉的药材制汁，比如富含纤维的药材、质地坚硬的药材、黏性较大的药材及新鲜药材等。

3. 制备工艺

水丸的制备常采用泛制法，其流程为：准备工作→起模→成型→盖面→干燥→选丸→质检→包装。整个流程中，起模单元是影响丸剂圆整度的主要环节，而成型单元则是影响丸剂致密程度的主要环节。起模系指利用水的润湿作用诱发药粉的黏性使其黏结成为细小颗粒，并在其基础上逐渐增大形成丸粒基本母核的操作。起模的方法有粉末直接起模和湿颗粒起模两种，后一种由于成型率高、丸模均匀，经常在实际生产中应用。成型系指将丸模反复经历润湿、撒粉、滚圆等过程，逐渐加大至近成品的操作。在此过程中，根据药材的性质，选择泛入不同的丸层中，比如芳香性药材，可以泛入丸剂内层，防止该类药材的挥发以保证其疗效。盖面系指将近成品的丸粒，用药材最细粉或清水继续滚动，使其达到成品规定大小的操作，主要目的是令丸粒表面光洁、致密、色泽一致。盖面的方法有：干粉盖面、清水盖面和清浆盖面。

干燥将丸剂的含水量控制在规定范围（2020 年版《中国药典》规定其含水量不得超过 9%）内，以保证微生物稳定性。干燥温度根据药材的热稳定性选择。干燥温度控制在 60 ～ 80℃，干燥时间 8 ～ 12h。还可以采用"低 – 高 – 低"程序法干燥，即低温干燥数小时后，高温干燥数小时，再使用低温干燥数小时，这样可以克服升温快对干燥的不良影响。目前微波在水丸的干燥中具有一定的优势，干燥速度快、内外干燥均匀、灭菌、节省能源等，故有广泛的应用前景。

选丸利用振动筛、捡丸机、滚筒筛等设备控制丸粒的大小及圆整度的操作。

4. 质量问题与影响因素

水丸质量问题比较突出的是溶散超限，影响水丸溶散的因素有：

灭菌温度和时间：水丸溶散时间在灭菌后基本都延长，所以尽量避免长时间高温处理，有条件可选择臭氧灭菌或 Co^{60} 辐射灭菌。

干燥温度程序和时间：对水丸的溶散影响显著。高温干燥、快速升温、时间过长，会发生淀粉糊化，蛋白质凝固或者树脂类熔点低成分烊化等情况，使物料黏性大大增加、隔离层形成阻碍水分渗出，最终导致崩解速度慢、溶散超限。

泛丸速度：加水速度快而加粉速度慢，泛制时间长黏合紧密，所得丸剂坚硬不易溶散。

水丸含水量：水丸含水量低，丸剂致密，相对空隙率减少，水分不易渗入不易溶散，水分过高容易导致霉变，不易贮存，所以水分一般控制在 6% ～ 8%。

乙醇的使用：由于乙醇易干燥，所得水丸易分散、利于毛细管形成，水分顺利进入丸内部而溶散。但是乙醇浓度太高，丸剂不能黏合；过低则水丸坚硬不易溶散。

药材性质：富含淀粉、多糖、蛋白质等亲水性成分多的药材，易溶散，而富含油脂、树脂等疏水性成分的药材，润湿性差水分不易渗入，溶散迟缓。中药中含水溶性黏液质受热后变为胶体状，会堵塞水分渗入通道。药粉越细崩解时间越长，一般控制粒度为 80 ～ 100 目。

（三）蜜丸

1. 定义和特点

蜜丸是饮片细粉用蜂蜜作黏合剂制成的丸剂。其特点是蜂蜜为黏合剂，在胃肠道中释药缓慢，作用时间持续长，临床上多用于治疗慢性疾病、滋补等。

2. 处方与组成

（1）药物饮片进行粉碎，制得细粉或最细粉入药。

（2）蜂蜜根据物料特性，将蜂蜜进行适当炼制。炼蜜分为老蜜、中蜜和嫩蜜。

有报道在制药行业内有使用果葡糖浆代替蜂蜜使用。

3. 制备工艺

主要采用塑制法，流程为：饮片细粉＋炼蜜→制丸块→制丸条→分丸粒→搓圆→成品。

（1）制丸块（和药、合坨）：药粉与适宜炼蜜混匀，制成黏稠度和软硬度适宜的可塑性丸块，该步骤是塑制法的关键。理想的丸块应塑形性良好、不开裂、不黏手、不沾壁等。制丸块的影响因素主要是炼蜜的规格、合坨的蜜温及用蜜量。

（2）制丸条、分丸粒和搓圆：将丸块制成条状后进行分割搓圆的操作。现在手工制丸已无法满足需求，工业中多采用自动制丸机、光电自控制丸机等。

（四）滴丸

1. 定义和特点

滴丸系指原料药物与适宜的基质加热熔融混匀，滴入不相混溶、互不作用的冷凝介质中制成的球形或类球形制剂。

滴丸应用的时间不长，但由于其符合现代中药发展的方向（剂量、毒性、副作用小、高效、长效、速效），品种在不断地增多，目前滴丸的研究热点是以固体分散体技术提高难溶性药物的溶出等的应用。滴丸包括速效滴丸、溶液滴丸、栓剂滴丸、缓控释滴丸、肠溶滴丸、脂质体滴丸、硬胶囊滴丸等。

滴丸产业的发展在一定程度上还推动了中药现代化进程，比如采用空气深冷技术、超高速非接触电磁悬浮振动技术等专利技术，其中高速磁悬浮震动中药滴丸机，通过欧盟 GMP 认证，使中药制药设备技术进入国际先进水平。

滴丸的特点：药物在基质中呈高度分散状态（分子、胶体或微粉状态），可以达到快速释放，生物利用度高的效果；液态药物固态化，适合中药挥发油制备固体制剂并保持稳定；给药途径可以是口服、外用及腔道等；生产环境良好，设备简单易操作，周期较短、大规模生产有较强优势，生产成本较低。但是目前滴丸能使用的基质和冷凝液选择性太低，设备较落后，且载药体积有限，服用剂量相对较大，目前复方中药滴丸所含药味一般不超过 4 味，大大限制了中药滴丸的应用范围，有待改进提升。

有研究将微乳给药系统和滴丸进行有机结合，制备自微乳化滴丸。将丹参酮提取物溶于油相，加入乳化剂和助乳化剂后，于 37℃温和搅拌进行自乳化形成微乳。将微乳与 PEG6000 基质混合滴入二甲硅油冷凝液中制备得滴丸。该滴丸在不同 pH 缓冲液中，均可 10min 内释放 90% 左右，2h 以内全部释放。显著改善丹参脂溶性成分因溶解度导致其生物利用度差的问题。口服微乳和自微乳化给药系统制剂，可以增加药物溶解度，提高小肠细胞膜和药物间的亲和力；促进淋巴吸收，减少肝首过效应；辅料 PEG 应用可减少 P- 糖蛋白外排药物，从而可以促进多肽、蛋白质、吸收差的水溶性药物和脂溶性药物的吸收，获得良好的治疗效果。

2. 处方与组成

（1）药材：制备滴丸药材的处理方法可以根据药材的理化性质进行粉碎、提取、纯化等前处理，使药物溶解、混悬、乳化于基质中即可。

（2）基质：滴丸的基质应当具备以下条件：化学惰性，不与药物发生化学反应；融化点和凝固点较低（保障滴制法生产的可操作性），且室温时应当为固体。滴丸基质有两种：水溶性基质和非水溶性基质。水溶性基质有聚乙二醇（常用）、甘油明胶等。非水溶性基质有蜂蜡、单硬脂酸甘油酯等。基质可以改变药物释放的速度，速释选择水溶性基质，缓释则选择非水溶性基质。当前研究表明采用木糖醇与淀粉按一定比例混合后作为滴丸基质，药物释放速度比原滴丸更快。还有使用泊洛沙姆为基质，借助固体分散体技术，也能得到良好的释药效果。

（3）冷凝液：滴丸制备时，使丸滴收缩成丸并凝固的液体。冷凝液应当不与基质发生任何化学反应及溶解行为；为保障丸滴的圆整度，其密度与被冷凝丸滴的密度相近。冷凝液的选择依据是基质与冷凝液的溶解性必须相反。水溶性基质可以选择液体石蜡、二甲硅油等；非水溶性基质选择水、不同浓度的乙醇或无机盐溶液。

3. 制备工艺

滴丸以滴制法制备，工艺流程为：药材前处理→熔融→混合→滴制→脱冷凝液→干燥→质检→包装。

（1）熔融：基质的熔点一般较低，熔融温度在 80 ～ 100℃，如果药物是芳香挥发性物质，熔融温度应适当降低。

（2）混合：混合过程是药物与基质相互作用的过程，药物可能会以分子或离子形式溶解在基质中，也可能以微粒的形式混悬于基质中，甚至可以与基质发生乳化作用。混合过程的目的就是为了让药物在基质中获得均匀的分散效果。

（3）滴制：滴制是整个生产过程中对滴丸圆整度、丸重影响最大的环节。滴制需要的设备主要有滴瓶、冷却柱、恒温箱三个部分。各部件对滴丸质量的影响如下：滴瓶滴头决定丸重，而滴速、滴距、滴制液温度等因素对丸重有一定的影响；丸粒圆整度影响的因素有冷凝液的温度梯度和冷凝液的选择等。

（4）脱冷：凝液脱冷凝液的目的是将黏附在丸粒上冷凝液去除。目前工业上使用自动化滴丸机内的离心滚筒可以去除冷凝液。

（5）干燥：利用风机鼓风进一步去除残留冷凝液，得到干燥的丸粒。

4. 质量评价

（1）外观：圆整均匀，色泽一致。蜜丸应细腻滋润，软硬适中。滴丸应外观大小均匀，大小色泽一致，无粘连，表面无冷凝液。

（2）水分：供试品按 2020 年版《中国药典》四部通则 0832 水分测定法测定。水丸不得超过 9%，蜜丸含水量不得超过 15%。

（3）溶散：时限除另有规定外，取供试品 6 丸，选择适当孔径筛网的吊篮（丸剂直径在 2.5mm 以下的用孔径约 0.42mm 的筛网；在 2.5～3.5mm 之间的用孔径约 1.0mm 的筛网；在 3.5mm 以上的用孔径约 2.0mm 的筛网），照 2020 版《中国药典》四部通则 0921 崩解时限检查法片剂项下方法加挡板进行检查，滴丸应在 30min 内全部溶散；水丸和小蜜丸应当在 1 小时内全部溶散；大蜜丸不检查溶散时限。

5. 实例

千金止带丸（水丸）

【处方】党参 50g，白术（炒）50g，当归 100g，白芍 50g，川芎 100g，香附（醋制）200g，木香 50g，砂仁 50g，小茴香（盐炒）50g，延胡索（醋制）50g，杜仲（盐炒）50g，续断 50g，补骨脂（盐炒）50g，鸡冠花 200g，青黛 50g，椿皮（炒）200g，牡蛎（煅）50g。

【制法】以上 17 味，粉碎成细粉，过筛，混匀，用水泛丸，干燥，即得。

【功能主治】健脾补肾，调经止带。用于脾肾两虚所致的月经不调，带下病，症见月经先后不定期、量多、色淡无块、带下量多、色白清稀、神疲乏力、腰膝酸软。

【注解】感冒发热病人不宜服用。有高血压、心脏病、肝病、糖尿病、肾病等慢性病严重者应在医师指导下服用。少女、孕妇、绝经后患者均在医师指导下服用。伴有赤带者，应去医院就诊。

越鞠丸（水丸）

【处方】香附（醋制），川芎，栀子（炒），苍术（炒），六神曲（炒）。

【制法】以上五味，粉碎成细粉，过筛，混匀，用水泛丸，干燥，即得。

【功能主治】理气解郁，宽中除满。用于胸脘痞闷，腹中胀满，饮食停滞，嗳气吞酸。

六神丸（水丸）

【处方】牛黄，珍珠粉，蟾酥，雄黄，麝香，冰片，以百草霜为衣。

【制法】以上六味，粉碎成细粉，过筛，混匀，用水泛丸，以百草霜为衣，干燥，即得。

【功能主治】清凉解毒，消炎止痛。用于烂喉丹痧，咽喉肿痛，喉风喉痛，单双乳蛾，小儿热疖，痈疡疔疮，乳痈发背，无名肿毒。

安宫牛黄丸（蜜丸）

【处方】牛黄，水牛角浓缩粉，麝香，珍珠，雄黄，黄连，黄芩，栀子，郁金，冰片。

【制法】以上十一味，珍珠水飞或粉碎成极细粉，朱砂、雄黄分别水飞成极细粉；黄连、黄芩、栀子、郁金粉碎成细粉；将牛黄、水牛角浓缩粉、麝香、冰片研细，与上述粉末配研，过筛，混匀，加适量炼蜜制成大蜜丸600丸，或包金衣，即得。

【功能主治】清热解毒，镇惊开窍。用于热病，邪入心包，高热惊厥，神昏谵语；中风昏迷及脑炎、脑膜炎、中毒性脑病、脑出血、败血症见上述证候者。

苏冰滴丸

【处方】苏合香脂100g，冰片200g，700g聚乙二醇6000。

【制法】取PEG6000放入容器内，油浴上加热至90～100℃熔融，然后加入苏合香脂及冰片，搅拌溶解，移至贮液罐中，80～90℃保温。调节滴管阀门，将药液滴入液状石蜡冷凝液（10～15℃）冷凝成型。取出滴丸沥尽并擦除液状石蜡，在滑石粉中滚动，在石灰箱内干燥，即成。

【功能主治】芳香开窍，通脉止痛。用于冠心病、胸闷、心绞痛、心肌梗死。也可用于中风所致的突然昏迷、牙关紧闭、不省人事以及中暑所致昏迷等症。

【注解】本品是经冠心苏合蜜丸改良而成。冠心苏合丸的主药是苏合香和冰片，苏合香中主要成分是香脂酸，含量仅为1%，而苏合香脂中香脂酸的含量高达30%，改变后纯度大大提高。研究结果表明，苏冰滴丸与冠心苏合蜜丸相比，具有许多优点，它体积小、崩解、溶出好、显效快和疗效高。临床验证，它的疗效与蜜丸相似，但因剂量较小，相对提高了疗效。

九、胶囊剂

（一）定义

胶囊剂系指药物或添加的辅料填充于空心硬质胶囊壳内或密封于软质弹性囊材内的固体制剂。胶囊剂主要组成是囊壳，囊壳的主要成分是明胶，还可以根据用途和特殊需求添加囊壳附加剂，比如增塑剂、遮蔽剂、着色剂等。

（二）特点

通过囊壳的掩蔽作用，减少药物气味的挥散，降低芳香性药物的损失和药物不良气味对患者顺应性的影响。囊壳可以隔离外界光线、氧气和水分对胶囊内容物的影响，提高药品的稳定性。药物以粉末、细颗粒或溶液的形式填充于囊壳，在胶囊剂进入胃肠道后能够迅速分散溶解，吸收起效速度快；将液体药物制成软胶囊，实现液体药物固体化，便于运输贮存和服用，适合中药挥发油制备固体制剂。通过改变囊壳材料及内容物的组成，可以实现缓释、迟释作用。胶囊剂由于使用的囊材的特殊性，有一定的局限性，体现在填充物不能为水溶液或稀乙醇溶液，避免囊材被溶解而造成药物泄漏。不能填充容易风化的药物，水分会造成囊壳软化。不能填充容易潮解的药物，吸潮后使囊壳水分丧失后导致脆裂。刺激性较大的药物不宜制成胶囊剂，由于囊壳在体内溶化破裂后，局部浓度过大，刺激性加大。软胶囊填充物要求含水量不得超过 5%，pH 在 2.5～7.5，不可是醛类成分等。软胶囊壳随着放置时间的增加会出现老化现象，导致崩解时间越来越长，研究表明利用IV号丙烯酸树脂包衣后，可以在一定程度上减慢软胶囊壳的老化速度，克服软胶囊崩解迟缓问题。

（三）分类

1. 硬胶囊（*hard capsules*）　药物填充于以明胶为主的硬质胶囊壳中，内容物形式有粉末、颗粒、小丸等固体物质，对内容物的流动性和堆密度等粉体性质有一定要求。不适宜儿童使用。

2. 软胶囊（*soft capsules*）　油类或对明胶无溶解作用的药物溶液或混悬液，经过特殊制备工艺密封于软胶囊囊材内形成圆形或异形的制剂。制备工艺有压制和滴制两种，压制生产的软胶囊称有缝胶囊，滴制生产的称无缝胶囊或胶丸。患者对软胶囊的顺应性较高，所以也是保健品常常选用的剂型。

3. 缓控释胶囊（*sustained and controlled release capsules*）　在规定的释放介质中缓慢的非恒速或恒速释放药物的胶囊剂。缓控释胶囊质量控制方面要求进行释放度检查。

4. 肠溶胶囊（enteric capsules）　选择适当的肠溶材料制作囊壳或将内容物用肠溶性材料包衣后进行填充制备得到的胶囊。特点在于该胶囊进入胃内不发生溶解，只有在肠液中溶解并释放药物。

（四）处方与组成

1. 原料　固体药物或药材（芳香性、热敏性）可以粉碎成适宜粒度的粉末直接进行填充或药材可经过提取浓缩后与适宜辅料制成颗粒后进行填充。液体药物可以直接或加入适宜的分散介质溶解、混悬或乳化后进行包封。中药挥发油可溶于油蜡混合物中，包封于软胶囊中，亦可制备成环糊精包合物，与其他组分混合填充于硬胶囊中。

2. 辅料　用于药物分散稀释和制备颗粒，提高内容物的流动性，改善其堆密度，便于胶囊的填充。常用的稀释剂淀粉、乳糖、微晶纤维素、滑石粉等。

（1）动物性胶囊：目前常用的明胶是由猪牛等动物皮、骨头经过加工分离的胶原，水解而得到的一种蛋白质。明胶的来源不同对其性状有一定的影响，骨明胶性脆、透明度差，但是质地坚硬。皮明胶弹性和透明度均好，为了综合不同明胶的优点，一般采用骨皮混合胶，以保障胶囊壳的抗机械强度和可塑性。硬胶囊壳内还需要添加其他辅料以提高其性能，辅料有：增加韧性和可塑性的增塑剂，比如甘油、山梨醇等；减少光线对药物稳定性影响的遮蔽剂，比如二氧化钛等；提高明胶抗腐败能力的防腐剂，比如尼泊金类、苯甲醇等。软胶囊壳不同于硬胶囊壳，具有较强的可塑性和弹性，其组成比例为是明胶：增塑剂：水 =1：（0.4～0.6）：1。硬胶囊壳的生产流程是：溶胶→蘸胶→干燥→拔壳→切割→整理。目前均可自动化生产线完成，胶囊壳生产环境有一定的要求：温度 10～25℃，相对湿度 35%～45%。硬胶囊壳有 8 种规格，其中较为常用的是 0～5 号。可以测定内容物的堆密度后，根据剂量计算其容积进行选择。囊壳分为平口式和锁口式，为了保障内容物不发生泄漏，一般采用锁口式。

（2）植物性胶囊：由于明胶的来源问题日益突显，动物性来源复杂、保存期短、容易发生交联反应，且重金属残留，动物疫情频现等问题成为胶囊剂发展的最大瓶颈之一，所以更为安全且能满足宗教信仰人士和素食主义者的特殊要求的植物性囊材备受关注。

卡拉胶：又名角叉菜胶、鹿角藻胶，由红藻中提取得到的亲水性高分子胶体，是联合国粮农组织和 WHO 确认的安全、无毒、无副作用的食品添加剂。κ 型和 ι

型具有凝胶特征可单独作为囊材亦可与淀粉复配使用，卡拉胶具有人为污染小、安全性高、耐高温、不易黏连、保质期长等优点。

淀粉胶囊：淀粉是食物碳水化合物之一，因成本低、来源广、安全无污染等优势广泛应用于食品和药品等行业。多数天然淀粉可以形成凝胶，但是淀粉单独使用难以成囊材，所以一般都应用经过物理方法、化学方法、酶催化和基因改良法制得的改性淀粉。比如研究表明利用麦芽糖转葡糖基酶对淀粉进行改性后，显著提高直链淀粉的凝胶强度。而且淀粉胶囊在各个相对湿度下，阻隔性能也很理想。

甘露聚糖胶：甘露糖或甘露醇的聚合物。常用的有刺槐豆胶、魔芋胶、瓜尔胶能。瓜尔胶豆科植物瓜尔豆胚乳中提取的半乳甘露糖，具有良好的水溶性，极低的浓度即可产生显著黏性。

魔芋胶：魔芋块茎中提取的多糖。与水混合后，用碱类凝固剂引起魔芋胶链状分子脱乙酰化，使其在高温条件下胶凝。但是该法所制的凝胶放置后易发生"泌水"现象，严重影响其凝胶性能。研究表明可以利用多种植物性胶类复配解决该问题，比如魔芋胶 – 卡拉胶 – 刺槐豆胶按 54 ～ 58：40 ～ 45：10 ～ 15 比例，可在非碱性环境中即可形成弹性好、强度高、可逆的凝胶。

刺槐豆胶：来源于地中海次槐树种子。透明度好、溶胀性能高，但是由于黏度低，不能胶凝，所以必须和其他胶体复配后使用。

黄原胶：又称汉生胶、黄胶，由黄单胞菌属发酵的单孢多糖。黄原胶"五糖重复单元"的聚合体，五糖为 $\beta-1$，4 键连接的 D– 葡萄糖基主链与 2 个 D– 甘露糖，1 个 D– 葡萄糖醛酸组成的三糖侧链。黄原胶主链与侧链间生成氢键，形成多重螺旋体结构，使其具有良好的增稠能力。黄原胶不具备热胶凝性质，其流变学性质不受温度、离子浓度影响，在多种浓度下均有较高的弹性模量而发生胶凝。

海带胶：又称褐藻酸钠，来源于褐藻中的由 $\beta-D-$ 甘露糖醛酸（M 单元）和 $\alpha-L-$ 古罗糖醛酸（G 单元）构成天然线性多糖。作为一种优良的药用辅料，具有良好的生物降解性、相容性、稳定性、黏性和成膜性，且来源丰富，价格低廉。研究表明海藻酸钠中 G 单元含量较高的话，得到的凝胶热稳定性良好但是易碎；M 单元含量较高则形成柔韧性和弹性均好的凝胶。所以调整 G 单位和 M 单位的比例可以生产不同性能的凝胶，以满足不同的需求。

植物性胶囊所要面临的问题：囊材的来源对提取工艺提出更高的要求；植物胶需要添加适当的凝胶剂才能满足胶囊剂生产要求；生产成本大，能耗大；建立和完善质量评价体系与申报审批程序等非技术问题。

（五）制备工艺

1. 硬胶囊制备工艺流程 药物准备→填充→封口。

（1）药物准备：药物经过适当粉碎后，如果剂量较小的可以添加稀释剂以增加体积，稀释剂可以选择碳酸镁、淀粉、乳糖等。为了保证填充时的顺畅和精准，对药物流动性和堆密度进行调整，可以加入一定的润滑剂或将粉末药物制成颗粒状。

（2）填充：由于填充物和胶囊壳的理化性质，生产条件要求温度为25℃左右，相对湿度为35%～45%。小规模的填充可以使用胶囊填充板进行手工填充，规模化生产则采用自动胶囊填充机完成排列、校准、分离、填充和套合多个环节。

（3）封口：使用平口式胶囊壳，填充完成后，要进行封口以防止填充物泄漏。而锁口式的囊体和囊帽套上后即咬合封住，密闭性良好。

2. 软胶囊制备 软胶囊制备方法有两种：压制法和滴制法。

（1）压制法 压制法工艺流程：药物准备→胶皮片→压制→干燥。压制法是两块成型的胶皮灌注药物后，通过模子的压封将药物包封于胶皮内。压制法产量大，计算准确，物料损耗较少，胶囊形状多样，是目前生产软胶囊的主要方法。

（2）滴制法 滴制法工艺流程：药物准备/胶皮液准备→双滴头滴制→冷凝→洗涤→整丸→干燥。滴制法是利用双滴头将胶皮液和液状药物按照不同的速度滴出，药物液体被胶皮液包裹后滴入冷凝液（与胶皮液不溶解）中收缩冷凝形成胶丸。滴制法生产胶丸，影响其质量的因素较多，比如明胶的处方组成、胶皮液的黏度、胶皮液药物溶液和冷凝液三者的密度差、温度等。

（六）质量评价

1. 外观 应该整洁，不得黏结、变形、渗漏或囊壳破裂现象，不得有异臭。

2. 水分 中药硬胶囊剂应做水分检查。内容物按水分测定方法测定，除另有规定外，不得超过9.0%。

3. 装量差异 （表5-1）

表5-1 平均装量与装量差异限度

平均装量	装量差异限度
0.30g 以下	±10%
0.30g 及 0.30g 以上	±7.5%

4. 崩解时限 按照规定，硬胶囊应在30min功能内全部崩解，软胶囊应在1h内全部崩解。

（七）实例

藿香正气软胶囊

【处方】苍术 195g，陈皮 195g，厚朴（姜制）195g，白芷 293g，茯苓 293g，大腹皮 293g，生半夏 195g，甘草浸膏 24.4g，广藿香油 1.95mL，紫苏叶油 0.98mL。

【制法】以上十味，苍术、陈皮、厚朴、白芷用乙醇提取二次，合并醇提取液，浓缩成清膏；茯苓、大腹皮加水煎煮二次，合并煎液，滤过；生半夏用冷水浸泡，每 8h 换水一次，泡至透心后；另加干姜 16.5g，加水煎煮二次，滤过；与上述滤液合并，浓缩后醇沉，取上清液浓缩成清膏；甘草浸膏打碎后水煮化开，醇沉，取上清液浓缩制成清膏，将上述各清膏合并，加入广藿香油、紫苏叶油与适量辅料，混匀，制成软胶囊 1000 粒，即得。

【功能主治】解表化湿，理气和中。用于外感风寒、内伤湿滞或夏伤暑湿所致的感冒，症见头痛昏重、胸膈痞闷、脘腹胀痛、呕吐泄泻；胃肠型感冒见上述证候者。

【注解】不宜在服药期间同时服用滋补性中药。吐泻严重者应及时去医院就诊。辅料包括明胶、甘油、巧克力棕、苋菜红、精制玉米油、大豆磷脂、蜂蜡。

十、贴膏剂

贴膏剂系指将原料药物与适宜的基质制成膏状物，涂布于背衬材料上供皮肤贴敷，可产生全身性或局部作用的一种薄片状制剂。

贴膏剂包括凝胶贴膏（原巴布膏剂或凝胶膏剂）和橡胶贴膏（原橡胶膏剂）。

（一）橡胶贴膏

1. 定义　橡胶贴膏系指原料药物与橡胶等基质混匀后涂布于背衬材料上制成的贴膏剂。常用溶剂为汽油和正己烷，常用基质有橡胶、热塑性橡胶、松香、松香衍生物、凡士林、羊毛脂和氧化锌等。亦可使用其他适宜溶剂和基质。若采用乙醇等溶剂应在标签中注明过敏者慎用。中药橡胶贴膏主要用于治疗风湿病、气管炎、哮喘等疾病。《中国药典》2020 年版一部收载该剂型有少林风湿跌打膏、关节止痛膏、天和追风膏等 14 个品种。

2. 特点　橡胶贴膏使用携带方便，能随时中断用药，外用可以发挥保护伤口、防止皮肤皲裂和治疗风湿肿痛等疾病，是常用中药传统剂型之一。现代研究表明还可以透皮发挥全身治疗作用，中药中部分芳香性药物可以提高该剂型的透皮效果。

但是为了能保持良好的贴敷性，橡胶贴膏药层比较薄，载药量少，存在因变态刺激反应引起的皮肤过敏问题。橡胶贴膏使用说明：皮肤如有伤口、溃烂不要使用橡胶贴膏。贴敷之前可用温水擦洗皮肤，待晾干后方可使用，温度稍高的干净皮肤有助药效的发挥。如果需要贴的部位汗毛较多，可以提前将汗毛处理后方可使用，但是如果皮肤有损伤，不可马上使用橡胶贴膏。如果使用橡胶贴膏 10min 左右出现皮肤瘙痒、灼热、疼痛等症状，说明发生过敏反应，应立刻撕去终止治疗。如果撕去时，引起患者皮肤疼痛，可以先用温水润湿背衬材料或者洗澡后撕去，可大大降低疼痛感。因劳动或运动造成的关节韧带拉伤或肌肉挫伤，应先冷敷，待第二日热敷后使用橡胶贴膏。

3. 分类

（1）胶布：仅含有氧化锌的橡胶贴膏。不用于治疗，仅发挥保护伤口、黏贴用。裱褙材料可以为棉布、纸或无纺布等。

（2）含药橡胶贴膏：含有药材细粉或药材提取物，可以发挥局部治疗作用或全身治疗作用。

4. 处方与组成

（1）膏料层：橡胶贴膏发挥作用的主要部分。包括药物、橡胶、增黏剂等。①原料药物：中药提取物或中药细粉。由于橡胶贴膏载药量较小，一般情况下药材经提取后入药，贵细药可以考虑以细粉入药。中药挥发油或芳香性药物如薄荷脑、冰片兼具经皮吸收促进剂作用。②橡胶：采用天然或合成橡胶作为基质原料。橡胶为高分子材料，具有一定的弹性，低传热性、透气性和透水性，是橡胶贴膏的骨架。橡胶质量问题是在储存期间会发生"老化"现象，而失去这些性能，导致失效。天然橡胶具因含有水溶性蛋白质会导致过敏，目前已有 13 种乳胶过敏原鉴定出来，可引发接触性皮炎，甚至速发型过敏反应，比如过敏性休克。③增黏剂：仅依靠橡胶所产生的黏性不足以满足橡胶贴膏的贴敷性，故需要添加黏贴性较好的物质作为增黏剂，常用松香、甘油松香酯、β-蒎烯树脂等。松香的质量优劣是影响剥离强度的主要因素。但是松香中的松香酸有一定的刺激性，会引起皮肤过敏。实际应用中应该控制其软化点在 70～75℃、酸值在 170～175，还可以选择价格稍高的改性松香。④软化剂：主要作用是软化生胶、增加塑性和抗寒性能、改善膏料的黏贴性能等。目前常使用的软化剂有液体石蜡、植物油、羊毛脂等。⑤填充剂：常用药用规格的氧化锌，不仅能减弱松香酸对皮肤的刺激而具有缓和收敛的作用，还能与松香酸生成其锌盐从而提高膏料的黏性，改善牵拉膏料和裱褙材料的能力。氧化锌与松香酸生成锌盐，降低其含量，减弱松香酸对皮肤的刺激，提高其安全性。氧化锌应选用药用规格，钙镁离子含量应该控制在 0.0001% 以下。⑥促透皮吸收剂：通过改变皮肤通透性等机理促进药物透过皮肤的附加剂。常用的是氮酮（Azone），目前研究表明很多中药芳香性成分也有良好的促透皮作用，比如薄荷脑、薄荷油、羌活挥发油、细辛挥发油等。

（2）溶媒：溶解橡胶制备膏浆用。传统工艺使用 120# 汽油，但是安全性不高，残留超限会引起皮肤接触性皮炎。新型溶媒正己烷具有高挥发性、低残留，良好溶解性。《中国药典》2005 年版首次将其纳入外用溶媒。

（3）背衬材料：用于滩涂膏料，并防止膏料污染衣物。常用漂白细布、无纺布等。皮肤内有大量用于排除废弃物的毛细孔，当其被不透气的橡胶贴膏覆盖后，导致排泄物堆积在皮肤表层，产生刺激，导致皮肤红肿、红斑、红疹、瘙痒等过敏症状。所以选择背衬材料应该注意其透气性，优良的无纺布是目前推广的新型背衬材料。

（4）膏面覆盖层：避免膏片相互黏连和防止挥发油性成分的挥散，多用塑料薄膜或玻璃纸。

5. 制备工艺　制备方法溶剂法和热压法。

（1）溶剂法：流程为：药物提取→膏浆混合→膏浆滤过→膏料滩涂→溶剂回收→切割→加衬→质检→包装。具体的操作为：将洗净的生胶于 50～60℃温度下进行干燥，切成大小适宜的条块，放入炼胶机内炼制为网状胶片。在消除静电后 18～24h，将其浸泡于汽油至完全溶胀，将凝胶状的胶料放入打膏桶内搅拌 3～4h 后，依次加入增黏剂、软化剂和填充剂等基质，最后放入药物，继续搅拌 4～5h，将混合均匀的膏浆用七号筛滤过，滤液即为膏料。膏料经摊涂、切割、加衬、包装，即得橡胶贴膏。

（2）热压法：将洗净的生胶于 50～60℃温度下进行干燥，切成大小适宜的块状，放入炼胶机内炼制为网状胶片，加入油脂性药物等，待溶胀后加入其他药物和基质，炼压均匀，滩涂，切割，盖衬，包装，即得。

橡胶贴膏生产过程中主要由精制药胶浆料、涂布干燥成型、覆膜冲裁药贴、检测包装四大模块组成，其中又以涂布干燥成型模块最为重要。

现代橡胶贴膏的研究表明由于橡胶的渗透性差，长时间贴敷橡胶贴膏易导致皮肤不能正常呼吸和代谢而出现过敏问题。现代科技解决这一问题 – 激光打孔技术，通过激光打孔技术在橡胶膏体上打孔，不仅解决了皮肤不适问题，而且还具有生产效率高、膏药损耗量少、无接触等优点。

6. 质量评价

（1）外观：膏面光洁，厚薄均匀，色泽一致，无脱膏，失黏现象。背衬面应平整、洁净、无漏膏现象。涂布中使用有机溶剂，必要时应检查残留溶剂。

（2）含膏量检查：取供试品片（每片面积35cm²的应切取35cm²），除去盖衬，精密称定，置于有盖玻璃容器中，加适量有机溶剂（如三氯甲烷、乙醚等）浸渍，并时时振摇，待背衬与膏料分离后，将背衬取出，用上述溶剂洗涤至背衬无黏附膏料，挥去溶剂，在105℃干燥30min，移至干燥器中，冷却30min，精密称定，减少重量即为膏重，按标示面积换算成为100cm²的含膏量，应符合各品种项下的规定。

（3）耐热性试验：取供试品2片，除去盖衬，置60℃烘箱内加热2h，放冷后，膏背面应无渗油现象，膏面应有光泽，用手指触试，应仍有黏性。

（4）黏附力测定：将供试品黏性面黏贴于试验板表面，垂直放置，沿供试品的长度方向悬挂规定质量的砝码，记录供试品滑移直至脱落的时间或一定时间位移的距离。试验结果以一组供试品的位移量或脱落时间的算术平均值表示。试验结果应符合各品种项下规定。贴膏剂评价指标：初黏力（初始剥离抵抗力）指贴膏剂黏附层经轻微压力后，膏体对皮肤的黏附力。黏附力是贴膏剂黏附层与皮肤充分接触后所产生的连续黏力，代表膏体与皮肤抗分离的能力。内聚力（结合力）是膏体内部的内聚力，它能保证贴膏剂在拉伸、裁剪或外部环境影响下保持膏体完整的作用力。黏基力（抛锚力）是膏体与背衬材料间的结合力，作用是抵抗膏体与背衬材料分离。性能优良的贴膏剂中四种作用力需满足黏基力＞内聚力＞黏附力＞初黏力。各个作用力大小适中，可避免膏面受损、剥离痛感或拉伤皮肤等问题。

7. 实例

镇江橡胶膏

【处方】乌梢蛇，生巴豆，生马钱子，独活，生草乌，白芷，芥子，土鳖虫，桃仁，水杨酸甲酯，冰片，松节油，曼陀罗子，羌活，生川乌，生天南星，红花，麻黄，防风，当归，肉桂，樟脑，薄荷脑。

【制法】以上二十三味，除水杨酸甲酯、冰片、松节油、樟脑、薄荷脑外，其余乌梢蛇等十八味粉碎成粗粉，加75%乙醇回流提取3～4次，回收乙醇制成浸膏；另取6.4～6.8倍重的由橡胶、松香等制成的基质，加入浸膏及上述药味，制成膏浆，滤过，制成涂料。进行涂膏，切段，盖衬布或薄膜，切成小块，即得。

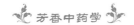

【功能主治】祛风止痛，活血消肿。用于风湿引起的四肢麻木，关节疼痛，肌肉酸痛及跌打损伤。

（二）凝胶贴膏

1. 定义　凝胶贴膏，指原料药物与亲水性基质混合均匀后，涂布在背衬材料上所制成的贴膏剂。《中国药典》2000 年版首次收录凝胶贴膏剂，并命名为巴布剂，建立相应的质量要求。《中国药典》2010 年版将巴布剂更名为凝胶膏剂，并完善凝胶膏剂生产贮存条件的规定，建立了相应的检查指标，为其质量控制提供法定依据。《中国药典》2020 年版四部将其再次定义为凝胶贴膏，归属于贴膏剂项下。目前上市品种有骨友灵巴布膏、少林风湿跌打凝胶膏、戟生止痛膏等 9 个品种。凝胶贴膏临床应用于风湿肿痛、心血管、皮肤、呼吸、循环等系统疾病。凝胶贴膏的制备技术随着现代制剂技术和新型辅料的发展也得到了提升，例如固体分散体技术、包合技术、微乳化技术等应用于改善凝胶贴膏的透皮效率低，载药量小，稳定性差等不足之处。

2. 特点　凝胶贴膏特点：载药量较大，适用于中药浸出物；亲水性凝胶基质透气性、耐汗性、无刺激性、无致敏性良好，具有较好的皮肤生物相容性；释药性能良好，与皮肤亲和力强利于药物透皮吸收；使用方便，容易洗除，不污染衣物，具有可反复揭贴性。但是在凝胶贴膏的应用中也存在一些问题：基质配比不当，导致脱膏、漏膏等现象，使皮肤追随性降低；质量评价体系尚需完善，缺乏统一的质量标准等。

3. 处方与组成

（1）膏体：膏体由药物和基质构成。膏体层是凝胶贴膏的关键，是药物的贮库部分。①基质：基质是骨架材料，也是剥离强度和持黏力的主要因素。一则产生黏性使膏体贴敷于皮肤上，二则支撑膏体内部分子形成网状立体结构，使膏体具备足够的弹性、内聚力和强度。常用的基质材料有天然、半合成及合成高分子聚合物。例如明胶、海藻酸钠、白及胶、聚丙烯酸钠、聚维酮、卡波姆等。

使用高分子聚合物作为基质时，制备过程需要添加交联剂及交联调节剂以形成交联网状结构。交联剂是部分高价金属离子，以铝盐较为常用。交联调节剂有酒石酸、苹果酸、乙二胺四乙酸等。②填充剂：基质中加入填充剂，利于膏体成型，同时对膏体的黏附性和内聚力产生重要影响，改善高分子化合物吸水膨胀后导致黏度过大的问题。常用二氧化钛、高岭土、微粉硅胶、白陶土、药物细粉等。③保湿剂：可延缓基质含水量散失，促进皮肤水合作用，是决定基质的初黏力和柔韧性的重要因素。常用甘油、聚乙二醇、丙二醇等。有研究表明两种复合保湿剂的保湿效果优于单一品种。④透皮吸收促进剂：加入适量的透皮吸收促进剂，皮肤结构发生可逆的改变从而降低药物透过皮肤时的阻力，增大药物的透皮效率。常用的有月桂氮酮、二甲基亚砜、丙二醇、部分中药挥发油等。

（2）背衬材料：基质的载体，常用棉布、无纺布等。

（3）盖衬材料：可保护膏体，常用聚乙烯及聚酯薄膜、聚丙烯等。

4. 制备工艺　基质材料进行交联形成凝胶，与药物混合均匀，摊涂于背衬材料上，贴上盖衬层，切割成规定面积后固化，包装，即可。凝胶贴膏外观应色泽均匀、无气泡及颗粒感、无漏膏、脱膏、膏体残留皮肤等现象，应具有良好的黏附性和保湿性。上述要求与制备工艺密切相关，影响因素主要有：药物自身因素、基质配比、膏体含水量、物料添加顺序、混合搅拌程度、固化及干燥温度等。

5. 质量评价

（1）外观：膏面光洁，厚薄均匀，色泽一致，无脱膏，失黏现象。背衬面平整洁净，不得漏膏。盖衬长度和宽度与背衬一致。

（2）含膏量：取供试品 1 片，除去盖衬，精密称定，置于烧杯中，加适量水，加热煮沸至背衬层与膏体分离，取出背衬材料，用水洗涤至背衬材料无残留膏体，晾干。在 105℃干燥 30min，移置干燥器内，冷却 30min，精密称定，减失重量即为膏重，按标示量面积换算为 100cm² 的含膏量。

（3）赋形性：取凝胶贴膏 1 片，置于 37℃，相对湿度 64% 的恒温恒湿箱中30min，取出，用夹子将供试品固定在一平整钢板上，钢板与水平面倾斜角 60°，放置 24h，膏面应无流淌现象。

（4）黏附力：除另有规定外，凝胶贴膏照《中国药典》2020 年版四部通则黏附力测定法（第一法）测定。

6. 实例

桂芎巴布贴

【处方】白芍，肉桂，细辛，干姜，白芷，木香，乳香，冰片，聚丙烯酸钠 -700，聚维酮 K-30，甘羟铝，EDTA-2Na，酒石酸，甘油，山梨酸钾。

【制法】将方中挥发性药材用水蒸气蒸馏法提取挥发油备用。提取挥发油后的药渣再与白芍加水煎煮，水提液浓缩到一定程度后用乙醇调整含醇量到 80%，静置24h 后，取上清液回收乙醇，浓缩至稠膏备用。将稠膏、挥发油、NP-700、甘羟铝、EDTA-2Na、酒石酸按比例交联形成凝胶基质，再加入 PVP K-30、甘油、山梨酸钾混合均匀，涂布于背衬材料上，干燥固化，覆上盖衬材料，即可。

【功能主治】养血柔肝，温中，散寒，主治心腹冷痛、虚寒吐泻。

【注解】

1.处方中 NP-700 与甘羟铝有交互作用。NP-700 中的羧基与甘羟铝中的铝离子交联后，形成交联基质。NP-700 和甘羟铝用量过多会导致交联过度，黏性降低；若用量不足，会导致内聚力不够，揭贴后有残留物。

2. PVP K-30 为增黏剂，用量越大黏性越大，但是过大，揭贴后有残留。甘油为保湿剂，防止膏体失水。山梨酸钾为防腐剂。

3. EDTA-2Na 作为螯合剂与酒石酸共同调节交联速度。

十一、贴剂

（一）定义

药物与适宜高分子材料制成的薄片状贴膏剂，药物以一定速率透过皮肤经毛细血管吸收进入体循环的一类制剂，亦称经皮给药系统（transdermal drug delivery system，TDDS）。世界上第一个 TDDS 产品 – 东莨菪碱贴剂在 1979 年美国上市，随后引起业界的高度关注。

（二）特点

发挥局部治疗作用时，直接应用于靶部位；发挥全身作用时，避免药物对胃肠道的不良影响；避免肝首过效应和胃肠道生理因素干扰；长时间维持恒定血药浓度，避免峰谷现象，减少用药次数，降低药物毒副作用；患者使用方便，尤其适用于婴儿、老人和不宜口服给药的患者；可以随时中断治疗，减少不良反应对患者的伤害。

但是由于皮肤的屏障作用，大部分药物难以透过，并且 TDDS 载药量有限，不适合剂量大的药物；起效慢，一般不适合用于急症的治疗；药物吸收的个体差异和给药部位的差异较大；对皮肤刺激性大、过敏性药物不适宜制成贴剂。

（三）分类

1. 按治疗作用分类

（1）局部治疗：给药部位即病灶部位，发挥局部治疗。

（2）全身治疗：药物经皮吸收进入人体循环系统，发挥全身治疗作用，贴剂多为此类。比如硝酸甘油贴剂、芬太尼贴剂等。

2. 按结构分类

（1）黏胶分散型贴剂：药物分散在压敏胶内，摊涂于背衬材料上，加防黏层即可。使用时与皮肤表面贴合即可释放药物。该类型药物的释放会随着用药时间延长而减慢。比如妥洛特罗贴剂、尼古丁贴剂等。

（2）周边黏胶骨架型贴剂：压敏胶涂布于含药的骨胶材料上，贴在背衬材料上，加防黏层即可。多采用亲水性骨架材料，比如 PVA、PVP 等。药物释放与骨架组成和药物浓度有关。比如利多卡因贴剂等。

（3）贮库型贴剂：药物和透皮促进剂用高分子包裹材料包封后形成贮库，通过包裹材料的性质控释药物释放。一般由背衬材料、药物贮库、控释膜、黏胶层、保护膜组成。该类型需要注意破损带来突释效应而可能引发不良反应。比如东莨菪碱贴剂、睾酮贴剂等。

（四）处方与组成

1. 药物 贴剂对药物的要求比较高，适合以下药物：药理作用强而剂量小的药物；药物 $t_{1/2}$ 短、长时间连续给药的药物，尤其是用于长期服药的慢性疾病；口服首过效应大或胃肠道失活、刺激性大的药物；水油中的溶解度均在 1mg/mL 以上；分子量低（ < 600）；熔点低（ < 85）；饱和水溶液 pH 为 5 ～ 9；性激素、心血管药物、神经系统药物、消炎镇痛药物、平喘药物等。

2. 骨架和贮库材料

（1）压敏胶（pressure-sensitive adhesive，PSA）：轻微压力下即可实现黏贴又易于剥离的一类胶黏材料。发挥多重作用：贴合剂；药物贮库或载体材料；药物释放调节剂。贴剂中所用 PSA 要求有良好的生物相容性、无刺激和过敏性，有足够的黏附力和内聚强度，化学性质稳定，与其他附加剂可兼容。常用压敏胶有聚丙烯酸酯压敏胶、聚异丁烯压敏胶、硅酮压敏胶等。

（2）其他：卡波姆、羟丙基甲基纤维素等。

3. 控释膜材料

（1）乙烯 - 醋酸乙烯共聚物（ethylene vinylacetate copolymer，EVA）：无毒、无刺激性、与人体组织及黏膜有良好的相容性。醋酸乙烯的含量直接影响膜材的机械性能和渗透性。

（2）聚乙烯（polyvinyi chloride，PVC）：PVC 渗透性较低，用作控释膜和含药骨架膜能维持较长时间，根据药物的挥发性、含量及增塑剂的性质和比例进行调整。

4.透皮促进剂

（1）月桂氮卓酮（Azone）：对于亲水性和亲脂性药物均有较强的促透作用。常用浓度为1%～10%，其促透作用不随浓度的增加而增强。其促透机理在于它作用于细胞类脂双分子层，增加双分子层的流动性，降低相变温度，促进药物通过细胞间的扩散。

（2）表面活性剂：对皮肤主要是脱脂作用和角质层作用。离子型表面活性剂刺激皮肤，并且与角蛋白作用，损伤皮肤。常用十二烷基硫酸钠、卵磷脂、吐温类。

（3）脂肪醇、脂肪酸及其酯：作用于角质层细胞间类脂，影响脂质双分子层排列的紧密程度，加大流动性，提高药物的透皮速率。常用的有油酸、肉豆蔻酸异丙酯等。

（4）醇类：促透作用与醇碳链长度有关。短碳链醇增加药物在角质层中的溶解度，皮肤吸收快，但浓度过大会引起刺激性、角质层脱水脱脂。长碳链醇影响角质层排列的有序性，促透效果好。常用的有乙醇、异丙醇、正十二醇等。

5.中药挥发油　中药挥发油品种达到300余种，而目前作为透皮促进剂的仅有三十余种。中药中辛味的重要物质基础就是其挥发油成分，药性理论中的"辛能开腠理"的认知也揭示了药性特征与透皮促进效果的相关性。可透皮促进的挥发油来源于辛温解表药、芳香化湿药、温里药、芳香开窍药等。比如细辛挥发油，主要含有甲基丁香油酚，有显著的促透皮作用，其使用浓度不高于8%；川芎挥发油在体皮肤促透作用具有一定浓度依赖性，其作用机理可能是加快皮肤血流量以促进药物从表皮到真皮再到毛细血管，从而达到促透效果。

6.背衬材料　支撑贮库或黏胶层的薄膜，对外界影响因素有较高的隔绝性能，厚度一般为0.1～0.3mm。常用多层复合铝箔、聚对苯二甲酸二乙酯、高密度PVC等。

7.防黏材料　保护TDDS系统的黏胶层。本类材料的表面自由能应低于压敏胶表面自由能，可以防止压敏胶从贮库或控释膜上转移到防黏材料上。常用聚乙烯、聚苯乙烯、硅化聚酯薄膜、氟聚合物涂覆聚酯薄膜等。

（五）制备工艺

1.黏胶分散型　TDDS药物分散于黏胶中成为药物贮库，均匀涂布在不渗透的背衬层上，可在背衬层上涂一层与之亲和力强的不含药的黏胶层，以改善背衬层与药物贮库间的黏附力。

2.骨架扩散型　TDDS药物均匀分散或溶解于亲水或疏水高分子骨架材料中，再填充到适宜的模具，形成固定面积大小厚度的含药骨架层，将其黏贴在背衬材料上，四周涂上压敏胶，最后加盖上防黏层即可。

3.膜控型　TDDS部分药物用适当溶媒分散于压敏胶中制得药物贮库层，剩余药物与压敏胶混合制得黏胶层，将控释膜和防黏层黏合到黏胶层的两面，通过涂膜复合、充填热合或骨架黏合技术将药物贮库层贴合到控释膜上，即可。

（六）质量评价

1.性状　贴剂外观应完整光洁，有均一的应用面积，冲切口应光滑无锋利的边缘。

2.残留溶剂含量测定　使用有机试剂涂布的贴剂应照残留溶剂测定法（《中国药典》2020年版四部0861残留溶剂测定法）检查，应符合要求。

3.黏附性　按照《中国药典》2020年版四部0952黏附力测定法检查，应符合要求。

4.释放度　按照《中国药典》2020年版四部0931溶出度与释放度测定法检查，应符合要求。

5.含量均匀度测定　按照《中国药典》2020年版四部0941含量均匀度检查法检查，应符合要求。

（七）实例

罗通定透皮贴剂

【处方】罗通定，丁香挥发油，聚异丁烯压敏胶，甘油，枸橼酸三乙酯，丁二酸。

【制法】按比例称取罗通定及丁二酸，加乙醇超声使之溶解成无色透明溶液，再加入压敏胶，搅拌溶解成为无色透明黏稠液体。将甘油、枸橼酸三乙酯、丁香挥发油搅拌并超声并混合均匀且无气泡，倾倒于背衬层模具中，采用流涎工艺铺展，于40℃烘箱中干燥固化1～2h，再置于25±5℃温度条件下干燥12～14h，取出覆上保护层，裁切，封口，即得。

【适应证】因疼痛而失眠的病人以及用于胃溃疡及十二指肠溃疡的疼痛、月经痛、分娩后宫缩痛、紧张性失眠、痉挛性咳嗽等。

【注释】

1.该贴剂中罗通定累计渗透量较高且能长时间维持稳定的有效血药浓度，无峰谷现象。

2.处方中丁香挥发油为天然透皮促进剂，甘油为保湿剂，丁二酸为交联剂，枸橡酸三乙酯为增塑剂。

十二、栓剂

（一）定义

栓剂指原料药物与适宜基质制备而成供腔道给药的固体制剂。栓剂古时也被称为塞药或坐药，是我国传统剂型之一。《本草纲目》《备急千金要方》等古籍中就有相关的记载。以前栓剂仅作为局部治疗用药，随着对其全身治疗作用研究的深入，中空栓、泡腾栓、骨架控释栓等新型栓剂为满足不同临床治疗和药物性质的需求提供了新的给药形式。《中国药典》2020 年版一部收载中药栓剂 10 余种，有康妇消炎栓、小儿消炎栓等。

（二）特点

栓剂可发挥局部治疗作用和全身治疗作用。局部主要发挥润滑、抗菌、收敛、止痒、止痛、杀虫等作用。全身作用依靠药物进入人体循环系统起镇静镇痛、扩张支气管血管、调节激素等作用。

栓剂吸收比口服吸收干扰少，药物不受胃肠道生理 pH 环境或酶的影响，避免药物对胃肠道的刺激作用，减少药物肝首过效应，减少药物对肝脏的不良影响，便于不能或不愿吞服的患者只用，尤其是昏迷病人或幼儿，现代新型栓剂可以达到调节药物发挥疗效的速度，可速释亦可缓释长效。直肠给药、口服给药和注射给药相比，口服约 1h 起效，注射起效快但是消除也快，而直肠给药仅 30min 起效后可维持 4h，可见直肠给药的优势是起效快且维持时间长。

栓剂使用不便是该剂型的不足之处。

（三）分类

1. 按用药部位分类　直肠栓、阴道栓和尿道栓。

2. 按制备工艺和释药特点分类　中空栓、双层栓、凝胶缓释栓、渗透泵栓等。

（四）栓剂吸收途径

1. 直肠吸收　经直肠上静脉经门静脉入肝，经肝代谢后进入大循环；经直肠中静脉和直肠下静脉及肝管静脉入下腔静脉，绕开肝脏进入体循环，该途径避免肝首过效应；经直肠淋巴系统吸收，是大分子物质重要吸收途径。品种有复方四黄栓、化痔栓、小儿退热栓等。

2. 阴道吸收　栓剂进入阴道后，在体温下迅速软化、熔融或溶解于阴道分泌

液中，药物逐步释放产生局部或全身作用。一般使用水溶性基质的栓剂，可以延长药物在病灶部位的滞留时间，增强药效。品种有消糜栓、苦参碱栓、复方沙棘籽油栓等。

3. 鼻腔吸收　鼻用栓进入鼻腔后，在一定条件下慢慢融化，药物释放速度缓慢，可以发挥缓释效果，不仅保证局部治疗作用，亦可以直接吸收进入体循环甚至产生脑靶向作用。

（五）处方与组成

1. 药物　中药水提物、中药醇提物、中药细粉和挥发油药物均可以制备栓剂。其中，难溶性细粉类药物需要粉碎到最细粉方可入药，而挥发油性药物可制成乳剂型栓剂。

2. 基质　基质用于栓剂的赋形，同时能影响剂型特性和释药特性。理想的基质应符合：在室温下应有适当的硬度与韧度，在体温下易软化、熔化或溶解；与主药混合后不发生变化，不影响主药的作用和含量测定；对黏膜无刺激性、无毒性、无过敏性，其释药速度应符合治疗要求；本身性质稳定，在贮存过程中理化性质不发生变化，不易长霉变质；具有润湿乳化的性质，水值较高；基质的熔点与凝固点间距不宜过大，脂肪性基质的酸值应在 0.2 以下，皂化值应在 200～250，碘值低于 7；适用于热熔法或冷压法制备栓剂，容易清洗。按照基质的性质分为油脂性基质和水溶性基质。对基质的选择应根据栓剂发挥局部治疗作用还是全身治疗作用选择。全身栓剂要求释放吸收快速，基质溶解性与药物相反。如发挥局部治疗或缓释或控释，则选择与药物溶解特性相似的基质，可使药物缓慢释放而持久。

（1）脂肪性基质：可可豆脂是梧桐科植物可可树的种仁制备得到的固体脂肪，常温下为黄白色固体，可塑性好，刺激性低，熔点 29～34℃，体温下能迅速熔化。本品为多种脂肪酸的三酸甘油酯，因其含酸的比例不同，为同质多晶型，具有 α、β、γ 三种晶型。其中 β 作栓剂基质较理想，但可可豆脂价格较贵限制了其应用。香果脂樟科植物香果树的成熟种子制备而成的白色结晶粉末或淡黄色固体块状物，熔点 30～34℃，毒性和刺激性低，但抗热性能较差，酸值和碘值较高，稳定性差，故应用较少。半合成脂肪酸酯系由椰子或棕榈种子等天然植物油水解和分馏所得 C_{12}～C_{18} 可游离脂肪酸，经部分氢化后再与甘油酯化而成的一酰甘油、二酰甘油、三酰甘油的混合物。半合成脂肪酸酯是目前栓剂最常用的脂肪性基质。常用品种有半合成椰油脂、半合成山苍子油脂、半合成棕榈油脂、硬脂酸丙二醇酯等。半合成脂肪酸酯具有稳定的化学性质，良好的成形性，适宜的保湿性和熔点，强抗酸败能力，刺激性小等特点。

（2）水溶性及亲水性基质：甘油明胶是明胶、甘油和水按一定比例制备而成。具有弹性好，体温下溶解于分泌液，作用缓和持久，易霉变等特点。多用于阴道栓剂基质。不能用作与蛋白质有配伍禁忌的药物栓剂的基质。聚乙二醇（PEG）是聚乙二醇高分子聚合物的总称。其物理性状因聚合度和分子量的不同而不同，药剂中常用的是分子量 300 ～ 6000 的 PEG。具有无须冷藏，储存方便，吸湿性较强，受潮易变形，对直肠黏膜有一定的刺激性等特点。加入 20% 的水可以降低其刺激性，或使用前用水润湿。泊洛沙姆是聚氧乙烯 – 聚氧丙烯共聚物，其物理形态随聚合度增加而变化。该类基质多用于制备液体栓剂，常用 poloxamer188 和 poloxamer407，两者按一定比例配制，可以使基质具有温敏性。室温呈液态，进入人体后变为半固态，且有乳化与促进吸收作用。可以发挥缓释和长效作用。

（3）栓剂附加剂：为了满足不同的临床需求，可以在基质中加入适宜的附加剂以改善其的性能。

（4）吸收促进剂：为了加快药物的释放速度，可以加入吸收促进剂，比如月桂氮酮类、β – 环糊精、聚乙烯吡咯烷酮、尿素、表面活性剂等。阴道栓剂常选用泡腾剂为促进剂，碳酸氢钠和乙二酸在腔道分泌液中生成二氧化碳，可加快药物分散速度，利于药物渗入黏膜皱襞。

（5）吸收阻滞剂：为了延长药物释放可以加入吸收阻滞剂，用于缓释型栓剂。比如卵磷脂、海藻酸、卡波姆等。

（6）增塑剂：在基质中加入少量 Tween-80、甘油、丙二醇等可以降低脂肪性基质的脆性，增加基质的可塑性。

（7）其他附加剂：提高基质的熔点，可以适当添加蜂蜡或鲸蜡。为了改善基质的黏性可以在基质中添加鲸蜡醇或硬脂醇等。提高栓剂抗氧能力可以加入抗氧剂，比如没食子酸、鞣酸、抗坏血酸等。提高水溶性基质腐败变质的能力，可以加入防腐剂。

（8）润滑剂：热熔法制备栓剂时，模孔需用润滑剂润滑，以便于冷凝后取出栓剂。水溶性润滑剂用于油脂性基质栓剂的制备，常用肥皂、甘油各 1 份与 90% 乙醇 5 份制成的醇溶液。脂溶性润滑剂用于水溶性或亲水性基质栓剂的制备，常用液状石蜡、植物油等。

（六）制备工艺

栓剂的制备方法主要有热熔法和冷压法。热熔法适用于水溶性基质和油脂性基质。

热熔法：熔融基质→加入药物→注模→冷却→刮削→取出→质检→成品。

将选好的栓模洗净、擦干，用少许润滑剂均匀涂于模型内部，然后按药物热敏性、氧化性以不同顺序加入基质，混合均匀，倾入栓模内至稍溢出模口，冷却，待完全凝固后，用刀削去溢出部分，打开模具，栓剂推出即可。

（七）新型栓剂

1. 双层栓　内外双层栓内外各含不同的药物，外层熔融较快，先释放药物，可实现不同时间发挥两种药物的作用。上下双层栓剂是两种理化性质不同的药物分散于脂溶性基质和水溶性基质中，制成上下两层，以便药物吸收或避免药物发生配伍禁忌；将一种药物分别分散于脂溶性基质和水溶性基质中，制成上下两层，使其具有速释和缓释的作用；将空白基质和含药基质制成上下两层，上层空白基质可阻止药物向上扩散，减少药物从直肠上静脉吸收，可提高栓剂的生物利用度，还可以减少药物的毒副作用。

2. 中空栓剂　外壳为空白或含药基质，中空部分填充液体或固体等多形态药物。中空栓剂可避免配伍禁忌，也可增加药物的释放，还可以利用赋形剂和固体分散体技术对药物进行处理后，获得更多的治疗效果。研究表明盐酸氨基葡萄糖普通栓 1h 可达到累计释放百分率为 100%，中空栓仅 20min 累计释放百分率就达到 98%。

3. 微囊栓剂或包合栓剂　将药物制成微囊，再与基质混合制成栓剂，兼具微囊和栓剂的双重优势。微囊栓剂具有防止挥发性成分的损失，血药浓度稳定，维持时间长的特点，其控释效果取决于微囊的囊材和制备方法等。环糊精包合栓剂是将药物先制备成为环糊精包合物后再制备成为栓剂，用以提高药物稳定性。将人绒毛膜促性腺激素（HGG）分子量大，生物降解迅速，普通栓剂无法达到治疗浓度，而使用包合栓剂后血药浓度显著提高。

4. 泡腾栓剂　又称产气栓，在栓剂内加入发泡剂（碳酸氢钠和有机酸），应用过程中产生泡腾作用，加快栓剂的熔融和药物的释放，有利于药物的分布和渗入黏膜皱襞，特别适用于阴道栓的应用。

5. 海绵栓剂　选择聚醚型聚氨酯泡沫塑料为基质制成阴道海绵栓，但是该材料非生物降解材料，具有一定局限性。亦可选用明胶，经溶解、发泡、冷冻、干燥、成型等制成海绵阴道栓。吸收性明胶海绵栓除了可在体内酶解，还具有缓释作用。

6. 渗透泵栓剂　由透水和透药的微孔膜、仅透水的微孔膜、渗透压活性物质及药物构成。用药后，水分进入栓剂后内部产生一定的渗透压，将药液通过半透膜上

的小孔释放出来，能较平稳释放药物。

7.缓释栓剂　缓释栓利用具有可塑性的不溶性高分子材料做骨架材料分散药物。该类材料在体内不易溶解，药物的释放受到阻碍。在高分子材料表面的药物在分散介质中可以快速溶出，产生速释效果，而内部的药物溶出受到骨架材料的影响非常缓慢，发挥缓释作用。

8.凝胶剂栓　利用亲水性生物黏附性和生物学惰性乙烯氧化物为药物载体制成的栓剂。遇水后，体积膨胀，柔软而有弹性。

（八）质量评价

1.外观　完整光滑，无开裂，不起霜或变色，混合均匀（纵切面观察）。硬度适宜，进入腔道后能软化、融化或溶化。贮存期内保持不变形，无变质发霉现象。

2.重量差异　取供试品 10 粒，精密称定总重量，求得平均粒重后，再分别精密称定每粒的重量。每粒重量与平均粒重相比较，按表中规定，超出重量差异限度的不得多于 1 粒，并不得超出限度 1 倍（表 5–2）。

表 5–2　重量差异限度表

平均粒重或标示粒重	重量差异限度
1.0g 及 1.0g 以下	±10.0%
1.0g 以上至 3.0g	±7.5%
3.0g 以上	±5.0%

凡规定检查含量均匀度的栓剂，一般不再进行重量差异检查。

3.融变时限　按照融变时限检查法（《中国药典》2020 年版四部通则 0922），应符合规定。除另有规定外，脂肪性基质的栓剂 3 粒均应在 30min 内全部融化、软化或触压时无硬心；水溶性基质的栓剂 3 粒应在 60min 内全部溶解。如有 1 粒不符合规定，应另取 3 粒复试，均应符合规定。

（九）实例

治廉栓

【处方】黄柏 500g，苦参 500g，儿茶 500g，枯矾 400g，冰片 100g。

【制法】以上 5 味，儿茶、枯矾粉碎为细粉；冰片研细；黄柏、苦参加水煎煮三次，第一次 2h，第二、第三次各 1h，合并煎液；滤过，滤液浓缩至相对密度为 1.09 ～ 1.11（80±5℃）的清膏，加乙醇至醇含量为 75%，静置使沉淀，取上清液回收乙醇，浓缩至适量，喷雾干燥，与上述细粉混合，过筛，加入用聚氧乙烯单硬脂肪酸 2000 ～ 2060g 及甘油 20mL 制成的基质中，混匀，注入栓模中，冷却，制得 1000 粒，即得。

【功能与主治】清热解毒，燥湿收敛。用于湿热下注所致带下病，症见带下量多、色黄质稠、有臭味，或有大便干燥；细菌性阴道病、滴虫性阴道炎、宫颈糜烂见上述症状者。

【注解】未婚妇女禁用。已婚妇女月经期、妊娠期及阴道局部有破损者禁用。本品为阴道给药，禁止内服。栓剂放入阴道不应超过 12h。

第二节　芳香药物制备新技术

一、微囊技术

（一）定义

固体或者液体药物（囊心物）被高分子成膜材料（囊材）包裹制成微米至数百微米的贮库型微型胶囊的技术。

（二）特点

微囊化具有以下特点：囊材隔绝水、氧气等外界因素的影响，以增加药物化学物理稳定性；通过囊材的控制，药物可以实现缓释、控释、长效或者靶向释放；选择适宜囊材可以防止药物在胃内的破坏或减轻药物对胃的刺激；可掩盖药物的不良臭味，同时防止芳香性药物的挥发损失；液体药物固体化，便于贮存、运输和使用；减少复方药物的配伍变化；制备工艺缺乏广泛适用性，技术条件要求较高，连续规模化生产有待完善。

（三）组成

囊材应具有稳定的理化性质；具有良好的生物兼容性，毒性刺激性低；具有良好的成膜性，同时不影响药物的释放。根据囊材的来源分为天然、半合成和合成囊材。

1. 天然囊材　天然囊材毒副作用极低，可降解且降解物无毒，稳定性良好。常用明胶、阿拉伯胶、海藻酸钠、淀粉、琼脂等。

2. 半合成囊材 毒性小，黏性强，成盐后溶解度增大，易水解。常用醋酸纤维素、甲基纤维素、乙基纤维素、邻苯二甲酸醋酸纤维素、羧甲基纤维素等纤维素类衍生物。

3. 合成囊材 化学稳定性和成膜性良好，且成膜性能可以人为调节。分为生物降解材料和不可生物降解材料。由于生物兼容性良好，生物降解材料得到广泛使用，比如聚乳酸（PLA）、聚乳酸与聚乙二醇嵌段共聚物（PLA/PEG）、乳酸与羟基乙酸共聚物（PLGA）等。

4. 附加剂 为了提高囊材的性能，可以添加附加剂以改善囊材状态。增塑剂可改变高分子成膜材料玻璃化温度，从而改善膜的可塑性和韧性。常用的增塑剂有甘油、丙二醇等。防腐剂可以提高囊材的生物稳定性，天然囊材比如明胶容易变质，选用这类囊材时可以适当加入防腐剂。常用防腐剂有尼泊金类、山梨醇、苯甲酸及其盐等等。遮光剂可以帮助减少光线对囊心物稳定性的影响，尤其适用于光敏性药物。常用遮光剂有二氧化钛等。着色剂可以改善微囊的外观，提高其辨识度，一般采用食用天然色素，比如柠檬黄、靛蓝等。

（四）制备方法

1. 物理化学法 亦称为相分离法，液体或固体药物分散于高分子囊材溶液，通过改变pH、温度、添加凝聚剂等降低囊材的溶解度，使其从溶液中析出形成新相，然后沉积于囊心物表面完成微囊化。根据不同的新相形成方法，可分为单凝聚法、复凝聚法和液体球形结聚法等。

（1）单凝聚法：将囊心物分散于高分子囊材溶液中，添加凝聚剂导致囊材溶解度降低并析出凝聚成囊，即单凝聚法。比如将药物混悬或乳化到明胶溶液中，调整pH至酸性使明胶带正电荷，加入强亲水电解质 Na_2SO_4 凝聚剂后，明胶脱水且溶解度降低，形成分子间氢键，析出后吸附于药物表面形成微囊。这种凝聚是可逆的，如果破坏了凝聚的条件，解凝聚就发生，微囊消失。为了获得不可逆的凝聚，可以加入甲醛，与明胶发生胺缩醛反应，完成凝聚交联固化，制得稳定的微囊。用此方法制备微囊的囊材还有CAP、卵白蛋白、乙基纤维素等。

（2）复凝聚法：囊材为两种或多种带相反电荷的高分子材料时，将囊心物分散于囊材溶液中，一定条件下，荷相反电荷的高分子物质间发生交联，由于溶解度降低而产生相分离，凝聚成微囊，即为复凝聚法。比如明胶和阿拉伯胶作为囊材时，其微囊化机理是：明胶中的氨基酸在不同pH溶液中可解离为 $-NH_3^+$ 或 $-COO^-$。而阿拉伯胶仅能解离为 –COO⁻。明胶和阿拉伯胶混合后，调 pH 至 4 ～ 4.5，此时明胶带正电荷至最高量，与带负电荷的阿拉伯胶结合为不溶性复合物，从而凝聚成微囊，再加入甲醛交联固化。该复合囊材适用的囊心物为油性液体或者疏水性固体。

（3）液体球形结聚技术：在某种聚合物有机溶液中，添加一种对该聚合物不溶的液体（非溶剂）夺取有机溶剂后导致相分离而包裹囊心物，除去有机溶剂后即得微囊，亦称溶剂 – 非溶剂法。该方法适用的囊心物为亲水性、水溶性的固体或液体。（表 5–3）

表 5–3　常用囊材及其溶剂和非溶剂

囊材	溶剂	非溶剂
乙基纤维素	四氯化碳（或苯）	石油醚
醋酸纤维素丁酯	丁酮	异丙醚
苯乙烯马来酸共聚物	乙醇	醋酸乙酯
聚醋酸乙烯酯	氯仿	乙醇
聚乙烯	二甲苯	正己烷

2. 物理机械法　利用流化技术，将囊心物分散于囊材溶液中，并分散成细小雾滴，快速蒸发或冻结为微囊；再或者将囊心物单独分散、悬浮后喷入囊材溶液包裹而成。常有方法是喷雾干燥法、喷雾凝结法和空气悬浮法等。

3. 化学法单体或高分子物质在液相中发生化学反应而产生囊膜包裹成囊的方法

流程一般是先将囊材和囊心物制成 W/O 型乳液，再通过化学反应或射线辐射交联固化。

（五）质量评价

1. 形态、粒径与粒径分布　微囊形态应为圆整球形或椭圆形的封闭囊状物。可采用光学显微镜或电子显微镜观察。

微囊粒径一般为 1 ～ 250μm，不同的制剂要求不一样。动脉栓塞微囊直径要求 200μm 左右；静脉给药直径＜ 5μm。其测定方法可用激光粒度仪、电子显微镜、沉降法、库尔特计数法等。

2. 微囊载药量与包封率　微囊载药量 =（微囊内药量 / 微囊总量）×100%

包封率 =（系统中总药量 – 液体介质中未包封的药量）/ 系统中的总药量 ×100% 一般包封率不得小于 80%。

3. 突释效应或泄漏率　体外释放实验中，吸附于微囊表面的药物会快速释放，该现象称为突释效应。一般要求 30min 中释放量 < 40%。液体型微囊制剂，应检查泄漏率。泄漏率 = 制剂贮藏一定时间后泄漏到介质中的药量／制剂包封的总药量 × 100%

4. 药物的释放速率　微囊中药物释放速率测定，一般是将试样置于透析管内，用溶出度测定法中的桨法、转篮法或流通池法测定。微囊表面吸附的药物快速释放称为突释效应，开始 0.5h 内的释放量要求低于 40%。

（六）实例

薄荷油微囊

【处方】薄荷油 2.25mL，明胶 1.5g，阿拉伯胶 1.5g，25% 戊二醛溶液 0.5mL，甘油 1mL，异丙醇 20mL，稀醋酸（10%）溶液适量，纯化水适量。

【制法】薄荷油加入 40℃的 50mL 3% 明胶溶液中，高速搅拌（5600r/min）分散 5min 制成乳液。将乳液转移至 500mL 棕色瓶，加入等温的 50mL 3% 阿拉伯胶溶液。在 40℃转速 100r/min 条件下，恒温搅拌 10min。加入甘油再搅拌 5min，缓慢加入稀醋酸溶液调 pH 至 3.8，再继续恒温搅拌 10min。加入 30～40℃纯化水 200mL，搅拌降温至 30℃，再置于冰水浴中搅拌降温至 10℃，加入 10% 氢氧化钠调 pH 至 7.0，加入 25% 戊二醛溶液 0.5mL，搅拌 30min 后离心（5000r/min），过滤，水洗二遍至无醛味后，20mL 异丙醇脱水后于 30℃低温下干燥即得。

【功能与主治】解表，和中，理气。

【注解】该微囊采用复凝聚法制备。使用戊二醛交联固化前，须将 pH 调至中性，否则固化效果不佳，过滤后微囊容易粘连，干燥后无法获得蓬松粉末。如果 pH 调整至 8 以上，则薄荷油的主要成分香芹酮的含量会降低。方中异丙醇既可以脱水还可以洗去吸附于微囊表面的薄荷油。甘油为囊材增塑剂，可以增加囊材的可塑性及韧性。戊二醛为交联固化剂，使凝聚不可逆，提高微囊稳定性。

二、包合技术

（一）定义

由具有空穴结构的单个大分子或多分子聚集体通过相互作用包含小分子形成包合物的技术，也称为分子胶囊技术。外层包合分子称为主分子，进入主分子空穴结构中的被包合分子称为客分子，客分子一般是挥发油或挥发性成分、难溶性药物、口味不佳或不良气味的药物等。

（二）特点

包合后可以增加难溶性药物的溶解度；能提高易氧化或易水解药物的稳定性；降低挥发性固体或者液体的挥散，掩盖药物的气味；减少刺激性降低毒性。用 β 环糊精包合抗癌药物经口服或注射后，在体内经酶水解释放药物，因其超微结构，呈分子状分散，故易于吸收，刺激性降低。

（三）分类

1. 分子型 6、7、8 个葡萄糖分子以 α-1，4 糖苷键连接而成的一种环状低聚糖化合物环糊精，分子中有 0.45 ～ 0.60nm 空腔结构，客分子可以根据极性和结构大小进入主分子。

2. 笼型 客分子进入主分子非同轴排列构成的笼状晶格中。

3. 管道型 主分子沿轴向堆积构成管状或筒形骨架，空腔形成大概 0.5 ～ 0.8nm 的隧道，客分子填充其中。

（四）组成

1. 包合材料

（1）环糊精（CD）及其衍生物：利用淀粉在环糊精糖基转移酶作用下水解后，以 α-1，4 糖苷键连接而成的一种环状低聚糖化合物，比如 α-CD 、β-CD、γ-CD 等，其中以 β-CD 最为常用（表 5-4）。

（2）各种环糊精的化学结构：为了增加 β-CD 水中的溶解度，可进行醚化、酯化、交联等化学反应，对其葡萄糖基 2、3、6 位醇羟基进行修饰得到环糊精衍生物，比如羟丙基 -β-CD 等。对其乙基化处理后，该衍生物具有疏水性，可作为缓释载体使用。

（3）尿素：无色或白色针状或棒状结晶体，无臭无味，水中溶解度 1080g/L（20℃）。尿素晶体为四方晶系。包合时尿素形成平行的一维无交叉六方管道，其内部是紧密推挤的客分子。在主体晶格中尿素分子排列为 3 条相同的螺旋形纽带，这些纽带通过氢键联结成各管道的管壁。其中尿素分子平面几乎和六方管道的管壁平行，而管道排列为特殊的蜂窝状。由于六方管壁内延伸的氢键已达到最大可能的数目，所以主体晶格稳定。

表 5-4　各种环糊精的一般性质

类别	α-CD	β-CD	γ-CD
葡萄糖单体数	6	7	8
相对分子质量	973	1135	1297
空洞内径（nm）	0.45～0.6	0.7～0.8	0.85～1.0
空洞体积（nm³）	17.6	34.6	51.0
溶解度（g/L）	145	18.5	232
结晶形状	六角形或针状	棱柱状	棱柱状

（五）制备工艺

1. 制备方法

（1）饱和溶液法（重结晶或沉淀法）：首先制备 β-CD 饱和水溶液，按一定比例加入药物（如果是水不溶性药物，可先溶于少量有机溶剂，再注入 β-CD 饱和水溶液），恒温下搅拌、振荡或超声一定时间直到完成包合。冷藏使包合物析出，滤过，得到固体包合物后进行洗涤，干燥即可。

（2）研磨法：环糊精与 2～5 倍量水研匀后，加入药物（如果是难溶性药物，先溶于少量有机溶剂中），混合研磨成糊状（必要时使用胶体磨），低温干燥后，适当溶剂洗涤，干燥，即得。

（3）超声法：制备环糊精饱和水溶液，加入药物（如果是难溶性药物，先溶于少量有机溶剂中），搅拌混匀后，一定强度下超声一定时间，将析出的沉淀低温干燥，用适当溶剂洗涤再干燥即可。

（4）其他方法：冷冻干燥法是选用适宜的溶剂，加入药物与包合材料进行包合，再用冷冻干燥法出去溶剂，制备包合物。喷雾干燥法是选用适宜的溶剂，加入药物与包合材料进行包合，再用喷雾干燥法出去溶剂。制备的包合物是疏松的粉末。

2. 影响制备的因素

（1）投料比：不同比例的主客分子投料进行包合，其包合物的含量和产率是不同的，一般主分子比例高的包合效果较佳，研究报道复方莪术油 β-环糊精包合物的制备，投料比为莪术油 2mL、维 A 酸 40mg 与 β-环糊精 16g 进行包合，效果最好。实际情况可以根据单因素实验来确定。

（2）包合方法的选择：饱和水溶液法设备、操作简单，比较常用；研磨法投料比是影响包合的关键因素；超声法省时得率高，但是对设备有较高要求。

（3）包合的条件：各种包合方法的条件对包合有较大影响，比如包合的温度、搅拌强度和时间、客分子溶液浓度等。条件的确定可以通过正交试验，以包合物得率和包封率综合考察，最后选定最佳工艺条件。

3. 包合物鉴定　鉴定方法有显微镜分析法、溶解度测定法、紫外分光光度法、薄层色谱法、热分析法、红外光谱法、X-射线衍射法、核磁共振法等。

（六）质量评价

1. 包封率　包封率＝进入主分子腔体药物的量／药物的总量 ×100%

2. 包合物得率　得率＝实际制得包合物重量／投料总量 ×100%

（七）实例

肉桂油包合物

【处方】肉桂油 0.4mL，β-环糊精 40g。

【制法】配制 2mL 肉桂油乙醇溶液（0.2mL/mL），将其缓慢加入 β-环糊精饱和溶液中，恒温 60℃搅拌（115r/min）1 小时进行包合。冷却至室温，4℃冷藏过夜，抽滤得到白色粉末，用水洗涤后再用石油醚（30～60℃）洗涤三次，于 40℃烘箱干燥 4h，即得。

【功能与主治】祛风湿，温胃健脾。常用于风湿及皮肤瘙痒，脾胃阳脱，肢冷脉微，脘腹冷积，腹痛泄泻，寒疝奔豚等症。

【注释】采用饱和溶液法制备。为了便于挥发油在 β-环糊精水溶液中分散，先将其用乙醇溶液制备为一定浓度的溶液，再滴加到 β-环糊精溶液，挥发油的分散良好，利于包合。石油醚洗涤的作用是去除吸附于包合物表面的挥发油，根据研究结果表明石油醚不会破坏该包合物的稳定性，是优良的清洗溶剂。肉桂油包合后，可以降低外界因素对肉桂油的不良影响，可以减少肉桂油在储存期中的损失，同时由液体变为固态粉末可以为多种剂型的制备提供优良制备原料。

三、纳米载药技术

（一）定义

药物溶解或包裹于高分子聚合物中形成的粒径＜500nm 的微型给药技术，称纳米载药技术。

（二）特点

挥发油通过纳米载药系统，可以提高其水溶性和稳定性，降低其挥发性，打破挥发油在临床上使用的局限性。纳米级药物载体可以在血液循环系统中行动自如，还可以穿过细胞，提高药物的生物利用度；由于纳米载体比表面积很高，可以增强难溶性药物的溶解度；纳米载体在体内有隐形、长循环和立体稳定等特点，有利于药物的长效或靶向定位释放，不仅可以提高治疗效果，还可以降低药物剂量和减少副作用；纳米载体可以穿过生物屏障，消除该屏障对药物作用的限制，比如血脑屏障、血眼屏障等。

但是纳米载体研究时间短，学科间交叉渗透不足，基础研究层次低，还存在一系列理论和生物安全性问题需要深入研究。

（三）分类

1. 纳米粒　纳米载药系统包括固体脂质纳米粒（SLN）和纳米结构脂质体载体（NLC），粒径 50nm ～ 5000nm。SLN 是以长链饱和脂肪酸、脂肪酸甘油酯等体内可降解并具有良好生物兼容性的天然或人工合成类脂材料作为载体，药物吸附或夹嵌在类脂核中。亲脂性挥发油与脂质基质相溶性良好，包封率提高，隔离作用提高了挥发油的稳定性。但是其局限性在于载药量过低，对亲水性药物的包封效果不理想。

2. 聚合物　纳米载药系统（PNP）粒径范围在 10 ～ 200nm，分为纳米球和纳米囊。纳米球是矩阵系统，纳米囊有两个隔室，囊心物和聚合物壁。PNP 具有良好的稳定性，载药量大，可控释或定位释放药物，化学修饰后可增强靶向性。但是由于制备过程中使用大量有机溶剂，其安全性问题亟待研究解决。

3. 微乳和纳米乳　由水相、油相、乳化剂和助乳化剂按一定比例构成自发形成的热力学稳定分散体系，粒径在 10 ～ 100nm。挥发油类药物制备成微乳或纳米乳，可以改善处方的稳定性，增加药物与细胞或受体的相互作用，提高生物利用度，增加靶向性，改善药物对黏膜皮肤的透过性，并能降低挥发油的挥散和氧化。

4. 脂质体　磷脂双层定向排列自发形成的类球形胶体微粒，粒径范围在 20 ～ 1000nm。脂质体结构特殊，可以与疏水性药物、亲水性药物或者两亲性药物结合。脂溶性或不稳定药物制成脂质体后，可以提高药代动力学和生物分布，可生物降解，无毒，非免疫原性和生物兼容性良好。但是注射级磷脂材料价格较高，产品质量控制要求高，制备过程繁琐，其产业化推进有一定的难度。

（四）组成

纳米粒载体材料要求：生物兼容性良好，自身和降解产物均无毒、无刺激性，不溶血或凝血，无过敏反应；性质稳定，不改变药物的药理作用；具有较高的载药量和包封率，稳定可控；具有适宜的释药速率，无显著突释效应。

1. 生物降解型 ①天然高分子材料安全性较高，有明胶、人血白蛋白、壳聚糖、磷脂等。②半合成高分子材料以天然高分子为原料，进行结构改性。有羟丙基纤维素醋酸纤维素、乙基纤维素、邻苯二甲酸醋酸纤维素等。③合成高分子材料有聚乳酸（PLA）、聚维酮（PVP）、聚羟基乙酸（PGA）、聚丙交酯、乙交酯丙交酯共聚物（PLGA）等。④脂质材料用于脂质体类载体，主要是天然或合成的高熔点固体脂质材料。有三棕榈酸甘油酯、三硬脂酸甘油酯、硬脂酸、棕榈酸、混合脂质、蜂蜡、鲸蜡等。

2. 不可生物降解型材料 已很少使用，有聚甲基丙烯酸甲酯、聚酰胺等。

（五）制备工艺

1. 乳化法 先在剪切外力作用下将有机相和水相制成适宜粒径的初乳后，再采取不同的方法制备纳米粒。由于纳米粒粒径很小，需要加入较多的乳化剂和更强的外力作用，所以可以进一步采用高压乳匀、超声波等方法。纳米粒大小取决于形成乳滴的粒径，影响乳滴粒径和稳定性的因素有载体材料的类型、分散剂种类与比例、水相及有机相的比例、分散介质的黏度、稳定剂的种类与用量、搅拌方式与速度、容器及搅拌器的形状与温度等。

（1）液中干燥法（乳化－溶剂蒸发法）：常用的纳米粒制备方法。药物与载体材料溶于非水溶性有机溶剂中，在搅拌作用下加入含乳化剂的水溶液中，乳化形成 O/W 型乳剂后，常压或减压蒸发去除有机溶剂，乳滴固化即得。载体材料一般为 PLA、PLGA 等。内相有机溶剂去除的方法还有喷雾干燥或冷冻干燥。

（2）自乳化法：采取与水部分互溶的有机溶剂作为助乳化剂，有机相 CH_2Cl_2 形成混合溶剂溶解药物和载体材料，再与稳定剂的水溶液混匀后形成 O/W 型乳状液。此方法能得到更小的乳滴，因为助乳化剂扩散进入水相后能降低乳滴的界面能。照液中干燥法的方法去除有机溶剂并固化，即得。

（3）乳化聚合法：将脂溶性药物与脂质载体材料单体的溶液作为有机相，搅拌作用下分散于含乳化剂的水相中，有机相在胶束内或乳滴内相中，形成 O/W 型乳剂，再用碱或其他物质作为引发剂，或经高能辐射，促使内相中单体材料聚合形成纳米粒。该方法常用的载体材料有聚氰基丙烯酸烷酯（PACA）与聚甲基丙烯酸甲酯（PMMA）。

（4）天然高分子凝聚法：亲水性药物分散于亲水天然高分子材料溶液中，加入油相，经搅拌或超声乳化，制得 W/O 型乳状液，再加热使之变性、加化学交联剂或脱水剂以及带正、负电荷的载体材料之间的静电相互作用等方法使内相凝聚，分离即得。该方法常用天然高分子载体材料。

2. 溶剂置换法（纳米沉淀法）　药物与载体材料共溶于与水互溶的有机溶剂中，再搅拌或超声作用下与水混合，导致药物与载体材料溶解度下降而包裹析出，有机溶剂扩散蒸发后，得到固体载药纳米粒。

3. 超临界流体法　使用超临界流体溶解药物和载体材料，经过特定喷嘴雾化，雾滴中的超临界流体迅速气化，即得。该种方法可以形成大量的晶核，最终生成粒度极细、分布较窄的超细微粒。超临界流体快速膨胀过程的核心部分就是喷嘴。预膨胀温度和压力、膨胀室温度和压力、喷嘴结构尺寸等都会影响纳米粒的粒度、分布及形状。

4. 固体脂质纳米粒与纳米结构脂质载体制备方法

（1）热熔融 – 匀化法：药物与高于固体脂质熔点 10 ～ 15℃的熔融液混匀后，分散到等温的含乳化剂的水相中，继续搅拌直至形成初乳，初乳经高压均质机循环乳化，冷却后即得。该方法是制备固体脂质纳米粒的经典方法，所得纳米粒粒径小，分布窄，不使用有机溶剂，可工业化生产。

（2）冷却 – 匀化法：按热熔融 – 匀化法制备初乳后，将其置于干冰或液氮中迅速冷却凝固，充分研磨或粉碎，加入干乳化剂的水溶液在低于脂质熔点 5 ～ 10℃的温度下高压均质，即得。该方法可避免热熔融匀化法的晶型转变和过冷态，可以用于热不稳定药物或熔点较低的脂质载体材料，但是粒径比较大。

5. 纳米粒的修饰

（1）长循环修饰：利用亲水性高分子修饰纳米粒，可以避免纳米粒被单核 – 巨噬细胞系统吞噬，延长在血液中的循环时间，并通过 EPR 效应实现被动靶向，增强疗效。常用相对分子量 5000–15000 的聚乙二醇（PEG），它可以通过酰胺键、酯键与载体材料偶联。

（2）主动靶向修饰：在纳米粒表面修饰特定靶向分子（抗体、配体等）去识别细胞膜表面的抗原或受体，特异性增强细胞识别和摄取纳米粒。

（3）物理化学靶向修饰：利用 pH、温度、光、酶、磁场等理化因素的刺激响应修饰，纳米粒在胞内的智能响应释放。

（六）质量评价

有害有机溶剂限度检查、粒径及其分布、形态、zeta 电位、在分散性、载药量和包封率、突释效应及渗透率检查。

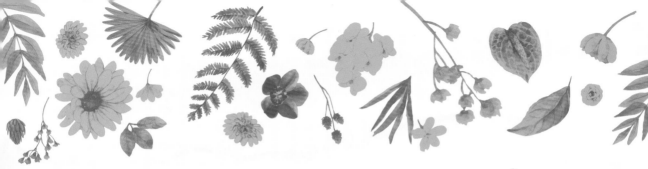

第六章 芳香中药材的产地、采收与栽培

芳香中药材绝大部分品种来自天然植物，极少部分品种来自动物、矿物、人工制品等。本章所涉芳香中药材指来源于植物的中药材。由于芳香中药材的主要成分含有挥发性物质，在高温、高湿环境中及阳光照射等条件下易挥发、氧化、分解等，对芳香中药材的产地分布、采收规律、加工办法、贮藏方法及栽培技术等要素的研究，对于保证和提高药材品质和资源保护等方面都具有十分重要的意义。

第一节 芳香中药材的产地、采收与贮藏

《用药法象》就已提出"凡诸草木昆虫，产之有地；根叶花实，采之有时。失其地则性味少异，失其时则性味不全"的观点。开展芳香中药材的产地分布、采收规律、加工办法和贮藏方法等的研究和总结，对于保证和提高芳香中药材的药材质量、功效以及资源保护等方面都具有十分重要的意义。

一、芳香中药材的产地

在中药的实际使用过程中，有一定的地域性要求。古代医家在长期的临床实践中认识到：产于不同地方的同一种药材，其质量和疗效差异较大。产于某地的某种药材，由于当地自然环境、生长条件等原因而导致其产出的药材品质、疗效等较好，由此逐渐形成了"道地药材"的概念。从《神农本草经》开始的各个朝代本草著作都记载了药材的品种产地等相关情况。明代《本草蒙筌》所载"凡诸草本、昆虫，各有相宜地产。气味功力，自异寻常"，较早阐述了药材道地性观点。芳香中药材同样有"道地药材""道地产区"的概念来表达其品质的优劣。当某种芳香中药商品来

自某个地道产区时，人们初步印象是其药材质量会比较好，也就是挥发性物质等主要成分含量高，品质能够保证，价格也要比其他产区的要高。常用芳香中药材以省份、地名来划分产地（表 6-1）。

表 6-1　常用芳香中药材的产地及来源

序号	饮片名称	主产地	植物来源
1	荆芥	主产于全国大部分地区	为唇形科植物荆芥 Schizonepeta tenuifolia Briq. 的地上部分或花穗干燥品
2	香薷	俗称"江香薷""青香薷"，前者主产于江西；后者主产与广东、广西、福建	为唇形科植物石香薷 Mosla chinensis Maxim 或江香薷 Mosla chinensis 'jiangxiangru' 的干燥地上部分
3	艾纳香	主产于广东、广西、云南等地	为菊科植物艾纳香 Blumea balsamifera (L.) DC. 的全草
4	艾叶	主产于湖北、山东、安徽等地，湖北蕲州为传统道地产区	为菊科植物艾 Artemisia argyi Levl. et Vant. 的干燥叶
5	豆蔻	豆蔻原主产于泰国、柬埔寨；印尼白豆蔻主产于印度尼西亚爪哇，我国云南、广东、广西等地亦有栽培	为姜科草本植物白豆蔻 Amomurnkravanh Pierre ex Gagnep 或爪哇白豆蔻 Amomum compactum Soland ex Maton. 的干燥成熟果实
6	白芷	主产于浙江、四川、河南、河北	为伞形科植物白芷 Angelica dahurica (Fisch. ex Hoffm.) Benth. et Hook. f 或杭白芷 Angelica dahurica (Fisch. ex Hoffm.) Benth. et Hook. f. var. formosana (Boiss.) Shan et Yuan. 的干燥根
7	百里香	主产于东北、华北、西北	为唇形科植物百里香 Thymus mongolicus Ronn. 的干燥地上部分
8	败酱草	全国大部分地区均产	为败酱科植物黄花败酱 Patrinia scabiosaelia Fisch. ex Trev、白花败酱 Patrinia villosa Juss. 的干燥全草
9	薄荷	全国大部分地区均产	为唇形科植物薄荷 Mentha haplocalyx Briq. 的干燥地上部分
10	薄荷脑	天然薄荷脑以中国、巴西为生产大国；印度近几年为薄荷脑主要供应商之一。还有合成薄荷脑，主要生产商是印度、美国	为唇形科植物薄荷 Mentha haplocalyx Briq. 的提取物

序号	饮片名称	主产地	植物来源
11	荜澄茄	主产于广西、浙江、四川、福建	为樟科植物山鸡椒 *Litsea cubeba* (Lour.) Pers. 的干燥成熟果实
12	天然冰片	我国天然冰片主产于江西、湖南	为樟科植物樟 *Cinnamomum cam phora* (L.) Presl 的新鲜枝、叶经提取加工制成
13	苍术	主产于江苏、河南、河北、山西、陕西等地，以江苏茅山质量最好，故名茅苍术	为菊科多年生草本植物茅苍术 *Atractylodes lancea* (Thunb.) DC 或北苍术 *Atractylodes chinensis* (DC.) Koidz. 的干燥根茎
14	草豆蔻	主产于云南、广西	为姜科植物草豆蔻 *Alpinia katsumadai* Hayata 的干燥近成熟种子团
15	草果	主产于云南、广西、贵州	为姜科植物草果 *Amomum tsao-ko* Crevost et Lemaire 的干燥成熟果实
16	沉香	主产于广东、广西	为瑞香科植物白木香 *Aquilaria sinensis* (Lour.) Gilg 含有树脂的木材
17	陈皮	主产于长江以南各省	为芸香科植物橘 *Citrus reticulata* Blanco 及其栽培变种的干燥成熟果皮
18	川芎	主产于四川。（以都江堰、崇庆、彭县、郫县、新都、大邑、什邡产量多）	为伞形科植物川芎 *Ligusticum chuanxiong* Hort. 的干燥根茎
19	葱白	全国各地均有种植	为百合科植物葱 *Allium fistulosum* L. 近根部的鳞茎
20	大蒜	全国大部分地区均产	为百合科植物大蒜 *Allium sativum* L. 的鳞茎
21	当归	主产于甘肃、云南等地。甘肃定西市的岷县当归品质最佳，有"中国当归之乡"之称	为伞形科植物当归 *Angelica sinensis* (Oliv.) Diels 的干燥根
22	滇羌活	主产于云南	为伞形科植物心叶棱子芹 *Pleurospermum rivulorum* (Diels) K.T.Fu et Y.C.Ho 的根
23	丁香	习称公丁香。主产于马达加斯加、桑给巴尔、斯里兰卡、印度尼西亚，我国广东、云南、海南也产	为桃金娘科植物丁香 *Eugenia caryophyllata* Thunb. 的干燥花蕾
24	丁香罗勒	主产南方大部分地区	为唇形科植物丁香罗勒 *Ocimum gratissimum* L. 的干燥全草

序号	饮片名称	主产地	植物来源
25	独活	主产于四川、湖北	为伞形科植物重齿毛当归 *Angelica pubescens* Maxim. f. biserrata Shan et Yuan 的干燥根
26	佛手	主产于四川、广东。产于广东的称"广佛手"。为道地药材，也是"十大广药之一"	为芸香科植物佛手 *Citrus medica* L. var. sarcodactylis Swingle 的干燥果实
27	甘松	主产于四川、云南等	为败酱科植物甘松 *Nardostachys jatamansi* DC. 的干燥根茎及根
28	干姜	主产于四川、贵州、湖北、广东、广西。（四川犍为、沐川为传统道地产区）	为姜科植物姜 *Zingiber officinale* Rosc. 的干燥根茎
29	高良姜	主产于广东徐闻县、惠阳区，广西的陆川、博白等县，海南省的陵水、儋州市、屯昌等县市	为姜科植物高良姜 *Alpinia officinarum* Hance 的干燥根茎
30	广藿香	主产于广东	为唇形科植物广藿香 *Pogostemon cablin* (Blanco) Benth. 的干燥地上部分
31	桂枝	主产于广东、广西	为樟科植物肉桂 *Cinnamomum cassia* Presl 的干燥嫩枝
32	八角茴香	主产广西、广东、云南等	为木兰科植物八角茴香 *Illicium verum* Hook. f. 的干燥成熟果实
33	厚朴	主产于四川、湖北、浙江	为木兰科植物厚朴 *Magnolia offcinalis* Rehd. et Wils. 或凹叶厚朴 *Magnolia officinalis* Rehd. et Wils.var. biloba Rehd. et Wils. 的干燥干皮、根皮及枝皮
34	胡椒	主产于广东、广西、云南	为胡椒科植物胡椒 *Piper nigrum* L. 的干燥近成熟果实或成熟果实
35	胡荽	我国各地均有种植	为伞形科植物芫荽 *Coriandrum sativum* L. 的全草
36	花椒	主产于四川、辽宁、河北、云南等，传统以四川产为佳，又名川椒、蜀椒	为芸香科植物青椒 *Zanthoxylum schinifolium* Sieb. et Zucc. 或花椒 *Zanthoxylum bungeanum* Maxim. 的干燥成熟果皮
37	化橘红	主产于广东省化州市，为"十大广药之一"	为芸香科植物化州柚 *Citrus grandis* 'Tomentosa' 或柚 *Citrus grandis* (L.) Osbeck 的未成熟或接近成熟外层果皮

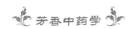

续表

序号	饮片名称	主产地	植物来源
38	姜黄	主产于四川、福建、云南	为姜科植物姜黄 *Curcuma longa* L. 的干燥根茎
39	降香	主产于海南	为豆科植物降香檀 *Dalbergia odorifera* T. Chen 树干和根的干燥心材
40	金银花	主产于河南、山东、贵州	为忍冬科植物忍冬 *Lonicera japonica* Thunb. 的干燥花蕾或带初开的花
41	韭菜	我国各地均有栽培	为百合科植物韭菜 *Allium tuberosum* Rottl. ex Spreng. 的叶、根、籽
42	菊花	主产于浙江、安徽、河南、四川	为菊科植物菊 *Chrysanthemum morifolium* Ramat. 的干燥头状花序
43	款冬花	主产于内蒙古、陕西、甘肃、青海、山西	为菊科植物款冬 *Tussilago farfara* L. 的干燥花蕾
44	藜芦	主产于辽宁、吉林、云南等	为百合科植物藜芦 *Veratrum nigrum* L. 的干燥根及根茎
45	连翘	主产于山西、河南、湖北、陕西、山东	为木犀科植物连翘 *Forsythia suspensa* (Thunb.) Vahl 的干燥果实
46	蔓荆子	主产于山东、浙江、福建、江西	为马鞭草科植物单叶蔓荆 *Vitex trifolia* L. var. simplicifolia Cham 或蔓荆 *Vitex trifolia* L. 的干燥成熟果实
47	没药	主产于索马里、埃塞俄比亚	为橄榄科植物地丁树 *Commiphora myrrha* Engl. 或哈地丁树 *Commiphora molmol* Engl. 的干燥树脂
48	玫瑰花	主产于广东、广西、福建、四川、江西	为蔷薇科植物玫瑰 *Rosa rugosa* Thunb. 的干燥花蕾
49	梅花	梅花主产于江苏、浙江、四川、湖北	为蔷薇科植物梅 *Prunus mume* (Sieb.) Sieb. et Zucc. 的干燥花蕾
50	木瓜	主产云南、广东等地	为蔷薇科植物贴梗海棠 *Chaenomeles speciosa* (Sweet) Nakai. 的干燥近成熟果实
51	木香	原产于印度、巴基斯坦、缅甸，从广州进口，称为广木香。国内云南引种者，名为"云木香"	为菊科植物木香 *Aucklandia lappa* Decne. 的干燥根
52	佩兰	主产于江苏、浙江、河北	为菊科植物佩兰 *Eupatorium fortunei* Turcz. 的干燥地上部分

序号	饮片名称	主产地	植物来源
53	羌活	主产于四川、青海、甘肃	为伞形科植物羌活 *Notopterygium incisum* Ting ex H. T. Chang 或宽叶羌活 *Notopterygium franchetii* H. de Boiss. 的干燥根茎及根
54	青蒿	全国大部分地区均产。重庆酉阳是世界上最主要的青蒿生产基地	为菊科植物黄花蒿 *Artemisia annua* L. 的干燥地上部分
55	青皮	主产于福建、浙江	为芸香科植物橘 *Citrus reticulata* Blanco 及其栽培变种的幼果或未成熟果实的果皮
56	肉豆蔻	主产于印度尼西亚、马来西亚、斯里兰卡，我国广西、广东、云南亦有栽培	为肉豆蔻科植物肉豆蔻 *Myristica fragrans* Houtt. 的干燥种仁
57	肉桂	主产于广东、广西	为樟科植物肉桂 *Cinnamomum cassia* Presl 的干燥树皮
58	乳香	主产于埃塞俄比亚、索马里	为橄榄科植物乳香树 *Boswellia carterii* Birdw. 及同属植物 *Boswellia bhaw-dajiana* Birdw. 树皮渗出的树脂
59	砂仁	主产于广东、广西、云南、海南等地	为姜科植物阳春砂 *Amomum uillosum* Lour.、绿壳砂 *Amomum uillosum* Lour. var. xanthioides T. L. Wu et Senjen 或海南砂 *Amomum longiligulare* T. L. Wu 的干燥成熟果实
60	石菖蒲	主产于四川、浙江、江苏	为天南星科植物石菖蒲 *Acorus tatarinowii* Schott 的干燥根茎
61	石椒草	主产云南、贵州	为芸香科植物石椒草 *Boenninghausenia ses silicarpa* Levl. 的全草
62	檀香	主产于印度、澳大利亚、印度尼西亚，我国海南、云南、广东等地亦产	为檀香科植物檀香 *Santalum album* L. 树干的干燥心材
63	吴茱萸	主产于贵州、四川、云南、湖南、陕西	为芸香科植物吴茱萸 *Euodia rutaecarpa* (Juss.) Benth.、石虎 *Euodia rutaecarpa* (Juss.) Benth. var. officinalis (Dode) Huang 或疏毛吴茱萸 *Euodia rutaecarpa* (juss.) Benth. var. bodinieri (Dode) Huang 的干燥近成熟果实

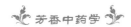

续表

序号	饮片名称	主产地	植物来源
64	细辛	主产于辽宁、吉林、黑龙江；华细辛主产于陕西	为马兜铃科植物北细辛 *Asarum heterotropoides* Fr. Schmidt var. mandshuricum (Maxim.) Kitag.、汉城细辛 *Asarum sieboldii* Miq.var. seoulense Nakai 或华细辛 *Asarum sieboldii* Miq. 的干燥根和根茎
65	夏枯草	主产于江苏、浙江、安徽、河南、湖北	为唇形科植物夏枯草 *Prunella vulgaris* L. 的干燥果穗
66	香附	主产于山东、浙江、福建、湖南	为莎草科植物莎草 *Cyperus rotundus* L. 的干燥根茎
67	香橼	主产于四川、云南、福建、江苏、浙江	为芸香科植物枸橼 *Citrus medica* L. 或香圆 *Citrus wilsonii* Tanaka 的干燥成熟果实
68	小茴香	主产于内蒙古、山西	为伞形科植物茴香 *Foeniculum vulgare* Mill. 的干燥成熟果实
69	辛夷	主产于四川、河南、陕西、湖北、安徽	为木兰科植物望春花 *Magnolia biondii* Pamp.、玉兰 *Magnolia denudata* Desr. 或武当玉兰 *Magnolia sprengeri* Pamp. 的干燥花蕾
70	杏叶防风	主产于云南、贵州	为伞形科植物杏叶茴芹 *Pimpinella candolleana* Wight et Arn. 的根或全草
71	野菊花	主产于广西、湖南、江苏	为菊科植物野菊 *Chrysanthemum indicum* L. 的干燥头状花序
72	益智	主产于广东、海南	为姜科植物益智 *Alpinia oxyphylla* Miq. 的干燥成熟果实
73	柚	主产于云南、广西、广东等	为芸香科植物柚 *Citrus grandis* (L.) Osbeck. 的果皮、叶、果
74	鱼腥草	主产于浙江、江苏、安徽、湖北	为三白草科植物蕺菜 *Houttuynia cordata* Thunb. 的新鲜全草或干燥地上部分
75	郁金香	我国各地均有栽培	为百合科植物郁金香 *Tulipa gesneriana* L. 的花
76	月季花	全国大部分地区均产	为蔷薇科植物月季 *Rosa chinensis* Jacq. 的干燥花
77	樟（樟脑）	主产于长江以南各省	为樟科植物樟 *Cinnamomum camphora* (L.) Presl. 的根、树干、枝及叶经加工制成的颗粒或透明块

续表

序号	饮片名称	主产地	植物来源
78	枳壳	主产于江西、四川、湖南、湖北。其中江西省新干县的枳壳被列为中国国家地理标志保护产品	为芸香科植物酸橙 *Citrus aurantium* L. 和其栽培变种的干燥未成熟果实
79	紫苏	全国大部分地区均产	为唇形科植物紫苏 *Perilla frutescens* (L.) Britt. 的干燥叶（或带嫩枝）、茎、成熟果实

二、芳香中药材的分类方法

（一）按地理气候带划分

芳香中药材的生长、分布、挥发性成分含量、品质等离不开适宜的自然环境。我国领土辽阔，陆地总面积约 960 万公里，居世界第 3 位；东西跨越经度 60 多度，从海洋、丘陵、平原、沙漠、江河湖泊到高原、草甸、湿地、雪山等，海拔从吐鲁番盆地 –155m 到世界最高峰珠穆朗玛峰 8848.86m，几乎代表地球陆地海拔高差的极限；南北跨越的纬度近 50°，涵盖热带、亚热带、温带、寒温带四个气候带。因此形成我国地貌复杂，气候万千差异的大自然生态环境。复杂多变的地理环境为各类芳香中药材的生长提供了有利生物积累条件。我国芳香中药材产区大部分品种分布于热带、亚热带气候带，少量品种分布于温带，极少品种分布于寒温带。

地处北纬 0°～22°之间的我国少数地区主要为海南省、台湾南部、广东湛江等地以及云南河口、西双版纳南部地区，属热带气候，自然植被为热带雨林或热带季雨林，年降水量在 1500～2000mm 及以上，年平均气温 21～25℃，日平均气温 ≥10℃，极端最低气温 ≥0℃，极端最低气温多年平均 ≥5℃，全年无霜，较适宜砂仁、肉桂、胡椒、白豆蔻、八角、肉豆蔻、丁香等芳香中药材的生长。

地处我国北纬 25°～36°、海拔 1000～1200m 地区，主要是秦岭及泰山以南的广大地区，主要包括福建、广东、广西、江西、浙江、湖南、江苏、上海、安徽、四川盆地及云贵高原等地，属亚热带季风气候，自然植被为常绿阔叶林。夏热冬温，四季分明，季风发达。年降水量多在 800～1600mm，年平均气温 17～20℃，日平均气温 ≥10℃，极端最低气温多年平均 –5～–2℃；无霜期约 200～250 天。该区域是陈皮、花椒、姜黄、荆芥、紫苏叶、薄荷、佩兰、辛夷等的主产区。

温带气候具体分为温带季风气候和温带大陆气候。我国北纬40°以北的内陆地区主要包括新疆、甘肃、宁夏等地，属温带大陆性气候。冬季严寒，夏季炎热，气温年较差很大，日较差也很大。年降水量200～400mm。冬季受高压控制，最低温达 –73℃；夏季南部7月平均气温达26～27℃，最高达33℃，北部接近20℃。最大年较差达62.3℃。自然植被由南向北从温带荒漠、温带草原，过渡到亚寒带针叶林。适宜当归、甘草、小茴香等芳香中药材品种生长。

秦岭—淮河一线以北地域，除属山地高原气候的青藏高原外的广大地区，主要包括华北、东北、内蒙古等地，属温带季风气候。气候四季分明，夏季炎热多雨，冬季寒冷干燥。最热月平均温度13～23℃，最冷月平均温度约 –6℃。年降水量400～800mm。典型植被是落叶阔叶林。适宜百里香、艾叶、细辛等芳香中药材品种生长。

（二）按植物科属分类

芳香中药材主要集中在菊科（佩兰、艾叶、白术、木香、菊花等），姜科（生姜、砂仁、草果、姜黄等），唇形科（薄荷、紫苏、藿香等），樟科（樟、肉桂、荜澄茄等），芸香科（桔、花椒等），木兰科（厚朴、辛夷、八角茴香等），橄榄科（乳香、没药、青果等）等31个科属。

表6-2　常用芳香中药材植物来源科属数量统计表

序号	种类名称	数量（种）	药材名称
1	百合科	3	葱白、大蒜、藜芦
2	败酱科	1	败酱草
3	唇形科	7	荆芥、紫苏叶、薄荷、广藿香、泽兰、香薷、夏枯草
4	豆科	1	降香
5	橄榄科	3	乳香、没药、青果
6	禾本科	1	薏苡仁
7	胡椒科	2	胡椒、荜茇
8	蒺藜科	1	刺蒺藜
9	姜科	12	草果、益智仁、砂仁、高良姜、干姜、片姜黄、白豆蔻、草豆蔻、姜黄、生姜、炮姜、莪术
10	金缕梅科	1	苏合香
11	堇菜科	1	紫花地丁

续表

序号	种类名称	数量（种）	药材名称
12	菊科	14	佩兰、艾叶、苍术、木香、青蒿、牛蒡子、菊花、蒲公英、野菊花、漏芦、茵陈、紫菀、款冬花、白术
13	龙脑香科	1	龙脑冰片
14	麻黄科	1	麻黄
15	马鞭草科	1	蔓荆子
16	马兜铃科	1	细辛
17	木兰科	3	厚朴、辛夷、八角茴香
18	木犀科	2	连翘、女贞子
19	木贼科	1	木贼
20	蔷薇科	3	玫瑰花、月季花、梅花
21	忍冬科	1	金银花
22	瑞香科	1	沉香
23	三白草科	1	鱼腥草
24	莎草科	1	香附
25	锁阳科	1	锁阳
26	山茱萸科	1	山茱萸
27	桃金娘科	1	丁香
28	檀香科	1	檀香
29	樟科	3	肉桂、桂枝、荜澄茄
30	紫金牛科	1	矮地茶
31	芸香科	3	桔、花椒、枳壳

三、芳香中药材的采收和加工

芳香中药材的采收和加工方法是影响其质量的重要因素。

植物在生长发育的不同时期，其物质成分组成是不同的。特别是药用部位所含有效成分、有毒成分的不同会带来疗效和毒副作用的重大差异，因此药材的采收必须在适宜的时节、采用适宜的采收加工方法。唐代孙思邈所著《千金翼方》《备急千

389

金要方》中分别记载采收时节、采收加工方法对中药材质量的影响："夫药采取，不知时节，不以阴干曝干，虽有药名，终无药实""早则药势未成，晚则盛时已歇"。芳香中药材一般以药用部位的成熟度为判断依据，即在挥发性物质含量最高时采集，多采用阴干晒干、低温干燥较好。

薄荷的采收期应控制在植株生长最旺盛时或开花初期，含油量最高时采收，因各地气候条件的不同，植株生长发育也不同，采收期也存在一定的差异。一般在华北地区每年收获 1～2 次；江苏、浙江和江西，每年收获两次；四川则可收 2～3 次。江浙一带第一次在 6 月下旬至 7 月上旬，称头刀；第二次在 10 月上旬开花前，称二刀。再晒干或阴干。为保证薄荷的质量，种植户有五不割的经验即：①油量不足不割；②大风下雨不割；③阳光不足不割；④露水不干不割；⑤地面潮湿不割。

广藿香各产地的采收时期不一，海南每年采收 2 次，第 1 次于 5～6 月割取地上部分，再追肥促进生长，9～10 月采收第 2 次；广州（石牌、棠下）从种植到采收约 14 个月，一般在次年 5～6 月采收；采收时应选晴天露水干后挖起或连根拔起全株。除去须根，泥杂，晒一天，晚上收到室内分层交错堆集一夜闷黄（顺枝闷香），如此反复日晒夜闷晒至干燥为止。

沉香的采收、加工：一般播后 3 年采收，如果栽培管理好，2 年也可采收。常于 9～10 月茎叶枯黄后，割去茎秆进行采挖，挖后稍晾，抖掉泥土（忌水洗），清除茎叶，切成长 8～12cm 的小节，晒干，装麻袋内撞去须根、粗皮即可，以质坚实、气味芳香、油性大者为佳。

草果的采收、加工：草果在种植 2 年后便开花结果，一般要在 6～7 年后才进入大量结果期。一般在立秋后果实成熟时即果实变灰褐色而未开裂时采收。将采收的果实直接晒干或用微火烘干，否则易发霉变质。在烘烤时要掌握火候，火大会烤焦，火小则干燥效果不好导致易发霉。故烘烤时，火力要均匀，炉温保持 50～60℃ 之间，并经常翻动，使受热均匀。

香橼的采收、加工：在秋季果实成熟时采收，趁新鲜切片，晒干或低温干燥。香圆亦可整个或对剖两半后，晒干或低温干燥。

四、芳香中药材的贮藏

储存和保管是保证芳香中药材品质的一个重要环节。为了保证质量，就要根据药材的性能因地制宜采用科学的保存方法，最大限度地克服外界因素的影响，才能最大限度地发挥药物本身的功效。

芳香中药材含有挥发性物质，其理化性质决定了芳香中药材贮藏条件的特殊性。芳香中药材的挥发性物质成分较复杂，主要是由小分子的醛类、酯类化合物、单萜、倍半萜类化合物和小分子芳香化合物等组成。挥发性物质大多具有特殊的香气，理化性质活泼。挥发性物质中以挥发油为主，多数为无色或淡黄色，少数为棕黄色、红色、绿色等。挥发油有非常强的挥发性，纯净的挥发油在常温下可以很快全部挥发。挥发油的水溶解性较差，不能大量溶解于水。因挥发油分子普遍含有双键、杂原子、手性原子，其化学性质活泼，非常容易被氧化、分解而失去药理作用。

影响芳香中药材变异的常见主要外界因素：温度、湿度、光照、空气、微生物、虫害、鼠害、鸟害等。

1. 温度　芳香中药材在常温下就会发生挥发油的损失，而温度低于零摄氏度以下时，则可能会发生结冰现象导致药材的细胞壁及原生质受损，从而导致药效下降。温度是影响芳香中药品质的一个非常重要因素。

2. 湿度　环境的湿度大小会直接影响芳香中药材的含水量。环境湿度大还会导致芳香中药的氧化、潮解、溶化、糖质分解、微生物繁殖而霉变等。

3. 光照　长时间的日光照射会导致芳香中药材中的挥发油等成分发生氧化、分解、聚合等作用。日光中的紫外线及高温还可使中药材的蛋白质发生变性、色素分解、加速鞣质产生等影响。

4. 空气　空气中含有的氧是导致芳香中药材中的挥发油发生氧化反应的一个必要条件。最理想的状态就是隔绝空气，但由于成本问题，一般并不采用；理想的状况是寻找贮存芳香性药材最理想的气温，减缓香性成分的丧失，一般采用阴凉库密闭保存。

5. 微生物　虽然挥发油具有抗菌抑菌功能，但微生物仍是导致芳香中药材发霉、腐烂的一个重要因素。挥发油一般能杀灭一些细菌、病毒，但并不是能杀灭所有的微生物。芳香中药材中的营养物质、水分等有利于微生物的生长繁殖，一旦温、湿度等适宜，还是会引起药材的发霉变质。

6. 虫害　虽然芳香中药药材对一些昆虫有驱赶作用，但由于昆虫种类繁多，部分昆虫并不受影响。药材在生长、采收、加工、运输、贮藏过程中极容易混入昆虫及虫卵，从而造成对药材的污染和危害。

7. 鼠害、鸟害　鼠类、鸟类都会偷食药材、排泄粪便，造成对药材的污染。

总之，储藏芳香中药材要尽量防止挥发性成分的挥发损失、氧化、分解等，避免造成变色、失味而使品质下降。一般不宜直接放在药斗中，而应实行小包装，采用密闭性较好的塑料桶、玻璃瓶等容器储存，也可采用小剂量单个加厚深色塑料袋外加大塑料袋的双层密封包装。宜置阴凉、干燥处储存。存量不宜过多，尽量缩短储存周期。

第二节　常用芳香中药材栽培

芳香中药材的人工种植一般宜选择与其野生药材的道地产区地理、气候、环境等条件相似的地区种植。另外，芳香中药材品种种植由于生物学特性的不同，对选地、选种、育苗、栽培及病虫害防治、采收、初加工等技术、条件等要求也不相同。以下选取 19 个常用的芳香中药材品种栽培以供参考。

一、八角茴香

八角茴香又名八角，为木兰科植物八角茴香 *Illcium verum* Hook. f. 干燥成熟果实，主要分布于广西、广东、云南等地。八角茴香为《中国药典》收载品种，其味辛、性温，有温阳散寒、理气止痛功效，用于寒疝腹痛、肾虚腰痛、胃寒呕吐，脘腹冷痛等症的治疗。八角茴香的主要有效成分是挥发油，2020 版《中国药典》规定其含挥发油不得少于 4.0%（mL/g）。八角茴香挥发油均主要含有反式茴香脑、柠檬烯、芳樟醇、草蒿脑、和桉油精等；其中前四种化合物为八角茴香的挥发性风味物质的主要成分。且据研究表明，八角茴香的挥发油具有广谱的抗菌性和杀虫作用。另外，八角茴香不仅作为传统中药，而且还是经济树种，同时又是传统的调味品和香料，其鲜果、干果、种子和叶含芳香油。我国的八角茴香野生资源已很少。有观点认为：广西和广东交界处野生的厚叶八角除果实较小外，干后的颜色、气味等方面与八角茴香非常类似，二者的分布区和集中栽培区也一致。其可能是厚叶八角长期栽培驯化后形成的栽培种类。分布或栽培于广东的高州、肇庆、罗定、广州；广西的南宁、柳州、钦州、桂林、防城、百色等；海南的万宁；重庆的南川；福建的永安、漳浦；贵州的册享、望谟；云南的墨江、玉溪、广南、屏边、河口、文山、马关、麻栗坡、富宁等地区。

（一）生物学特性

八角茴香为南亚热带树种，其主要生长于亚热带湿暖山谷中。喜冬暖夏凉阴背风缓坡或山沟谷地的生态环境，要求年平均气温 20 ～ 23℃，年雨量 1200mm 以上，需适量光照气候环境。土层深厚、排水良好、肥沃湿润、偏酸性的沙质壤土，在干燥瘠薄低洼积水地段生长不良。

八角茴香的寿命为 60 ～ 80 年，在整个生命周期中，可分为幼林期（营养生长期）、结果始期、结果盛期和衰老期。幼林期的长短与苗木种类、管理等有关。实生苗在一般情况下需要 6 ～ 10 年才开始开花，但通过科学栽培管理，实生苗种植 3 ～ 4 年即可以有 20% ～ 40% 的植株开花结果。因此，种植八角茴香时应科学管理，缩短营养生长期，延长结果盛期，以达到提高产量的目的。

（二）栽培

1. 选地　人工种植八角茴香时要从纬度、温度、降雨量、光照、土壤等环境条件考虑其造林地的选择。一般来说，造林地的基本要求：属亚热带气候条件，年平均温度 18 ～ 23℃，年降雨量 1200mm 以上，相对湿度在 80% 以上，年日照时数为 1200h 以上；酸性红壤或黄壤，pH 值 4.5 ～ 5.5；土层深厚，排水良好，有机质丰富，湿润、疏松、透风透气；高山中下部缓坡地或低山，东坡或东北坡，坡度 30° 以下，海拔 1600m 以下，背风。

2. 种子的选择　八角茴香果实一般在霜降前成熟。繁殖选用位于北向山坡、生长壮旺的 13 ～ 20 年生左右的为母树，采摘饱满均匀、果皮由青变黄褐色并有斑点的果实（尚未开裂），沿腹缝剖开，即得种子，应小心勿伤及果皮。此时种子成熟度高，发芽能力强，含水量低，易贮藏保存及播种。种子以黄褐色、种仁白色具油亮光泽者为佳。育苗以即选即播为宜，种子不宜贮藏过久。

3. 育苗方法及管理　为保证造林质量，提高造林成活率，应采用容器苗进行造林。容器可选用塑料袋或者营养杯。营养土配制比例：60% 红土、25% 火烧土、6% 河沙、5% 腐熟的农家肥、4% 钙镁磷肥。拌土时用福尔马林水溶液喷洒，再用塑料薄膜覆盖进行熏蒸消毒，一周后即可装袋。

（1）播种：以湿沙贮藏催芽，待种子露白时直播于袋内，每袋点播种子 1 ～ 2 粒。搭盖简易遮阴篷并保持袋土的湿润。于 12 月至次年 1 月播种。

（2）管理：苗木出土后应加强水肥管理、清除杂草及病虫害防治。在幼苗全部出土，苗高 5 ～ 8cm 时进行第一次施肥，以后每月追肥 1 ～ 2 次。施肥一般以复合肥为主，按 0.2% ～ 0.3% 的浓度施用；每季度喷施 1 ～ 2 次磷酸二氢钾叶面肥。每

15d 喷一次多菌灵或敌克松防治病虫害。

（3）出圃：出圃前 1 ～ 2 个月逐步除去遮阴篷炼苗。苗高 40cm、直径 0.4cm 以上即可出圃。

4. 整地及定植整地　在春季时清理林地内的杂草后进行全垦整地或带状整地。种植穴规格为 50cm×40cm×40cm，沿等高水平线按"品"字形布置。密度控制在每亩 56 株，株行距 3m×4m。定植：每穴施 5kg 农家肥或 500g 普钙做基肥。立秋后选阴雨天定植，定植深度以土面盖至苗木根茎上 2 ～ 3cm 为宜。

5. 幼林管理

（1）耕除草：次年进行 2 次中耕除草，第一次在 3 ～ 4 月，第二次在 8 ～ 9 月。有条件可实行林农间作，套种花生、黄豆等矮秆作物。

（2）施肥：沿树冠挖宽 30cm，深 15cm 的环形沟，施肥后盖土。可结合中耕除草进行，每年 2 次。1 ～ 2 年生幼树于每年 3 ～ 4 月每株施尿素 100g，8 ～ 9 月每株施农家肥 5kg 或尿素 100g；3 年生幼树每株每次施尿素 150 ～ 250g 加复合肥 100 ～ 200g。

（3）修枝整形：一般在幼林高 1.5 ～ 2m 时即可截顶促分枝，每株保持 2 ～ 3 条分枝即可。扰乱树形的徒长枝、过密枝、纤弱枝、病虫枝、交叉枝以及骨干枝上直立生长的枝条、枯枝等应从基部剪除。

6. 病虫害防治

（1）金花虫：以食叶为生，1 年 1 代，虫卵越冬。3 ～ 4 月孵化幼虫，5 ～ 7 月成虫危害叶片和嫩芽，用 80% 敌敌畏乳剂 1000 倍液喷杀。

（2）尺镬和象鼻虫：危害叶片。尺镬 1 年 3 代，掌握高峰期均用 90% 敌百虫 1000 倍液喷杀；也可用摇树法使虫坠地捕杀。

炭疽病：多在雨季发生，可用 1 ∶ 1 ∶ 120 倍波尔多液喷雾。

（三）采收、加工和贮藏

1. 采收　八角茴香树每年可开花结果两次。4 月份成熟者称为春果或四季果，产量较低；9 ～ 10 月份成熟者称为秋果或大造果，产量较高。9 ～ 10 月成熟的果实肥大、籽粒饱满、含油率高达 20%，质量可达 1 ～ 2 级。采收八角茴香的时间：春果在 4 月由绿转黄褐时采收，秋果宜在 9 月下旬至 10 月采收。

2. 加工　鲜八角茴香果实采摘后，由于堆放时间过长容易发霉变质，降低质量。故采收果实宜选择晴天，采摘回来的鲜果及时加工，其工序如下：

（1）杀青：①晒闷法：把采摘下的鲜果首先在晒场摊开，数量不限、摊匀、摊平，以 3 ～ 4cm 厚为宜；再用不漏气的白色塑料薄膜覆盖，四周用石块压紧，切忌漏风。盖好后，利用太阳光闷热，强光一般闷 3 ～ 5h，弱光闷 5 ～ 7h，待果实闷至适度熟为宜（即果皮由青色闷成黄褐色，过熟则易烂皮跑油，过生则晒成青果色）。此法既省柴火又简便易行，加工出来的八角果实色泽鲜艳，含油量高，但只能在晴天有阳光时进行。②沸水煮黄法：将采摘的生果放入沸水中，用木棍搅拌。煮沸 5 ～ 10min 后，待果实由青色变黄色时捞起，晾至无水滴后，摊晒在晒场；也可把生果直接装入竹筐内，把竹筐放入锅中，用水瓢舀取沸水淋烫，直至果实变为熟黄为止。此法劳动强度大，而且容易导致果实含油量降低、含水量增加、易发霉脱瓣等问题。

（2）干燥：①烘干：在烤炉或烘箱内，装入杀过青的八角茴香果实，保持 50℃ 的温度烘烤，频频翻动。此法加工的八角成品，果实紫红色，暗淡无光泽。但品质好，香气浓郁。②晒干：把经过杀青的鲜果在晴天均匀摊平在晒场或竹席上，摊得越薄越好。为加快水分蒸发，每隔 2 ～ 3h 用齿耙翻动 1 次，使八角果实干得均匀色泽好。一般摊晒 2 ～ 3d 即可干燥。不论采用晒干法或烘干法，当果实中有 70% 达到干燥时，应拣出湿果，另行加工干燥。市场上不时有野生八角属不同种植物果实，大多数种有毒，八角茴香紧张时作为八角茴香商品出现，应仔细区分。

3. 贮藏 一般用麻袋包装，置阴凉干燥处保存。贮藏期间应定期检查。

二、小茴香

小茴香是伞形科多年生草本植物茴香 *Foeniculum vulgare* Mill. 的干燥成熟果实。既是一味常用中药，又是一个食用调味品。我国各地均有栽培，宁夏、甘肃、山西、山东、四川、黑龙江、内蒙古等地主产。秋季果实成熟时采收，晒干，生用或盐水炙用。一般习用盐水炒茴香。小茴香果实色泽为黄绿色或淡黄色。性温，味辛而甘，归肝、肾、脾、胃经，具有理气和胃、散寒止痛的功能，用于治疗寒疝腹痛、痛经、少腹冷痛、食少吐泻、脘腹胀痛、睾丸偏坠等病症。

小茴香中主要含挥发油、脂肪油、甾醇及糖苷等成分。其挥发油含量约占 3% ～ 6%，其中约有 87 种以上挥发性化合物，主要挥发性成分是反式茴香脑和柠檬烯等。现代药理研究认为其挥发油具有抗菌、抗炎、抗氧化及提高免疫力等生物活性。

（一）生物学特性

小茴香属1年生草本植物，原产于欧洲。生长期短，仅150d左右。我国南北方均可种植。我国南方宿根可越冬，成为多年生草本植物。小茴香喜凉爽、潮湿的环境，对土壤要求不严，有耐连作、耐瘠薄、耐盐碱、抗旱等特点，适宜种植在中性或弱酸性的轻沙壤土或沙壤上。

小茴香为长日照、喜冷凉、半耐寒的双子叶春性作物，适应性强，较耐旱不耐涝。播种后10～15d即可出苗，出苗生育期65～85d。生育进程快，出苗35～45d后进入始花期，花期在5月上中旬，果期在5月下旬～6月上旬。

（二）栽培

1.繁殖方法　主要繁殖方法以种子繁殖为主，也可以分株繁殖。但分株繁殖的植株易老化、产量低、质量差，故一般不采用。

2.种子的优选与处理　选择适合当地栽培的品种。种子需进行人工精选，除去杂物，选用籽粒饱满、色泽鲜艳、无病虫、外观无缺陷的种子。①种子处理办法：播种前用磷酸二氢钾8000倍液浸种10h左右，也可用辛硫磷拌种待播；或者用温水浸泡24h后，捞出稍晾干拌草木灰下种。②播种方式：条播、穴播均可。条播：按行距30cm开沟，将种子均匀播于沟内，覆盖细土并加盖稻草。亩用种量为1.2～1.5kg。播后若天气干旱，经常洒水，保持一定湿度，半个月左右出苗。穴播：按株、行距30cm×30cm开沟，穴深约6cm，每穴播种子10～15粒，亩用种量约为0.7～0.8kg，播后用细土将种子盖住即可，并盖稻草保湿、防风等，以利于小茴香出苗整齐。

3.育苗移栽　育苗移栽每亩用种量5～6kg，出苗后及时揭去盖草，于阴天或傍晚进行移栽。加强田间管理，当苗高10～15cm时即可移栽。在整好的畦面上，按行距30cm、株距20cm挖穴，穴深15cm左右。起苗移栽时应多带些泥土，避免伤根，易于成活。每穴栽壮苗1～2株，栽后覆土压实，浇透定苗水。若移栽时光照过强，栽后要用草遮阴，以有利于成活。

4.选地与整地　小茴香性喜沙性土壤，选择土壤深厚、土壤肥力中上、保水性较好的沙壤土或轻壤土地块，土壤pH值在7.3～8.0之间。不能与马铃薯、瓜类连作，前茬最好选种小麦、棉花、玉米，以熟地为宜。

5.田间管理

（1）间苗与定苗：小茴香幼苗生长缓慢，苗齐后及时中耕除草。第1次要浅耕，避免伤根。直播的长出2～3片叶、苗高4～5cm后进行间苗，4～5片叶、苗高

6 ～ 8cm 时定苗，每穴定苗 2 株。按株距 10 ～ 15cm 留壮苗 1 株。之后经常中耕，保持田内无杂草。

（2）适时灌水：小茴香较耐旱，对水分要求比较敏感。大水漫灌容易致小茴香根系变黑、烂根死苗，故水分管理是小茴香整个生长发育期非常重要的一环。苗期要少浇水，表土见干时再浇水；营养生长期要适量浇水；生殖生长后期则要勤浇，但同时要注意防涝。小茴香全生育期为 150d 左右，因此，做好各生育阶段的浇水是保证小茴香优质高产的关键。

（3）施肥：小茴香施肥要掌握前期控、后期促的原则，即蹲小苗、促大苗、形成壮苗。生长前期以长叶为主，要追施氮肥壮苗，以满足后期生殖生长需要；中后期，小茴香处于生殖生长阶段，要增施磷钾肥，每亩施磷酸二铵 20kg 或三元复合肥 30kg；开花期间可用 2% 过磷酸钙根外追肥 2 ～ 3 次，以提高果实产量。

（4）叶面施肥：小茴香整个生育期内可喷施 2 次叶面肥。在 4 月 20 日左右喷第 1 次叶面肥，一般每亩用磷酸二氢钾 150g 加尿素 50g，兑水 30kg 混合喷施。在 5 月 20 日左右第 2 次喷施叶面肥，喷施肥料及用量与第 1 次相同。

6. 病虫害防治

（1）灰斑病：危害植株茎叶，除播种前可将种子在 50℃ 水中浸种 3 ～ 5h 再晾干播种外，可在发病初期喷施 25% 苯菌灵乳油 800 倍液或 1∶1∶120 波尔多液、2% 绿乳铜乳油 600 倍液防治。

（2）根腐病：常发生于多雨季节，使根部腐烂变黑，导致全株枯死。发病初期用 50% 多菌灵 1000 倍液，或 70% 甲基托布津 1000 倍液灌根，及时发现并拔除病株烧毁。

（3）霜霉病：易在多雨年份发生，可喷施百菌清或粉锈宁 1 次，每亩用药量约 25mL。

（4）金龟子、地老虎等地下害虫：多发于幼苗期，可用毒饵诱杀或喷敌杀死 2500 ～ 3000 倍液或雾氯氰菊酯防治。

（5）蚜虫：危害嫩枝嫩梢，多发于开花前期。用 40% 乐果 1000 倍液喷杀。

（6）黄凤蝶：也叫茴凤蝶，以幼虫咬食嫩枝幼叶。幼龄期用 90% 敌百虫 800 倍液或 80% 敌敌畏乳油 1000 倍液喷杀。

（7）黄翅茴香螟：危害果实，可用 7216 微生物杀虫剂粉喷撒防治。

（三）采收和加工、贮藏

1. 采收　不同地区栽培的小茴香，采收期也不相同。当小茴香大部分枝叶发黄，籽粒饱满成熟时采收即可。

2. 加工干燥方法 采用烘干法温度要控制在 30 ～ 50℃，勤翻动；采用晒干法时要多次晾晒，适时堆积发汗，适时晾晒，避免阳光曝晒。

3. 贮藏 一般宜装袋置阴凉干燥处保存。

三、干姜

干姜为姜科植物姜 *Zingiber officinale* Rosc. 的干燥根茎。主要分布于贵州、云南、四川、浙江、山东、广东等，过去以贵州、四川产量大并出口，现在以山东、云南产量大并出口，特别是云南小黄姜品质名扬海内外。干姜是医药、食品、香料和化妆品工业的重要原料。干姜性味辛、热，具有温中散寒，回阳通脉，温肺化饮的功能。常用于脘腹冷痛、呕吐、泄泻，肢冷脉微，寒饮喘咳，亡阳厥逆，寒湿痹痛。干姜主要有效成分为挥发油、姜酚类化合物、二苯基庚烷类化合物和黄酮类化合物等。挥发油多为萜类物质，研究发现，姜油中含有 200 多种组分，主要成分为倍半萜烯类碳水化合物、氧化倍半萜烯、单萜烯类碳水化合物和氧化单萜烯类，单萜烯组分对姜的香气特征贡献最大。姜的香气及部分功效来自其挥发性成分。2020 年版《中国药典》规定干姜中含挥发油不得少于 0.8%（mL/g）。

（一）生物学特性

姜喜温暖湿润的气候，不耐寒，怕潮湿，怕强光直射，忌连作。宜选择坡地，稍阴的地块。以土层深厚、疏松、肥沃、排水良好的砂质壤土栽培为宜。在 15 ～ 18℃以上发芽，适宜的生长温度为 25 ～ 29℃。

（二）栽培

1. 种姜的选择、处理 选择根茎肥厚、色浅黄、有光泽、无病害疤痕的根茎作为种姜，在室内用细沙分层贮藏或下窖贮藏。挑选具有 1 ～ 2 个壮芽的种姜，播种之前用 1：1：120 波尔多液浸种 20min，或者用草木灰浸液浸 10 ～ 20min，可有效预防细菌性叶枯病和腐败病。

2. 选地与整地 选择坡地、稍阴的地块，以土层深厚、疏松、肥沃、排水良好的砂质土壤栽培土地作为种植姜的地块。南方 1 ～ 4 月，北方 5 月取出种姜，再选择有 1 ～ 2 个健壮芽的根茎作为种姜，采用穴栽或条播种植，穴距 40cm×30cm，深 13 ～ 17cm；条播行距 40cm，株距 17cm 开沟种植。种植时应施足底肥，覆土适当。

3. 田间管理施肥 苗高 13 ～ 17cm 的时候开始施肥，往后施肥周期为 20d 一次，

重复 3 ～ 4 次。间苗：缺塘要补苗，株高 20 ～ 25cm 的时候间苗，每株留下 2 ～ 3 个壮苗。培土：结合施肥中耕进行培土，3 次左右。

4. 病虫害防治　腐败病（俗称姜瘟病）　雨季高温易发，应及时发现，及时清除病株，并及时用生石灰等消毒。玉米螟：6 ～ 7 月。喷 90% 敌百虫 1000 倍稀释液防治。

（三）采收和加工、贮藏

1. 采收　干姜在 10 月下旬至 12 月下旬茎叶枯萎时挖取根茎。

2. 加工　著名南朝医药家陶弘景对干姜的加工研究较早"凡作干姜法，水淹三日去皮置流水中六日，更刮去皮，然后晒干，置瓷缸中酿三日，乃成。"现代加工一般在挖掘根茎后洗涤除去须根干燥即得。如需去皮，则将根茎掘起，除去根及芽，洗涤干净后，浸于清水中过夜，用刀将深色的木栓层及附着的一部分皮层剥去。再用水洗涤，置帘上晒干，约 5 ～ 6d 可干燥。去皮的生姜除把不需要的木栓层除去外，并使色泽美观，易于干燥。然后晒干或用低温烘干。

3. 贮藏　下窖贮藏，温度以 5 ～ 10℃为宜。或在室内与细沙分层堆放贮藏备用。

四、木香

木香为菊科植物木香 *Aucklandia lappa* Decne. 的干燥根，又名云木香、广木香、南木香、丽木香、密香、新木香等。木香药用历史悠久，是中成药配方常用原料药材之一，是行气止痛，温中和胃，调和诸气的内服上品药材，还是辟毒疫邪气，健身延年的外用良药。木香始载于《神农本草经》，被列为上品；是历版《中国药典》收载的品种。木香含挥发油、树脂、广木香碱、菊糖等主要成分，具有解痉、降压和抗菌作用。中医常用以治疗胃部胀满、消化不良、呕吐、腹痛和腹泻等症，具有芳香和健胃，行气止痛的功效。在香料行业，从木香提取的挥发油作为调香和定香剂，具有较高的开发价值。木香的茎叶还可作用于养殖业作为饲料添加剂。印度、缅甸等国还用木香为原料生产藏香（檀香）、香水、糖果等产品。

木香原产于印度，引种栽培于我国的陕西、广西、四川、云南、西藏、甘肃、湖南等省。现主要栽培于云南，其中以云南西北部的丽江、迪庆、大理等地种植较多，且产量大，销往全国及国外。木香品质如歌诀所言"体质坚实不枯心，根条均匀油气足，气味浓烈又芳香，行气健脾除湿秽"。云南西北部寒温带高原地区所产的木香具有优良的品质，是云南著名的重要地道药材品种，显著的疗效而享誉海内外。

现代研究证实木香的主要药效成分为挥发油。挥发油的主要有效成分为木香烃内酯（$C_{15}H_{20}O_2$）和去氢木香内酯（$C_{15}H_{18}O_2$），木香碱、木香醇等。其中的木香烃内酯和去氢木香内酯具有松弛平滑肌和解痉作用，能保护胃黏膜，抑制溃疡的发生，且有显著的利胆作用，是木香质量控制的主要指标。另外，挥发油活性成分还有倍半萜内酯类化合物，其中以 β-榄香烯、异丁香烯、丁香烯、α-紫罗兰酮等成分为主。实验证明木香中药提取物对胃肠道、心血管、呼吸系统等方面有明显的疗效，还有抗菌、降血糖、抗癌、抑癌等作用。

（一）生物学特性

木香适宜生长在气候凉爽的地区，为云南西北高寒山区道地药材。木香喜冷凉湿润的气候，耐寒，但怕高温和强光，一般分布于海拔 2700～3000m、年降雨量 800～1000mm、年平均温度为 5.6℃、最高温 23℃、最低温 -14℃ 的地区。木香为深根喜肥植物，一般根深达 0.3～0.8m。适宜种植在地势向阳、地下水位宜低、坡度在 8°～15° 的缓坡地带的土层深厚、肥沃疏松、排水良好的沙壤土或壤土中。木香在海拔 2000m 以下、气温高的地区生长不良，产量不高，油分和香味不足，根易疏松和木质化。种植在黏土及排水差的地，植株病害多，产量、质量均差。

木香属多年生宿根草本。种子在播种 15d 后萌发，但幼苗期生长缓慢，忌阳光直接照射；在播种后的第 2 年开始有部分植株能开花结果，到第 3 年后大部分能开花结果。云南滇西北地区种植木香一般在 3 月播种（春播），有的在 7～8 月播种（秋播），保持一定的湿度（多采用地膜覆盖），种子萌芽适宜温度 12～18℃，种子吸收其体重 40% 左右的水分开始萌发，大约 15d 即可出苗，20d 为其出苗盛期。木香生长期为 2～3 年，在第二年或第三年 8～9 月份茎秆由青变褐色，果实冠毛开始散开，种子即成熟，选择无病害健壮植株采摘阴干留种，秋季茎叶枯黄后采挖。

（二）栽培

木香种植年限一般为 2～3 年，随着栽培年限的增加，产量和药效成分含量不断增加，但栽培超过 3 年后，药材根部会出现乱根，主根开始空心，药材品质下降。种植年限过长存在既占地又增加种植成本的问题，所以 2 年生木香经济效益达到最高，在实际生产中栽培年限为 2 年较合适。

1. 选地与整地　根据木香的生物学特性，选择缓坡地势、排水良好、土层深厚肥沃的腐殖土、沙壤土种植。木香整地技术分为熟地和生荒地整地技术。熟地的整地：熟地的整地一般在 11 月下旬开始，熟地采取两犁两耙，技术要求同生荒地的第二、三次翻犁和耙地。生荒地的整地：整地时间要求较早，生荒地第一次翻犁为头年 11 月初开始，采用机耕或牛耕翻犁，深度为 25cm 以上，翻犁出的土垡经阳光充分暴晒

15～20d，然后进行第一次耙地，采用旋耕机或耕牛进行耙地，使土垡充分破碎。第二次翻犁时间为第一次耙地后30d左右，当新生杂草生长至5cm左右时，采用机耕或牛耕翻犁，深度在25cm以上。第二次翻犁出的土垡，经阳光充分暴晒并干燥后，采用旋耕机或耕牛进行耙地。第三次翻犁时间为2月中、下旬，深度为25cm以上，要求耙深、耙细、耙透、平整土地，并拣出杂草、石块等杂物。

2. 繁殖方式　木香繁殖方法有春、秋种子直播及育苗移栽等。春、秋种子直播中，以春播效果为好。采用育苗移栽，根容易分叉形成"鸡爪根"，药材外观及品质差，现产区已基本不使用此法。

（1）直播法：在生产中一般采用种子直播，播种前用30～40℃的温水浸泡，搅拌至水凉，漂去浮在上面的杂质和秕粒，沉在底下的饱满种子继续浸泡24h，取出晾至半干后播种。特别提醒：此种方法只能在土壤水分充足时才采用，土壤太干则不能浸种。直播分春、秋二季播种，春播于3月中旬至4月上旬播种，秋播在7～8月雨水下地后播种。一般土壤湿度好的采用春播，土壤湿度不足的地方采用秋播。每垄种植两行，"品"字形穴播点种，株距0.25～0.3m，行距0.25～0.3m，深0.03～0.05m，每穴点种子2～3粒。垄面加盖黑色塑料地膜既可保湿，还有抑制杂草的作用。播种时在垄面盖好地膜后，按株行距打孔直接点播，目前产区多用此法。

（2）育苗移栽法：先选择土质疏松、排水良好、土层深厚肥沃的缓坡地或平地。①育苗：选择避风向阳便于管理的沙壤地，深翻30～40cm，将土块敲碎，再掺入腐殖土或细肥土拌匀、敲细、整平。2月底至3月初，起宽100～120cm的高畦育苗床。苗床起成高畦，有利于排水。做到畦平土细，用喷壶浇透水，然后将处理好的种子与细土拌匀，均匀撒在畦面上，用筛子边筛土边盖种，盖土厚度控制在约1～1.5cm，要盖严、盖细、盖均匀，并稍加填压，最后搭建拱棚盖膜即可。苗床管理与蔬菜小拱棚育苗管理基本相同，主要是水分、温度、通风和病虫害防治。育苗期重点要保持土壤的湿度和适当的荫蔽度。当苗长到3～4片真叶时，可揭膜炼苗及做好除草、间苗等育苗管理。②适时移栽：7～8月份趁下雨天及时移栽。整地、起垄、密度与直播相同，注意浇足定根水。移栽时注意保护好幼苗的根系，移栽土地须符合木香种植要求，理顺根系。该方法存在费工费时、长势和药材品质不如种子直播方法，目前只有少数地区还在沿用。③移栽间作法：随着木香种植技术日趋成熟，云南玉龙县鲁甸乡等地出现了木香与白芸豆、玉米、秦艽、蔬菜等间作种植，用多种农作物或其他药材品种与木香一同种植，既可以充分利用土地及植物生长时的有效空间来满足各种作物的生长需求，同时又充分利用同季节各种作物生长对土壤养分和阳光、温湿度要求的差异。该方法较大幅度提高药材种植的经济效益和社会效益，值得进一步研究提高。目前较成熟的是木香与白芸豆或玉米间作种植。一般采用一垄木香一垄白芸豆或玉米起高垄相间种植的方式，按垄面宽 0.6m，垄距 0.8 ~ 0.9m 起垄，垄间沟宽 0.2 ~ 0.3m。木香每垄种 2 ~ 3 行，行距 0.15m，穴距 0.2m；白芸豆每垄种一行，株距 0.3 ~ 0.35m；玉米每垄种两行，"品"字形种植，行距 0.3m，株距 0.3 ~ 0.35m。间作种植管理与常规种植基本相同。有间作种植的地方第一年白芸豆或玉米收获后，其垄上种植一季白菜、绿肥或蔓菁，第二年再种白芸豆或玉米。这样既不影响木香产量，又可提高种植户经济收入。

3. 田间管理

（1）中耕除草：每年应中耕除草 2 ~ 3 次，出苗后及时拔除杂草。由于木香苗小时根系浅，除草时注意不要伤到根，伤根易导致幼苗死亡。待幼苗长出 6 ~ 7 片真叶时，进行第 2 次除草，在 7 月中下旬进行第 3 次除草。生长第 2 年的木香，待返青苗长出新叶时，可进行第 1 次除草，7 月中下旬进行第 2 次中耕除草。生长第 3 年待返青出苗整齐，可间苗一次并进行中耕除草。

（2）追肥：在幼苗期间宜施发酵过的稀人粪尿，生长第 2 年可追施发酵过的人粪尿、尿素或过磷酸钙。若施化肥后，要注意浇水。在其生长过程中，干旱、少雨季节要灌水。

（3）割花薹：在播后第 2 年 5 月左右，木香部分植株会抽薹孕蕾，应在刚抽薹时及时割除以促进根部生长。第 3 年大部分植株开花，除了留种植株外，应将其余植株的花薹全部割除。

4. 病虫害防治

（1）根腐病主要是由高温多雨、排水不良引起。防治方法是田间管理应尽量减少机械损伤，发现病株及时拔除，并用生石灰进行土壤消毒，如果发生较严重时，可用 50% 多菌灵或 75% 百菌清 500 ~ 800 倍在根部浇灌或喷雾，施用 2 ~ 3 次。

（2）介壳虫全年均会危害木香，初秋为其多发季节。初龄期，用三硫磷 3000 倍液或亚胺硫磷 25% 乳油 800 倍液喷施，同时进行灌根。

（3）蚜虫多发在夏末初秋季节，较严重时，喷施 40% 乐果乳油 1500 倍液，或用 50% 抗蚜威可湿性粉剂 3000 倍液喷雾，每隔 7d 用药 1 次，连续 2 ~ 3 次。

（4）银蚊夜蛾可以用 80% 美曲膦酯 800 ~ 1000 倍液进行喷杀。

（5）短额负蝗又名"蚱蜢"，冬季清除杂草，减少越冬虫；发生较严重时，可用网捕杀。

（三）采收和加工、贮藏

1.采收　一般在播后第二年（春播）或第三年（秋播）11～12月，待地上茎叶枯萎时采挖。采收时除去茎叶，将根刨出，抖落去净泥土及泥沙，切忌用水洗。然后切去须根、叉枝和芦头等，按要求切段，晒干或50℃以下烘干。三年生的木香一般每亩鲜品产量2000～3000kg左右，干品产量400～600kg。折干率为5∶1至3∶1（冬季），两年生木香每亩鲜品产量800～1500kg左右，干品产量约200～400kg。

2.加工　将清理干净的木香根晒干或趁鲜切片后晒干，装袋即可。晒干、阴干时应注意防止霜冻。干燥方法：晒干、阴干或50℃以下烘干。现许多产区的种植专业户或以村为单位都建有烤房，烤房的干燥效率、产量、烘干品质都不错。但需注意干燥时温度不宜过高，最好不要超过50℃，若超过这一温度，药材挥发性成分损失较大，药材质量就会显著下降。木香以条匀、质坚实、油性足、香气足、不枯不空心为佳。

3.贮藏　装袋置阴凉通风干燥处保存。

五、艾叶

艾叶为菊科蒿属多年生草本植物艾 *Artemisia argyi* Levl. et Vant. 的干燥叶。艾叶正式作为药物最早记载于梁·陶弘景《名医别录》，具有"温经止血、散寒止痛、祛湿止痒"的功效。临床上主要用于治疗"少腹冷痛、寒凝经脉，月经不调、痛经、宫冷不孕、崩漏，胎动不安、妊娠下血，咯血、吐血、衄血、便血、脓血痢，泻痢霍乱；外治皮肤瘙痒"等病证。艾叶，广泛分布于中国华北、东北、华东、西南及西北各地以及周边国家。

艾叶中含有挥发油、黄酮类、鞣质类、三萜类、桉叶烷类及多糖类等化学成分。挥发油为艾叶主要有效成分之一，气相色谱质谱联用技术检测表明其挥发油中化学成分多达100多种。2020版《中国药典》规定，艾叶以干燥品计算，含桉油精不得少于0.05%（mL/g）。艾叶挥发油含量及主要化学成分含量等随着产地、品种、栽培方式、采收加工等条件的不同有所差异。

（一）生物学特性

艾是多年生草本药用植物，茎直立、圆柱形且具明显棱，高45～120cm，基部大部分木质化，被灰白色软毛，分枝从中部以上开始；互生，单叶，在茎下部的叶片在开花时随即枯萎；中部的叶片具有短柄，叶片呈卵状椭圆形，具有羽状深裂，裂片为椭圆状披针形，边缘具有粗锯齿，上面为暗绿色，稀被白色的软毛及腺点，下面为灰绿色，密被灰白色的绒毛；近茎顶端的叶片无柄，有时全缘，披针形；为总状花序，顶生，由多数的头状花序集合生成，花期为 7～10 月。

艾极易繁衍生长，适应土壤气候的能力较强，耐寒耐旱，在潮湿肥沃的土壤中生长旺盛。

（二）栽培

1. 选地与整地　大面积药用艾草种植优先选择在阳光充足、排灌条件好、疏松肥沃、土层深厚、土壤通透性好、有机质丰富的中性土壤为好的土地。

2. 繁殖方法　艾草分蘖能力强，一般 1 株艾一年能分蘖成几株至几十株，所以民间一般以根茎分株进行无性繁殖为主，也可用种子有性繁殖。种子繁殖一般在 3 月份播种。根茎繁殖在 11 月进行。整畦：畦宽 1.5m，畦面中间高两边低似"龟背"形，以免积水，造成病害。在播种前要施足底肥，一般每公顷施腐熟的农家肥 60000kg，深耕与土壤充分拌匀，拌后即浇 1 次充足的底墒水。

3. 播种方法　艾草播种一般有条播和撒播。一般首选条播，因为条播的通风透光性相对较好。播种前的准备工作：先用新高脂膜拌种以驱避地下病虫，隔离病菌、病毒的感染，同时可以加强种子的呼吸强度，从而提高种子的发芽率；整地、下种以后，再用新高脂膜 600～800 倍液喷洒土壤表面。

4. 移植定栽　春季 3～4 月，当艾草苗高 5～10cm，最好是选雨后或阴天，挖掘艾草株丛进行分蘖。取嫩根状茎，折成 10～15cm 根段，以行株距 35cm×35cm 挖穴，3～4 根／每穴移栽，填土压实后浇水。每年施肥、除草 2～3 次，一般在 5、7、9 月采收后除草、施肥，施肥最好用人畜粪肥。栽培 3～4 年后，老株要重新更换。

5. 田间管理

（1）适时施肥：栽植成活后，当苗高 30cm 左右时，每公顷施用尿素 90kg 作提苗肥，阴雨天撒施，晴天叶面喷施。11 月上旬，可施农家肥、厩肥、饼肥等作为基肥。

（2）中耕除草：4 月上旬，进行中耕除草 1 次，深度 15cm。6 月中上旬，在艾草采收后进行第 2 次中耕除草，同时翻晒园地，清除残枝败叶，疏除过密的茎基和宿根，深度 15cm。

（3）适量灌溉：干旱季节，苗高 80cm 以下时，宜叶面喷灌；苗高 80cm 以上时，可全园漫灌。

6.病虫害防治　艾的挥发油具有很强的驱虫抑菌功效，因此艾草病虫害比较少。一般对艾草的病虫害综合防治工作，可以采用艾叶面喷施新高脂膜的方法来加强防治效果，使艾草尽可能提高叶面的光合作用效能，促使艾苗茁壮健康成长。

（三）采收和加工、贮藏

1.采收　根据传统习俗，端午前后时，艾草花未开、叶茂盛，是采集艾叶的最佳时间。在天气晴好时及时采收，割取地上带有叶片的茎枝，除去杂质和枯叶，并进行茎、叶分离。7月中上旬，选择天气晴好时及时采收第二茬。打霜前后采收第三茬，并对田间进行冬季管理。在不同时期采集的艾叶挥发油含量和化学成分含量均有一定的差异。研究发现，湖北蕲春种植的艾叶，挥发油含量在端午节前不断增加，到5月20号左右达到最高点，然后挥发油含量逐渐降低；以挥发油含量及30种主成分相对含量为指标，艾叶最佳的采集期为端午节前1～2周左右；以挥发油所含侧柏酮等数种毒性成分为指标，最佳的采集期则为端午节之后1～2周左右。洪宗国等比较了不同采集期湖北蕲春县蕲州镇产艾叶挥发油中主要有效成分的含量变化，6月上旬采集的样品挥发油收率最高，有效成分含量最高，毒性成分最低，品质最好，是艾叶采收的最佳时期。该采收期为二十四节气中的芒种节，而非传统阴历的端阳节。

2.加工　艾叶常用的加工方法有晒干和烘干，不宜采用阴干。晒干：采集后，茎、叶分别摊在太阳下晒干。烘干：一般温度控制在50～60℃，此时对药材药效成分的影响相对较小。

3.贮藏　本品为叶类药材，比较轻泡，体积较大，宜用结实编织袋包装，置阴凉干燥处贮存。

六、当归

当归为伞形科当归属植物当归 *Angelica sinensis* (Oliv.) Diels 的干燥根。当归又称秦归、云归、岷山归、西当归等。药用历史悠久，历代本草均有记载。当归有补血和血、调经止痛、润燥滑肠之功效。当归在中医临床配伍处方中被广泛应用，因而被称为"药帅"，中医配方中有"十方九归"之说。2020版《中国药典》当归质量标准项下规定其含挥发油不得少于0.40%（mL/g）。

（一）生物学特性

1.环境要求　当归喜高寒凉爽湿润环境，适宜在海拔1500～3000m的高寒地区昼夜温差大，空气湿度较大的环境下生长，是一种低温长日照植物。一年生幼苗喜荫，忌阳光直射，须盖草遮阴。二年生植株耐强光，须阳光照射充足，才能生长旺盛。当归种植要求土层深厚、疏松、肥沃富含腐殖质的砂质壤土，生长对温度要求较严，低海拔地区夏季高温易引起枯死，但水分过多易发生根腐烂。前茬以麦类、马铃薯、豆类为好，忌连作。

2. 生长习性　当归种子在常温下贮藏 1 年就失去萌发力。在低温干燥条件下，贮藏寿命可达 2 年以上。种子萌芽适宜温度为 20℃ 左右，播种后 20d 左右出苗。幼苗生长缓慢，忌烈日照射和高温干燥。露地栽培采用三年采收，第 1 年生长 3 ～ 6 片真叶，株高 5 ～ 25cm，在平均气温为 12 ～ 14℃ 的 9 月以后，地上部分生长停滞，幼根迅速增长。12 月霜降后茎叶枯死，叶芽进入休眠期。第 2 年植株对较高温度耐受力增强，气温回升到 9 ～ 10℃ 时开始萌芽，初期生长缓慢；平均气温回升到 14℃ 以上时，植株生长迅速；当 8 月平均气温在 16 ～ 18℃ 时，生长又趋于缓慢；10 月以后平均气温降至 10 ～ 13℃ 以下时，地上部分逐渐衰老，营养物质迅速转移到根部，根部又进入第 2 个生长高峰期，即为 2 年生。在第三年的 4 月以后，平均气温达到 8℃ 左右时，未采挖的当归开始返青，5 月抽薹开花，9 月结实，等到种子逐渐成熟后，植株开始枯萎死亡。当归多在惊蛰育苗，小满移栽，大雪采收。

（二）栽培

目前市场上当归品质差异主要影响来自品种种子、种苗的差异，另外栽培方式也对当归产量和质量带来重要影响。

1. 选地与整地　应选阴凉湿润、排水良好的阴坡地，土层深厚肥沃疏松，富含腐殖质的中性或微酸性沙壤土为好。前茬以油菜、小麦或生地休闲的为宜。整地要精细，熟地应在前茬采收后立即深耕晒垡，熟化土壤，耙糖平整。当归忌连作，一般在同一块地栽培当归要间隔 3 年以上。生地要彻底清除杂草并烧成熏肥，均匀撒于地面并多次深翻，清除草根，打碎土块。当归为喜肥作物，重施底肥是获得高产、优质当归药材的重要基础。施肥原则以施农家肥为主，适当增施化肥，氮、磷、钾配比要合理。一般要求每亩施充分腐熟的农家肥 3000 ～ 4000kg，亩施纯氮 16 ～ 17kg，磷 7 ～ 8kg，钾 3 ～ 4kg，氮、磷、钾肥的比例约为 1：0.5：0.2。施肥方法：把化肥和有机肥按比例充分混匀后，集中深施。施肥时间选择在最后一次耕地前集中施加，再将地块耙细耙平，即可种植。

2. 选种与留种　选留当年当归种子时宜选取生长健壮、花期偏晚、根体肥大的当归植株，采用分期采收的办法从选留好的当归植株上筛选中等成熟度、大小均一的种子留种（俗称鱼肚白色）。由于老熟种子在播种后生长茂盛、含糖量偏高、抽薹率较高等原因，一般应避免采留老熟种子。此外，在留种时应将留种植株在抽薹初期摘除主茎，促使叶基生出侧枝大量发育，形成大量长势均匀的茎秆，以缩小种子间的个体差异，使种子发育程度比较适中均一。

3. 种苗选择　影响当归亩产量的高低一个重要原因是当归种苗的好坏。一般当归种苗头部应较大且无损伤、种苗长得匀称且长、种苗鲜嫩没有木质化、种苗尾部皮层为白色的为优良种苗。归纳总结选苗需注意三看：一看种苗头部是否有损伤；二看种苗是否鲜嫩和是否木质化（将苗子中部用手折断）；三看种苗尾部是否腐烂（用手蹭破苗子尾部表皮，看皮层是否为白色）。一般选用直径 2 ～ 5mm，生长均匀无病无伤、健壮、分叉少、表皮光滑的小苗备用（苗龄 90 ～ 110d，百根鲜约重40 ～ 70g）；直径 2mm 以下和 6mm 以上的苗，尽量少用。为预防当归虫害和麻口病等，栽植前用 40% 甲基异柳磷和 40% 多菌灵各 250g 兑水 10 ～ 15kg 配成药液，将种苗浸蘸，一般浸 10h 左右再移栽至大田。

4. 繁殖方法

（1）直播：播种期应根据种植地的自然条件、海拔高度及气温等情况而定。海拔低（1700m 以下）、气温稍高的地区，可在立秋节至白露节间播种；海拔高（1700m 以上）、气温低的地区，可于大暑节至立秋节间播种。播种时间要严格掌握，不能过早及过晚，过早会导致苗期长、苗子大、早期抽薹率高；过晚则导致生长生长期太短，种苗生长不充分直接影响药材的品质。应选用适度成熟的种子，即种子呈粉白色时采收的种子。播种前用 30℃ 左右的水浸种 24h，采用点播、条播均可。点播的在畦面上以穴距 27cm 的梅花形挖穴，穴深 3 ～ 5cm，穴底宜平，每穴下种3 ～ 5 粒，每亩用种量 0.5 ～ 1kg。条播的在整好的畦面上开横沟，沟心距 30cm，沟深 5cm，沟底宜平，每亩用种量 1 ～ 1.5kg。在播下的种子上覆细土 1 ～ 2cm 厚，最后在沟中或穴中覆盖薄层短草或松叶，以利保湿。

（2）育苗移栽：育苗用地宜选择半阴半阳的北向缓坡地，播前整地做畦。于每年 3 月底至 4 月初或者 7 月中旬育苗。可条播或撒播，条播育苗比撒播更便于管理。条播：应在整好的畦上按行距 15 ～ 20cm 横畦开沟，沟深 3cm 左右，然后按每亩 4 ～ 5kg 的播种量将种子均匀撒入沟内，覆土厚 1 ～ 2cm，整平畦面后盖草保湿遮光。一般播后 5 ～ 10d 出苗，当苗高 1 ～ 2cm 时揭去覆盖物，并拔除杂草。结合除草进行间苗，应保持 1cm 的株距。3 ～ 4 月份育苗的，应在当年 6 月份移栽；7 月份育苗的，在第二年 3 月份移栽。移栽株行距约 20cm×20cm，每穴栽苗 2 ～ 3 株，每亩移栽 1.2 万～ 1.8 万株。栽后填土压紧，然后覆盖细土，盖土厚度以盖过苗根茎

2～3cm 即可。

5.栽植 当归栽植方法有垄栽、平栽和地膜覆盖栽培 3 种。目前生产上普遍采用的是地膜覆盖栽培。

（1）垄栽：起垄高 23cm 左右，垄距 33cm，在垄上挖穴，穴距 25～30cm，每穴栽 1～2 株；在栽植前，先将犁过的地耙平，打碎土块，然后进行栽植；应在 6 月栽植，此时土壤湿度大，有利小苗的生长；栽植时随耕随耙平，随即挖穴栽苗，穴深 20cm；每穴栽大、小苗 3 株，小苗要在中间，大苗在边上（大苗容易抽薹，种在边上，拔除时不会损伤小苗）；苗与苗之间留 5cm 距离，等到夏至节苗子抽薹结束后拔掉抽薹的苗子及多余的苗子，保证每穴只留 1 苗；苗上覆土 1.7～3.5cm 厚，然后把穴填满，栽完耙平，以免积水；栽植行株距 23～33cm。

（2）平栽：分窝栽和沟栽，窝栽挖穴深 18～22cm，直径 5～12cm，每窝栽 1～2 株，苗子要分开，覆土 1.5～2cm 厚；沟栽按横向开沟，沟距 40cm，沟深 15cm，株距 15cm，栽后压实、覆土 1.2～2cm 厚。地膜覆盖栽培选用 70～80cm 宽、厚度 0.005mm 或 0.006mm 的强力超微膜，带幅 100cm，垄面宽 60cm，垄间距 40cm，垄高 10cm，每垄种植 2 行，行距 50cm、穴距 20cm，每穴栽 2 苗，穴深 15cm，亩植 6600 穴。先覆膜后栽植，栽后压实，穴口要封土。

6.田间管理

（1）间苗、定苗、补苗：在移栽后 15～20d 要每天进行田间检查，发现缺苗需及时用带土小苗补栽，栽后 90d 定苗，将病苗、弱苗拔除，每塘留壮苗 1 株。

（2）中耕除草：一般除草 2～3 次。移栽苗在 6 月中旬苗高 5cm 左右时进行第一次中耕除草，宜浅不宜深，划破表皮即可；在 6 月下旬苗高 10～15cm 时进行第二次中耕除草，此次要深锄，以促进根部发育；7 月下旬再浅锄一次。

（3）水、肥管理：当归生长前期要控制浇水，在干旱时可适当灌水一次，以利于生长。田四周挖好排水沟，以免雨季积水而造成根部腐烂。当归是喜肥植物，在生长旺盛期和根部增大期需肥较多。应适时进行追肥，追肥以磷酸二氢钾、磷酸二铵和复合肥为主，以满足当归生长期对磷肥的需求。苗期不宜施用过多的氮肥，以免生长过旺，出现早抽薹。

（4）拔薹：移栽后，部分植株会在当年抽薹开花结果。抽薹的植株会由于根部木质化而失去药用价值，需及时拔除，避免与正常植株争夺水肥。

7.病虫害防治

（1）白粉病：50% 甲基托布津 500～800 倍液；80% 代森锌 500～600 倍液；

50% 退菌特 500 倍液。上述药剂任选一种在发病初期进行全株喷雾，连续喷 2 ～ 3 次（每次间隔 7 ～ 10d）。

（2）根腐病：栽前用 1∶1∶150 的波尔多液浸根，发病时及时拔除病株，并用 58% 甲双灵锰锌 600 倍液喷雾或 50% 退菌特 500 倍液进行灌根。

（3）黄凤蝶、蚜虫、红蜘蛛等害虫：50% 甲胺磷乳油 1000 倍液；40% 乐果 1000 倍液；20% 速灭杀丁 3000 ～ 6000 倍液。上述药剂可任选一种进行防治，效果良好。

（三）采收和加工、贮藏

1. 采收　当归传统采收期在秋末冬初（10 月份），一般种至第 2 年 10 月上旬当归叶片发黄时，半月之后开挖，挖后抖去泥土，捡除杂物和烂根，置于通风阴凉处晾晒切勿沾水受潮，分大、中、小理顺，一排一排铺在席帘上晾晒。

2. 加工　晾晒时把第 2 排归头压在第一排归尾下方，以防须根碎断。边晒边捏，至六成干时，待根条柔软后，根据根部形态和大小分等级扎成 0.5 ～ 1kg 重的扁平把子，堆放在木板上，上面用木板压紧（定型），过一夜后，取出晒至全干，放于干燥通风的室内或特制的熏棚内，然后用暗火熏烟，使当归上色，至表皮呈赤红色，接着翻棚，再用急火慢火间歇熏干几次，直到熏干。熏烟的技术性很强，一定要认真细致，再分级包装。在不同地区的生产实际中，应结合当地气候条件，综合考虑当归药材的有效成分含量及块根产量，以药材质量最好、种植效益最高为目标，确定当地的适宜采收期，并及时加工。

3. 贮藏　当归极易走油和吸潮，一般可用麻袋包装后置阴凉干燥处、防湿及虫蛀保存。

七、肉桂

肉桂为樟科植物肉桂树 *Cinnamomum cassia* Presl 的干燥树皮。又名玉桂、牡桂、筒桂、大桂、辣桂等。主产于广西、云南和广东等地。肉桂最早记载于《神农本草经》，现收载于《中国药典》2020 版，具有补火助阳，引火归元，散寒止痛，温通经脉的功效。临床常用于治疗阳痿、宫冷、腰膝冷痛、虚阳上浮、肾虚作喘、眩晕目赤、心腹冷痛、目赤咽痛、阳虚眩晕、虚寒吐泻、痛经、闭经、寒疝腹痛等。肉桂中主要含有挥发油、多酚类、多糖类、香豆素以及无机元素等化学成分，其中挥发油不得少于 1.2%（mL/g）。肉桂挥发油主要含 80% ～ 95% 的桂皮醛、β–榄香烯、原儿茶酸、尚含苯甲醛、水杨醛、丁香酚、香兰素、肉桂酸、乙酸肉桂酯等化合物。

肉桂的品质、含量取决于品种以及树龄、生长状况、种植地的海拔高度、气温、雨量、土质，采收及加工等诸因素密切相关。

肉桂可分为广西肉桂和清化肉桂两个品种。广西肉桂又可分为防城桂、西江桂两个品规。清化桂（越南肉桂）在植物分类学上是同属植物另一种，一般认为清化肉桂品质较佳、香气浓、油性大，桂皮嚼之有先辣后甜的感觉。云南省河口等地种植的肉桂品种多为清化肉桂。

（一）生物学特性

肉桂是分布于热带和亚热带地区的植物，生长发育要求高温多雨的气候条件，年降雨量 1190 ～ 3059mm，年平均温度 19 ～ 23℃，绝对最高气温 40.9 ～ 42℃，绝对最低气温 –5.6 ～ 4℃，土壤为赤红壤土、红色壤土和黄色砖红壤性土。

种植环境的温度、雨量等因素明显地影响植株的生长及开花结实。产地气温、雨量略低，植株生长速度较慢，花果期延后；产地气温高，雨量多，植株生长较快，花果期略早。1 ～ 5 年生肉桂树生长较慢，7 ～ 15 年生树生长较快，16 年生以上的树，生长速度逐渐减慢。

肉桂的生长状况对光照的需求随树龄的不同而有所差异。如幼龄树的生长状况与光照的长短关系极大。幼苗、幼树对光照需求相对较少，光照时间过长，就会使幼苗、幼树生长缓慢及不良。而随着树龄的增长，需光则增多，光照时间长短对成年树生长影响不大。肉桂属耐荫植物，产量受光照的影响较大，同一块地，分布在阴坡的肉桂产量比阳坡的高。

（二）栽培

1. 种子催芽 　肉桂主要采用种子繁殖育苗的方法进行人工栽培。肉桂种子具有典型的热带植物种子特征，属短命种子。种子无休眠期，室内常温自然存放种子，5d后就完全丧失发芽力；低温 9℃存放，发芽力可保持 20d，湿沙贮藏可保持 30d，低温 9℃湿沙贮藏，可达 70d 以上。由于肉桂种子短命的特性，极易丧失发芽力，因而在生产上采取随采随播为好。如需保存可采取相应的贮藏措施可明显延长种子发芽力的保存期。

采种催芽：选皮味香甜辣、生长健壮、10 年生的优良品种作为留种母树。当3 ～ 4 月果实充分成熟、由赤褐色变黑色时采种，将果皮果肉去除、洗净，直接播于苗床上催芽育苗或及时用沙床催芽。

播种前，将种子倒入水中，挑选出沉底的饱满种子，再用 0.3% 福尔马林溶液浸种 0.5min，倒去多余的药液，立即放入缸内密闭闷种 2h，然后用清水洗去药液，最后用清水浸种 24h，捞起晾干即可播种。该处理方法对肉桂枝枯病的流行与传播可起到预防效果。

2. 育苗　育苗种植的方法大概可分为以下三种：一是传统种苗繁殖方法，主要是用二年生裸根实生苗种植，苗木占地时间长，造林成活率低，生长缓慢。二是近年在各地推广使用的容器育苗技术，苗木可提前一年出圃上山造林，且定植后成活率高，生长快。三是直接利用种子高密度的点播，所用种子量大，苗期管理相对费工，而且需要合理密植。

3. 宜林地的选择　肉桂生长周期及生产回报周期较长，剥取桂皮的年限需要 10～15 年。因此，严格选好宜林地，以一类地区为理想，二类地区次之，第三类地区也可适当发展。一类地区为海拔 100～500m，年雨量为 1700mm 左右，年平均气温在 22℃ 以上，土壤较肥沃的广西防城、西江及云南的河口、屏边、金平等的湿热河谷低地，是理想的宜林地。二类地区为海拔 500～700m，年雨量 1200～1500mm，年平均气温在 21℃ 以上，土质较肥的地区。三类地区为海拔 1000m 以下，年降雨量为 1000mm 以上，年均温 19～20℃，土质较肥，可考虑适当发展栽培。

4. 选地与整地　选择土层深厚、疏松、呈酸性的沙质壤土。以阳光照射充足、排水良好、土壤湿润的山腰以下和无冲刷的山腹地为宜。在移栽前的头一年秋、冬季对拟种植林地进行清理、炼山。坡度较大的造林地，可采用坑状整地，坑的规格为 400cm×40cm×40cm。坡度小的平缓地，可以沿等高线带状整地，带宽 50cm，深 20cm。生产上以矮林作业为主，每亩定植 60～80 株。若以乔林作业，则定植 20～30 株为宜。定植时，须把苗木放正，使根系舒展，根土密接，定植深度比在苗圃内深 2～3cm。移栽一般选择在雨水至清明节气期间进行。

5. 田间管理

（1）遮阴和保湿：肉桂是一种耐荫湿而不耐干旱的树种，在土壤和空气湿度大的山区生长特别好。造林定植后的头 3 年，搞好荫蔽与保湿工作对肉桂的生长十分重要。主要方法有：①可在株行间间种木薯等高杆农作物；②可用稻草或枝叶在植穴作死覆盖；③有条件可用抽水机淋水保湿。

（2）松土除草：移栽后的第一年进行 2 次松土、除草工作，时间分别在 5 月中旬和 9 月中旬为宜；以后每年 1 次，一般宜在 6 月进行。具体要求有三点：一培、二净、三不伤。一培是把锄松的土壤培到植株根部，并把除去的杂草覆盖在种植点上；二净是杂草要除净，石块杂物要拣净；三不伤是不伤根、不伤梢、不伤皮，松土深度 3～5cm。

（3）合理施肥：对于 1～3 龄的幼林，以施氮肥效果较好，氮磷钾配合更佳。每年施肥 1～2 次，以春、秋季发新梢前施下为宜，每次每株施复合肥 0.1～0.2kg或碳酸氢铵或尿素 0.1～0.25kg，在树冠投影下挖浅沟施肥、覆土。3 龄后的肉桂林，以氮磷钾配合或复合肥施用效果较好，每株每次施复合肥 0.25～0.5kg 或尿素0.1～0.5kg 加过磷酸钙 0.1～0.5kg 加硫酸钾 0.2～0.5kg。每年春、秋季各施 1 次，采取穴施或沟施，施后覆土踩实。

（4）萌芽更新：肉桂树干的萌芽力极强，采伐后留下的树桩能重新萌芽成林，生产上矮林作业法就是利用这个特性。肉桂林可实现一次种植多次采收。萌芽林地需要加强管理，当树桩长出新的芽条时，选择 2～3 枝健壮芽条留下，其余的剪除。同时，全垦林地 1 次，并重施 1 次肥料。以后每年按常规管理方法进行。这样经过4～5 年管理后，肉桂树又可砍伐，一般萌芽更新可达 7～10 代。

6. 病虫害的防治　肉桂的主要病虫害有：枝枯病、炭疽病、透翅蛾、天牛等。

（1）枝枯病：枝枯病是肉桂常见病，肉桂真菌浸染危害是发病主要原因。发病初期用 50% 林病威 500 倍液或 50% 肠多菌灵加 50% 磷胺乳油 1000 倍混合液，10～15d 喷 1 次，连喷 2～3 次效果很好。

（2）炭疽病：肉桂的叶部病害，发病初期可用 50% 退菌特 1000 倍稀释液喷洒。

（3）透翅蛾、天牛：常以幼虫蛀入树干危害，发现新鲜蛀孔时，用铁线钩杀幼虫，或用 80% 敌敌畏乳剂注射入蛀孔内毒杀。

（三）采收和加工、贮藏

1. 采收　肉桂的采收可具体根据栽培方式及产品的要求进行，采收时间一般以春、秋两季为佳，以 4～6 月和 9 月砍树剥皮最为适合，因这两段时间树皮内含丰富的营养物质和树液，容易剥皮而且加工出来的桂皮质量好。如若选择在 9 月采收加工，尚须在采收前 1 个月，在树干离地面处先环剥一圈宽 3～4cm 的树皮，经这样处理砍下的树才容易剥皮。剥皮方法：先在离地 20～25cm 处用利刀环割一圈，再按桂通 30cm 长，企边桂和板桂 40cm 长的距离环割一圈，在两环割线之间纵切一刀，用刀尖插入纵切线并左右掀动，便可剥下第一筒桂皮，称"头筒"。然后，按 30cm或 40cm 长，依次往上剥皮。较高的树，可将树砍下再剥皮。最好能留下长 20cm～25cm 的光身树干在林地，以保护萌条不受风折和人畜破坏。肉桂种植后 4～5 年即可进行疏伐采收，8～9 年可为采收期，10～15 年为最佳采收期。研究发现，肉桂树龄的大小与桂皮的出油率及主成分桂皮醛等含量具有明显的正相关关系，树龄为

4 ～ 10 年生的树，随着树龄的增大，桂皮的出油及肉桂醛等的含量增长率较大。树龄为 11 ～ 19 年生树，随着树龄的增加，出油率增长幅度较低，而总的肉桂皮醛含量较高，变化较小。

　　2.加工　各种规格的桂皮加工方法是：

　　（1）桂通：一般剥取 5 ～ 6 年生的幼树干皮和老树枝皮、粗枝树皮，晒 1 ～ 2d，然后卷成筒状，阴干即为"桂通"。

　　（2）企边桂：一般剥取 5 ～ 6 年生的幼树干皮和老树枝皮、粗枝树皮，晒 1 ～ 2d，然后卷成筒状，阴干挤齐，夹在木制的凸凹板中间，曝晒干燥即为"企边桂"。

　　（3）板桂：剥取老年树的干皮，夹在桂夹内，晒至九成干，取出纵横堆叠，加压，约一个月完全干燥即为"板桂"。

　　（4）油桂：在剥下的鲜肉桂树皮中，选皮厚约 0.5cm、长 45cm、宽 10 ～ 15cm、外皮薄、起白云状花纹、含油分丰富（油层厚）的树皮作为加工油桂的原料。加工成两边微向内弯、中部微成弧形、两端外皮修削成斜口的片块，置于通风干燥处晾干或在较弱光照下晒干。

　　传统的肉桂传统的干燥方法多为晒干，但因晒制时的温度较高，导致肉桂中挥发性有效成分挥发损失，从而影响药材疗效。经研究发现，晒干后的广西产肉桂的肉桂油含量仅约为晾干的 70%，桂皮醛含量仅约为晾干后的 75%。经晾干肉桂的香气浓，肉桂油和桂皮醛含量最高。焖制后晾干的肉桂与直接晾干的肉桂比较，色泽更好，香味浓，挥发油和桂皮醛的含量更高。焖制过的肉桂挥发油和桂皮醛的含量较直接晾干高约 10%。因此建议肉桂的加工方法为先焖制再晾干，具体操作是：将新鲜的肉桂放入冷水池中浸泡一昼夜后捞起，清除皮内、外尘土和黏液，擦干表面水分后，放入预先加有生石灰的容器内密封，40℃保温 2 ～ 3d，待肉桂内表面由黄白色转变为棕红色后，取出肉桂撑开，放置在室内通风的地方晾干。

　　3.贮藏　贮藏条件对肉桂及其挥发油等各项质量指标影响很大。肉桂在室温通风条件下储存的各项质量控制指标及稳定性均好于高温高湿条件储存。温度、湿度等和包装材料是肉桂油储存中需重点控制的因素。根据企业规模的大小，应捆扎成有一定重量的方形包，用新麻片包装，并在阴凉密闭条件下储存。肉桂不宜长期储存。

八、肉豆蔻

肉豆蔻为肉豆蔻科植物肉豆蔻 *Myristica fragrans* Houtt. 的干种仁。始载于唐《本草拾遗》，历代本草多有记载。肉豆蔻主要分布于马来西亚、印度尼西亚、斯里兰卡和西印度群岛等地；我国台湾、云南、广东等热带地区有引种栽培。性温味辛，归脾、胃、大肠经；具有温中行气、涩肠止泻的功效；主要用于脾胃虚寒、久泻不止、宿食不消、脘腹胀痛、食少呕吐等症。肉豆蔻也是烹制肉食的高级香料，在产地用假种皮捣碎后加入凉菜或其他腌渍品中作为调味食用；肉豆蔻种子富含油脂，可作工业用油。

肉豆蔻的化学成分主要为挥发油、脂肪油、苯丙素、木脂素和黄酮等，其中挥发油含量 8%～15%。肉豆蔻挥发油中主要含有丁香酚、甲基异丁香酚和香叶醇等。2020 版《中国药典》规定挥发油含量不得低于 6.0%（mL/g），按干燥品计算，含去氢二异丁香酚不得少于 0.10%。

研究表明，在中国肉豆蔻最适栽培区排名前五省区分别为云南、海南、台湾、西藏、广东。云南省距离肉豆蔻主产区较近，具有良好的区位优势，适宜栽培区域面积较大，在西双版纳的勐腊、勐海等地有栽培，是肉豆蔻引种扩种的理想省区。20 世纪 80 年代中期海南引种成功并积极扩大试种及推广，但肉豆蔻种植生长期长达 7 年，第 8 年才结果，25 年达旺产期。目前国内市场需求主要依靠进口。

（一）生物学特性

1. 形态特征　肉豆蔻树高 12～20m，茎挺直，分枝多。树皮薄，呈暗绿色，有纵向水纹裂痕。叶互生，叶片椭圆状披针形或圆状披针形，近革质，先端尾状。花单性，雌雄异株，少数雌雄同株。花序腋生，雄花序簇生，花浅黄色长椭圆形，花柄较短，花浅黄色梨形。裂果梨形或椭圆形，成熟时浅黄色开裂，内含种子 1 枚，极少 2 枚。种子长椭圆形，壳硬、黑褐色，表面包被一层网状假种皮，假种皮浅黄色或鲜红色。

2. 环境要求　肉豆蔻是一种典型的热带植物，对温度、水分等要求较为严格，环境适应能力较差。肉豆蔻喜高温多雨、阳光充足（成龄树）、微风的环境条件，怕寒冷、忌积水。适宜生长的月平均气温为 23～28℃。温度低至 16℃时，枝梢停止生长；在气温低至 6℃或偶然出现霜冻时即受伤害。适宜生长的年降雨量在 1700～2300mm 之间，忌积水；幼龄树喜阴，怕强光，在 50%～75% 荫蔽度下生长良好。成龄树喜阳光，忌荫蔽，充足的光照下生长健壮，分枝多，开花结果早，产量高；喜微风，怕强风，对土壤要求不严，在富含腐殖质的疏松壤土中生长较好。

3.生长习性　定植后 3 年内生长缓慢，年长高 20 ～ 30cm，第 4 年开始加快生长，年平均茎增粗 6.8cm，年长高 40cm 以上。枝条全年都可抽梢生长，春、夏、秋 3 个季节为抽梢盛期，冬季抽梢较少。年抽梢 4 ～ 5 次，少数抽梢 2 次或 6 次，并呈周期性生长。

4.开花结果习性　定植后 5 ～ 6 年开始有少量开花结果，但产量极少，单株结果数一般 4 ～ 6 个。第 7 年开始大量结果，产量随树龄的增长而增加。雌雄花全年都可开放，但开花集中于 5 ～ 7 月和 10 ～ 11 月，冬春季开花较少。从开花到果实成熟一般需 10 个月以上。

（二）栽培

1.繁殖方法　肉豆蔻通常采用播种、扦插、高空压条和组织培养等多种方式繁殖，以播种繁殖为主。

（1）种子育苗：选择高产优良母树上完全成熟、饱满、粒大无病害、无缺陷的种子作种。种子应随采随播，不能及时播种要做好保湿贮藏，否则会丧失发芽能力。播种前先用清水洗净种子，捞出晾干表面水分再播种。用火烧土（配以砂）或细河沙配新黄泥（1：1）基质催芽，株行距为 5cm×5cm，覆细沙以不见种子为度，保持荫蔽及湿润。在月平均地温 27 ～ 30℃高温条件下，播后 30d 开始发芽，当幼苗长至 10cm 即可移至营养袋培育，营养袋长宽为 20 ～ 25cm×18 ～ 22cm。育苗土应选择充分腐熟、富含腐殖质、无病虫害的营养土。苗期要做好荫蔽，防止强光曝晒，并采取措施做好防寒。当苗高 25 ～ 30cm，茎粗 0.3cm，就可以出圃定植。

（2）高空压条繁殖：在 4 ～ 5 月份选择生长正常、直径为 0.8 ～ 2.0cm 的硬枝或半硬枝进行高空压条，用 0.005% α - 萘乙酸涂切口并埋于土中，60 ～ 80d 后生根，生根后 120d 可剪取假植定植。

2.选地与整地　肉豆蔻对土壤的适应性较强，但怕大风和低温。因此，选地应选择背风或微风的地块。为了早产、高产、优质，要选择阳光充足，土质疏松、排水良好、肥沃、pH 中性略偏酸的沙壤土为宜。

3.移苗定植　开垦时要按一定的比例营造防护林，开挖排灌沟。种植区平地以 2 ～ 2.67km² 为 1 个小区，丘陵地以 1.33 ～ 2km² 为 1 个小区。沿种植小区外延造防护林，主林带宽 8 ～ 10m，副林带宽 5 ～ 7m。种植穴为长 70cm× 宽 70cm× 深 60cm，穴施腐熟有机肥 10 ～ 15kg 加磷肥 0.5kg。株行距 4m×5m，每亩种植 33 株。

定植时间以春季 3 ～ 4 月或秋季 8 ～ 9 月为宜。实生苗每穴种 2 株，高空压条苗每穴种 1 株，并做好荫蔽。肉豆蔻种子苗的雌、雄性株比例一般为 40 ～ 55：5，由于幼树时难于鉴别雌雄株，待开花时可除去多余的雄株。已知性别的高空压条苗，雌雄株的搭配以 10 ～ 12：1 为宜。

4. 田间管理

（1）土壤处理：幼龄树栽培重点在耕作管理及覆盖，保持树周围的土壤经常疏松无杂草，以利于根系生长。可用稻草、植物蒿秆覆盖树盘，厚度 5 ～ 10cm 为宜。幼树生长慢、怕曝晒，需经常保持荫蔽，宽行宜间作牧豆、毛豆、猪屎豆或灌木状的蒿秆绿肥、香蕉等作物，既起到荫蔽作用，又可充分利用土地增加经济收益。定植后 3 ～ 4 年要扩穴改土，有计划地把树盘外围的土壤改良，即在原植穴外挖 50cm 深、50cm 宽的沟，每株每年压 50 ～ 100kg 的杂草树叶或绿肥，加 0.5kg 过磷酸钙，上面盖土。

（2）适时施肥灌溉：在树冠滴水线范围挖环状沟或放射状沟，施入肥料，然后再盖上土壤；幼龄树以腐熟农家肥、优质氮肥为主，配合少量磷、钾肥，勤施薄施为原则。定植后 1 年生幼树每 2 个月施稀薄人粪尿沤肥 1 次；施肥量为每株每次 5 ～ 10kg，或施尿素 20g，或复合肥 30g，冬季施有机肥 25kg，过磷酸钙 0.25kg。第 2 年开始，每次枝梢顶芽萌动时，施 1 次以氮肥为主的速效肥，促使新芽快速生长。施肥量应逐年提高，在前 1 年的基础上增加 50% ～ 60%。冬季增施有机肥和钾肥，提高植株抗性。成龄树开花结果期间，每年宜施肥 3 ～ 4 次。第 1 次在 3 ～ 4 月份生长季节进行追肥，每亩施尿素 20 ～ 25kg、过磷酸钙 20kg、氯化钾 15kg。第 2 次在 7 ～ 8 月份旺盛生长季节，每亩施厩肥 1000kg、复合肥 30kg。第 3 次在 10 月果实大量成熟前 15d 进行，每亩施尿素 20kg、钾肥 25kg。第 4 次在冬末春初施有机肥，每亩施有机肥 1000kg、磷肥 20kg（施肥量应根据树龄大小、树势强弱、结果多少等情况调节）。幼龄树及成龄树开花结果盛期要勤浇水，以保持土壤湿润，同时做好排涝工作。

5. 树体管理

（1）修枝整型：肉豆蔻修枝整型能减轻风害造成的损害。定植后待苗高 2.5 ～ 2.8m 时，在离地 2 ～ 2.5m 处切顶定干，并适当修剪过密的枝条，保持透光通风。中心干枝保留 2 ～ 3 条，待生长二轮枝梢时再进行第 2 次打顶，促进矮化。以后各次打顶视生长情况而定。

（2）花果管理：肉豆蔻少量开花结果的头 3 年，主要靠自然授粉，着果率低、果实偏小。有条件的，应选择晴天上午 11 时前进行人工辅助授粉，增加坐果率。自然结果率随树龄的增加而提高。结果期间要随时将授粉不良、形状不正、过多和发生病虫害的果实摘除。

（3）防风与风害处理：肉豆蔻树冠大、枝叶茂盛，但根系浅，易招风害倒伏。种植地要造防护林，在台风来临之前，适当修剪一些枝叶。若条件允许，可用绳子、支柱固定植株。风害倒伏树、倾斜树应及时扶起、培土，并修剪 1/3 枝条，存活率可达 57.7%。

（4）防寒与寒害处理：肉豆蔻定植后头 3 年抗寒能力弱，3 年后随树龄增长抗寒能力也逐渐加强。因此，有寒害的地区要采取措施防寒，入冬前少施氮肥，增施钾肥，可增强植株的抗寒力；做好人工防寒工作，如搭防风障等。如果植株已受害，待气温回升剪除枯枝和死亡茎秆，加强肥水管理，促进萌芽，恢复正常生长。

6. 病虫害防治

（1）介壳虫：苗期高温高湿季节易受介壳虫危害。可用灭百可 1 : 1000 倍液或 20% 好年冬乳油 2000 倍液喷雾或 10% 吡虫啉可湿性粉剂 3000 倍液喷洒，效果较好。

（2）炭疽病：生长期的高温季节易发生炭疽病。可用 80% 炭疽福美可湿性粉剂 500 倍液或 0.5% 石灰倍量式波尔多液喷雾或 70% 甲基托布津可湿性粉剂 500 倍液，7 ～ 10d 喷 1 次，连喷 2 ～ 3 次。效果较好。

锈腐病、菌核病可用 50% 多菌灵或甲基托布津 500 倍液浇灌病穴。

（三）采收和加工、贮藏

1. 采收　肉豆蔻果实收获季节主要在 5 ～ 7 月和 10 ～ 12 月，其余月份也有零星果实成熟。春季采收的肉豆蔻中主要含有肉豆蔻醚、蒎烯、双戊烯等，适合作为香料生产原料；冬季采收的肉豆蔻主要含有肉豆蔻醚、蒎烯、右旋萜二烯等，适合作为药用原料及调味品。

2. 加工　肉豆蔻的传统炮制方法是面裹煨法，现有较多的改进工艺，如麸煨法、滑石粉煨法、切片麸炒法、单蒸法。

（1）麸煨法：将麦麸和肉豆蔻同置锅内，文火加热，翻炒麦麸呈焦黄色，肉豆蔻呈深棕黄色，表面显油痕时取出。每 100kg 肉豆蔻，用麦麸 40kg，以 130 ～ 150℃，20min 为宜。此法操作简单，易于掌握。

（2）面煨法：此法为传统的炮制方法，将肉豆蔻用面裹起，每 100kg 用面 50kg，置加热的滑石粉中，以 170 ～ 190℃，20min 为宜。煨后能除去一部分挥发油，增强涩肠止泻的功效，并且可以趁热切片。但此法难以大量生产，浪费面粉。

（3）切片麸炒法：肉豆蔻蒸软后切薄片，约 1 ～ 2cm 厚。炒的操作方法同麸煨法，每 100kg 肉豆蔻，用麦麸 20 ～ 30kg。此法相对较繁琐，不易操作。

（4）滑石粉煨法：操作方法同麸煨法，每 100kg 肉豆蔻，用滑石粉 40 ～ 50kg，以 140 ～ 160℃，15min 为宜。此法操作简单，较节省原料，唯存在操作时粉尘飞扬的问题，要注意操作者的劳动保护。

（5）单蒸法：肉豆蔻用清水泡 1h，取出，蒸 2h。此法操作简单，但工序较长。

挥发油是肉豆蔻的药效成分，肉豆蔻醚是主要毒性成分，而含量高达 40% 的脂肪油一般认为有滑肠之弊，并有刺激性。一般在加工炮制时，除去部分脂肪油，免于滑肠，刺激性减小，增强了固肠止泻的功能，用于心腹胀痛、冷痢、呕吐、宿食不消。据研究报道，肉豆蔻止泻的作用强度为单蒸法＞面煨法＞麸煨法＞生品＞滑石粉煨法。肉豆蔻中具有抑菌、止泻作用的丁香酚、甲基丁香酚、甲基异丁香酚在炮制品中的含量单蒸法为麸煨法的 10 倍之多，这些成分在炮制后有所增加，证明古代炮制"煨后又能实大肠、止泻痢"是有道理的。既是毒性成分又有明显生理活性的苯丙素酚类化合物如：肉豆蔻醚、黄樟醚，炮制后约降低 30%，但在炮制品中的含量，生品＞滑石粉法＞单蒸法＞麸煨法＞面煨法。民间还有纸煨法、砂炒法、面粉炒法、蛤粉炒法等，从现代研究看，单蒸法优于麸煨法及其他方法。

另据文献报道，炮制对降低主要毒性成分肉豆蔻醚的含量似乎意义不大。从而提示：肉豆蔻煨后不一定能有效地降低毒性；另外，由于肉豆蔻醚沸点较高（276 ～ 277℃），如果一味强调除去，可能会引起有效成分挥发油损失更多。因此，肉豆蔻的毒性和炮制作用仍需进一步研究证实。

3. 贮藏　置密闭容器内（忌铜器）阴凉干燥处，防蛀保存。

九、苍术

苍术为菊科植物茅苍术 *Atractylodes lancea*（Thunb.）DC. 或北苍术 *Atractylodes chinensis*（DC.）Koidz. 的干燥根茎。除此以外地方习用品中尚有朝鲜苍术 *A. koreana*（Nakai）Kitamura. 和关苍术 *A. japonica* Koidz. ex Kitam.。苍术初以"术"载于《神农本草经》，被列为上品。味辛、苦，性温，具有燥湿健脾，祛风散寒，明目的功效。用于湿困脾胃，倦怠嗜卧，食欲不振，胸痞腹胀，呕吐泄泻，痰饮，湿肿，表证夹湿，头身重痛，痹痛湿胜，肢节酸痛重着，夜盲。我国中医学中，苍术是燥湿的圣药，上、中、下湿症均可用。苍术中有效成分主要为挥发性成分，已鉴定的有 200

多种，结构类型主要为倍半萜类和烯炔类。2020 版《中国药典》中规定，苍术及其饮片的苍术素的含量分别在 0.30% 和 0.20% 以上。

（一）生物学特性

野生苍术喜凉爽干燥的气候，能耐寒，怕高温高湿，生长于山坡干燥处或草丛中。生命力较强，适应生长温度为 15 ～ 22℃，气温在 30℃ 以上时生长受到抑制。种子在 10℃ 以上时开始萌芽，幼苗出土后能承受短期的霜冻和低温。人工栽培时对土壤要求不严，荒山、平地、坡地均可生长，但以土层深厚、排水良好，疏松较肥沃的砂质土壤为佳。水浸后根易腐烂、发病，忌水浸。苍术不能连作，轮作期要在 5 年以上。

（二）栽培

1. 选地与整地 选好适宜的块地后，耕翻 25cm 左右，细耕平整，做成宽 1m 的平畦或高畦。苍术是喜肥植物，施足底肥是保证苍术高产的重要措施之一。底肥以成熟的农家肥为主，厩肥、草木灰等均可，一般结合整地时施下。农家肥特别要注意腐熟透，杀灭虫卵、病原菌、杂草种子。施肥量为每公顷 15000 ～ 30000kg。

2. 栽培方法 栽培可用种子直播栽培、育苗移栽和分株栽培。

（1）种子直播栽培：温暖地区宜在清明谷雨期间播种。在整好的畦面上浇水，待地表稍干后，按行距 33 ～ 40cm 顺畦开深 1.5cm 的浅沟，把种子均匀地撒入浅沟内。播种后稍加镇压，以利保墒。每公顷用种量为 60 ～ 70kg。种子直播栽培省工时，但存在用种量大、幼苗期不易管理等问题。

（2）育苗移栽：育苗：北方地区一般采用春季播种。在 5 月上中旬，当地温稳定在 10℃ 以上时，为播种适宜期。育苗地宜选择新开垦或肥力中等的地块，不宜选择土壤肥沃的地块，否则幼苗生长过旺，易徒长，抗病害能力差。选地后每公顷施入腐熟农家肥 1000kg、磷肥 5kg、饼肥 50kg。为预防地下害虫为害，每公顷可随粪肥施入 3911 农药 25kg 左右，畦面四周挖好排水沟。播种方式有条播或撒播。条播：于畦面横向开沟，沟距 20 ～ 25cm、沟深 3cm，将种子均匀播于沟内，然后覆细土；撒播：将种子均匀撒于畦面后用细土覆盖 2 ～ 3cm。播种后，畦面覆盖稻草或松针以利于保温、保湿。出苗前保持畦面湿润，以利于种子萌发。出苗后及时撤除覆盖物，当苗高 3cm 以上时开始间苗。温暖的地区秋播可在 11 月中下旬进行。移栽定植：当苗高 10cm 左右即可移栽定植。阴雨天或中午过后定植容易成活。移栽株、行距为 20 ～ 30cm×30 ～ 40cm、穴深 10cm。栽植时不要窝根，栽后覆盖少量细土压实，浇水。

（3）分株繁殖于春季萌芽前，将母株整株挖出，抖去泥土，选择健壮、无伤、无病虫害的苍术蔸（根及根状茎）做种，用利刀将每个蔸切成若干小蔸，每个小蔸带 2～3 个根芽，按 15cm×30cm 的株、行距定植于畦面上，栽植时根芽朝上，覆土厚度以埋入根芽 1cm 为宜。栽后踩实，如果土壤干旱应适当浇水。

3. 田间管理

（1）除草及浇水：直播田在出苗前如遇干旱需浇水保持土壤湿润，便于出苗。幼苗期需经常浇水，浇水宜在早晚，中午不可浇水；雨季挖好排水沟，及时排除田间积水，防止发生根腐病造成烂根。幼苗出土后勤除杂草，去除弱苗和过密苗，结合除草浅松表土，促进根须下扎。定植后需中耕除草 2～3 次，为防止倒伏，应及时培土。

（2）施肥：栽培当年施肥 2 次。第 1 次追肥在立秋前，每公顷追施碳酸铵 750kg 或尿素 300kg；第 2 次追肥在白露以后，每公顷追施尿素 300kg、钾肥 150kg。以后每年需追肥 3～4 次：5 月追施一次提苗肥，每公顷浇施 15000kg 清粪水；在 6～7 月生长盛期每公顷浇施人畜粪水 18000kg，或每公顷追施 75kg 硫酸铵；在 8 月开花前，每公顷浇施人畜粪水 15000～22000kg，同时加施适量的草木灰或过磷酸钙。在 6～8 月抽薹开花时，适当摘除花蕾，促进根茎肥大。摘花蕾时间不宜过早，也不宜过迟，过早影响植株生长；过迟养分消耗过多，影响根茎生长。摘除花蕾时，一手握住茎秆，一手剪掉花蕾，不要伤及茎叶。越冬前可用腐熟的农家肥或堆肥覆盖畦面，既可增加土壤肥力，又能保温防寒。

4. 病虫害防治　苍术栽培中主要易发根腐病、黑斑病、蚜虫和小地老虎等。

（1）根腐病：主要为害根部，一般雨季发病严重，在低洼积水地段易发生。选用无病种苗，移栽前用 50% 退菌特 100 倍液浸种苗 3～5min；雨季注意排水，防止土壤积水、板结；发病期用 50% 甲基托布津 800 倍液浇灌根部；发现病株应立即拔除，并用 1% 石灰水或 50% 退菌特可湿性粉剂 1000 倍液浇灌病区。

（2）黑斑病：主要为害叶片。农业防治：栽培地块保持土壤疏松透气，不积水；选用无病种苗；发现病株立即拔除，并用药液处理病区；春、秋季节彻底清除植株残体，运出田外烧毁或深埋，以减少或消灭病源。化学防治：做畦后用 50% 多菌灵 7～8g/m^2 进行土壤消毒；在播种前，种子可用 50% 多菌灵 800～1000 倍液室温下浸种 100～150min，也可用 70% 的代森锰锌 500 倍液浸种 60min 进行种子消毒。种苗可用以上两种药液蘸根后移栽；苗期可用 10% 世高水分散性粉剂 1200～1500 倍液或 25% 阿米西达悬乳剂 1000～1200 倍液喷雾防治。

（3）小地老虎：主要啃食苍术的根茎。春季清除田间周围的杂草和枯枝落叶，减少和消灭越冬虫蛹；5～6月为繁衍盛期，可用50%甲胺磷乳剂800～1000倍液拌土或用90%敌百虫500～600倍液灌根防治。

（4）蚜虫：主要为害植株叶片。发生时可用敌百虫、乐果等杀虫剂喷杀。

（三）采收和加工、贮藏

1. 采收　用种子繁殖的苍术，药用需生长3～4年才能采收。茅苍术多在秋季采挖，北苍术春、秋季均可采挖，但以立冬前后，地上茎秆枯黄时采挖质量较好。

2. 加工　干制的方法主要有自然晾干、晒干和烘干等方法。自然干燥过程中要注意反复"发汗"，以利于干透。烘干的温度宜控制45℃以下，以免温度过高导致苍术挥发油损失、含量下降。晒干法的具体操作是除去苍术的茎叶和泥土，晒至四五成干时装入专用的滚桶中，撞掉须根，呈黑褐色，再晒至六七成干时，滚撞第2次，直到大部分老皮、须根被撞掉后，晒至全干，再滚撞第3次，直到表皮呈黄褐色即成商品。产品量少时，可采用棒打的方式去掉根须和老皮。

苍术的炮制以米泔水浸和麸炒苍术品质较好。麸炒苍术：先将锅烧热，撒入麦麸，用中火加热，待冒烟时加入苍术片，不断翻炒，炒至苍术片呈深黄色时取出，筛去麦麸，晾凉。每100kg苍术片用麦麸10kg。米泔水泡制：将苍术切片后，用米泔水浸泡数小时后取出，置于炒制容器中，用文火加热，炒干，筛去碎屑。

3. 贮藏　将晒干或烘干的苍术，置放于阴凉干燥处贮藏。饮片用95%的医用酒精喷洒，每10kg药用量为250～300mL。将喷洒后的苍术反复掺拌均匀，然后装入清洁的铁桶、陶瓷坛密闭即可。

十、花椒

花椒为芸香科植物青椒 *Zanthoxylum schinifolium* Sieb. et Zucc. 或花椒 *Zanthoxylum bungeanum* Maxim. 的干燥果皮，分为秦椒、川椒、岩椒等几十个品种。味辛，性温，小毒。花椒在民间药用、食用历史悠久，具有温中止痛，驱虫，外用燥湿，杀虫止痒等功效。用于脘腹冷痛，呕吐泄泻，虫积腹痛；外治湿疹，阴痒。花椒主产四川汉源、茂汶，陕西凤县、耀州区，河北陟县，河南辉县，其次是广西、广东、山东等地。有文献报道，四川汉源、雅安石棉产花椒为道地药材，质量最好，俗称"贡椒"。然而，近年来陕西产"大红袍"花椒亦享誉国内外，大有取代"贡椒"之势。云南的滇中至滇东北、滇西北的海拔从2000～3000m左右的高寒山区都产花椒，由于这部分地区日夜温差大，品种多，油性足，大量调往全国各地。花椒香味的主要成分是挥发油，是反映花椒香气强度的主要指标，也是生产花椒精油时必须检测的重要指标。花椒挥发油成分中大多是萜类，含量最多的是芳樟醇和柠檬烯。

（一）生物学特性

花椒在我国栽培面积广泛，由北起东北南部，南至五岭北坡，东南至江苏、浙江沿海地带，西南至西藏东南部。在秦岭以南多分布于海拔 500 ～ 1500m 的地区，云贵高原、川西地区多在海拔 1500 ～ 2600m。

花椒属落叶小乔木或灌木树种，耐旱，喜阳光。花椒自然寿命一般在 30 年左右，长的可达 50 年以上。雌雄异株或同株，异花授粉，花期 4 ～ 5 月，果熟 7 ～ 10月。按其生长发育规律，花椒可分如下 4 个生长发育时期：

1. 幼龄期 从种子萌发或苗木定植成活到开花结果前的时期，也叫营养生长期，一般为 2 ～ 3 龄。

2. 结果初期 从开花结果到大量结果前的时期，也叫生长结果期，一般为 4 ～ 5龄。此期树体生长旺盛，树冠继续扩大，花芽量增加，结果量逐渐递增。

3. 盛果期 花椒开始大量结果到衰老以前的时期，一般自第 8 年以后即进入结果旺盛期，受环境条件、栽培技术和管理水平的影响，此期可维持 20 ～ 50 年。此期突出的特点是树冠已经形成，树势开张，果实的产量显著增高，单株产鲜椒5 ～ 10kg，干果皮 1 ～ 2kg。

4. 衰老期 树体开始衰老到死亡的时期，此期树冠缩小，树枝逐年枯腐直至死亡，但与种植地区的环境条件，植物生长所需营养物质关系密切。

（二）栽培

1. 选地 花椒喜温、喜光、耐旱和较耐寒，适宜年平均气温 8 ～ 16℃，年降水量 400 ～ 1000mm，年日照时数不少于 1800h 的气候条件。花椒开花期要求光照条件良好，如遇低温、阴雨天气则易引起大量落花、落果。花椒属浅根性树种，根系不耐水浸，土壤含水量过高和排水不良，会严重影响花椒的生长与开花、结果。同时，花椒根系喜肥好气喜钙，最适宜土壤 pH6.5 ～ 8.0 的沙壤土上生长。因此在选择花椒丰产园地时，要选择日照时数长、温凉低湿、背风向阳、土壤疏松、排水良好的荒坡、河滩、沟沿，田边地角。高温、高湿、多雨和土壤黏重的地方不适于花椒的丰产栽培。

2. 品种选择 我国人工栽培花椒的历史悠久，花椒品种变异复杂，生态类型多样。经长期的人工选育和自然选择，已形成 60 多个栽培品种和类型。本着培育高产

花椒的目的，在选择花椒品种时尤其重要。云南丽江地区种植花椒时多选择在山区种植，而山区灌溉不便，并且土壤偏干旱。因此在选择品种时应该因地制宜。目前在我国生产中具有代表性的主要栽培品种有：①早熟大红袍：果实 7 月上旬至 8 月上旬成熟，成熟时粒大呈艳红色、麻味浓、香气足、品质上乘。果实颗粒大，鲜果千粒重 85g 左右，4.0 ～ 5.0kg 鲜果可晒制 1kg 干椒皮。早熟大红袍的丰产、稳产性强，抗逆性强，适宜在海拔 1100 ～ 1700m 的干旱山区和平地栽植，是四川省阿坝、甘孜、汉源等干热干旱河谷地区重点栽培和发展品种，因果实成熟期不同又分为 6 月椒、7 月椒。②晚熟大红袍：又称 9 月椒。果实 9 月中旬前后成熟，成熟时红色，且具油光光泽，果实颗粒大小中等，鲜果千粒重 70g 左右，3.5 ～ 4.0kg 鲜果可晒 1kg 干椒皮。晒干后的果皮较厚，呈酱红色，具浓郁的麻香味，品质上乘。晚熟大红袍也是四川省重点栽培和发展的品种。

3. 园间管理　花椒种植园地的管理对于花椒产量也有很大影响，园地基础条件方面，要确保花椒园地土壤土质适合花椒生产，并且光照、排水条件良好。在正式进行花椒栽培前，要提前 6 个月对园地进行翻耕，翻耕要保证一定的深度，翻耕同时施足底肥，以保证土壤的透水透气性与肥力条件满足花椒移栽后的生长需求，还要在栽植前做好园地除草、除虫等工作，并要将土壤中较大的土块敲碎或移出园地，避免影响花椒苗的生长。花椒苗移栽后要定期浇水，并适当进行修剪，剪去病、弱、枯枝，以保证植株健康生长。

4. 保花保果　花椒一般在 3 月下旬萌芽，4 月中旬花蕾初显，5 月上旬花朵盛开，5 月中旬开始凋谢。在此期间若管理跟不上，就会发生大量的落花落果现象。一般采用下列措施保花、保果：①盛花期叶面喷 10mL/kg 的赤霉素；②盛花期、中花期喷 0.3% 磷酸二氢钾 +0.5% 尿素水溶液；③落花后每隔 10d 喷 0.3% 磷酸二氢钾 +0.7% 尿素水溶液。

5. 病虫害防治　花椒常见的病虫害主要有蚜虫、红蜘蛛以及凤蝶，虫害通常是在每年的五月份开始产生。

（1）花椒棉蚜虫：棉蚜虫对花椒的嫩枝、嫩叶往往会造成较大危害，棉蚜虫害发作一般会导致花椒嫩叶蜷缩，严重情况下会造成落花落果，其排泄物也是花椒烟煤病的诱发源，不及时防治将对花椒产量造成较大影响。棉蚜虫防治的方法一般是在每年 4 ～ 5 月虫害高发期喷施吡虫啉进行杀灭，药物浓度为 5%，喷施频率为 10 日 / 次，连续喷施两三次即可有效控制虫害。

（2）花椒天牛：花椒天牛的危害在幼虫期和成虫期是不同的，成虫期主要是咬食花椒枝叶，但整体危害程度并不严重，而幼虫期由于天牛幼虫会钻蛀花椒树的主干，破坏椒树主干内的组织结构，很容易导致整株椒树因此而枯死，造成花椒大量减产，危害较为严重。对花椒天牛危害的防范主要集中在幼虫期，通常可采取春季在椒树主干涂刷生石灰水或涂白剂的方法，阻止天牛在树上产卵，在幼虫孵化期到来前，对椒树主干进行检查，对发现的天牛成虫、虫卵及提前孵化的幼虫进行人工灭杀，以达到虫害防范的目的。

（3）花椒锈病：花椒锈病主要作用于花椒的叶部，发病多见于夏秋季节，其主要危害是导致花椒叶子提前大量脱落，使椒树新叶提前萌发，使椒树因营养积累不足，导致次年花椒产量及品质下降。对花椒锈病的防治主要采取夏季药物喷施和冬季修剪相结合的方式。夏季在 6 ～ 8 月喷施一两次 0.3% ～ 0.5% Bé 石硫合剂或甲基托布津 1000 倍液。冬季则及时剪除病枝，并清理落叶及杂草，集中运出园地进行烧毁处理，再配合喷洒 2% ～ 3% Bé 石硫合剂杀灭病菌，以此实现对锈病的防治。

（4）花椒树根腐病：根腐病主要危害花椒树的根部，发病后会造成树根水肿，根皮脱落，严重情况下导致椒树死亡，可采取增加磷钾肥使用量，提升苗木免疫力，及时剪除染病树根，并用 Bé 石硫合剂对剪口进行消毒，同时施以草木灰对该病进行防治。

（三）采收和加工、贮藏

1. 采收　花椒一般多在"立秋"前后果实成熟。果实成熟后，色泽由绿白色变为红色或鲜红色。当果实完全变为鲜红色，且呈现油光光泽时，表明果实充分成熟；如果椒果变红，但不具鲜红的油光光泽，表明果实尚未完全成熟；若部分果实开裂，红色变暗，失去光泽时，则表明过熟。在花椒果实尚未完全成熟时采收，会造成果实红色色泽感差、麻香味淡、香气少等问题。果实过熟时采收，则存在果实红色色泽变暗、麻、香味降低，并且发生落果的问题，若正在树上开裂的椒粒遇多雨天气，则易发生变色、发霉，影响产量和品质。因此，当果实呈现鲜红的油光光泽时，是花椒采收的最佳时期。花椒有些品种如小椒容易崩裂，成熟后应在 1 周内抓紧时间采收完，否则将造成不必要的损失。而有些品种如大红袍花椒，因果实成熟后，果实不开裂，采收时间可以适当推迟一些。花椒宜在晴天采收，采收时是从果穗总柄处采下，切不可用手指捏着椒粒，每个采果篮里厚度一般不超过 30cm，以免压破果皮上的油腺，减少花椒麻香味，从而影响其色泽和品质。

2. 加工　花椒的干制，在生产上主要以晾晒干为主。①晾晒。就是将采收的鲜花椒，先摊放在干燥、通风的阴凉处，经 1 ～ 2d 使一部分水分蒸发后，移至阳光下

暴晒，以 1d 晒干者质量最好。晾晒时把花椒摊放在竹席或布单上较好，不宜将其放在石板或水泥地面上。由于石板和水泥地面温度高，容易使花椒受高温而变色，品质下降。②花椒采收后，先集中晾晒 1d，然后装进烘筛送入烘房烘烤，装筛厚度为 3 ～ 4cm 。烘烤时，温暖应由低到高，逐渐升温。若加温过快，花椒的油腺体容易破裂而"跑油"影响质量。火炕烘制用木炭或无烟煤较好，若用木柴或有烟煤烘制，则品质下降。在烘烤开始时，烘房温度应控制在 40 ～ 50℃，2.5h 后升温至 60℃，再烘烤 8 ～ 10h，待花椒含水量小于 10% 时即可取出。在烘烤过程中要注意排湿和翻筛。开始时每隔 1h 排湿和翻筛一次，之后随着花椒含水量的降低，排湿和翻筛的间隔时间可以适当延长。花椒烘干后，连同烘筛取出，筛除籽粒及枝叶等杂物，按标准装袋即为成品。装袋后的花椒应在阴凉干燥处贮存。

3. 贮藏　花椒贮藏必须采用"低温低湿密闭贮藏法"，即采用 0.20 ～ 0.24mm 厚的聚乙烯塑料薄膜袋盛装，经密封后，贮藏在 1 ～ 5℃ 的低温库房内，并要求贮藏库的相对湿度保持在 60% ～ 90%。若花椒数量不多，可装入 0.20 ～ 0.24mm 厚的聚乙烯塑料薄膜袋内，经密封存放在阴凉的地下室或通风的房屋内即可。家庭贮藏少量花椒或花椒粉时，可盛放在有盖的广口玻璃瓶内，随用随取，用后盖严，以防吸湿受潮和芳香气味的挥发。花椒油装瓶后，也应存放在阴凉的地下室或通风的房屋内。

十一、玫瑰花

玫瑰为蔷薇科植物玫瑰 *Rosa rugosa* Thunb. 的干燥花蕾。味甘、微苦，性温。气芳香浓郁，归肝、脾经，功效为行气解郁，和血，止痛。用于肝胃气痛，食少呕恶，月经不调，跌扑伤痛。

玫瑰花含有挥发油、黄酮、倍半萜类、酯类、维生素、多糖、氨基酸、生物碱等。挥发油是玫瑰花中重要的化学成分，也是玫瑰花精油的主要组成部分。药用玫瑰的品质与其挥发油含量有关。其栽培管理技术总结如下：

（一）生物学特性

玫瑰喜阳光充足且较干燥气候，耐寒、耐旱、怕涝。对土壤要求不严，一般庭院及地块均可种植，但以丘陵地带、较肥沃的砂质土壤为优。2月中旬至 3 月下旬叶芽萌发，4 月上旬展叶，4 月中旬孕育花蕾，6 月左右开花，11 月下旬叶片干枯。

（二）栽培

1. 品种选择　经过科技工作者的多年努力，已培育出了药用红玫瑰、食用玫瑰、

丰收化瑰、重瓣玫瑰或紫枝玫瑰等品系，这些品系色泽鲜艳，挥发油等成分含量高。一般选择专业机构或公司培育好的种苗或自己嫁接苗进行栽培。

2. 选地与整地　药用玫瑰栽培宜选择土层深厚、土壤结构疏松、排水良好、富含有机质、地下水位低的沙质土壤为宜。一般每亩施堆肥 3000kg，深翻 20 ～ 30cm，然后整平做畦。

3. 移植定栽　移植定栽按株距 0.6 ～ 0.8m，行距 1.5 ～ 2m 挖穴，穴径 50 ～ 60cm，穴深 40 ～ 50cm 或挖深宽各 0.6 ～ 0.8m 的定植沟。施入适量土杂肥，上盖约 5cm 细土，将玫瑰种苗或嫁接的玫瑰苗栽入穴内，同时将根系向四周理平放开，盖土，踏实，浇透定根水。种苗或嫁接苗要求砧木根系发达，株高 30mm，茎粗 3 ～ 4mm。栽植时间有春栽和秋栽，春栽在玫瑰萌动前的早春进行，秋栽在 10 月份至 12 月份。

4. 田间管理

（1）修剪整枝：修剪分为冬春修剪和花后修剪。冬春修剪，在玫瑰发芽前或落叶后进行，疏除病虫枝、过密枝和衰老枝，适当短剪，促发分枝。对于长势弱、老枝多的玫瑰株丛要适当重剪，促进萌发新枝，恢复长势。夏末采收花后的修剪主要针对生长旺盛、枝条密集的株丛，疏除密生枝、交叉枝、重叠枝，并适当轻剪。

（2）中耕除草：每年进行 4 ～ 5 遍，保持土壤疏松。中耕深度一般为 10 ～ 15cm，勿伤及根。

（3）合理施肥：秋季采收后，在植株周围开环状沟追肥，以施农家肥为主。每亩用量为 2000 ～ 3000kg，可加入适量饼肥、钙肥，拌匀后施入，并进行 1 次冬灌。早春玫瑰花芽开始萌发时，施以氮为主、氮磷结合的速效肥料，如尿素、磷酸二铵等按每亩 10kg 为宜。在玫瑰现蕾开花阶段需每亩追施速效复合肥 10kg。施肥时若发现土壤干旱，应灌一次透水。

（4）灌溉与排水：干旱会减少花的产量，降低花的品质。在旱季应注意适时灌溉，雨季要防涝排水，以防烂根。

（5）根际培土：在玫瑰落叶后，需对玫瑰基部进行培土 3 ～ 8cm 厚，促进根系的生长。栽植 2 ～ 3 年后，需深翻改土，采收后结合施肥，分年进行。从定植穴外缘顺行向，沟宽 50 ～ 60cm，深 40 ～ 50cm，深翻时尽量少伤植株大根。

5. 病虫害防治

玫瑰的病虫害主要有锈病、白粉病、黑斑病、天牛、金龟子及红蜘蛛等。

防治方法：玫瑰园需合理密植，改善通风、透光条件，降低田间湿度，增施磷钾肥以增强植株抗病力。冬季修剪后应彻底清园，春季和生长期需及时发现并剪除锈病、白粉病和黑斑病危害的枝条。

（1）金龟子：用辛硫磷 200 倍液或乐斯本喷施或制成毒土，撒施在树盘土壤上，可杀死大量出土金龟子成虫。

（2）红蜘蛛：5～6 月喷 73% 螨特乳油 2000～4000 倍液或 20% 三氯杀螨醇1000 倍液或 50% 硫悬浮剂 400 倍液防治；6～8 月可喷 2～3 次 50% 甲基拖布津800 倍液或 50% 退菌特可湿性粉剂 600 倍液或 1∶2∶200 波尔多液防治。

（三）采收和加工、贮藏

1. 采收　药用玫瑰花一般分三批采收，分别称为"头水花""二水花"和"三水花"。其中"头水花"肉质厚、含油量高、香味浓、质量最佳。采收标准：花蕾已充分膨大但未开放，采收时间为 4 月下旬至 5 月下旬，即盛花期前。而提炼玫瑰精油的花要掌握在花开放盛期采收，时间在 5 月上、中旬。此阶段花朵含玫瑰油量最高。采收标准为花朵刚开放，呈环状；如花心呈黄色，虽花已开，花瓣尚未全部展开完全，但香气最浓。如花心变红时再采收，质量则明显下降。具体采花时间宜选择晴天，从清早露水将干时开始，即 8～10 时采收的玫瑰花在一天中含油量最大；如遇低温，花未开放，则可推迟采花时间。

2. 加工　药用花需采用文火烘干。具体操作方法：先晾去水分，依次排于有铁丝网底的木框烘干筛内。花瓣统一向下或向上，依次顺序更换文火烘烤，到花托掐碎后呈丝状时，表示已干透，一般头水花 4kg 可烘干品 1kg，其他时期采收的花为4.5～5kg 烘 1kg。分级时，以含苞未放、香味浓郁、身干色红、鲜艳美丽、朵头均匀、无霉变、无散瓣、无碎瓣者为佳。花朵开放，日光曝晒，散瓣、碎瓣者质量较差。

3. 贮藏　置阴凉干燥处，避光保存。民间贮藏方法：将经干燥的花分装在纸袋里，再贮藏在有石灰的缸里，加盖密封。以后，每年在梅雨季节更换新石灰。

十二、佩兰

佩兰为菊科植物佩兰 *Eupatorium fortune* Turcz. 的干燥地上部分，气芳香，性味辛，味微苦。主产于山东、江苏、江西、浙江、湖南、湖北、云南、四川、贵州、广西、广东及陕西。佩兰的药用历史悠久，入药始载于《神农本草经》，具有芳香化湿，醒脾开胃，发表解暑功效。用于湿浊中阻，脘痞呕恶，口中甜腻，口臭，多涎，湿温初起，暑湿表证，发热倦怠，胸闷不舒。佩兰的主要化学成分有单萜、倍半萜、植物甾醇、黄酮、苷类、香豆素和生物碱等化合物。其挥发油的主要成分是单萜及倍半萜。研究表明，其挥发油成分具有祛痰、抑菌、抗炎、抗肿瘤、增强免疫力等作用，具有广泛的应用前景。佩兰中挥发油含量一般为 0.1%～0.4%，在 2020 版《中国药典》中对佩兰挥发油含量规定：佩兰的挥发油含量应不少于 0.30%（mL/g）。佩兰药材的品质与其栽培、采收及加工贮藏方式等密切相关。

（一）生物学特性

为多年生草本植物，高 30～120cm，根茎横长，稍长。茎直立，下部光滑无毛。叶对生，通常 3 全裂，中间裂片较大，呈长方状椭圆形；两侧裂片较小，卵状披针形或披针形，边缘有粗锯齿。多数为头状花序，在花枝顶端或茎顶排列成伞房状，总苞片先端钝；每个头状花序具小花 4～6 朵；花两性，全为管状花，淡紫红色；雄蕊 5 个；子房下位，柱头 2 裂。瘦果长倒卵形，具 5 棱，黑褐色。花期为 7～9 月，果期为 8～10 月。

佩兰喜温暖湿润气候，在高温、高湿环境里生长较快，对土壤要求不严。气温低于 19℃时，生长缓慢，最适宜生长温度 20～25℃。怕旱，土壤干旱则植株矮小，生长慢，产量低。怕涝，地内有积水停止生长或死亡。对阳光照射要求很严，阳光照射直接影响茎中挥发油的含量。茎中挥发油含量在晴天比阴天高，中午高于早晨和晚上，所以采收一般宜在晴天的中午进行。

根系发达，在茎基和地下茎上能发出许多分枝，分枝能力强。肥沃、疏松的沙质壤土较有利于生长，重盐碱地不宜栽种。

（二）栽培

1. 选地与整地　野生佩兰多生长于树林、草场地带。人工栽培可利用荒地、空地和低山种植。应选择阳光充足、排水良好，灌溉方便的地方种植，土壤要求疏松、肥沃、湿润的沙壤土为最好，忌低洼地和盐碱地。每亩施优质土杂肥 4000～5000kg，三元复合肥 50～60kg，深耕细耙至平整，做畦宽 120～130cm，长可根据地形、灌溉条件而定。

2. 繁殖方法　佩兰用根状茎繁殖，春秋两季均可播种，以春季播种较好。在 11 月至次年 3 月，选择白色粗壮、附有芽眼的根茎，剪成 6～10cm 长的小段，在畦上按株行距 6cm×30cm，开沟宽 10～13cm，深 3～6cm，斜放根茎，芽眼向上，覆土整平，稍加力压紧，浇水，盖隔墒土，保持地表湿润、疏松，12～15d 出苗。每畦栽 3 行，每公顷播种量为 1500kg。

3.田间管理 苗期应保持土壤湿润，浇水后需及时松土、除草，防止土壤板结。

（1）间苗补苗：在苗高 12 ～ 15cm 时进行间苗，每穴留壮苗 1 ～ 2 株。缺苗者及时补齐。

（2）中耕除草：苗期土壤板结或浇水后及时中耕松土，及时除草。重点放在小苗 10cm 高前和割第一遍地上茎之后，封垄后停除。

（3）追肥：当年施肥 3 ～ 4 次。在苗高 6 ～ 10cm 时追 1 次肥，每亩施人畜粪水 1000 ～ 1500kg。苗高 20 ～ 25cm 时，施第 2 次肥，每亩施三元复合肥 25 ～ 30kg。第一茬苗收割后，紧接着施 1 次肥，每亩追施人畜粪水 2000 ～ 2500kg，或三元复合肥 40 ～ 50kg。第二茬苗高 20 ～ 25cm 时，再追施 1 次农家肥和三元复合肥。

（4）排灌：播种后，应保持土壤湿润。生长期遇到干旱，应及时浇水。多雨季节，需及时排除积水。

4.病虫害的防治

（1）红蜘蛛：是危害佩兰的主要虫害。可用 1.8% 阿维菌素 1500 ～ 2000 倍液或 5% 卡死克 1000 倍液或 2.5% 功夫 2000 ～ 3000 倍液喷雾防治。

（2）根腐病：可用 50% 多菌灵 500 倍液或 1.5% 菌立灭 600 倍液或 10% 根乐时 1000 倍液防治。

5.留种 每隔 2 ～ 3 年，应根据实际情况翻种一次，避免让根茎生长过密。用作繁殖的根茎，应选白色、肥大、均匀、无病虫害、节密的新发地下茎。佩兰移栽一般宜在连续晴天时进行，最好是现挖现种。一时移栽不完的，可摊放阴湿处，切勿堆积。如要外运，应妥善包装，严防风干与发热霉烂。

（三）采收和加工、贮藏

1.采收 佩兰每年可采收 2 ～ 3 次，一般在"夏至"至"小暑"期间割头茬，"立秋"至"处暑"期间割二茬。如果头茬、二茬抓紧割，入秋后还能割三茬。但在"霜降"后不能再收割，以免影响质量。佩兰具体采收时间宜把握在花蕾期采收，此时挥发油含量最多、品质最好。收割时不能离地面太高，一方面影响产量，另一方面影响下一次的生长，同时也直接影响产量。

2.加工 佩兰的传统加工方法是：选晴天采收，采收后立即摊晒至半干，扎成束，放回室内回潮，再晒至全干。亦可晒 12h 后，切成 10cm 长小段，晒至全干。不同干燥温度和方式会直接影响佩兰挥发油的含量，研究表明，不同产地的佩兰建议在 40℃ 下热风干燥，以最大限度保留其中的挥发油成分。

3.贮藏 佩兰在贮藏保管中极易受温湿度、空气、风、时间以及包装方式的影

响，使其挥发油散失，从而导致挥发油含量减少，直接影响药材品质。研究表明，塑料袋包装与牛皮纸袋包装挥发油含量流失较快，贮藏期较短；真空包装效果最佳，饮片贮藏有效期最长。真空包装密闭性最好，可有效防止饮片与空气接触而发生氧化变质，也可减少饮片气味散失致挥发油含量降低。此外，真空包装还可较好地控制饮片与空气中的水分和热量结合，从而减少了温湿度对其的影响。因此建议佩兰以真空袋包装，以利于其长期贮藏。

十三、青蒿

青蒿为菊科植物黄花蒿 *Artemisia annua* L. 的干燥地上部分，在《神农本草经》中称为草蒿，列为下品。其性寒、味苦，归肝、胆经，具有清虚热，除骨蒸，解暑热，截疟，退黄的功效。常用于温邪伤阴、夜热早凉、阴虚发热、骨蒸劳热、暑邪发热、疟疾寒热、湿热黄疸。挥发油是青蒿的主要化学成分之一。不同产地的青蒿挥发油化学成分差异较大，以倍半萜和单萜为主，主要成分是樟脑（Camphor）、1,8-桉叶素（1,8-cineole）、蒿酮（Artemisiaketone）、石竹烯氧化物（Caryophylleneoside）、石竹烯（Caryophylene）、芹子烯（Seltnene）、莰烯（Camphene）、蒎烯（Pinene）和大根香叶烯 D（GermacreneD）等化合物。青蒿挥发油临床用于治疗神经皮炎、真菌等多种疾病，能诱导人肝癌细胞发生凋亡。

20 世纪 70 年代，我国首次从青蒿中分离出抗疟单体青蒿素，青蒿素的发现为人们有效对抗疟疾提供了里程碑式的成果。随着人们对青蒿素的需求越来越大，青蒿的栽培也在不断发展并且逐渐国际规范化种植。

（一）生物学特性

青蒿在我国广泛分布，对生态环境的适应能力强。喜湿润，忌干旱，怕积水，对土壤要求不严。适应高温和光照充足的环境，栽培以 pH5.5 ～ 7.5、排水良好的壤质土为宜。

（二）栽培

1. 品种选择 人工栽培的青蒿种子主要来源于野生资源，种子品种繁多，良莠不齐，应选择青蒿素含量较高、株型呈柱型、分枝多、小叶片紧密的品种。

2. 播种育苗 青蒿种子很小，每克种子4500 ～ 5000粒，千粒种仅重0.2 ～ 0.22mg，具有与土壤亲和力弱、随风飘浮的特点，不易直播。直接播撒种子，还存在难以控制均匀出苗的问题，需要进行育苗才能保证栽培效果。

（1）苗床的准备：育苗可采用日光温室、大棚和小拱棚，可统一集中育苗也可农户分散育苗，甚至可在室内进行。不管哪种方法育苗，必须保证地温在12℃以上、室（棚）温15℃以上。苗床宜选择土层深厚肥沃、土质疏松、排灌方便的沙质壤土，一般做畦宽1～1.5m、长5m，畦东西走向为佳。将骡马粪、土、河沙各1/3混合后均匀铺10～15cm厚，每亩再施入30kg复合肥，整平耙细。育苗期间注意控制苗床内温、湿度，出苗后及时除草和施用清粪水促苗。

（2）播种：播种时间宜在3月初。播种前应将苗床充分淋湿，播种时先将种子掺入细沙混匀后，撒于畦面，然后覆盖一层草木灰，以遮住种子为宜。每亩播种量100～150g，可出苗25万株左右。播种完盖好地膜、棚膜。

（3）苗期管理：出苗后应注意防止低温、干旱伤苗，需及时发现杂草并拔除。苗高3.3cm时追1次磷二铵，每亩7.5kg兑水100kg喷施。移栽前1周每天上午8～9点揭棚，下午4～5点盖棚，逐步加大放风口直至全部揭开，反复炼苗。播后60～75d，幼苗高15～20cm时移栽到大田。

（4）间苗和定苗：播种后如果温、湿度控制适宜，10～20d即可出苗。出苗后，如果幼苗过密，应进行间苗，以增大幼苗的营养面积，扩大其间距，使幼苗间空气流通、日照充足、生长苗壮。间苗通常在子叶发生后进行，不可过迟，因苗株拥挤易引起徒长，不利育出壮苗。间苗时，应适当拔除过密苗、瘦弱苗、病虫苗、徒长苗或畸形苗，除去混杂其间的其他品种的幼苗和杂草。按株距10cm左右及时疏苗，幼苗5～7片真叶时，即可移栽定植于大田内。

3.选地与整地 选择地势较平坦、向阳、土质疏松、土层深厚、保水、保肥力较好的旱地、旱田或缓坡地，不宜选用瘠薄地、石砾地、洼田涝地、陡坡地等种植青蒿。选好地块后，要精耕细整地，一般在移栽前，要深耕23～27cm，耙碎后，每亩施腐熟的粪肥或沼肥1000～1500kg。然后再进行1次犁耙，使土质松软，细碎，平整，土肥混合均匀。

4.育苗移栽 4月中旬至5月上旬移栽。移栽前南北向做宽1.3m的畦，沟深10～15cm，畦内按株行距35cm×35cm挖穴，每穴一株，每亩栽3000株左右。将青蒿苗栽入穴内，保证根系自然放开，盖土，踏实，浇透定根水。

5.田间管理

（1）补苗：定植后7～10d进行查苗补缺。定根水浇后地面见干时进行第1次中耕除草、松土，30～50d植株封行前再进行1～2次的中耕除草、松土。

（2）打顶：当青蒿苗长高至0.5～1m，摘去顶端0.5cm的嫩尖，以促进侧枝萌发新芽，提高产量。

（3）水分管理：排灌条件好的，应浇透定根水，以保持土壤湿润，提高成活率。土壤浸水时，根系生长差，植株易发黄、矮小，严重时可导致根系腐烂、植株死亡。因此，雨水季节应及时做好排水工作。

（4）施肥：速效性肥料如腐熟人粪尿、尿素、硫酸铵、氨水、过磷酸钙等均可作为追肥，施用方法依肥料种类及植株生长情况而定。追施化肥，可在植株行间开浅沟条施。以人粪尿做追肥的，可与灌水浇灌同时进行。还可采用根外追肥，一般都在生长后期进行，可在植物茎、叶上喷施一定比例的磷、钾肥或微量元素的水溶液叶面肥。

6. 病虫害防治

（1）黄萎病：移栽时可用40%五氯硝基苯粉剂进行土壤消毒预防，发病初期可喷施用50%多菌灵可湿性粉剂450倍液。

（2）茎腐病：在发病初期，每亩可用1%硫酸亚铁或70%甲基托布津100g兑水45L及时喷淋防治，或用40%灭病威300～500倍液喷施。为防止蔓延，应做好理沟排水工作。

（3）白粉病：在高温、高湿气候条件下，该病害传播较快，需及时发现并控制。发病初期可喷洒50%甲基托布津可湿性粉剂1000～1500倍液。

（4）青蒿瘿蚊：在虫瘿初期，可选用50%乐果乳剂1000倍液或48%乐斯本1000倍液及时喷施。大田防治可再加80%敌敌畏1000倍液喷施，有利于快速杀灭瘿蚊成虫。

（5）小地老虎：使用90%敌百虫30倍水溶液拌鲜草5kg，进行诱杀。

（6）蚜虫：可用25%扑虱灵100g兑水45L手动喷雾防治。

（7）黄蚁：为害初期以48%毒死蜱1000倍液浇灌受害植株根茎部。

（三）采收和加工、贮藏

1. 采收　在生长盛期至花蕾期之前，青蒿的营养体重量最大，应及时进行采收。此时青蒿素含量也是最高，过早则叶片产量低，过迟则青蒿素含量下降。具体采收时间应选择晴天抢收。收割时砍倒主秆，在大田晒1d，第二天收起在晒场晒干。如采收期间遇阴雨天气，应及时采取烘干处理措施，防止造成蒿叶霉烂、小叶片脱落等损失。

2. 加工　青蒿晒干后，青蒿素含量较阴干高。因此产地加工青蒿时应以晒干为最好，其次才是阴干，应避免直接烘干。

3.贮藏 置阴凉干燥处避光、密封保存。

十四、鱼腥草

鱼腥草为三白草科植物蕺菜 *Houttuynia cordata* Thunb. 的新鲜全草或干燥地上部分。鱼腥草性辛、味微寒，归肺经，具有清热解毒、消肿疗疮、利尿除湿、清热止痢等功能，主要用于肺痈吐脓、痰热喘咳、热痢、热淋、痈肿疮毒等症。鱼腥草广泛分布于我国中部、东南及西南各省区，以湖南、湖北、四川、江苏等省居多。鱼腥草的主要有效成分为挥发油，挥发油中含癸酰乙醛、月桂醛、甲基正壬基甲酮、a-蒎烯、芳樟醇等挥发性成分，其中癸酰乙醛和甲基正壬酮为鱼腥草挥发油类的代表性活性成分。现代药理研究证明：鱼腥草挥发油对上呼吸道感染、支气管炎、肺炎、慢性气管炎、慢性宫颈炎和百日咳等均有较好的疗效，对急性结膜炎和尿路感染等也有一定疗效。

（一）生物学特性

野生鱼腥草生长于阴湿沟地或水边低地，喜温暖潮湿环境、忌干旱、怕强光。在肥沃的腐殖质壤土及砂质壤土中生长最好，黏土和碱性土壤不宜于栽培。

鱼腥草生长前期，需要较高的温度和潮湿的土壤。土温 12℃ 开始出苗，生长前期适温 15～25℃。地下茎成熟期的适温是 20～25℃。

（二）栽培

1.繁殖方法 鱼腥草繁殖在生产上主要采用根状茎切段繁殖和扦插繁殖的方法，也可用种子繁殖，但种子繁殖由于成苗慢、技术要求高、难度大，故多不采用。

（1）根状茎繁殖（种茎繁殖）：鱼腥草大面积栽培需要一定数量的种茎，种茎的来源可用野生鱼腥草（有白茎和红茎两种，红茎鱼腥草香味更浓）或专业育苗机构出售的种苗。若用野生鱼腥草作为种源，在种植之前需对野生鱼腥草进行分株、插枝处理以获得更多种茎。分株繁殖宜在每年 3～4 月份进行，将野生鱼腥草分株之后及时栽种到砂质壤土地中，或直接移栽到大棚内。

（2）插枝繁殖：插枝繁殖宜在春季或夏季进行，可将无病害、健壮的鱼腥草种茎截成长 12～15cm 的小段，直接移栽到沙壤土苗床上，待扦插茎生根之后再移植到大棚中。

（3）定植：育苗时间一般为 2 个月，选择无病斑、色白、粗壮、健康的根茎截成小段，要求每段种茎上具有 2 个腋芽，然后将其定植到苗床上。定植后应及时浇水以确保床土保持湿润；遇雨要及时排除田间积水，否则植株根系易因长期积水而发生腐烂。

2. 选地与整地 选择土层深厚、土质疏松、肥沃、有机质含量高、保水和透气性良好的土壤。地块深翻要超过 25cm，然后耙平、耙碎，做到地块平整、疏松。

3. 栽培技术 鱼腥草栽培技术有露地栽培、大棚栽培以及套种栽培等技术。

（1）露地栽培：鱼腥草的育苗基质、种植温度等影响鱼腥草的生产率和药性品质。具体操作步骤要先开挖宽度 50 ～ 60cm、深度为田泥厚度 2/3 的一条小沟，将稻草放入沟中摊平，在稻草上撒上磷肥和草木灰，再盖上 2cm 的细土，在细土上撒带有 2 ～ 3 芽的鱼腥草种茎，最后浇水保持沟内湿润。

（2）大棚栽培：搭建长 25 ～ 30m、宽 5 ～ 6m、高 3 ～ 5m 的塑料薄膜大棚，棚内土壤以沙壤土为宜，土壤要求 pH5.0 ～ 6.5，有机质含量 20 ～ 25g/kg。播种前将棚内地起垄，垄宽 1.5 ～ 2m，垄长为大棚的长度。按每公顷 600 ～ 750kg 的播种量，将有 2 ～ 3 芽的鱼腥草种茎撒播在垄面上，再覆盖 10 ～ 15cm 细土。该栽培方法与露地栽培相比，可大大缩短鱼腥草的生长生育期，可显著提高鱼腥草地上部分在冬春季的生物产量。尤其在如陕西、青海、新疆等北方地区，栽培鱼腥草，大棚设施必不可少。

（3）套种栽培：可在油茶林地和玉米地套种，可将鱼腥草的种茎分别种在李、梨、桃等果园。油茶林下套种鱼腥草操作技术关键点：在油茶林整地时，施足发酵充分的有机肥、草木灰以及过磷酸钙，将栽种行起垄成龟背形。栽种行上开宽 12 ～ 14cm、深 10cm 种植沟，沟内摆放具有 2 ～ 3 芽的鱼腥草种茎，并盖细土。

4. 田间管理

（1）出苗前管理：播种后土层表面发白，浇 1 次保墒水。高温干旱时，播种后要保持土壤湿润 1 周左右，以免种茎干枯、发芽率降低。

（2）出苗后管理：苗出齐后，每亩施尿素 5kg 或浇施腐熟清粪水 1000kg 提苗；茎叶旺盛生长期，撒施复合肥 10kg 或浇施清粪水 1500kg；6 月再追肥 1 次，每亩用复合肥 8 ～ 10kg，促使植株在高温干旱来临前封行。

（3）封行后管理：用 0.2% ～ 0.3% 的磷酸二氢钾液、按每次每亩喷施 60kg 喷施叶面，每隔 7 ～ 10d 喷施 1 次，连续喷施 2 ～ 3 次，可增加鱼腥草香味和产量。

5. 病虫害防治

（1）紫斑病：在植株发病率达 20% 时喷洒 78% 科博（波尔·锰锌）可湿性粉剂或 3% 多氧清（多抗霉素）水剂，隔 7 ～ 10d 喷 1 次，连续喷 2 ～ 3 次。

（2）红蜘蛛：5% 唑螨特 15mL 兑水 15kg 喷雾防治。

（3）茎腐病：宜发病初期及时选用 70% 甲基硫菌灵可湿性粉剂 800 倍液或 50% 多菌灵可湿性粉剂喷雾防治，每 7～10d 喷 1 次，连续喷施 2～3 次，或用适乐时 1000 倍液浇灌病株根茎和邻近植株。

（4）白绢病：宜发病初期喷施四霉素 500 倍液在病株茎基部，或用适乐时（咯菌腈）1000 倍液浇灌病株根茎和邻近植株；严重时应采用轮作，以水旱轮作效果最好。

（三）采收、加工和贮藏

1.采收　不同采收期鱼腥草鲜品中挥发油中各成分含量差异较大。研究表明，新鲜鱼腥草药材无论是地上部分、地下根茎或全草，在 6、7 月采收的鱼腥草中以癸酰乙醛为代表的挥发性成分的含量均高于 4、5 月采收的鱼腥草，所以建议在 6～7 月采收鱼腥草。而在 4～7 月采收的鱼腥草药材中，单位质量的地下根茎中所含癸酰乙醛和挥发性成分均较全草和地上部分高；

2.加工　常用的干燥方法有晾干、晒干、烘干和冷冻干燥等。将采集的鱼腥草去除泥土、杂质、烂叶和老叶后应尽快洗净、沥干，将粗细相同、成熟度一致的合并集中摊开进行干燥。干燥后的鱼腥草以淡红褐色、茎叶完整、气味浓郁、无泥土等杂质者为佳品。

（1）烘干法：需要逐步加温，维持温度为 55～60℃，干燥后逐步降温。烘干过程中火力要均匀，并上、下、前、后调换竹筛，定时通风排湿几次。充分干燥后，将干成品放入木箱等容器中，用薄膜覆盖，经 1～3d 回软后，合格产品包扎成小把，或截成 3～4cm 的小段，密封包装。

（2）冷冻干燥法：将不同部位鱼腥草切成约 0.3cm 小段，均匀将小段平铺在托盘里，以 2～3 层厚度为宜，再将托盘置于冻干机中，-80℃预冻过夜，抽真空冷冻干燥约 8h（-60℃）。

在相同的干燥程度下，冷冻干燥处理的鱼腥草与晾干、晒干处理的样品相比，能保留相对较多的癸酰乙醛等挥发性成分，但干燥成本较高。

3.贮藏　鲜鱼腥草置于阴凉潮湿处，干鱼腥草置于阴凉密闭干燥处贮存。

十五、草果

草果为姜科植物草果 *Amomum tsao-ko* Crevost et Lemaire 的干燥成熟果实，主

产于云南、广西、贵州等地，具有燥湿温中、截疟除痰的功效，用于寒湿内阻、痞满呕吐、疟疾寒热、脘腹冷痛、瘟疫发热、胸膈痞满、恶心呕吐、泻泄、下痢等证。在民间，草果主要运用于咽喉感染、腹痛、胃功能失调、消化不良、恶心呕吐、疟疾、腹泻等。挥发油含量是评价草果的品质好坏的一个重要指标。2020版《中国药典》规定，草果种子团含挥发油不得少于1.4%（mL/g）。

（一）生物学特性

草果属多年生宿根丛生常绿草本植物，根茎呈淡紫红色，横走，粗壮有节，略似生姜。草果一般生长于海拔800～1900m的热带、亚热带低山区，以海拔1300～1700m最为适宜。喜散射光，怕强光直射，主要生长在常绿阔叶林或常绿落叶混交林下。植株正常生长发育的光照强度要求在1000～10000lx，以4000～8000lx最为适宜，相应的荫蔽度为50%～60%，而幼龄果园对荫蔽度的要求则以60%～70%为宜；同时怕炎热，生长地区年平均气温要求在16～22℃，其中以年平均气温17～19℃、温暖阴凉、冬季雾多湿度大的山区最为适宜；草果喜湿怕旱，要求土壤含水量达40%左右，花期空气湿度为75%为宜，而生长旺盛的6～8月则要求85%左右的相对湿度；一般土层深厚、富含腐殖质、排水良好、pH值4.5～6.5的酸性、微酸性沙质壤或黄壤最适合草果生长。

草果植株具有以老株分化新株来替代生长的分株习性，当环境资源不足时，老株就减少笋的分化数量而增加笋的根状径的节数和节间长度，寻求新的生境和资源，造成植株衰败，产量降低。草果各花朵相互间在外观形态特征上没有什么本质区别，根据花药和柱头的行为，可把花分为OOU和OND两种类型，植株也分OOU植株和OND植株两种，两类植株在传粉上有着微妙的关系：上午OOU植株为OND植株提供花粉；下午OND植株为OOU植株提供花粉。草果自花结实率极低，两种花只能互为传粉，昆虫成为两类植株间异花传粉的重要媒介，昆虫的种类、形态、行为及其数量是决定草果能否结实和结实率高低的先决条件之一。

（二）栽培

1.选地与整地　草果园地一般多选择三面环山、一面开阔的山区坡地，坡向朝南或东南向，坡度以15°～30°为宜。要求空气湿度较大、土壤深厚、疏松肥沃、排灌方便，有较好的阔叶混交林作荫蔽、传粉昆虫较多的山坳林地。将过密的林木砍除，清除树根、灌丛、杂草与石块。播种前，土深翻20～25cm，翻耕后打碎土块，施足底肥，每公顷施草木灰30.0～37.5吨。起高畦播种：畦高20cm、宽120～150cm。将堆肥、厩肥和火烧土等作基肥，与表土拌匀后待植。

2.种子的选择与播种 在8～9月份，草果果实由鲜红转为紫红色，种子由白色变为银灰色，并有较浓的香味时，表示种子团已达到成熟。从中挑选出株型紧凑、结果大、粒多、产量高、生长旺盛、健康无病害的植株果实团作为繁育种苗的种源。将选取的鲜果置于较微弱的阳光下晾晒2～3d，每天晒3～4h；晾晒后剥去外果皮，取出种子团，洗净果肉，用清水浸种10～12h。最后用草木灰搓散种子团和外层的果肉及胶质，即可播种。一般采用随采随播的方法为佳，如不需要马上播种，可按种子与湿草木灰1∶3的比例装入罐内贮藏，或藏于湿沙中，或阴干贮藏。贮藏的种子不能暴晒或烘熏，否则会使种子丧失发芽力。种子不能干藏，否则会影响发芽。以秋播为好，采种后最好于当年的9～10月中旬播种，此时的气温适宜，多在18～22℃，种子发芽快，发芽率高，成苗早。如10月下旬以后播种，这时的气温下降会影响种子当年发芽，因此，秋播一定要在10月中旬以前播完。播种方法多采用条播方式。播种时在畦面上按行距15～20cm、深15cm开沟，按株距6cm点播种子1～2粒。播后均匀、薄薄地覆盖1层细土或覆盖一薄层腐熟的干粪，并盖草或盖树叶遮阴，浇水保湿。在日平均气温18～22℃时，播后20d左右便可出苗，育苗期6个月左右即可定植。

3.分株繁殖 在春季新芽开始萌发前，从母株丛中选取1年生健壮的分株，剪去下部叶片，留上部叶片2～3片，以减少水分蒸发，利于定植成活。将带芽根茎挖起，截长7～10cm，截断后栽植。按株行距1.3m×1.7m开穴，植穴规格为50cm×50cm×40cm。每穴栽1株，覆土压实，浇足定根水。当幼苗长至60～120cm时，则可移栽。每年春季新芽出土前，将带芽的丛株根状茎挖出，截断后分离出1年或2年生的单株作种苗，分株栽植。

4.定植

（1）定植密度：一般按株行距1.7～2.0m，宽约30cm、深15cm左右挖穴，每穴栽苗1～2株。

（2）定植时间：草果一年四季均可栽种，但以春末夏初即在4月中下旬至5月上旬为宜。

（3）株型配置：在种植时，需根据草果植株和花的二型性及开花结果的特点，考虑2种植株的种群配置，使其比列协调（近似1∶1或适当增加OND植株比列）、分布均匀、相间排列。

5.田间管理

（1）辅助授粉：草果辅助授粉的方式较多，主要有以下几种：人为创造适宜草果传粉昆虫熊蜂、小排峰等的适宜生长环境，以增加授粉昆虫数量；可在开花前，按每公顷用硼砂 1.5kg 兑水 750kg 后进行叶面喷雾；可用 200 倍的蜂蜜或白糖溶液在开花期进行喷雾，诱导昆虫活动进行授粉。另外，还可采用人工抹粉法、推拉法等辅助授粉技术。

（2）肥水管理：当草果群体进入开花结果期，每年应根据草果生长、生育特点施肥 4 次。第一次在采果后的 11 ～ 12 月份，施攻苗肥。每亩重施有机肥 1200 ～ 2500kg、过磷酸钙 20 ～ 25kg，施后适当培土，以盖过匍匐茎 1/2 为度。同时割除枯苗、病苗、老苗等。第二次在惊蛰至春分前后，施壮花肥。每亩施人尿粪 100kg，尿素 2 ～ 4kg。第三次在谷雨前后，为保证草果花粉发育，进行根外施肥，每亩用 80 ～ 100kg 的磷酸二氢钾（0.3%）和 0.01% 硼酸混合液喷施叶面。第四次在小满至芒种前后，果实长成时，施保果肥，用 2% 的磷酸二氢钾加入 5mg/kg 2,4-D 喷果，促进幼果长大和降低脱果率。

（3）郁闭度的调节：草果定植 1 ～ 2 年就开始进入分株繁殖阶段，这一时期要求的郁闭度较大，一般达 70% ～ 80%；进入开花结果期，郁闭度可适当减少，郁闭度调节 50% ～ 60% 为宜。但在保水力差或缺乏水源的地段，仍应保持 70% 左右的郁闭度，以减少水分的蒸发。

6. 病虫害防治

（1）虫害：钻心虫主要危害草果植株的茎部，它的幼虫钻入植株茎内啃食，致使植株枯萎，严重时会使草果植株折断。防治方法：发现虫情应及时剪掉枯心的植株，并用 50% 的杀螟松乳油 800 ～ 1000 倍液喷洒（注意切不可提高浓度）。

（2）叶枯病：主要危害幼苗，一般在 3 ～ 4 月发病，严重时会造成叶片枯萎、倒苗。防治方法：①种前进行土壤消毒。②幼苗出土后，用 1：1：200 的波尔多液喷洒预防，5 ～ 7 天喷 1 次，连续喷洒 2 ～ 3 次。③发病后，拔除病株，并在病株周围喷施 50% 多菌灵 400 倍液或用 1：50 菲醌细土混合物，每隔 5 ～ 7 天喷 1 次，连续喷洒 2 ～ 3 次（注意不能超过 4 次）。还可在病株的周围按每公顷 1200 ～ 1500kg 的量撒石灰粉。

（三）采收与加工、贮藏

1. 采收　草果栽培 2 年后就可开花结果，6 ～ 7 年后进入大量结果期。9 ～ 10 月间在立秋后果实成熟，待果实呈紫红色而未开裂时采收。采收时，一般先将果序割下，再摘果实。

2. 加工　新鲜草果的干制方法有晒干、微火烘干和砂制等。晒干：将果实放入沸水中烫 2 ～ 3min，均摊于阳光下曝晒，再在室内堆放阴干 5 ～ 7d，使其颜色变成棕褐色即可。微火烘干：以微火烘烤，温度控制 50 ～ 60℃为宜，并勤翻动。在烘烤时要掌握火候，火大会烤焦。砂制：将草果置热砂中炒制，不断翻动，待草果表面鼓起呈灰暗褐色时，筛去灰砂，待凉后，将草果倒入旋转带式切药机内运转，即能将果皮压碎而种子不至破碎，随着机转的振动，果皮种子分离脱落，供调配或姜炙。

3. 贮藏　干燥加工后的草果宜贮存在阴凉通风处。因草果富含挥发油，种子有特异气味，故较少发生虫蛀，但易受潮生霉。贮存期间，应定期检查，以便及时发现、处理受潮或长霉。如温度湿度都比较高时，可将商品密封自然降氧或抽氧充氮保存或放置于阴凉密闭处存放。

十六、砂仁

砂仁是我国"四大南药"之一，为姜科植物阳春砂 *Amomum villosum* Lour.、绿壳砂 *Amomum villosum* Lour. var. *xanthioides* T.L.Wu et Senjen 或海南砂 *Amomum longiligulare* T.L.Wu 的干燥成熟果实。在我国主要分布于广东、福建、云南、海南和广西等地；砂仁性温，味辛，具有化湿开胃、温脾止泻、理气安胎等功效，是中医治疗肠胃疾病的常用药。其有效成分主要是挥发油，且挥发油成分复杂，乙酸龙脑酯是砂仁挥发油主要化学成分和重要的药效活性成分，具有显著的抗炎、镇痛等活性。

一般情况下，砂仁随着种植年限的生长，产量和品质逐渐降低。科学合理的栽培、采收及加工对砂仁的产量和品质具有重要的意义。

（一）生物学特性

砂仁是多年生草本植物，喜热带南亚热带季雨林温暖湿润气候，株高可达 3m，茎散生；根茎匍匐地面，中部叶片长披针形，上部叶片线形，顶端尾尖，两面光滑无毛，叶舌半圆形，穗状花序椭圆形，总花梗被褐色短绒毛；蒴果椭圆形，成熟时紫红色，干后褐色，种子多角形，具有浓郁的香气，味苦凉。不耐寒，能耐短暂低温，–3℃受冻死亡。多生长在高温多湿、土壤肥沃、具有一定荫蔽的林地。在年平均温度 22 ～ 28℃（花期 22℃以上）、相对湿度 80% 左右、荫蔽度 60% ～ 70% 的环境生长较好，怕干旱，忌水涝。5 ～ 6 月开花，8 ～ 9 月果熟。开花期间需要昆虫授粉或人工授粉才能结果。开花结果在靠近根部的匍匐茎上。

土壤要求土层深厚、土质疏松、保水保肥力强的壤土和沙壤土。

（二）栽培

1.选地与整地 宜选空气湿润、光照适宜，常绿阔叶林的山坡及平原果树林下种植，土壤要求土层深厚、疏松肥沃，保水、保肥力强的砂质壤土或壤土，但要排灌方便。不宜选用重黏土、砂土。选择的环境应有利于传粉昆虫—彩带蜂等作巢繁殖，为授粉结果创造有利条件。一般情况下，砂仁授粉昆虫越多，越有利于花多、果多及产量多。

2.繁殖方式 砂仁的繁殖方式主要有种子繁殖和分株繁殖。

（1）种子繁殖：在8～9月选果实呈紫红色、粒多、粒大、饱满、无病害的成熟鲜果，在阳光下晒1～2d，堆放室内沤3～4d，捏破果皮洗净种子，晾干，就可直接用于秋播或用湿砂保藏至翌年春播。按常规方法育苗管理，每亩播种量3～4kg，苗床荫蔽度70%～80%。春季或秋季苗高约15cm时按30cm×30cm的株行距移植于大田。

（2）分株繁殖：选生长健壮，开花结果多的株丛，截取带1～2个嫩根状茎的壮苗为种苗，春秋或夏季定植于栽培地，株行距要求50cm×50cm。

绿壳砂仁和阳春砂仁既可用种子繁殖，也可用分株繁殖。为了避免有性繁殖所带来的分离现象，保持优良种性，则多采用分株繁殖，如丰产型阳春砂仁。

3.田间管理

（1）除草剪苗：定植后的头3年，每年除草4～5次，一般第3年植株郁闭，开始开花结果。开花结果后每年除草2次，第1次在花序未形成前，剪除枯、弱、病苗及过密的春笋。第2次在9～10月收获后进行，但不要剪去秋笋，以免影响第2年开花结果。

（2）施肥培土：未开花前，每年于春、夏、秋季除草之后施肥3次，用人畜粪水、草木灰、堆肥或尿素。第1～2年进行穴施。开花结果后，每年施肥2次，在3～4月除草剪苗后和9～10月收获后进行。春季每亩施过磷酸钙、菜籽饼各40～50kg、尿素3～5kg；冬季每亩施堆肥1500～2000kg、尿素5kg。每次都应混合堆沤熟之后撒施。在秋季采果后按每亩培新土1500～2000kg进行培土，以促进分株及根系生长，不要过多，以不覆没匍匐茎为宜。

（3）调节荫蔽度：砂仁为半阴性植物，需要一定的荫蔽条件。在不同生长生育阶段，对荫蔽要求不同。1～2年生幼苗需要较大荫蔽，以70%～80%荫蔽度为宜。到开花结果期，在壤土或荫坡种植的植株，以50%～60%荫蔽度为宜；在砂土或阳坡地种植，以60%～70%荫蔽度为宜。荫蔽度大小对砂仁生长及产果影响较大。荫蔽太少，则生长不良，易发生叶斑病、日灼病等；过阴则造成花少、果少、产量低。每年采收果实后需进行修剪及砍伐过密的荫蔽树，若荫蔽不够，应在春季补植。

（4）防旱排涝：砂仁怕干旱，忌水涝，喜湿润。由于根系浅，需经常保持土壤湿润，定植后第3年的秋季水分要求较多，以利秋笋生长；冬季花芽分化期要求水分较少。在花果期要求空气相对湿度90%以上，但地面积水则易造成烂花烂果，故应根据不同生长生育期对土壤水分和空气湿度的要求进行浇水和排水，以防旱排涝保丰收。

（5）人工授粉：由于花的构造特殊，自花授粉困难，导致自然结果率低，一般仅为5%～8%。砂仁在缺少昆虫传粉情况下不易授粉结实，故在自然环境较差的地方需进行人工辅助授粉，能大幅度提高产量。人工异花授粉比人工自花授粉的效果好，果实的经济性状和实生苗的生长势都较优越。每年6月初，砂仁盛花期时，可在每天上午9时至下午2时花开散粉最盛时，抓紧时机进行人工辅助授粉。人工授粉方法分抹粉法和推拉法两种：抹粉法是用一个竹片将雄蕊挑起，用食指或拇指将雄蕊上的花粉抹到栓头，再往下斜擦，使大量花粉塞进栓头，再往下斜擦，使大量花粉塞进柱头孔上。推拉法是用中指和拇指横向夹住唇瓣和雄蕊，先用拇指将雄蕊往下轻推，然后再往上拉，并将重力放在柱头部，一推一拉使大量花粉塞进柱头孔。在花粉量大时，推拉法比抹粉法效率高，人工授粉方法多采用推拉法，但花粉较少时则采用抹粉法较好。

4. 病虫害防治　砂仁的主要病害有茎枯病、白绢病、叶斑病、苗期根腐病和钻心虫、鸟兽害等，鸟兽害多发于果实成熟时，其余多发生于夏季炎热多雨季节。

（1）茎枯病：该病多发于7～8月雨季的苗床，在离地约6cm处缢缩干枯，幼苗倒伏死亡。可喷洒1∶1∶140波尔多液进行防治。

（2）白绢病：是危害砂仁的一个严重病害。可于7月初果实定型期，每亩用鲜石灰20～30kg撒施预防病害发生。如病害发生严重，要将病区砂仁连同杂草、病土全部铲除，用福尔马林消毒，以防病菌蔓延。

（3）果腐病：8～9月发生，可致果实变黑腐烂。主要防治方法：①春季割苗、开行以通风透光；②雨季注意排水；③幼果期少施氮肥；④收果后10～11月和春季3月，按每亩施1次1∶2～3的石灰和草木灰混合物15～20kg；⑤幼苗期每亩用0.2%高锰酸钾液50kg或1%福尔马林溶液50kg喷洒。

（4）叶斑病：在缺少荫蔽、气候干旱地区发病较多。主要防治方法：①补植增加荫蔽度的树木；②割除并烧毁病叶；③用1∶1∶120波尔多液喷洒。

（5）鸟兽害：在8～10月砂仁成熟期，老鼠、松鼠、画眉、刺猬等偷食果实严重。常年用毒饵诱杀或猎捕，也可饲养猫等动物驱离。

（6）幼笋钻心虫：主要危害管理粗放、生长衰弱的老株丛中的幼笋。可采取以下防治方法：①加强水肥管理，促进植株生长健壮；②在成虫产卵盛期喷90%敌百虫800倍液防治。

（三）采收和加工、贮藏

1. 采收　定植后3年开花结果，在8～9月果实呈紫红色或红褐色、嘴嚼时有浓烈辛香味时采收，小心勿碰伤幼笋和踩伤根状茎，用剪刀剪断果柄。将砂仁剥去果仁取出种子，分别将果皮和种子晒干或烘干。

2. 加工　砂仁干燥的方法主要有晒干和烘干，多用火焙烘干法。火焙烘干法是用砖砌成长1.3m，宽、高各1m的灶，三面密封，前留一灶口，灶内0.8m高处横架竹木条，上放竹筛，每筛放鲜果100kg左右，顶用草席盖好封闭。从灶口送入燃烧的木炭，盖上谷壳以防火势过猛，每小时将鲜果翻动1次，待焙到五至七成干时，把果实取出倒入桶内或袋内压实，使果皮与种子紧贴，再放回竹筛内用文火慢慢焙干即可。此法加工的砂仁香味浓、品质好。

3. 贮藏　用麻袋（应清洁、干燥，无污染，无破损，符合药材包装质量的有关要求），或用洁净新的塑料编织袋。在每件货物上要标明品名、规格、产地、批号、包装日期、生产单位、执行标准，并附质量合格标志。贮藏于阴凉干燥处。

十七、紫苏

紫苏来源于唇形科植物紫苏 *Perilla frutescens*（L.）Britt. 的干燥叶、茎、成熟果实。紫苏叶具有解表散寒、行气和胃之功效，主治风寒感冒、咳嗽呕恶、妊娠呕吐、鱼蟹中毒等症。紫苏梗具有行气宽中，和胃止呕，顺气安胎之功效。主治妊娠呕吐，胎动不安，心腹气滞，胸闷呕恶，不思饮食。紫苏子具有降气，消痰，定喘，润肠通便等功效。用于润心舒肺，下气消痰，除咳定喘，利隔宽肠，温中止痛等症。现代药理研究表明，紫苏叶具有抑制神经反射及传导、中枢镇静、止咳祛痰、解热、平喘、止呕、止血等作用。紫苏梗具有孕激素样和干扰素诱导作用。紫苏子具有抗癌等作用。2020年版《中国药典》对紫苏叶的挥发油做了含量限定，按照挥发油测定法含挥发油不得少于0.40%（mL/g）；饮片按照挥发油测定法含挥发油不得少于0.20%（mL/g）。紫苏梗按高效液相色谱法（通则0512）含量法测定含迷迭香酸

（$C_{18}H_{16}O_8$）不得少于 0.10%（mL/g）。紫苏子按高效液相色谱法（通则 0512）含量法测定含迷迭香酸（$C_{18}H_{16}O_8$）不得少于 0.25%（mL/g）。

紫苏挥发油的主要化学成分包括柠檬烯、紫苏醛、石竹烯、葎草烯等，还存在其他微量的挥发性成分。紫苏醛与石竹烯的含量较高，是紫苏香气最重要的 2 个组成部分，分别占 75% 和 50% 以上。紫苏叶挥发油具有抑菌、抗炎、提高免疫力等作用。紫苏叶和茎挥发油的含量与其品种、栽培技术、采收与加工等环节密切相关。

（一）生物学特性

紫苏有特殊香味，茎四棱形、直立、紫色或绿紫色，株高 60～150cm；叶片呈圆卵形或宽卵形，单叶对生，先端突尖或渐尖，边缘有粗圆锯齿，叶表面绿色、背面紫色或两面皆为紫色；总状花序，顶生或腋生，花淡紫色；种子近球形，细小、棕褐色或灰白色，千粒重 1.8～1.95g。

紫苏喜温暖湿润的气候，适应性很强，对土壤要求不严，在排水良好的沙质壤土、壤土、黏壤土均能生长。在房前屋后、沟边地边，肥沃的土壤上生长良好。紫苏生长需要充足的阳光。最适宜的发芽温度 18～25℃，开花适宜温度 26～38℃。前茬作物以蔬菜为好，果树幼林下均能栽种。

（二）栽培

1. 品种选择　紫苏在我国种植应用约有近 2000 年的历史，各地紫苏品系种较多，但是缺乏系统的紫苏品种选育、培育工作。根据紫苏的叶形，分为 2 个变种，即皱叶紫苏（又称回回苏、鸡冠苏）和尖叶紫苏。根据叶面紫色程度可分为赤紫苏、皱叶苏和青紫苏。根据成熟时间又可分为早、中、晚熟品种。按使用部位分为芽紫苏、叶紫苏和穗紫苏。栽培通常选用我国培育的大叶紫苏或日本的食叶紫苏品种。

2. 播种技术与方式　紫苏播种的方式有常规直播、育苗移栽及育苗茬后移栽复种高产栽培技术。紫苏常规直播往往受春旱制约，出苗不齐、生长发育迟缓。而育苗移栽及育苗茬后移栽复种栽培，特别是早春温室育苗及小麦、胡麻等茬后适时移栽复种，紫苏籽每亩平均产量 115.13kg（比常规直播可增产约 20%～45%），每亩产量最高达 258.43kg。播种时紫苏良种的优选和处理方法：紫苏籽粒小，每千粒仅重 3～4.5g。播种前，需对种子进行精选，剔除秕、破、坏、杂、霉变籽粒。种子在地温 5℃以上时即可萌发，适宜的发芽温度为 18～23℃。由于紫苏种子种壳松脆，但含油脂较多，发芽较慢，通常需要 15d 以上。故育苗前期可采用 18～23℃温水浸泡 3～5h，期间纱布包裹轻搓 3～5 次；也用浓度 200mg/L 的赤霉素 20～25℃下浸泡种子 8～10h 催芽，以缩短育苗周期、提高发芽率及整齐度。

（1）直播：一般在 4 月中下旬，温度稳定在 10℃左右时播种。直播分为穴播和条播。穴播，按株距 20 ～ 30cm、行距 45cm 挖穴播种，播后覆薄土。条播，按行距 50cm 开沟，沟深 2 ～ 3cm，把种子拌细沙均匀撒入沟内，播后覆薄土。播后立刻浇水，保持湿润。直播播种量按每亩 1.0 ～ 1.2kg 种子播种，省时省力，生长速度快，采收时间早。

（2）育苗茬后移栽复种高产栽培技术：①适期育苗：紫苏植株抗寒性较强但不耐干旱，可在 0 ～ 5℃生长（但易受霜冻影响），5 ～ 18℃生长缓慢，夏季高温生长旺盛，适宜花期温度 22 ～ 28℃，适宜湿度 75% ～ 80%。温室（拱棚）育苗：甘肃陇东地区可选择 4 月中、下旬至 5 月上旬，甘肃中部及天水适当推迟。可结合当地前茬收获期适时调整；云南地理气候差异较大，可根据各地气候环境，有些地方可提前至 3 月中、下旬。大田育苗：甘肃陇东地区选择 5 月上、中旬，甘肃中部及天水适当推迟，一般应结合当地前茬收获期适时调整，云南可根据各地地理气候环境适当调整提前。育苗地点选择在复种地头、田园行间或庭院。②苗床选择及床土配制：育苗盘育苗：选择多孔育苗盘，用番茄、黄瓜等普通温室蔬菜育苗基质与大田土按 3：1 的比例充分混匀后，喷水湿润土壤，湿润不粘时趁墒撒种。每孔播 3 ～ 5 粒种子。苗床育苗：选择平坦向阳、肥力均匀的田地（避免前茬为马铃薯），按沟深 15 ～ 20cm 做成面积约 10.0m² 的苗床，并浅翻耙平。然后施入腐熟农家肥 200 ～ 300kg、草木灰少许及育苗基质 100kg，根据土壤肥力可适当加施过磷酸钙 1.0 ～ 1.5kg 及尿素 0.5kg，充分浅翻混均耙平，并在畦面撒草木灰少许，充分浇水后待土壤湿润不黏时趁墒撒种。③播种：播种时可按照行株距 7cm×7cm 点播，每穴 2 ～ 3 粒，深度 1 ～ 2cm 左右，覆盖遮阳网遮阴保湿。亦可将种子均匀稀撒至苗床后，种间距约 3cm×3cm，将育苗基质与肥沃田土按 1：1 混合后撒盖于种子上层，厚度 1 ～ 2cm，并覆盖遮阳网遮阴保湿，用种量每平方米 2.5g 左右。④苗床管理：播种后适时适量喷水保湿，但亦要防止过湿板结。通常播种后出苗因温度情况不同，一般 5 ～ 10d 即可出苗。出苗后加强检查，若发现有片状缺苗，应及时从其他处切割起苗补栽。三叶期后及时间苗，间苗密度控制在 1 株 /0.005m²，以防影响后期分枝。期间育苗盘育苗出苗前期喷水保湿即可，出苗及三叶期后，根据幼苗生长状况可适时喷洒叶面肥，以便促进生长和壮苗。苗床育苗出苗前及三叶期前期喷水保湿即可，三叶期后根据幼苗生长状况可适时喷洒叶面肥，以便促进生长和壮苗，如遇干旱可浇透水 1 次，但需严格控水控肥，苗高控制在 15cm 左右。⑤育苗移栽：紫苏具有耐旱寒、耐瘠薄、适应性强等特性，适宜在土质疏松且中性微碱土壤中种植。因此，紫苏移栽种植宜选择地势相对平坦、肥力中等且相对保水保肥的沟坝地或旱垣梯田，缓坡地次之，低洼、陡坡及瘠薄地不宜。紫苏根系为直根系，再生侧根能力强，移栽成活率高。具体移栽时间以前茬作物收获期和天气而定。陇东紫苏主产区一般在夏至前后移栽（5月中下旬）。移栽时育苗盘紫苏苗方便整盘运输，且可直接抽出苗分株移栽；苗床紫苏苗最好按单株分挖，批量置于自制苗盘运输，并尽快移栽；移栽成活率通常均在95%以上。移栽株行距约为60cm×60cm左右（水地亦可增加至70cm×70cm，贫瘠旱地适当密植），根据墒情及土壤肥力，留苗2.8万～3.5万株/hm^{2}左右。墒情较好或土壤肥沃地块，栽植密度可适当调整，但切忌密度不宜过大，以防后期过密减产。通常旱情较重，可适当密植，水肥充足可适当稀植。此外，移栽尽可能选择阴天或者傍晚时分。

3. 选地与整地　紫苏栽培以pH值6～6.5的壤土和沙壤土为好。大田基肥以有机肥为主，每亩施腐熟粪肥4000kg或鸡羊粪2000kg或复合肥100kg。定植前3d可用除草通喷洒土表并用90%晶体敌百虫和500倍液拌糠麸撒在畦面诱杀，可有效减少杂草生长，同时还防止地下害虫危害幼苗。

4. 田间管理

（1）间苗：当幼苗生长出1～2片真叶时，开始间苗，拔除瘦弱苗、病苗，保留健壮苗，共间苗2～3次。

（2）摘叶：紫苏定植20d后，对已长成5茎节的植株，应将茎部4茎节以下的叶片和枝杈全部摘除，促进植株健壮生长。摘除初茬叶1周后，当第5茎节的叶片横径宽10cm以上时即可开始采摘叶片，每次采摘2对叶片，并将上部茎节上发生的腋芽从茎部抹去。5月下旬至8月上旬是采叶高峰期。5月下旬采叶进入高峰期，可每隔3～4d采叶一次。9月初，植株开始生长花序，此时对留叶不留种的可保留3对叶片摘心、打杈。

5. 病虫害防治

（1）根腐病：主根受害腐烂，侧根长不出，植株矮小，严重时枯萎死亡。发病初期，可选用75%百菌清可湿性粉剂400～600倍液等喷洒根茎部防治，7d左右1次，连喷2～3次。

（2）斑枯病：危害叶子，从6月到收获期均会发生。发病初期，在叶面出现大小不同、形状不一的褐色或黑褐色小斑点。防治方法：种植时注意做好田间排水，及时清理沟道，避免种植密度过大。药剂防治，可选1∶1∶200波尔多液或者80%可湿性代森锌800倍液喷施，收获前15d应停止喷药。

（3）白粉病、锈病：可用 70% 甲基托布津 1500 倍液进行喷雾，7d 左右 1 次，连喷 2 次。

（4）红蜘蛛：主要危害叶片，天气干旱、高温低湿时容易发生。发生期，选用 50% 溴螨酯乳油 2000 ～ 4000 倍液均匀喷杀，隔 5d 再喷一次 35% 杀螨特 1200 倍液。在收获前 15d 停止喷药。

（5）蚜蝻、甜菜夜蛾：主要危害茎叶。可用 80% 敌敌畏乳油 1500 倍液或来杀 1500 倍液喷杀。喷药时间应安排在摘叶后立即进行。为降低农药残留量，可推迟下次采叶时间。

（三）采收和加工、贮藏

1. 采收　研究表明，紫苏 9、10 月份停止生长，此时株高达到最高。紫苏叶挥发油含量明显高于紫苏茎的挥发油含量，紫苏叶挥发油含量在其营养生长开始时（7、8 月份）开始大幅度上升，紫苏叶和茎挥发油含量分别在 7 月和 8 月达到最高，为 0.94mL/100g 和 0.38mL/100g。因此紫苏叶的适宜采收期是 8 ～ 9 月份，此时挥发油含量较高。当紫苏长至 8 对真叶、苗高约 45cm 时，即可手工采收或用机械收割。以后每隔 10 ～ 13d，待新梢恢复长势后再次采收。采收部位为嫩头 5cm，要求叶片基部宽度 5cm 以上且不带有硬枝。采收紫苏要选择晴天，此时香气足、挥发油等成分含量比阴天高，还方便干燥。此外，采收的嫩叶要当日收购，当日加工，以防发热变质，影响产品质量。

2. 加工　紫苏叶干燥的方式有自然干燥和冷冻干燥。研究发现，真空冷冻干燥后的紫苏叶在色泽、形态和香气等方面保留效果最好。冷冻干燥和自然干燥的紫苏叶精油得率达到了 0.95mL/100g。两种干燥方式均可有效保持香气成分。紫苏叶质脆易碎，包装要牢固，紧凑。

3. 贮藏　贮藏于阴凉干燥处。

十八、广藿香

广藿香为唇形科植物广藿香 *Pogostemon cablin*（*Blanco*）Benth. 的干燥地上部分，是著名的南药之一，也是众多中成药的重要配方原料。广藿香归脾、胃、肺经，具有芳香化浊、开胃止呕、发表解暑的功效，用于湿浊中阻，脘痞呕吐，暑湿表证，湿温初起，寒湿闭暑，发热倦怠，腹痛吐泻，胸闷不舒，鼻渊头痛等症，是临床常用的芳香化湿药，也是著名中成药"藿香正气丸（水）"的重要组方药材。广藿香中的药用主要成分是其挥发油，称广藿香油。其挥发油主要成分由广藿香酮和广藿香醇等组成。一般认为广州市郊石牌、棠下等地是广藿香的道地产区，其出产的广藿香品质优、药效佳。

（一）生物学特性

广藿香为多年生热带草本植物，生长在气候温暖、土壤湿润、肥沃，有一定荫蔽的地带，南亚热带平原或坝地。性喜温暖、湿润，喜肥，幼苗怕强光。生长适宜温度为年平均 22 ～ 28℃。当气温降至 17℃以下时生长缓慢，能耐短暂的 0℃低温，低于 –2℃时则大部分植株死亡。所以需做好防寒措施，才能安全越冬。广藿香苗期不耐日照，需要有适度的荫蔽，成龄株则可在全光照下生长旺盛，茎枝苗壮、叶厚，含挥发油量高。广藿香喜湿润忌干旱，土壤条件要求排水良好、疏松肥沃、保水、保肥力强的砂质壤土。黏土、沼泽地和干旱瘦瘠的土壤不适宜广藿香生长。适宜种植区域为广东的阳春、紫金、东源、石牌等，广西的南宁、钦州、博白、右江等，云南的勐海、勐腊、澜沧等以及海南、福建等省区。

（二）栽培

广藿香的栽培方式主要有露地栽培，近年来，随着中医药产业的发展，对广藿香精油的需求量急剧增长，其栽培模式逐渐由简单的露地栽培向林下栽培模式过渡，种植地也不断地由道地产区向更广区域扩张。橡胶林作为云南、海南等省区最重要热带经济作物，在橡胶林下种植广藿香，不仅可以提高单位面积的土地利用率，而且还可显著增加经济效益。该方法已在印度、印度尼西亚、菲律宾、马来西亚等东南亚国家较大面积推广。研究表明 2 ～ 3 年树龄橡胶林是广藿香适宜的栽培环境，对广藿香挥发油产量与品质影响较小。

1. 选地与整地　在林间坡地、山角梯田、旱田、水田、河旁冲积地、村寨中的五边地等选择避风无污染的地块。土壤要求：土层深厚、土质松软、湿润、肥沃、保水性能良好、pH4.5 ～ 5.5 的沙壤土，尤其是富含腐殖质的棕色土或黑色沙壤土为好。如果是坡地，坡度不宜过大，13 度以下为宜。在海拔 50 ～ 200m 的低山地种植，气候凉爽适中，旱季时有湿雾及雨露的调节，若管理得当，植株也可生长旺盛，同样可获得丰收。广藿香常与农作物轮作，在入冬收割作物后，及时深翻耕地、晒田，使土壤充分风化，以增加肥力和地温，施以花生麸、土杂肥作基肥，至来年栽植前再深翻细耙，然后做成宽 60cm、高 30 ～ 40cm 的畦，畦沟宽、深 30cm。

2. 育苗移栽　在每年春季 2 ～ 4 月或夏季 7 ～ 8 月温暖多雨季节，当气温回升或雨季时进行扦插。一般选取 5 个月以上，粗壮、节密、叶小而厚、无病虫害的枝条作插穗繁殖。插穗宜截取中部以上主茎的侧枝，截取 20～30cm 的长枝条，每条应有 6～8 个节、下部 3～4 节褐色木栓化，以折之有响声、髓白色为好。然后将剪下的枝条截成 5～10cm 的小段，每段留 1～2 个节，每一长枝条可截分成 3～6 小段的插穗。剪插穗时剪口要平滑整齐，勿撕裂主茎与枝条皮部，以致影响母株生长和插枝的成活率。截成 5～10cm 长的插穗段后，每小段留顶部 2 片大叶和 2 片小的心叶，在整好的畦上按行距 10cm 开横沟，沟深约 10cm，每隔 5～6cm 插 1 根。扦插入土深约为插条的 2/3，仅让顶部稍大叶片露出畦面为度，覆土齐平，淋水，使插条与泥土紧密结合，盖上稻草或其他细草，厚度仅让插条露出顶芽为度，让它能起蔽荫作用。每亩需插条 10～15kg。秋插的株行距可密些。插后一般 10～13d 左右开始生根，25～30d 便可移栽。

3. 田间管理

（1）中耕除草：春季育苗期间及定植前期，由于是雨季，杂草生长快，土壤容易板结，需勤除杂草及松土。在生长过程中，对广藿香还要培土。一般可把沟内的烂泥挖起，培在植株的基部周围，可加速有机肥的腐烂、保护植株生长、同时可以促进植株多长分枝和防止风倒。

（2）适时施肥：广藿香为生长周期短、产量高的作物，在基肥施足的情况下，还要合理追肥，才可获得高产。从种植到收获，需施肥 6～7 次。肥料以无害化处理过的人畜粪尿为主，每亩用量 500～700kg 加清水 7 倍稀释后施用，或者每亩用硫酸铵 5～6kg，每千克加水 200kg 稀释后灌施根部，施肥时不要淋在茎基部。广藿香的最终收获物是以营养器官的茎、叶为重点，重施氮肥，可促进地下和地上部分营养器官的快速生长，使之较快形成宽大的冠幅，为收获期优质、高产打下物质基础。干旱季节应多施水肥，也可每亩施 3000kg 猪牛栏淤粪肥，施肥应掌握先淡后浓、薄施勤施的原则。

（3）防霜冻：需要过冬的广藿香，到了冬初应盖草或搭棚防霜，或者加盖塑料薄膜以保暖防冻害。

4. 病虫害的防治

（1）枯萎病：由真菌引起的根部病害。主要于 6 月中旬至 7 月上旬发生，多雨、排水不良的地方，发病尤为严重。防治方法：①广藿香收获后，及时清除病残株，集中烧毁以灭除越冬病原菌；②给叶面喷施磷酸二氢钾，可提高植株抗病力；③发病初期喷施 50% 托布津 1000～1500 倍液或 50% 多菌灵 800～1000 倍液，每天 1 次，连喷 2～3 次。另外要注意做好排水工作，降低田间湿度。

（2）斑枯病：此病为害叶片，多在高温高湿季节发生。防治方法同枯萎病。

（3）蚜虫（藿香虱）：为害叶片、嫩梢。可用2.5%鱼藤精乳油稀释800～1000倍喷雾防治，也可用烟筋骨水喷杀。

（4）光头蚱蜢：用80%晶体敌百虫稀释300～400倍喷洒防治。

（5）红蜘蛛：为害叶片，可用40%乐果乳油稀释1500倍喷雾防治。

（6）地老虎、蝼蛄、蟋蟀：这些害虫会咬断幼苗，可用敌百虫做成毒饵诱杀或人工捕捉。

（7）卷叶螟：幼虫在幼芽、幼叶上吐丝卷叶。用90%晶体敌百虫稀释300～400倍或50%磷胺乳油稀释1500倍喷杀。

（三）采收和加工、贮藏

1.采收 广藿香叶药材质量的评价与其中挥发油的含量有关。研究表明，不同采收期的广藿香挥发油从7月至11月呈增加趋势，宜在11月份采收，此时采收的全株含油率较高。

2.加工 广藿香的产地加工方法有阴干法、烘干法和传统干燥法。传统干燥法：白天摊开晾晒数小时，晚上堆叠闷，翌日再摊晒，反复晒3～5d至干。该法由于晾晒时间过长以及晚上的堆闷使药材处于较高温度条件下，容易致使挥发油损失。阴干法：在自然条件下阴干。由于该法对自然条件的依赖程度较大，且需要经常翻动，稍有不慎，会导致药材发霉变质的情况。为保证药材品质，建议广藿香的产地加工方法应多采用阴干法或烘干法（40℃）。

3.贮藏 广藿香药材宜储存在阴凉干燥处（0～10℃）放置，且贮藏时间不宜超过2年，以免其挥发油含量下降影响药材质量。

十九、薄荷

薄荷为唇形科植物薄荷 *Mentha haplocalyx* Briq. 的干燥的地上部分。我国为薄荷主产国，产量居世界首位，主产于江苏、安徽、江西、河南、云南、四川等省份。薄荷既是我国常用的传统中药，又是日常的食用菜蔬。具有疏散风热、清利头目、透疹、利咽、疏肝行气等功效。用于风热感冒，风温初起，头痛，喉痹，风疹，目赤，口疮，胸胁胀闷。薄荷的主要成分为挥发油、黄酮类、氨基酸类等，其中挥发油为主要药效成分。2020年版《中国药典》挥发油含量不少于0.80%（mL/g）作为薄荷药材质量控制的标准。不同的气候条件、生态环境、栽培与初加工技术等对薄荷药材质量有很大的影响，本品种植范围广，产量大，使用频繁。

（一）生物学特性

为多年生草本，喜光及温暖湿润气候，对环境适应性强，在海拔 2100m 以下均可种植，以海拔较低地区种植的薄荷油和薄荷脑含量较高。根茎在 5～6℃ 可以生根发芽，植株适宜生长温度为 20～30℃，根茎有较强的耐寒力，在北方可越冬。喜阳光，不宜在荫蔽栽培。对土壤要求不严，在微碱性土壤中能生长，但以疏松、肥沃、湿润、pH5.5～6.5 弱酸性的夹沙或油沙土种植较好。

（二）栽培

1. 选择　品种薄荷栽培品种较多，生产上经常种植的主要品种有紫茎紫脉（紫薄荷、椒样薄荷）、青茎原叶（青薄荷），其中椒样薄荷含油量高、香气浓和抗旱力强。

2. 繁殖方法　可用根茎、扦插、育苗和种子繁殖，生产上主要采用地下根茎和育苗繁殖方法。地下根茎繁殖法：在秋末冬初或春天根茎刚发芽时从种苗田挖出，切成 10～15cm 的茎段，按行距 40～50cm，株距 15cm，沟深 5cm 开沟条播于另一块田地，覆土 5cm，随取随播。若当天用不完，已挖出的根茎不要堆积太厚，用潮土覆盖待用。育苗繁殖方法：在苗床或大田育苗，苗高 10～15cm 时带土移栽，春秋两季均可进行。这两种繁殖法栽后应及时浇水和施肥。建立留种田。应按照下一年度扩繁计划确定留种面积，2 年生种苗 1 亩可扩种 15～20 亩，当年生薄荷不宜当年重新移植。同时应视保苗情况及管理水平而定，留种田应占大田面积的 15%～20%。

3. 田间管理　在生产上，栽培时间以秋季为佳。根据栽培密度、大小合理增加或控制氮肥、磷肥用量，以提高薄荷挥发油产量和品质。薄荷喜生长于富含腐殖土的肥沃沙质壤土和沙壤土。在生长期间易受到恶劣气候和病虫害的伤害，搞好田间管理十分重要。第一次收割前为头刀期，这时要搞好匀苗、间苗工作，适时追肥、除草等。第二次收割前为二刀期，此时要及时去除残茬及杂草，每亩应追施有机肥 18～20kg、长效生物菌肥 2kg，及时灌水。第二次收割前 1 个月停止灌水，其间追肥 2～3 次，及时清除田间杂草等。

4. 病虫害防治　薄荷病虫害主要有锈病、斑枯病、小地老虎和银蚊夜蛾等，主要病虫害种类在不同省市有差别，如新疆伊犁种植的薄荷常易发薄荷锈病、黑小卷蛾等，在北京地区的薄荷常发病害为薄荷病毒病、薄荷灰霉病、薄荷叶枯病等。

（1）薄荷锈病、薄荷病毒病、薄荷灰霉病、薄荷叶枯病：可在发病初期，用 500～800 倍甲基托布津或多菌灵水溶液喷施防治，并及时间苗、间草，除去病株。

（2）地虎：可用溴氢菊酯 1000～1500 倍液防治，或敌百虫拌毒饵诱杀地老虎。

（3）红蜘蛛：用克螨特、哒螨灵、甲基阿维菌素等防治红蜘蛛。

（三）采收和加工、贮藏

1. 采收　薄荷挥发油在薄荷植株体内的含量不仅与生长、生育期有关，而且还受气候、季节、阳光等条件影响。头刀薄荷适宜在 7 月下旬至 8 月上旬，二刀适宜在 10 月中下旬采收。夏、秋二季宜在枝叶茂盛或花盛开、天气连续晴天 5 ～ 7d、气温较高、地面干燥时于中午进行采收。一天中以上午 9 时至下午 3 时，薄荷药材中有效物质含量高。

2. 加工　采收新鲜薄荷后，需经过阴干、晒干和烘干等方法初加工成干燥品，以利于其储存。薄荷中挥发油的含量与温度和时间等有一定的关系。有报道表明薄荷阴干 4 ～ 6d 后，药材中有效物质的含量处在较高水平，而且药材的含水量适中，有利于后期药材的贮藏。相较于传统的晒干等方法，近年来发展的微波干燥法处理薄荷后，薄荷挥发油的品质更好。

3. 贮藏　薄荷药材中挥发油的含量随着贮藏时间的延长会有所下降，存贮于阴凉干燥处，可通过真空密封贮藏及密封冷藏方式减缓挥发油含量的降低趋势。

后 记

余身居滇南，行医三十七载，崇神农、濒湖、滇南之作，2005 年始，涉足芳香疗法领域。窥其历史久，用之广，效之著，古文献丰富，今研究缺乏，使用少乱，理论未明。故此后 16 年深耕细作，汇众才聚众智，联合中医临床、文献学、中药学、药理学、药剂学、化学、生药学等多位学者知己，从文献整理、基础研究到临床实践再到产品开发，渐入佳境，渐成体系，获批云南省治未病理论应用研究创新团队，成立中医芳香疗法专业委员会，开发一系列接地气、惠民生的芳香健康产品，开创了芳香疗法进大学、进讲坛、进医院的先河，助推芳香疗法从作坊走进厂房，从小众走向大众。对芳香之品熟知熟用，又添新知新解，遂录于是书，付梓刊行。愿以此书为引，开启中医香飘万里之行。

特别感谢云南中医药大学 2013 级中西医临床 4 班万天河、王赛兰、牛蝶、毛天旭、尹俊红、邓正彩、叶鹏、刘伟江、农江贝、苏德贤、李春婷、李娅、李祥燕、杨万磊、吴爱弟、邱睿、武佳薇、周杨、赵志金、秦蕊、聂闻先、梁新、董媛等同学在本书编写过程中付出的辛苦和努力。

熊 磊

2021 年 6 月于昆明

主要参考文献

[1] 罗振玉 . 殷虚书契五种 [M]. 北京：中华书局 .2014.

[2] 罗振玉 . 殷墟书契考释 [M]. 北京：北京图书馆出版社 .2000.

[3]（清）王先谦 . 诗三家义集疏 [M]. 北京：中华书局 .1987.

[4] 郭郛注 . 山海经注证 [M]. 北京：中国社会科学出版社 .2004.

[5] 缪希雍 . 神农本草经疏 [M]. 北京：中医古籍出版社 .2017.

[6] 王咪咪 . 范行准医学论文集 [M]. 北京：学苑出版社 .2011.

[7] 田代华 . 黄帝内经 [M]. 北京：人民卫生出版社 .2005.

[8] 张燕婴译注 , 论语 [M]. 北京：中华书局 . 2006.

[9]（清）顾观光辑 . 神农本草经 [M]. 北京：学苑出版社 . 2007.

[10]（清）赵学敏 . 本草纲目拾遗 [M]. 北京：中国中医药出版社 .2007.

[11]（明）李时珍 . 本草纲目 [M]. 北京：人民卫生出版社 .1999.

[12]（唐）孙思邈 . 备急千金要方 [M]. 北京：中医古籍出版社 .1999.

[13]（五代）李珣 . 海药本草 [M]. 北京：人民卫生出版社 .1997.

[14]（唐）苏敬等撰 . 新修本草 [M]. 合肥：安徽科学技术出版社 .1981.

[15] 周贻谋 . 马王堆医书考注 [M]. 天津：天津科学技术出版社 .1988.

[16] 严健民 . 五十二病方注补译 [M]. 北京：中医古籍出版社 .2005.

[17] 国家药典委员会 . 中华人民共和国药典 (2020 版)[M]. 北京：中国医药科技出版社 . 2020.

[18] 田代华 . 实用中药词典 [M]. 北京：人民卫生出版社 .2002.

[19] 高学敏 . 中药学 [M]. 北京：中国中医药出版社 .2017.

[20] 高学敏 . 中药学 [M]. 北京：人民卫生出版社 .2013.

[21] 杨国祥 , 金建民 . 临床比较中药学 [M]. 昆明：云南科技出版社 .1997.

[22] 陆茵 , 马跃鸣 . 中药药理学 (第 2 版)[M]. 北京：人民卫生出版社 , 2016.

[23] 孙蓉 , 杨倩 . 柴胡挥发油大鼠肝毒性"量 – 时 – 毒"关系研究 [J]. 中药药理与临床 , 2011, 27(03): 49–51.

[24] 中华人民共和国卫生部 . 化学品毒性鉴定技术规范 [S]. 北京：卫生部法制与监督司编印 , 2005: 26–36.

[25] 杨文国 , 姚俊宏 , 陈军 , 蒋秋冬 , 姚映芷 , 段金廒 .33 种辛味中药挥发油皮肤细胞毒性与药性特征的关联性研究 [J]. 南京中医药大学学报 , 2017, 33(06): 597–602.

[26] Asif, M., Saleem, M.Saadullah, M., Yaseen, H.S., AI Zarzour, R. COVID–19 and therapy

with essential oils having antiviral, anti-inflammatory, and immunomodulatory properties [J]. Inflammopharmacology, 2020, 28(5), 1153–1161.

[27] 王羽梅 . 中国芳香植物 (上下)[M]. 北京 : 科学出版社 , 2008.

[28] 郭金龙 , 颜正华 . 芳香药的药性理论探讨 [J]. 中国中药杂志 , 1990, 15(3): 54–57.

[29] 王加锋 , 滕佳林 . 芳香类中药的药性及临床应用 [J]. 中药与临床 , 2016, 7(6): 41–43.

[30] 王万 , 原红果 , 陈博 . 中药挥发油研究现状探讨 [J]. 时珍国医国药 , 2006, 17(5): 848–850.

[31] 李希 , 谢守德 , 吕琳 . 中药挥发油提取中存在的问题及解决办法 [J]. 中华中医药杂志 , 2006, 21(3): 179–180.

[32] 杜建 . 芳香疗法源流与发展 [J]. 中国医药学报 , 2003, 18(8): 454–456.

[33] 李晓瑞 , 李奉勤 , 薛彦朝 . 中药挥发油提取工艺研究概况 [J]. 中医药管理杂志 , 2006, 14(8): 66–67.

[34] 何颖 . 中药挥发油提取方法分析 [J]. 天津药学 , 2015, 27(1): 47–50.

[35] 黄翼飞 , 蔡赞 , 胡静 . 气相色谱 – 红外光谱联用技术及应用研究进展 [J]. 光谱学与光谱分析 , 2015, 35(8): 2130–2135.

[36] 刘华钢 , 陆峥琳 , 赖茂祥 . 中药挥发油类成分提取分离研究概况 [J]. 辽宁中医药大学学报 , 2009, 11(11): 5–8.

[37] 何颖 . 中药挥发油提取方法分析 [J]. 天津药学 , 2015, 27(1): 47–50.

[38] 付小梅 , 彭水梅 , 罗光明 . 气相色谱法新进展及其在中药研究中的运用 [J]. 中国现代中药 , 2013, 15(3): 195–199.

[39] 蒋秋冬 , 杨文国 , 蔡皓 . 透皮促渗中药挥发油的化学成分与中药药性关联性研究 [J]. 中国中药杂志 , 2016, 41(13): 2500–2505.

[40] 裴月湖 , 娄红祥 . 天然药物化学 [M]. 北京 : 人民卫生出版社 , 2016.

[41] 汪瑗 , 朱若华 . 薄层色谱分析法及其进展 [J]. 大学化学 , 2006, 21(3): 34–40.

[42] 许国旺 , 叶芬 , 孔宏伟 . 全二维气相色谱技术及其进展 [J]. 色谱 , 2001, 19(2): 132–136.

[43] Venkatramani C.J., Xu J., Phillips J.B. Separation orthogonality in temperature-programmed comprehensive two-dimensional gas chromatography[J].Anal Chem. 1996, 68 (9): 1486.

[44] 杨村 , 冯武文 , 于宏奇 . 分子蒸馏技术与绿色精细化工 [J]. 精细化工 , 2005, 22(5): 4–6+36.

[45] 伍振峰 , 王赛君 , 杨明 . 中药挥发油提取工艺与装备现状及问题分析 [J]. 中国实验方剂学杂志 , 2014, 20(14): 224–228.

[46] 高晓山 . 药性理论实验研究的现状与展望 [J]. 中华中医药杂志 , 1990, 5(3): 78–80.

[47] 徐国钧 , 胡俊鋐 , 杨玮 . 有关中药气味归经理论的初步探讨 [J]. 南京药学院学报 , 1961, (6): 92–100.

[48] 王琦 , 齐美玲 , 傅若农 . 固相微萃取气质联用测定中药辛夷挥发性成分 [J]. 世界科学技术 – 中医药现代化 , 2009, 11(1): 168–172.

[49] 钟赣生 . 中药学 [M]. 北京 : 中国中医药出版社 , 2012.

[50] 吕荷 , 张涛 . 中药挥发油测定方法研究 [J]. 中成药 , 2003, 25(1): 80–82.

[51] 马继兴 . 神农本草经辑注 [M]. 北京：人民卫生出版社，2013.

[52] 崔福德 . 药剂学 (第七版)[M]. 北京：人民卫生出版社，2013.

[53] 杨明 . 中药药剂学 (第十版)[M]. 北京：中国中医药出版社，2016.

[54] 梁秉文，黄胜炎，叶祖光 . 新型药物制剂处方与工艺 [M]. 北京：化学工业出版社，2007.

[55] 梁秉文，刘淑芝，梁文权 . 中药经皮给药制剂技术 (第三版)[M]. 北京：化学工业出版社，2017.

[56] 蒋国民 . 气雾剂理论与技术 [M]. 北京：化学工业出版社，2011.

[57] 任晓文 . 滴丸剂的开发和生产 [M]. 北京：化学工业出版社，2008.

[58] 孙进 . 口服药物吸收与转运 [M]. 北京：人民卫生出版社，2006.

[59]Laube BL, Janssens HM, de Jongh FHC, et al.What the pulmonary specialist should know about the new inhablation therapies.ERS/ISAM task force report [J].Eur Rdspir J, 2011, 37(6): 1308–1331.

[60] 薛峰，金方 . 吸入制剂在哮喘和慢性阻塞性肺疾病治疗中的作用及地位 [J]. 世界临床药物，2012, 3(4): 245–249.

[61] 耿欣，叶娟，周建平，等 . 定量吸入气雾剂包材浸出物研究进展 [J]. 国际药学研究杂志，2016, 43(3): 461–465.

[62] 文敏，肖瑞飞，王璐，等 . 儿童用凝胶贴剂的研究进展 [J]. 湖南中医药大学学报，2016, 36(11): 91–95.

[63] 赵家祥 . 解决水丸溶散时限方法问题的探讨 [J]. 山西医药杂志，2011, 40(7): 719–720.

[64] 张英华，刘卫，陈人萍，等 . 软胶囊包衣的实验研究 [J]. 临床医药文献杂志，2016, 3(31): 6281.

[65] 陆继伟，夏晶，仇佳思，等 . 贴膏剂黏着力测定法研究 [J]. 中成药，2016, 38(2): 309–314.

[66] 吕娟丽，李彦，沈丹，等 . 微乳促进药物口服吸收的机理及应用概述 [J]. 中国药师，2008, 11(5): 575–578.

[67] 杨小侠，林华庆，罗锦杰 . 植物胶软胶囊新囊材的研究进展 [J]. 中国实验方剂学杂志，2016, 22(7): 229–234.

[68] 汪盈盈，柳继锋 . 中药滴丸研究进展 [J]. 产业与科技论坛，2017, 16(12): 67–68.

[69] 杨华生，黎晓丽，吴璐，等 . 中药凝胶贴膏剂质量研究进展与思考 [J]. 中医外治杂志，2016, 25(3): 3–5.

[70] 张恒，普俊学，王乙鸿，等 . 中药栓剂的临床应用及其新剂型 [J]. 安徽医药，2015, 19(10): 1841–1844.

[71] 姚娜，黄庆德 . 中药微乳凝胶剂的研究进展与应用 [J]. 浙江中医药大学学报，2013, 37(2): 217–222.

[72] 沈熊，吴伟 . 自乳化和自微乳化释药系统 [J]. 复旦学报 (医学版)，2003, 30(2): 180–183.

[73] 依时增 . 八角早实栽培技术 [J]. 云南林业，2014, 35(02): 66.

[74] 董桂新 . 小茴香栽培技术 [J]. 农村科技：2011, (05): 12.

[75] 吴光森，蔡根林，何松江，潘松林，章咏梅，徐福强，张悟民 . 姜的高产栽培技术 [J]. 上

海蔬菜 , 1997, (01): 28.

[76] 陈光明 , 阮金华 , 杨艳娟 . 云木香栽培技术探讨 [J]. 园艺与种苗 , 2015, (12): 28 ～ −29+40.

[77] 康平德 , 和世平 , 陈翠 , 杨丽云 , 徐中志 , 袁理春 , 杨少华 . 云南丽江云木香地膜覆盖规范化栽培技术 [J]. 中国现代中药 , 2012, 14(03): 36–38.

[78] 梅全喜 . 艾叶 [M]. 北京 : 中国中医药出版社 , 1999.

[79] 王俊林 . 当归栽培技术 [J]. 中国农业信息 , 2016, (21): 91.

[80] 裴婕妤 . 优质高效当归栽培技术 [J]. 甘肃农业 , 2004, (11): 112.

[81] 朱积余 , 李开祥 , 黄开顺 . 清化肉桂的引种栽培研究进展 [J]. 广西林业科学 , 2011, 40(4): 304–307.

[82] 温秀凤 , 林春兰 , 林立 , 等 . 探析肉桂的生物学特性与科学栽植技术 [J]. 中国园艺文摘 , 2018, 3: 177–178.

[83] 冯锦东 , 吉梦勃 . 肉豆蔻的栽培技术及其利用 [J]. 中国园艺文摘 , 2010, 180–181.

[84] 尹西鹏 . 苍术栽培技术 [J]. 现代农业科技 , 2008, (17): 62–66.

[85] 罗成荣 , 郑文 , 谷凉勇 , 王富林 , 吴宗兴 . 花椒丰产栽培技术 [J]. 四川林业科技 , 2006(03): 91–94.

[86] 唐霁 . 花椒高产栽培技术及病虫害防治 [J/OL]. 河南农业 , 2017, (17): 8.

[87] 钟适旺 . 药用玫瑰的栽培技术 [J]. 农村新技术 , 2013, (10): 7–8.

[88] 邢作山 , 高兴明 , 辛绍迎 . 佩兰高产优质栽培技术 [J]. 北京农业 , 2006, (5): 18.

[89] 田海龙 . 青蒿栽培管理技术 [J]. 南方农业 , 2011, 5(02): 13–15.

[90] 母昌权 . 鱼腥草优质高产栽培技术 [J]. 乡村科技 , 2016, (13): 26.

[91] 王和杏 . 草果高产栽培技术 [J]. 农业开发与装备 , 2017, (10): 185.

[92] 邓丽云 . 砂仁引种栽培管理技术 [J]. 福建农业科技 , 2012, (12): 41–43.

[93] 黄崇坚 . 广藿香的栽培技术 [J]. 中国热带农业 , 2011, (01): 63–64.

[94] 郑成才 . 薄荷栽培技术 [J]. 现代农业科技 , 2010, 12: 121–127.

[95] 钟赣生 . 中药学 (新世纪第四版)[M]. 北京 : 中国中医药出版社 . 2016.

索引一　芳香中药药名拼音索引

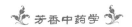

索引二 芳香中药药名笔画索引

索引三　芳香中药拉丁学名索引